PRINCÍPIOS E PRÁTICAS DO USO DA NEUROMODULAÇÃO NÃO INVASIVA EM PSIQUIATRIA

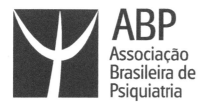
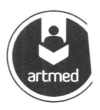

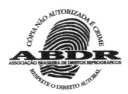

P954 Princípios e práticas do uso da neuromodulação não invasiva em psiquiatria / Organizador, Andre Russowsky Brunoni. – Porto Alegre : Artmed, 2017.
352 p. il. ; 25 cm.

ISBN 978-85-8271-351-8

1. Psiquiatria. 2. Neuromodulação. I. Brunoni, Andre Russowsky.

CDU 616.89

Catalogação na publicação: Poliana Sanchez de Araujo – CRB 10/2094

PRINCÍPIOS E PRÁTICAS DO USO DA NEUROMODULAÇÃO NÃO INVASIVA EM PSIQUIATRIA

ANDRE RUSSOWSKY BRUNONI
ORGANIZADOR

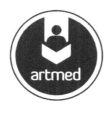

2017

© Artmed Editora Ltda., 2017.

Gerente editorial: Letícia Bispo de Lima

Colaboraram nesta edição:

Coordenadora editorial: Cláudia Bittencourt
Assistente editorial: Paola Araújo de Oliveira
Capa: Maurício Pamplona
Imagem de capa: ©shutterstock.com/ Mirexon, The abstract image of human brain in the form of lines of communication network
Ilustrações: Gilnei da Costa Cunha
Preparação de originais: Camila Wisnieski Heck
Leitura final: Antonio Augusto da Roza
Editoração: TIPOS – design editorial e fotografia

Reservados todos os direitos de publicação à
ARTMED EDITORA LTDA., uma empresa do GRUPO A EDUCAÇÃO S.A.
Av. Jerônimo de Ornelas, 670 – Santana
90040-340 – Porto Alegre – RS
Fone: (51) 3027-7000 Fax: (51) 3027-7070

SÃO PAULO
Rua Doutor Cesário Mota Jr., 63 – Vila Buarque
01221-020 – São Paulo – SP
Fone: (11) 3221-9033

SAC 0800 703-3444 – www.grupoa.com.br

É proibida a duplicação ou reprodução deste volume, no todo ou em parte, sob quaisquer formas ou por quaisquer meios (eletrônico, mecânico, gravação, fotocópia, distribuição na Web e outros), sem permissão expressa da Editora.

IMPRESSO NO BRASIL
PRINTED IN BRAZIL
Impresso sob demanda na Meta Brasil a pedido do Grupo A Educação.

AUTORES

Andre Russowsky Brunoni (Org.): Psiquiatra. Doutor em Neurociências e Comportamento pela Universidade de São Paulo (USP), com doutorado-sanduíche na Harvard Medical School, Estados Unidos. Coordenador do Serviço Interdisciplinar de Neuromodulação/EMT do Instituto de Psiquiatria do Hospital das Clínicas da Faculdade de Medicina da USP (IPq-HCFMUSP).

Abrahão Fontes Baptista: Fisioterapeuta. Mestre e Doutor em Ciências Morfológicas pela Universidade Federal do Rio de Janeiro (UFRJ). Bolsista de pós-doutorado (neuromodulação e dor) pelo CNPq na University of Western Sydney, Austrália. Professor adjunto de Anatomia Humana e responsável pelo Laboratório de Eletroestimulação Funcional na Universidade Federal da Bahia (UFBA). Professor do Programa de Treinamento em Neuromodulação Clínica (Universidade Federal de Pernambuco/Universidade Federal da Bahia – UFPE/UFBA).

Adriana Baltar: Fisioterapeuta. Mestre em Neurociências pela UFPE. Doutoranda em Neurociências na UFPE.

Adriano H. de Matos Moffa: Psicólogo e engenheiro elétrico. Mestrando em Neurociências e Comportamento na USP.

Alexei Gil: Psiquiatra. Mestre em Psiquiatria pela Universidade Federal do Rio Grande do Sul (UFRGS). Professor da Fundação Universitária Mário Martins.

Antônio Geraldo da Silva: Psiquiatra. Especialista em Psiquiatria e em Psiquiatria Forense pela Associação Brasileira de Psiquiatria (ABP-AMB-CFM). Doutor em Bioética pela Faculdade de Medicina da Universidade do Porto (FMUP). Professor de Psiquiatria da Santa Casa de Misericórdia do Rio de Janeiro. Membro da Câmara Técnica de Psiquiatria do Conselho Federal de Medicina (CFM). Presidente da Associação Brasileira de Psiquiatria (ABP). Diretor acadêmico do PROPSIQ.

Bernardo de Sampaio: Psiquiatra. Doutorando em Psiquiatria na FMUSP. Assistente e pesquisador do Serviço Interdisciplinar de Neuromodulação (SIN) do IPq-FMUSP.

Breno Marchiori: Acadêmico de Medicina na USP.

Breno S. Diniz: Psiquiatra e psicogeriatra. Pós-doutorado em Neurociências pela University of Pittsburgh, Estados Unidos. Professor assistente da University of Texas Health Science Center at Houston (UTHealth), Estados Unidos. Diretor da Geriatric Psychiatry Unit no Harris County Psychiatric Center, UTHealth, Estados Unidos.

Camila Bonin Pinto: Mestre em Ciências pelo Instituto de Biociências da USP. Doutoranda no Instituto de Psicologia da USP.

Celeste R. S. Camargo: Acadêmica de Medicina na Faculdade de Medicina do ABC. Aluna na Principles and Practice of Clinical Research (PPCR), Harvard Medical School, Estados Unidos.

Daniel Ciampi de Andrade: Neurologista. Especialista em Neurologia Geral pela FMUSP. Especialista em Neuromodulação em Doença de Parkinson e Dor pela Universidade de Paris, França. Doutor em Medicina e Livre-docente pelo Departamento de Neurologia da FMUSP.

Efrem Augusto Ribeiro Martins: Psiquiatra. Mestrando em Medicina Molecular no Instituto Nacional de Ciência e Tecnologia em Medicina Molecular da Faculdade de Medicina da Universidade Federal de Minas Gerais (INCT-MM-FM-UFMG). Preceptor da Residência de Psiquiatria do Hospital Governador Israel Pinheiro (HGIP) do Instituto de Previdência dos Servidores do Estado de Minas Gerais (IPSEMG). Chefe da Unidade de Pacientes Externos do Hospital Galba Velloso (HGV) da Fundação Hospitalar do Estado de Minas Gerais (FHEMIG).

Eric Cretaz: Psiquiatra. Médico assistente do Serviço de Eletroconvulsoterapia do IPq-HCFMUSP. Médico colaborador do Programa de Transtorno Bipolar (Proman) do IPq-HCFMUSP.

Ester Miyuki Nakamura-Palacios: Médica. Mestre em Psicofarmacologia e Doutora em Psicobiologia pela Universidade Federal de São Paulo (Unifesp). Pós-doutorada em Farmacologia e Terapêutica Experimental pela LSU Health Science Center, Estados Unidos. Professora titular na Universidade Federal do Espírito Santo (UFES).

Felipe Fregni: Neurologista. Mestre em Saúde Pública, em Ciências Médicas e em Educação pela Harvard University, Estados Unidos. Doutor em Ciências Médicas pela FMUSP. Professor associado da Harvard Medical School. Diretor do Laboratório de Neuromodulação do Spaulding Rehabiliation Hospital, Harvard Medical School, Estados Unidos.

Jorge Leite: PhD. Pesquisador associado do Spaulding Neuromodulation Center, Spaulding Rehabilitation Hospital, Harvard Medical School, Estados Unidos. Pesquisador associado do Neuropsychophysiology Lab, Centro de Investigação em Psicologia, Escola de Psicologia, Universidade do Minho, Portugal.

Juliana Barbosa de Carvalho: Psicóloga.

Kátia Monte-Silva: Fisioterapeuta. Formação em Estimulação Transcraniana pela Sociedade de Neurociência Alemã e pelo Instituto de Neurologia da University College London. Doutora em Neurociência pela Georg August Universität, Göttingen, Alemanha. Professora adjunta de Fisioterapia da UFPE. Professora da Pós-graduação em Neuropsiquiatria e Ciência do Comportamento da UFPE. Coordenadora e pesquisadora do Laboratório de Neurociência Aplicada (LANA).

Leandro da Costa Lane Valiengo: Psiquiatra. Doutor em Ciências Médicas pela FMUSP. Psiquiatra do Serviço Interdisciplinar de Neuromodulação e Laboratório de Neurociências (LIM 27) do HCFMUSP.

Leticia Baltieri D'Angelo: Psiquiatra. Colaboradora do Serviço Interdisciplinar de Neuromodulação do IPq-HCFMUSP. Colaboradora do Programa de Ansiedade (AMBAN) do IPq-HCFMUSP. Médica assistente do Projeto Região Oeste da FMUSP.

Luciana C. Antunes: Nutricionista. Mestre e Doutora em Medicina: Ciências Médicas pela UFRGS. Bolsista PNPD CAPES de pós-doutorado no Laboratório de Dor e Neuromodulação do Hospital de Clínicas de Porto Alegre (HCPA).

Marcel Simis: Neurologista. Doutor pela Faculdade de Ciências Médicas da Santa Casa de São Paulo. Pós-doutorado no Neuromodulation Center, Spaulding Rehabilitation Hospital and Massachusetts General Hospital, Harvard Medical School, Estados Unidos. Coordenador do Centro de Pesquisa do Instituto de Medicina Física e Reabilitação (IMREA) do HCFMUSP.

Marcelo Di Marcello Valladão Lugon: Farmacêutico. Mestre em Radiofarmácia pelo Instituto de Pesquisas Energéticas e Nucleares (IPEN) da USP. Doutor em Neuropsicofarmacologia pela UFES/UniGoettingen. Pós-doutorando em Bioquímica e Farmacologia na UFES.

Marcelo T. Berlim: Psiquiatra. Professor associado do Departamento de Psiquiatria da McGill University, Montreal, Canadá. Diretor da Neuromodulation Research Clinic e psiquiatra do Depressive Disorders Program, Douglas Institute, Montreal, Canadá.

Marina Odebrecht Rosa: Psiquiatra. Mestre em Psiquiatria pela USP. Pós-doutorada em Neuromodulação pela Columbia University, Nova York, Estados Unidos. Fundadora e Diretora do Instituto de Pesquisas Avançadas em Neuroestimulação (IPAN).

Mauro Fernando Mumic Ferreira: Cardiologista. Médico consultor do Hospital Felício Rocho.

Mercêdes Jurema Oliveira Alves: Psiquiatra. Professora assistente de Psiquiatria da Faculdade de Ciências Médicas de Minas Gerais (FCMMG). Secretária da Associação Brasileira de Estimulação Cerebral (ABECer). Membro da Comissão de Defesa Profissional da ABP. Membro do Conselho Fiscal da Associação Acadêmica Psiquiátrica de Minas Gerais (AAPMG).

Moacyr Alexandro Rosa: Psiquiatra. Mestre e Doutor em Psiquiatria pela USP. Pós-doutorado em Neuromodulação pela Columbia University, Nova York, Estados Unidos. Professor afiliado da Unifesp. Fundador e Diretor do Instituto de Pesquisas Avançadas em Neuroestimulação (IPAN).

Paulo Belmonte-de-Abreu: Psiquiatra. Mestre em Health Sciences pela The Johns Hopkins University, Estados Unidos. Mestre em Ciências da Saúde pela Universidade do Minho, Portugal. Doutor em Clínica Médica pela UFRGS. Pós-doutorado em Biologia Molecular pela UFRGS. Professor titular de Psiquiatria da UFRGS. Chefe do Departamento de Psiquiatria da Faculdade de Medicina (FAMED) da UFRGS. Presidente da ABECer. Coordenador do Programa de Esquizofrenia do HCPA.

Pedro C. Gordon: Psiquiatra. Mestre em Ciências pela FMUSP. Doutorando no Serviço Interdisciplinar de Neuromodulação do HCFMUSP.

Pedro Schestatsky: Neurologista. Especialista em Neurofisiologia Clínica pela Academia Brasileira de Neurologia (ABN). Mestre em Ciências Médicas pela UFRGS. Doutor pela Universidade de Barcelona, Espanha. Pós-doutorado em Neuromodulação pela Harvard University, Estados Unidos. Professor de Neurologia da FAMED-UFRGS.

Renata de Melo Felipe: Psiquiatra.

Ricardo Galhardoni: Gerontólogo. Doutor em Ciências: Neurologia e pós-doutorado pelo Departamento de Neurologia da FMUSP. Professor doutor (MS-3) da Escola de Artes, Ciências e Humanidades (EACH) da USP. Professor doutor do Curso de Medicina da Universidade Cidade de São Paulo (UNICID). Membro do Centro Multidisciplinar de Dor. Participa do Serviço Interdisciplinar de Neuromodulação do Departamento de Psiquiatria do HCUSP.

Roberto Gandolfi Lieberknecht: Psiquiatra e médico do trabalho.

Rosa Maria Rios Silva: Enfermeira. Capacitação técnica de Enfermagem em Psiquiatria no IPq-HCFMUSP. Enfermeira do Setor Interdisciplinar de Neuromodulação/Estimulação Magnética Transcraniana do IPq-HCFMUSP.

Ruben Martins: Psiquiatra. Professor assistente do Departamento de Psiquiatria da McGill University, Montreal, Canadá. Membro associado da Neuromodulation Research Clinic e psiquiatra do Mood/Anxiety/Impulsivity Disorders Program, Douglas Institute, Montreal, Canadá.

Sandra Carvalho: Pesquisadora associada do Spaulding Neuromodulation Center, Spaulding Rehabilitation Hospital, Harvard Medical School, Estados Unidos. Pesquisadora do Neuropsychophysiology Lab, Centro de Investigação em Psicologia, Escola de Psicologia, Universidade do Minho, Portugal.

Stephanie Koebe Silveira: Acadêmica de Psicologia na Universidade Presbiteriana Mackenzie. Pesquisadora do Serviço Interdisciplinar de Neuromodulação do IPq-HCFMUSP.

Tiago Madeira Cardinal: Psiquiatra. Médico psiquiatra do Hospital Psiquiátrico São Pedro. Membro pesquisador do Laboratório de Dor e Neuromodulação do HCPA.

Valéria Richinho: Geriatra. Médica geriatra do Hospital Israelita Albert Einstein.

Victor Rossetto Barboza: Neurocirurgião. Médico assistente do Grupo de Dor do HCFMUSP. Coordenador do Ambulatório de Dor no Lesado Medular do HCFMUSP.

Wolnei Caumo: Anestesiologista, com título de atuação em Dor pela Associação Médica Brasileira (AMB). Mestre e Doutor em Medicina: Ciências Médicas pela UFRGS. Professor associado do Departamento de Cirurgia da FAMED-UFRGS. Professor do Serviço de Dor e Medicina Palitava do HCPA. Coordenador do Laboratório de Dor e Neuromodulação do HCPA. Pesquisador 1D do CNPq.

Ygor Arzeno Ferrão: Psiquiatra. Mestre em Medicina: Psiquiatria pela UFRGS. Doutor em Psiquiatria pela USP. Professor adjunto de Psiquiatria na Universidade Federal de Ciências da Saúde de Porto Alegre (UFCSPA).

AGRADECIMENTOS

A realização desta obra só foi possível graças à contribuição de muitas pessoas e instituições.

Agradeço a todos os autores que dedicaram seu escasso tempo para produzir capítulos de excelente qualidade.

Agradeço também às instituições que permitiram e incentivaram a realização deste livro, em especial o Hospital Universitário da Universidade de São Paulo (USP) e os vários setores do Instituto de Psiquiatria e do complexo hospitalar do Hospital das Clínicas da Faculdade de Medicina da USP envolvidos em neuromodulação invasiva e não invasiva.

Também foi decisiva a participação de vários membros da Associação Brasileira de Estimulação Cerebral (ABECer).

Além disso, é com satisfação que contamos com a contribuição de vários autores nacionais, localizados em Porto Alegre, São Paulo, Vitória, Belo Horizonte, Brasília, Salvador e Recife, além de contribuições internacionais de autores que trabalham no Hospital de Reabilitação Spaulding, afiliado à Escola de Medicina de Harvard em Boston; da Universidade McGill, em Montreal; e do Centro de Saúde da Universidade do Texas, em Houston.

Agradeço também a Rosa Maria Rios pelo excelente e cuidadoso trabalho na revisão final de todos os capítulos.

Finalmente, agradeço antecipadamente a todos aqueles que, durante palestras, congressos e simpósios, solicitaram esta obra, bem como aos seus futuros leitores. Afinal, este livro foi feito para todos aqueles interessados nesta nova, interessante e "estimulante" técnica, representando o esforço e o trabalho de diversos autores lusófonos que trabalharam neste campo nos últimos 15 anos.

Andre Russowsky Brunoni
Organizador

APRESENTAÇÃO

Por que escrever um livro no Brasil sobre neuromodulação não invasiva em psiquiatria? A resposta parece óbvia: o uso dessas técnicas, que compreendem a estimulação transcraniana eletromagnética (EMT) e elétrica (EET), na psiquiatria apresentou um crescimento exponencial nos últimos anos em nosso país. Se, há 10 anos, essas técnicas eram praticamente desconhecidas no meio psiquiátrico (sendo, inclusive, discutidas como tratamentos "alternativos" e "complementares"), hoje ocupam lugar de destaque nos grandes congressos nacionais e começam a ser estudadas na grade curricular das residências da especialidade. No entanto, o conhecimento sobre elas ainda é pouco divulgado fora do meio especializado, pois se encontra concentrado em revistas científicas e em livros em língua inglesa. Assim, a publicação deste livro sobre neuromodulação não invasiva em língua portuguesa visa transpor esses entraves à disseminação dessas técnicas em nosso meio.

A neuromodulação não invasiva tem atraído grande interesse por alguns motivos, destacando-se, entre eles, a virtual ausência de efeitos colaterais. Infelizmente, manejar os efeitos adversos da farmacoterapia ainda é um desafio cotidiano na prática psiquiátrica. O abandono de tratamento por efeitos colaterais, como diminuição da libido, ganho de peso e sintomas gastrintestinais, é muito comum. Além disso, muitas vezes é o próprio clínico que se vê obrigado a suspender o tratamento em decorrência de alterações metabólicas ou outros efeitos colaterais graves. A associação da neuromodulação não invasiva tem permitido o uso de doses menores de psicofármacos, o que é de grande valia na melhora da tolerância ao tratamento. Não menos importante, a EMT é um tratamento já comprovadamente eficaz, com resultados comparáveis aos de antidepressivos potentes em altas doses.

O Brasil tem um histórico pioneiro no uso da neuromodulação não invasiva em psiquiatria. Os primeiros estudos clínicos com EMT em nosso país ocorreram poucos anos depois dos estudos iniciais norte-americanos e europeus. O primeiro ensaio clínico com EET na depressão foi realizado no Instituto de Psiquiatria do Hospital das Clínicas da Faculdade de Medicina da Universidade de São Paulo (IPq-HCFMUSP). Esse pioneirismo se reflete no corpo de autores deste livro, muitos deles com formação em centros de ponta em universidades norte-americanas, francesas, inglesas e alemãs, e que, atualmente, lideram o cenário nacional de neuromodulação não invasiva, tanto por meio da direção de centros de ensino e pesquisa de ponta quanto na divulgação e legislação da área. O livro também conta com autores brasileiros e portugueses, de reputação internacional, que atuam nesses centros. O organizador do livro, Andre Russowsky Brunoni, é um pesquisador de renome internacional na área, com mais de 100 artigos publicados sobre neuromodulação não invasiva em psiquiatria.

Mesmo contando com autores de brilhante histórico de pesquisa, esta obra foi escrita na perspectiva de "clínicos para clínicos", apresentando agradável e fácil leitura. Em sua didática organização, seus capítulos primeiramente discutem aspectos técnicos da neuromodulação não invasiva, abordando, de forma sucinta, porém completa, os efeitos fisiológicos, os mecanismos de ação, os efeitos adversos e os aspectos regulatórios da EMT e da EET. Após essa introdução, o uso da neuromodulação não invasiva em psiquiatria é apresentado de acordo com as suas principais indicações clínicas: depressão, esquizofrenia, transtornos de ansiedade, e assim por diante. O livro também contém apêndices que o leitor julgará bastante úteis, apresentando os aparelhos de EMT e EET disponíveis no Brasil e os principais serviços e centros que oferecem o tratamento no País.

Trata-se, portanto, de obra valiosa e fundamental a todos os interessados em iniciar ou aprofundar seus conhecimentos sobre neuromodulação não invasiva. Estudantes e residentes encontrarão uma exposição didática do campo, clínicos e profissionais de saúde ficarão satisfeitos com a abordagem prática, e pesquisadores e acadêmicos terão um excelente resumo para basearem seus projetos de pesquisa.

É com grande satisfação, portanto, que apresento o livro *Princípios e práticas do uso da neuromodulação não invasiva em psiquiatria*, que ecoará por muitos anos como um disseminador de conhecimento nesse campo. A comunidade científica certamente reconhecerá este serviço relevante prestado pelos autores e coordenado pelo Dr. Andre Russowsky Brunoni.

Wagner F. Gattaz
Professor Titular e
Presidente do Conselho Diretor do Instituto de Psiquiatria do
Hospital das Clínicas da Faculdade de Medicina da
Universidade de São Paulo (IPq-HC-FMUSP)

SUMÁRIO

1 INTRODUÇÃO E HISTÓRICO DA
NEUROMODULAÇÃO NÃO INVASIVA 17
Pedro Schestatsky

**PARTE I ▶ AS TÉCNICAS DE ESTIMULAÇÃO
MAGNÉTICA TRANSCRANIANA**

2 MECANISMOS DE AÇÃO DA
ESTIMULAÇÃO MAGNÉTICA
TRANSCRANIANA 37
Moacyr Alexandro Rosa,
Marina Odebrecht Rosa

3 ESTIMULAÇÃO MAGNÉTICA
TRANSCRANIANA E
NEURONAVEGAÇÃO 55
Victor Rossetto Barboza,
Ricardo Galhardoni,
Daniel Ciampi de Andrade

4 SEGURANÇA NO USO DA
ESTIMULAÇÃO MAGNÉTICA
TRANSCRANIANA 67
Wolnei Caumo, Luciana C. Antunes,
Tiago Madeira Cardinal

5 ASPECTOS REGULATÓRIOS
DA NEUROMODULAÇÃO
NÃO INVASIVA 83
Mercêdes Jurema Oliveira Alves,
Mauro Fernando Mumic Ferreira,
Antônio Geraldo da Silva

6 EXCITABILIDADE CORTICAL COMO
FERRAMENTA NEUROFISIOLÓGICA
DA ESTIMULAÇÃO MAGNÉTICA
TRANSCRANIANA 103
Pedro C. Gordon, Ricardo Galhardoni

**PARTE II ▶ AS TÉCNICAS DE
ESTIMULAÇÃO ELÉTRICA
TRANSCRANIANA**

7 ESTIMULAÇÃO TRANSCRANIANA
POR CORRENTE CONTÍNUA 117
Kátia Monte-Silva,
Abrahão Fontes Baptista, Adriana Baltar

8 OUTRAS FORMAS DE ESTIMULAÇÃO
ELÉTRICA TRANSCRANIANA 139
Marcel Simis, Breno Marchiori

9 EFEITOS ADVERSOS E
SEGURANÇA DA ESTIMULAÇÃO
TRANSCRANIANA POR
CORRENTE CONTÍNUA 145
Eric Cretaz

**PARTE III ▶ AS SÍNDROMES
PSIQUIÁTRICAS E SEU
TRATAMENTO COM
NEUROMODULAÇÃO**

10 DEPRESSÃO E TRANSTORNOS
DO HUMOR: ESTIMULAÇÃO
TRANSCRANIANA POR
CORRENTE CONTÍNUA 155
Andre Russowsky Brunoni

11 ESTIMULAÇÃO MAGNÉTICA
TRANSCRANIANA PROFUNDA
NA DEPRESSÃO MAIOR
UNIPOLAR E BIPOLAR 171
Marcelo T. Berlim, Ruben Martins

12 DEPRESSÃO E TRANSTORNOS DO HUMOR: ESTIMULAÇÃO MAGNÉTICA TRANSCRANIANA 183
Bernardo de Sampaio,
Andre Russowsky Brunoni

13 ESQUIZOFRENIA: ALUCINAÇÕES AUDITIVAS 197
Renata de Melo Felipe,
Roberto Gandolfi Lieberknecht,
Ygor Arzeno Ferrão

14 NEUROMODULAÇÃO EM SINTOMAS NEGATIVOS DA ESQUIZOFRENIA 213
Leandro da Costa Lane Valiengo,
Stephanie Koebe Silveira,
Juliana Barbosa de Carvalho

15 TRANSTORNO OBSESSIVO--COMPULSIVO: TRATAMENTO COM NEUROMODULAÇÃO 225
Sandra Carvalho, Jorge Leite

16 TRANSTORNOS DE ANSIEDADE E TRANSTORNOS RELACIONADOS A TRAUMA E A ESTRESSORES 251
Leticia Baltieri D'Angelo,
Rosa Maria Rios Silva

17 CRIANÇAS E ADOLESCENTES 269
Paulo Belmonte-de-Abreu, Alexei Gil

18 NEUROMODULAÇÃO EM PSICOGERIATRIA 277
Efrem Augusto Ribeiro Martins,
Breno S. Diniz

19 NEUROMODULAÇÃO NAS DEPENDÊNCIAS QUÍMICAS 285
Ester Miyuki Nakamura-Palacios,
Marcelo Di Marcello Valladão Lugon

20 NEUROMODULAÇÃO EM PACIENTES CLÍNICOS COM TRANSTORNOS MENTAIS 309
Leandro da Costa Lane Valiengo,
Valéria Richinho

21 DESAFIOS, LIMITES E PERSPECTIVAS DA NEUROMODULAÇÃO NÃO INVASIVA 319
Celeste R. S. Camargo, Camila Bonin Pinto,
Felipe Fregni

**APÊNDICE I
APARELHOS DE EMT DISPONÍVEIS NO BRASIL** 331
Adriano H. de Matos Moffa

**APÊNDICE II
APARELHOS DE ETCC DISPONÍVEIS NO BRASIL** 341
Adriano H. De Matos Moffa

**APÊNDICE III
SERVIÇOS DE NEUROMODULAÇÃO NÃO INVASIVA NO BRASIL** 345
Andre Russowsky Brunoni

ÍNDICE 349

1

INTRODUÇÃO E HISTÓRICO DA NEUROMODULAÇÃO NÃO INVASIVA

PEDRO SCHESTATSKY

A neuromodulação não invasiva (em inglês *Non-invasive brain stimulation,* ou NIBS) teve duas grandes fases conforme a sua modalidade:

- Estimulação elétrica:
  1750-1950 – Uso leigo + terapêutico-empírico
  1950-1998 – Pausa histórica: advento da electroconvulso e de farmacoterapia
  1998 em diante – Abordagem contemporânea
- Estimulação magnética:
  1985 – Uso diagnóstico/pesquisa
  1990 – Uso terapêutico

▶ CONTEXTO HISTÓRICO

A partir do final do século XVIII, a eletricidade tornou-se a atividade científica mais popular da fase do Iluminismo, incluindo Estados Unidos e Europa, com experimentos e demonstrações realizados em uma variedade de espaços, tais como teatros, universidades e no âmbito doméstico-privado. Experimentos domésticos foram encorajados pela adaptação dos utensílios de casa embalados pela Revolução Industrial (substituição do trabalho artesanal pelo assalariado, com o uso das máquinas), enquanto experimentos elétricos eram promovidos como forma natural de filosofia apropriada para a educação feminina e o entretenimento em geral.[1] Os experimentos e as demonstrações eram relativamente simples e podiam ser feitos em casa com objetos do dia a dia, como jarras de vidro, algodão e barras de metal. Naquela época, as sensações corporais e sensitivas eram centrais nas demonstrações elétricas, e um dos mais populares experimentos era eletrificar indivíduos ou grupos de pessoas (Fig. 1.1). É provável que estas últimas experiências tenham inspirado o uso da eletricidade com fins terapêuticos,[1-3] conforme a Figura 1.2. No entanto, os efeitos da estimulação elétrica

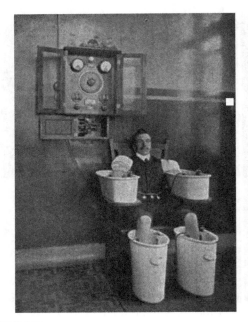
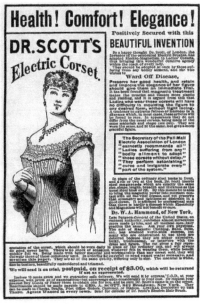

▲ **FIGURA 1.1**
Demonstração caseira do uso da eletricidade nas extremidades e cartaz promovendo seu uso com fins "cosméticos".
Fonte: http://www.advancedphysicalmedicine.org/blog/2013/07/15/electric-medicine/ e http://flashbak.com/the-electrical-baths-of-the-early-20th-century-13514/

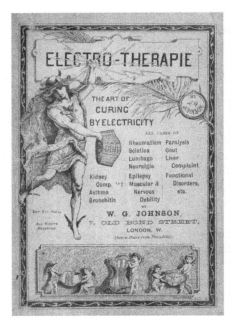
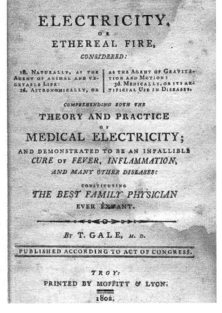

▲ **FIGURA 1.2**
Cartazes promovendo uso da eletricidade com fins medicinais.

cerebral não controlada já haviam sido descritos desde o passado distante. Scribonius Largus (médico do imperador romano Claudio entre os anos de 41 a 54 d.C.) descreveu como posicionar um peixe-torpedo sobre o escalpo para liberar uma corrente elétrica intensa e aliviar a dor de cabeça (Fig. 1.3). Já no início do século XI, Ibn-Sidah, médico nascido na Espanha, sugeriu o uso do peixe-gato elétrico no tratamento da epilepsia.[3,4] De fato, o uso da eletricidade como tratamento seria promovido entre os anos 1750 e 1950 como mais popular e barato do que as terapias convencionais da época, como a sangria, duchas frias, terapia por indução de bolhas (*blistering*) ou vômitos repetidos, o conium e o ópio, entre outras. Aplicação de correntes elétricas artificiais eram utilizadas em todo o espectro social, desde aristrocratas europeus até proletários de baixa renda, para estimulação mental e corporal devido a uma grande variedade de condições, desde epilepsia a impotência e de parasitoses a dor dentária. Alguns pacientes alegavam que a eletroterapia induzia uma percepção geral de melhora mental e do poder de julgamento.[1]

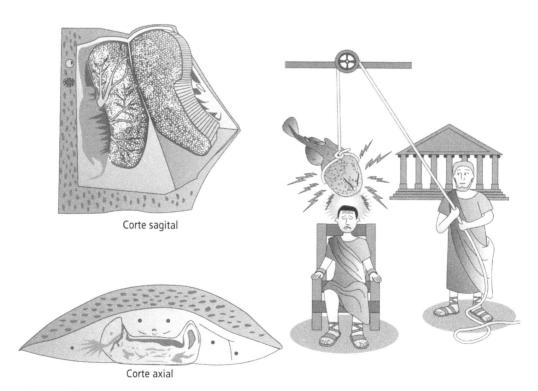

▲ **FIGURA 1.3**
O peixe-torpedo (*Torpedo sinuspersici*), hoje ameçado de extinção, é capaz de produzir eletricidade na água, paralisando seus predadores e suas presas. Sua importância é inestimável como fonte de estudo sobre o uso da eletricidade em seres humanos. Ao lado uma charge sobre seu uso em pacientes com enxaqueca grave.

▶ EQUIPAMENTOS DA ÉPOCA

Diferentes tipos de eletricidade começaram a ser aplicados transcranialmente. A partir de 1750, a eletricidade estática ou friccional era gerada por máquinas dependentes de uma roldana e cinto (Fig. 1.4)[5] e armazenadas em uma jarra de Leyden.[1] Ambas as ferramentas foram fundamentais para futuros experimentos dos investigadores iluministas, sendo a jarra de Leyden (Fig. 1.5) ainda hoje usada nas escolas como forma didática de ensinar os princípios da eletrostática. A Figura 1.6 mostra ambos os aparatos utilizados ao mesmo tempo, produzindo e estocando energia elétrica. Após 1800, a eletricidade contínua gerada por pilha ou bateria voltaica foi também utilizada, enquanto a corrente alternada (eletricidade farádica) gerada por indução eletromagnética tornou-se o agente eletroterapêutico favorito a partir de 1840 (Fig. 1.7).

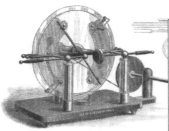
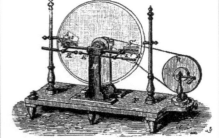

▲ **FIGURA 1.4**
Máquina de Holtz: gerador eletrostático manual do final do século XVII capaz de prover correntes de baixa intensidade e alta voltagem. Ao fundo, o equipamento em destaque na revista *Science* de março de 1890.
Fonte: Science.[5]

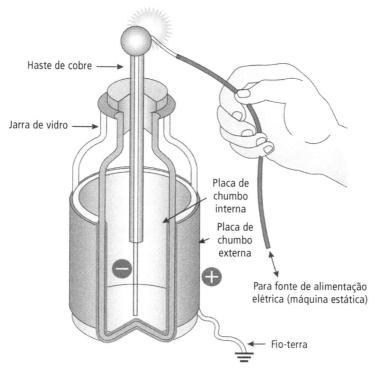

▲ **FIGURA 1.5**
Jarra de Leyden: armazenador de eletricidade utilizado na pesquisa desde o final do século XVIII até os dias de hoje, nas escolas, para o estudo dos princípios da eletrostática.

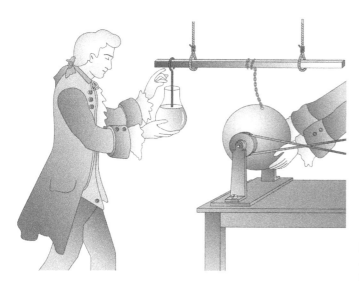

◄ **FIGURA 1.6**
Máquina de Holtz produzindo e a Jarra de Leyden estocando eletricidade (1876).

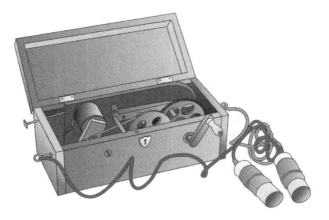

▲ **FIGURA 1.7**
Aparelho de estimulação eletromagnética (Davis & Kidder Patent Magneto-Electric Machine for Nervous Diseases, em 1854), muito utilizado na época.

▶ ELETRICIDADE NA ERA ILUMINISTA

A neuromodulação não invasiva do tipo elétrica aplicada de modo terapêutico teve seu pico de uso entre os anos 1750 e 1950, e sua história se confunde com a própria descoberta da eletricidade propriamente dita.[6] Nesse sentido, para melhor entendimento do tema recomenda-se a visualização do excelente documentário da BBC Horizon "Shock and Awe: The Story of Electricity", por Jim Al-Khalili.[7]

A quarta edição do trabalho de Isaac Newton sobre eletricidade, em 1730, inspirou muitos pesquisadores a investigar suas propriedades. Dentre eles, o médico alemão Christian Kratzenstein (1723-1795), que descobriu que fluidos elétricos aliviavam a paralisia dos dedos causada pela artrite, fato que encorajou ainda mais experimentos nos Estados Unidos e na Europa. Outros propagadores do uso da eletroterapia nos hospitais foram os filósofos iluministas Benjamin Franklin (1706-1790), John Birch (1745-1815) e Erasmus Darwin (1731-1802), este último avô dos grandes nomes do cenário científico mundial Charles Darwin e Francis Galton.[1,8] Grandes pensadores iluministas, como Isaac Newton, Christian Kratzenstein, John Birch, Erasmus Darwin e Benjamin Franklin, eram simpatizantes do uso da energia elétrica como forma de investigação.

O filósofo italiano Luigi Galvani (1737-1798) acreditava que seus dramáticos experimentos elétricos sobre pernas de rãs indicavam a existência de uma "eletricidade animal especial". Pouco convencido disso, seu grande rival acadêmico, Alessandro Volta (1745-1827), não mediu esforços para contrariá-lo. Na tentativa de provar que o tecido animal apenas conduzia corrente elétrica de uma fonte externa e inspirado pela análise minuciosa do peixe-torpedo (Fig. 1.3) que agora era vendido na Itália vindo das Índias, Volta acabou inventando a primeira pilha elétrica e entrando para a história da eletricidade. Fazendo uso pleno da pilha voltaica, o sobrinho de Galvani, Giovani Aldini (1762-1834) passou a realizar macabras demonstrações do uso da eletricidade sobre a cabeça de animais e criminosos recém-executados que sofriam abalos e contorções durante a eletroterapia. Sua mais famosa demonstração envolveu o assassino George Foster em 1803 (Figs. 1.8 e 1.9). Aldini concluiu que esse "maravilhoso fluido elétrico" poderia ser utilizado para reviver vítimas de afogamento. Em 1818, na cidade

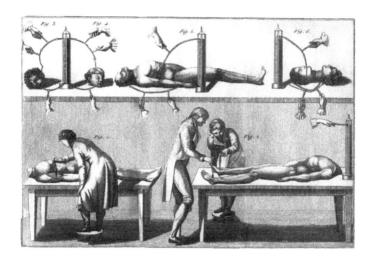

▲ **FIGURA 1.8**
Demonstração da eletricidade sobre o corpo já sem vida de George Foster, por Giovani Aldini.
Fonte: http://publicdomainreview.org/2015/11/25/the-science-of-life-and-death-in-mary-shelleys-frankenstein/

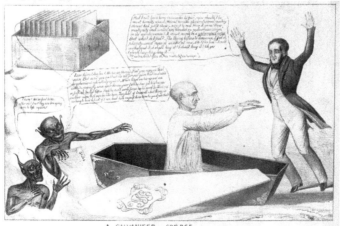

▲ **FIGURA 1.9**
Caricatura feita por Henry Robinson, em 1836, em referência aos experimentos galvânicos que "ressuscitavam" criminosos.
Fonte: http://www.loc.gov/pictures/item/2008661296

de Glasgow, o filósofo Andrew Ure (1778-1857) também realizava experimentos semelhantes, sendo o mais famoso a sessão de choques sobre a cabeça e a medula espinal do recém-enforcado criminoso Matthew Clydesdale. O choque da plateia foi tão grande que algumas pessoas corriam para fora do auditório. Tanto os experimentos de Aldini quanto os de Ure inspiraram o famoso romance *Frankestein*, de Mary Shelley, de 1818. Esse tipo de demonstração no "estilo Frankestein" gerou certa desconfiança da classe médica. No entanto, Aldini alegava ter curado perfeitamente dois pacientes com "insanidade melancólica" (Fig. 1.10) na cidade de Bologna, Itália.[9-11]

▶ ELETRICIDADE E PSIQUIATRIA

A psiquiatria, como disciplina dedicada ao diagnóstico, à análise e ao tratamento, tomou um novo rumo, embora só viesse a s se tornar especialidade após o início do século XX, graças aos trabalhos pioneiros de Henry Maudsley (1835-1918) e, posteriormente, de Sigmund Freud (1856-1939). De fato, antes disso, os profissionais dedicados aos pacientes com distúrbios comportamentais eram chamados de "alienistas".[1] Essa atmosfera do início do século XIX é bem mostrada no filme *Refúgio do medo,* de 2014, baseado em um conto de Edgar Allan Poe e estrelado por Ben Kingsley e Michael Caine. Nesse filme, pode-se observar o aparelho de estimulação eletromagnética da Davis & Kidder (Magneto-Electric Machine for Nervous Diseases), muito utilizado na época (Fig. 1.7). O operador desse gerador colocava algemas nas mãos do paciente ou em qualquer lugar do corpo e movia uma roldana para liberar uma leve corrente alternada no paciente, como na

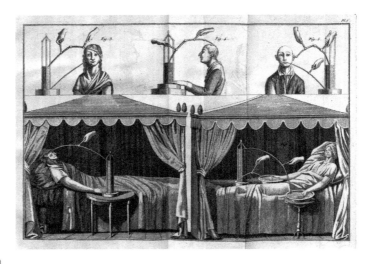

▲ **FIGURA 1.10**
Tratamento de melancolia com uso de eletricidade, por Giovani Aldini.
Fonte: http://publicdomainreview.org/2015/11/25/the-science-of-life-and-death-in-mary-shelleys-frankenstein/

máquina de Holtz. A intensidade da corrente dependia da velocidade com que a roldana era girada.

Como houve certa relutância inicial na aplicação de eletricidade sobre a cabeça em função dos perigos intrínsecos, alguns médicos-filósofos experimentavam a corrente elétrica para o estudo das expresses faciais, como Guillaume Duchenne (1806-1875) (Fig. 1.11), ou, como Thomas Arnold (1742-1816), para o tratamento de condições psiquiátricas.[12-14] Birch, do Hospital Thomas, de Londres, por exemplo, experimentou o uso da eletricidade com jarras de Leyden em pacientes com "melancolia" durante a década de 1780. Ele ficou surpreso ao observar que choques elétricos de alta intensidade podiam ser aplicados sem nenhuma injúria ao escalpo (George Adams, 1799). Outros filósofos, como o célebre norte-americano Benjamin Franklin (1706-1790) e o holandês Jan Ingenhousz (1730-1799), aconselhavam que tais tratamentos eram mais benéficos aos "loucos" ou para pacientes com condições mais específicas, como melancolia e histeria. O poder dos choques elétricos era demonstrado por perda ou ganho de memória induzida por sua aplicação. Ingenhousz escreveu a Franklin sobre uma descarga elétrica acidental que sofrera em Viena no ano de 1783. Segundo ele, ao tocar sem querer em uma das jarras de Leyden, a corrente passou por sua mão esquerda e cabeça, tirando-lhe o chapéu e causando perda imediata de memória, mau entendimento de palavras e ruídos, a ponto de não conseguir responder a perguntas das pessoas que estavam ali presentes ou mesmo ler ou escrever. Após permanecer deitado na cama por várias horas, suas faculdades mentais foram retornando pouco a pouco, dessa vez "mais vívidas" e com um "poder de julgamento mais preciso". De forma semelhante, o médico alemão Friedrich Ludwig Augustin (1776-1854) descreveu o caso de um garoto galvanizado por ele em 1803. O menino sofria de ataques de catalepsia resultantes de febre amarela que haviam lhe causado tetraplegia e insanidade periódica. No entanto, após três semanas de galvanização, Augustin garantia que, além de curado da paralisia, o paciente ficou com uma "mente mais rápida".[1]

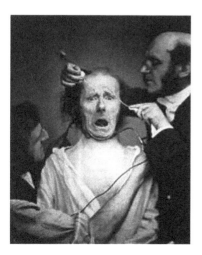

◀ **FIGURA 1.11**
Experimentos elétricos de Guillaume Duchenne sobre expressões faciais (Paris, 1846).
Fonte: https://commons.wikimedia.org/wiki/File:Guillaume_Duchenne_de_Boulogne_performing_facial_electrostimulus_experiments.jpg

▶ ESTIMULAÇÃO TRANSCRANIANA NO SÉCULO XX

A pesquisa persistiu ao longo do início do século XX. Uma vez que a corrente elétrica contínua induzia resultados variáveis, o uso da corrente contínua de baixa intensidade (p. ex., estimulação transcraniana por corrente contínua [ETCC]) foi progessivamente abandonado a partir de 1930, quando Lucino Bini e Ugo Cerletti, na Universidade de Roma, propuseram o método da eletroconvulsoterapia,[15] que envolvia estimulação transcraniana elétrica a grandes intensidades a ponto de gerar convulsões no paciente. Esforços interessantes e imaginativos foram inspirados por essa modalidade, particularmente entre os anos de 1938 e 1945, subsequentemente levando ao interesse da aplicação de correntes alternadas a baixas intensidades com o primeiro estudo de "eletroterapia craniana" (também conhecido como "sono-elétrico"), publicado por Anan'Ev e colaboradores,[16] em 1957, primeiramente visando pacientes com insônia. Em seguida, Limoge e colaboradores[17] identificaram um parâmetro específico de estimulação elétrica alternada de baixa intensidade em 1963 ("corrente de Limoge"), capaz de reduzir significativamente a necessidade de narcóticos ou neurolépticos para manutenção de anestesia quando a estimulação era aplicada durante a cirurgia. Para revisar as diferentes técnicas e a miríade de denominações para a estimulação elétrica por corrente alternada de 1902 até o presente momento, o artigo de Guleyupoglu e colaboradores[18] é fortemente recomendado como leitura complementar.

A partir dos anos 1960, uma série de estudos com estimulação elétrica de baixa intensidade aplicada de forma alternada (não contínua) vêm sendo publicados,[19] e várias aparelhos de estimulação craniana por corrente alternada têm estado comercialmente disponíveis para uso pessoal, como, por exemplo, Alpha-Stim, Fisher Wallace Cranial Stimulator, Transair Stimulator, Soterix, entre outros.[20]

Em recente revisão realizada por nosso grupo,[21] foram encontrados 16 estudos aplicando corrente elétrica contínua tanto em sujeitos normais quanto em doentes antes de 1998, ano do ressurgimento do ETCC com os parâmetros atuais. Na maioria das vezes, os autores utilizavam dois eletrodos anodais frontais e um eletrodo catodal extracefálico (geralmente sob a perna) com baixa voltagem (<0,5 mA) e longa duração (cerca de 4,5 horas). Apesar de pobre metodologia científica, principalmente má descrição das técnicas neuroestimulatórias empregadas e dos diagnósticos imprecisos (p. ex., ataxia locomotora), tais trabalhos representam importantes geradores de hipóteses para a leva de publicações a partir de 1998. A mais remota dessas publicações foi a série de 15 casos no Sussex County Asylum (Chichester, Inglaterra) descritos pelo Dr. AH Newth de onde são extraídos trechos ilustrativos (Fig. 1.12):[22]

> [...] Nas minhas observações, a condutividade da pele varia conforme a pessoa. Algumas são particularmente suscetíveis enquanto outras pouco sentem o poder total da bateria. Isto é provalmente devido à condição da pele [...]

> [...] No campo do uso da eletricidade existe um vasto campo para observação que requer muita atenção e dedicação da indústria. Os resultados por

> **1873.]** · **79**
>
> ### The Galvanic Current applied in the Treatment of Insanity. By A. H. NEWTH, M.D., Sussex County Asylum.
>
> CASE 5. *Acute Mania.*—L. D., female, aged 36, married.
> *History.*—Duration of insanity, five months. *Bodily* health on admission, fair. *Mentally* in a state of acute mania, with delusions, it was said, on religious subjects, but her mutterings were unintelligible. Spirits were exalted ; she was dangerous to others, and sleepless.
> *Treatment.*—The furious excitement was calmed by conium, but she seemed to lapse into a state of dementia ; became dirty in her habits, requiring to be fed and dressed, and observed an obstinate silence. *Electricity* was applied, first with the electrode to the head, and with the anelectrode to the hand, but as this reduced the frequency of the pulse, and did not make much change, the current was reversed.
> *Result.*—After this she improved somewhat, began to converse rationally ; behaves better now, and dresses and feeds herself. Her husband notices a great improvement in her. She has lately been working well in the laundry, and is convalescent. She had 16 sittings.

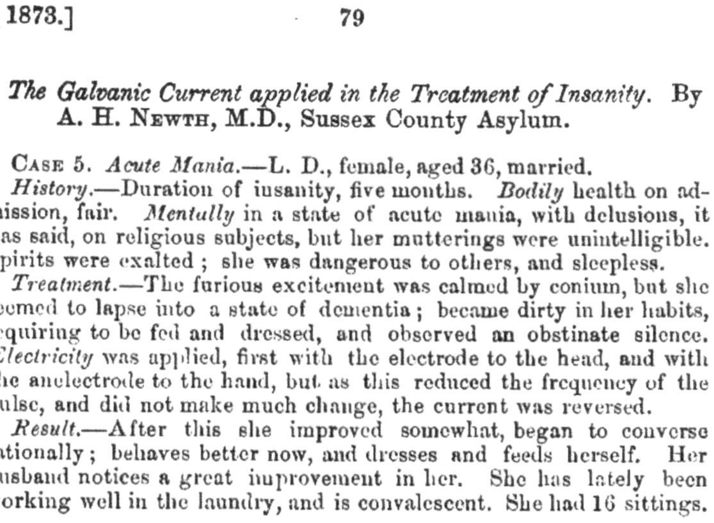

▲ **FIGURA 1.12**
Relato de um dos 15 casos de estimulação transcraniana direta feitos por A. H. Newth, em 1873.
Fonte: Newth (1873).[22]

mim relatados mostram que em alguns casos há indução de um "tônus" no sistema nervoso, em que o uso da corrente elétrica contínua foi benéfico na maioria. Caso o pulso radial do paciente aumentar durante a estimulação haverá maior chance de um tratamento bem-sucedido [...]

Quase 100 anos depois da série casos de Newth, em um artigo seminal publicado em 1964, Lippold e Readfern[23] aplicaram corrente elétrica contínua de baixa voltagem (naquela época chamada de "Polarização Cerebral") em 32 pacientes com depressão e esquizofrenia. Concluíram que a estimulação com o eletrodo negativo (catodal) por cerca de 4 horas sob o escalpo causava acalmia e quietude, enquanto a estimulação com o eletrodo positivo (anodal) causava alerta e maior envolvimento do indivíduo com o ambiente.

Outros estudos foram realizados utilizando a corrente contínua no tratamento de doenças, principalmente psiquiátricas. A Figura 1.13 ilustra os tipos de estudo realizados, o perfil de pacientes e os resultados dos experimentos com essa modalidade entre os anos 1960 e 1970.

▶ ETCC: ERA MODERNA

Utilizando os potenciais motores evocados por estimulação magnética transcraniana como marcador de excitabilidade cortical, Nitsche e Paulus,[24] inspirados pelo trabalho de Priori e colaboradores,[25] demonstraram que a aplicação de corrente contínua de baixa intensidade sobre o escalpo era capaz de alterar

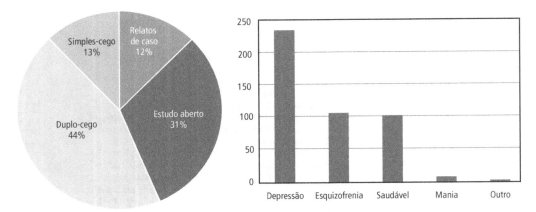

▲ **FIGURA 1.13**
Características dos estudos sobre ETCC na fase pré-contemporânea.
Fonte: Schestatsky e colaboradores (no prelo).[21]

a excitabilidade cortical em até 40%, mesmo horas após a estimulação inicial. Publicar esse artigo na revista *Neurology* não foi tarefa fácil. O revisor (Prof. John Rothwell), cético dos resultados que mostravam uma persistência de excitabilidade cortical aumentada mesmo após o estímulo elétrico, exigiu que os autores fossem de Gottingen (Alemanha) para Londres (University College London, Queen Square) a fim de demonstrar na prática seus experimentos. Para isso, em um auditório lotado, um nervoso voluntário do grupo de Rothwell foi testado. Aplicou-se ETCC sobre seu córtex motor e depois foram obtidos potenciais motores evocados por estimulação magnética transcraniana para averiguar a excitabilidade cortical. Ao primeiro registro, uma grande surpresa: a excitabilidade cerebral não foi alterada! Nitsche, então, calmamente pediu que o experimento fosse repetido no dia seguinte com outro voluntário em um ambiente tranquilo, sem a presença de espectadores. O pesquisador alemão alegava que o voluntário prévio estava muito nervoso (medo do desconhecido) e que isso poderia estar inibindo sua plasticidade cerebral. Dito e feito. No outro dia, realizou-se novamente o experimento nas condições ideais, e a excitabilidade cortical foi modificada de modo sustentado após o uso do ETCC, tal como descrito previamente no manuscrito.*

A partir do ano 2000, iniciou-se a fase de estudos de aplicabilidade clínica do ETCC para uma variedade de condições neuropsiquiátricas,[26] sendo depressão, acidente vascular cerebral (AVC) e dor as principais linhas de pesquisa. Recentemente, novas técnicas têm sido propostas, entre elas a ETCC de alta definição ou canais múltiplos,[27] visando aumentar o foco e a profundidade da corrente, o uso de touca com ETCC e eletrencefalograma acoplados,[28] conforme a Figura 1.14, e protocolos de estimulação personalizados por modelo computacional.[29]

---

* Depoimento pessoal de Michael Nitsche ao autor em Boston, em 2012.

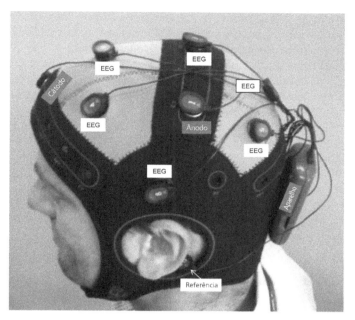

▲ **FIGURA 1.14**
Registro simultâneo do EEG + ETC.
Fonte: Schestatsky e colaboradores (2013).[28]

▶ ESTIMULAÇÃO MAGNÉTICA

Dez anos após a descoberta do dinamarquês Hans Oersted (1777-1851) que conectava a eletricidade ao magnetismo, Michael Faraday (1791-1867), ex-assistente de Humphry Davy (1778-1829), descobriu a indução eletromagnética, o princípio por trás do gerador elétrico e do transformador elétrico. Essa foi a base para o uso de magnetismo transcraniano no diagnóstico e tratamento de doenças quase 100 anos depois.

As primeiras tentativas de estimulação cerebral usando campos magnéticos datam de 1896, por Arsène d'Arsoval em Paris, e de 1910, por Silvanus P. Thomson em Londres.[30] No entanto, a primeira estimulação magnética transcraniana (EMT) bem-sucedida foi realizada em 1985, por Anthony Barker e colaboradores,[31] no Royal Hallamshire Hospital em Sheffield, Inglaterra. Suas primeiras aplicações demonstravam que impulsos nervosos iam do córtex motor para medula espinal, nervo periférico e músculo, sendo capazes de gerar contrações de extremidades dependendo da intensidade da corrente e da localização da bobina.[31] Quando comparada a método prévio de estimulação transcraniana proposta por Merton e Morton,[32] em 1980, em que um pulso de corrente elétrica era aplicado diretamente sobre o escalpo, o uso de eletromagnetismo reduziu grandemente o desconforto do procedimento, permitindo seu uso para mapeamento *in vivo* do córtex e suas projeções. Do dia para a noite, Barker virou uma celebridade no mundo científico, sendo frequentemente visto em congressos dando demonstrações bastante teatrais sobre a EMT e resgatando um pouco do caráter de entretenimento dos primórdios na neuromodulação.

A EMT usa o princípio da indução eletromagnética para focalizar corrente elétrica no cérebro.[33] Ou seja, o aparelho cria um campo eletromagnético capaz de gerar corrente elétrica que despolariza populações neuronais da camada cortical. Pulsos isolados podem ser de magnitude suficiente para despolarizar neurônios transitoriamente, mas quando essas correntes são aplicadas repetidamente – em uma abordagem chamada de EMTr –, são capazes de modular a excitabilidade cortical, reduzindo-a ou aumentando-a dependendo dos parâmetros de estimulação.[34] Um de seus pesquisadores mais notáveis é o professor valenciano radicado nos Estados Unidos Álvaro Pascual-Leone (1961-), que publicou o primeiro artigo relevante sobre o papel terapêutico da EMTr,[35] dando grande visibilidade à neuromodulação não invasiva como um todo no mundo científico e leigo internacionais.

▶ CONSIDERAÇÕES FINAIS

Nada mais lugar-comum do que a frase "para entender o futuro, é necessário conhecer o passado". Entrentanto, isso se encaixa perfeitamente à evolução da neuromodulação não invasiva, que nasceu junto com o advento da própria eletricidade – reflexo da Revolução Industrial na Europa e nos Estados Unidos –, declinou transitoriamente com a "era da farmacoterapia moderna" e ressurgiu das cinzas como uma promissora alternativa a esta última. Além da refratariedade com relação ao uso dos psicofármacos, esses são geralmente custosos e indutores de efeitos colaterais que limitam seu uso prolongado, abrindo espaço para tratamentos não farmacológicos. Com o auxílio da tecnologia emergente, as diferentes modalidades neuromodulatórias tendem a expandir cada vez mais seu uso clínico e domiciliar em longo prazo,[36] podendo inclusive ser monitorado a distância.[37] Nesse aspecto prático, a estimulação por corrente elétrica contínua é bem mais atrativa do que a EMT, sendo esta última mais empregada em nível de pesquisa quando aplicada a pulsos isolados como índice dos efeitos corticais de uma determinada técnica neuromodulatória. É interessante perceber que os investigadores da neuromodulação não invasiva tinham questionamentos muito semelhantes aos de hoje. No entanto, com as ferramentas que dispomos na atualidade (ressonância magnética funcional, espectrocopia, dosagem de polimorfismos genéticos, neuronavegação, mapeamento cerebral e outras), essas dúvidas têm sido cada vez mais resolvidas e o tratamento neuromodulatório mais personalizado. O uso clínico de uma prática depende da pesquisa. Mas a pesquisa também depende do uso clínico. A história da estimulação elétrica e magnética (esta última que, por fim, se converte em energia elétrica) adiantou a prática antes da teoria. E acertou em muitos aspectos! Graças ao uso da eletricidade, duas especialidades médicas emergiram, a psiquiatria e neurologia, de mãos dadas até hoje. Cabe à nova geração aperfeiçoar cada vez mais essas técnicas, seja na metodologia da estimulação seja no desenvolvimento de medicamentos (p. ex., inibidores seletivos da recaptação de serotonina) e práticas (p. ex., atividade física) que potencializem a plasticidade cerebral induzida por corrente elétrica, para que o uso da neuromodulação não invasiva seja cada vez mais seguro, prático e eficaz aos nossos pacientes. Nesta caminhada, é importante destacar o papel dos inventores da própria eletricidade, assim como daqueles que comprovaram objetivamente seus efeitos neurofisiológicos sobre o cérebro e, finalmente, dos que iniciaram seu uso terapêutico nos moldes da medicina baseada em evidências.

Daqui a um século, ao reler nossos artigos, certamente comentaremos: "Incrível, como éramos bárbaros!".

▶ REFERÊNCIAS

1. Elliot P. Electricity and the brain: an historical evaluation. In: Kadosh RC, editor. The stimulated brain: cognitive enhancement using non-invasive brain stimulation. London: Elsevier; 2014. p. 3-30.

2. Finger S, Piccolino M. The shocking history of electrical fishes: from ancient epochs to the birth of modern neurophysiology. New York: Oxford University; 2011.

3. Eliott P. "More subtle than the electric aura": Georgian medical electricity, the spirit of animation and the development of Erasmus Darwin's psychophysiology. Med Hist. 2008;52(2):195-220.

4. Brunoni AR, Nitsche MA, Bolognini N, Bikson M, Wagner T, Merabet L, et al. Clinical research with transcranial direct current stimulation (tDCS): challenges and future directions. Brain Stimul. 2012;5(3):175-95.

5. Queen's new triple-plate Toepler-Holtz machine. Science. 1890;15(373):197-8.

6. Moreno-Duarte I, Gebodh N, Schestatsky P, Guleyupoglu B, Reato D, Bikson M, et al. Trancranial electrical stimulation: tDCS, tACS, tPCS and tRNS. In: Kadosh RC, editor. The stimulated brain: cognitive enhancement using non-invasive brain stimulation. London: Elsevier; 2014. p. 35-59.

7. Al-Khalili. Shock and awe: the story of electricity [Internet]. London: BBC Four; 2011 [capturado em 30 mar. 2016]. Disponível em: https://www.youtube.com/watch?v=Gtp5leZkwoI.

8. Schiffer MB. Draw the lightning down: Benjamin Franklin and electrical technology in the age of enlightment. Berkeley: University of California; 2003.

9. Nicholson W. Abstract of the late experiments of Professor Aldini on galvanism. J Nat Philosophy. 1802;3:298-300.

10. Ure A. An account of some experiments made on the body of criminal immediately after execution with physiological and practical observations. Q J Sci Arts. 1819;6:283-84.

11. Morus IR. Frankenstein's children: electricity, exhibition and experiment in early nineteenth-century London. Princeton: Princeton University; 1998.

12. Beaudreau SA, Finger S. Medical electricity and madness in the 18th century: the legacies of Benjamin Franklin and Jan Ingenhousz. Perspect Biol Med. 2006;49(3):330-45.

13. Porter R. Health for sale: quackery in England. Manchester: Manchester University; 1990. p. 1660-850.

14. Scull A. Museums of madness revisited. Soc Hist Med. 1993;6(1):3-23.

15. Endler NS. The origins of electroconvulsive therapy (ECT). Convuls Ther. 1988;4(1):5-23.

16. Anan'Ev MG, Golubeva IV, Gurova EV, Kashchevskaia LA, Levitskaia LA, IuB K. Preliminary data on experimental electronarcosis induced with the apparatus of the scientific and research institute for experimental surgical apparatus and instruments. Eksp Khirurgiia. 1957;2(4):3-7.

17. Limoge A, Robert C, Stanley TH. Transcutaneous cranial electrical stimulation (TCES): a review 1998. Neurosci Biobehav Rev. 1999;23(4):529-38.

18. Guleyupoglu B, Schestatsky P, Edwards D, Fregni F, Bikson M. Classification of methods in transcranial electrical stimulation (tES) and evolving strategy from historical approaches to contemporary innovations. J Neurosci Methods. 2013;219(2):297-311.

19. Kirsch D, Daniel L, Smith R. Cranial electrotherapy stimulation for anxiety, depression, insomnia, cognitive dysfunction, and pain. In: Rosch PJ, Markov MS, editors. Bioelectromagnetic medicine. New York: Marcel Dekker; 2004. p. 727–40.

20. Zaghi S, Acar M, Hultgren B, Boggio PS, Fregni F. Noninvasive brain stimulation with low-intensity electrical currents: putative mechanisms of action for direct and alternating current stimulation. Neuroscientist. 2010;16(3):285-307.

21. Schestatsky P, Pellegrinelli A, Bikson M, Brunoni AR, Piovesan F, Altenfelder M, et al. A review of tDCS in the past. No prelo 2016.

22. Newth AH. The Galvanic current applied in the treatment of insanity. J Ment Sci. 1873;19:79-86.

23. Lippold OC, Redfearn JW. Mental changes resulting from the passage of small direct currents through the human brain. Br J Psychiatry. 1964;110:768-72.

24. Priori A, Berardelli A, Rona S, Accornero N, Manfredi M. Polarization of the human motor cortex through the scalp. Neuroreport. 1998;9(10):2257-60.

25. Nitsche MA, Paulus W. Excitability changes induced in the human motor cortex by weak transcranial direct current stimulation. J Physiol. 2000;527 Pt 3:633-9.

26. Woods AJ, Antal A, Bikson M, Boggio PS, Brunoni AR, Celnik P, et al. A technical guide to tDCS, and related non-invasive brain stimulation tools. Clin Neurophysiol. 2016;127(2):1031-48.

27. Villamar MF, Volz MS, Bikson M, Datta A, Dasilva AF, Fregni F. Technique and considerations in the use of 4x1 ring high-definition transcranial direct current stimulation (HD-tDCS). J Vis Exp. 2013;(77):e50309.

28. Schestatsky P, Morales-Quezada L, Fregni F. Simultaneous EEG monitoring during transcranial direct current stimulation. J Vis Exp. 2013;(76):50426.

29. Cancelli A, Cottone C, Parazzini M, Fiocchi S, Truong D, Bikson M, et al. Transcranial direct current stimulation: personalizing the neuromodulation. Conf Proc IEEE Eng Med Biol Soc. 2015;2015:234-7.

30. Walsh V, Pascual-Leone A Transcranial magnetic stimulation: a neurochronometrics of mind. Cambridge: MIT; 2005.

31. Barker AT, Jalinous R, Freeston IL. Non-invasive magnetic stimulation of human motor cortex. Lancet. 1985;1(8437):1106-7.

32. Merton PA, Morton HB. Stimulation of the cerebral cortex in the intact human subject. Nature. 1980;285(5762):227.

33. Hallett M. Transcranial magnetic stimulation and the human brain. Neurosci Biobehav Rev. 1999;23(4):529-38.

34. Fregni F, Pascual-Leone A. Technology insight: noninvasive brain stimulation in neurology-perspectives on the therapeutic potential of rTMS and tDCS. Nat Clin Pract Neurol. 2007;3(7):383-93.

35. Pascual-Leone A, Rubio B, Pallardó F, Catalá MD. Rapid-rate transcranial magnetic stimulation of left dorsolateral prefrontal cortex in drug-resistant depression. Lancet. 1996;348(9022):233-7.

36. Palm U, Leitner B, Strube W, HasanA, Padberg F. Safety of repeated twice-daily 30 minutes of 2 mA tDCS in depressed patients. Int Neuropsychiatric Dis J. 2015;4(4):168-71.

37. Kasschau M, Sherman K, Haider L, Frontario A, Shaw M, Datta A, et al. A protocol for the use of remotely-supervised transcranial direct current stimulation (tDCS) in multiple sclerosis (MS). J Vis Exp. 2015;(106):53542.

▶ LEITURAS SUGERIDAS

Aldini G. Essai theorique et experimental sur le galvanisme. Paris: Fournier; 1804.

Brunoni A, Boggio P. Clinical use of transcranial direct current stimulation in Psychiatry. In: Kadosh RC, editor. The stimulated brain: cognitive enhancement using non-invasive brain stimulation. London: Elsevier; 2014. p. 397-424.

PARTE I

AS TÉCNICAS DE ESTIMULAÇÃO MAGNÉTICA TRANSCRANIANA

2

MECANISMOS DE AÇÃO DA ESTIMULAÇÃO MAGNÉTICA TRANSCRANIANA

MOACYR ALEXANDRO ROSA, MARINA ODEBRECHT ROSA

A estimulação magnética transcraniana (EMT) é uma técnica utilizada para modular o tecido neuronal. Ela pode estimular estruturas centrais, como o córtex, o cerebelo e a medula, bem como estruturas periféricas, como nervos cranianos e nervo frênico. Este capítulo dará ênfase aos mecanismos de ação da EMT em estruturas centrais, especialmente o córtex.

O funcionamento da EMT se baseia no princípio da indução eletromagnética.[1] Uma corrente elétrica intensa passa através de uma bobina, criando um campo magnético. Esse campo, em contato com materiais condutores (no caso o tecido cerebral), induz um campo elétrico. O aparelho estimulador magnético guarda uma grande quantidade de eletricidade nos seus capacitores (Fig. 2.1). Quando o botão de disparo é acionado, um pulso de corrente, com duração na ordem de microssegundos, passa através de um cabo que está conectado à bobina. Esta é composta de fios enrolados (geralmente de cobre) e coberta por material isolante elétrico.[2] Quando a bobina é colocada próxima ao tecido cerebral, ela induz um campo elétrico com diferentes características e efeitos de acordo com uma série de variáveis, descritas em detalhes a seguir. Pode-se dizer, então, que a EMT consiste em uma estimulação elétrica sem eletrodos.[3]

Comparando-se a estimulação magnética com a elétrica, podem ser notadas algumas diferenças.[4] Primeiro, o tecido ósseo é bastante resistente à passagem de corrente elétrica. Uma das principais características da estimulação magnética é que ela atravessa o crânio (parte óssea) diretamente, sem deflexão, como se ele não existisse. Isso possibilita que o estímulo atinja diretamente o tecido cerebral, sem nenhum tipo de impedimento, desvio ou atenuação. Como consequência, é possível uma estimulação bastante focal, em comparação à estimulação elétrica. Entretanto, há um declínio da intensidade com o aumento da distância na estimulação magnética, o que não acontece com o estímulo elétrico. Assim, o estímulo magnético tende a ser mais superficial do que o elétrico, e a profundidade atingida será proporcionalmente menor, atingindo de modo preferencial as regiões corticais. Por fim, a direção principal do campo elétrico tecidual induzido

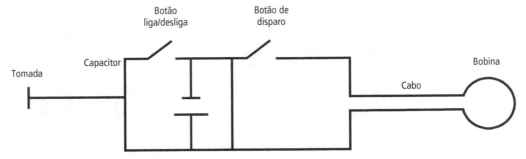

▲ **FIGURA 2.1**
Esquema simplificado do aparelho estimulador magnético.

será tangencial à superfície do escalpe e do cérebro, diferentemente da direção radial induzida pela estimulação elétrica (Fig. 2.2). Essa característica também favorecerá a estimulação preferencial do córtex com a EMT.[5]

▶ EFEITOS FISIOLÓGICOS

Os efeitos da EMT são consequentes principalmente da despolarização neuronal. Eles podem decorrer de estimulação direta do tecido cortical subjacente, induzindo despolarização de interneurônios e de neurônios piramidais[6], ou de efeitos indiretos pós-sinápticos.[2] O campo elétrico atinge várias outras estruturas, mas ainda se sabe muito pouco sobre seus efeitos na glia e nos vasos sanguíneos, bem como sobre o grau de influência e a importância da condução da corrente elétrica induzida através do liquor.[7] Também é possível que o campo magnético atue diretamente sobre as moléculas alterando sua reatividade, mas o conhecimento desses efeitos ainda é bastante limitado.

Muitas variáveis estão presentes e vão influenciar os efeitos da EMT.[8] Diferentes efeitos surgirão principalmente dependendo de onde se estimula (alvo), da intensidade da estimulação (calculada em Tesla e, na prática, em porcentagem da capacidade do estimulador) e do tipo de pulso utilizado (simples, pareado, repetitivo). Além disso, pulsos repetitivos com diferentes combinações de frequências poderão induzir distintos efeitos neurofisiológicos. Por fim, diferentes desenhos e tamanhos de bobinas também produzirão diferentes distribuições de campos elétricos no tecido, com variável profundidade e focalidade.[9] Cada um desses fatores será considerado a seguir.

ALVO (REGIÃO ESTIMULADA)

A EMT tem seu principal efeito no córtex cerebral, sobretudo em regiões corticais mais superficiais. Os alvos mais comuns utilizados em estudos de neurofisiologia são o córtex motor, o córtex visual e o córtex sensitivo.[10] Já os alvos mais comuns utilizados com fins terapêuticos são, além do córtex motor, o córtex pré-frontal

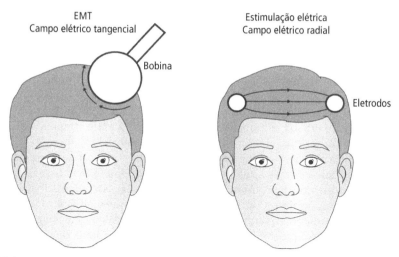

▲ FIGURA 2.2
Direção do campo elétrico tecidual.

dorsolateral, o córtex temporoparietal e a área motora suplementar.[11-13] Cada uma dessas regiões, bem como outros alvos possíveis, serão considerados em capítulos específicos que tratam do uso terapêutico da EMT. Alvos mais profundos, como o giro da ínsula, têm sido testados, mas exigem bobinas e/ou intensidades adaptadas para essa finalidade.[14] Por fim, o cerebelo é a única estrutura não cortical do encéfalo que pode ser estimulada diretamente com a EMT clássica.

INTENSIDADE

É importante considerar que o campo magnético apresenta uma queda exponencial de intensidade com a distância. Por isso, quanto mais próximo à superfície da bobina, maiores a intensidade da estimulação e o efeito no tecido. Na prática, costuma-se encostar a bobina no escalpe para que o campo atinja a maior profundidade possível. Porém, se o córtex está relativamente mais afastado (p. ex., por uma atrofia), a intensidade relativa será menor. Mesmo no córtex do mesmo indivíduo, os giros estão localizados mais superficialmente que os sulcos, sendo aqueles estimulados com uma intensidade relativamente maior.[7]

A intensidade do campo magnético costuma ser medida em Tesla.[2] Contudo, como em EMT se utiliza um campo magnético pulsátil e não estático, um modo comum de se medir a intensidade da estimulação se dá por meio da quantidade de corrente que passa pela bobina por unidade de tempo ($\Delta i/\Delta t$).[15] Isso faz referência à corrente máxima (Δi) que é atingida durante o tempo de duração do pulso (Δt) de estimulação. Cada aparelho comercialmente disponível tem uma intensidade de corrente máxima própria, que vem descrita no seu manual e deve ser conhecida pelo operador. Diferentes aparelhos também podem ter diferentes durações de pulso da corrente (Δt), que estão na ordem de microssegundos. Tradicionalmente, os aparelhos oferecem uma medida em porcentagem da potência máxima. Em geral, esse é o valor que aparece no painel dos aparelhos e é o valor que se utiliza como referência para a estimulação. Ele vai, obviamente, de 0 a 100%. É importante salientar que, entre diferentes aparelhos, a porcentagem não é necessariamente correspondente (p. ex., 30% de um aparelho pode ser equivalente a 32% ou a 27% de outro).

Com relação à direção da corrente elétrica na bobina, existem dois tipos principais de pulsos, o monofásico e o bifásico. O mais simples e utilizado inicialmente foi o pulso monofásico, que ocorre quando a corrente flui em uma única direção ao passar pela bobina. Aparelhos com pulsos monofásicos são de fabricação mais simples, mas têm a limitação de não permitir frequências de disparo muito altas (geralmente se limitam a 1 Hz). No pulso bifásico, a corrente vai e volta na bobina. Com isso, parte da corrente volta para os capacitores, permitindo uma recarga mais rápida e possibilitando novos disparos em menor tempo. Com isso, pulsos bifásicos permitem frequências de estímulo maiores (até ao redor de 50 Hz em aparelhos comercialmente disponíveis e até 100 Hz em aparelhos modificados). Como será visto adiante, para uso terapêutico, são utilizados pulsos de repetição, muitas vezes com frequências acima de 1 Hz. Por isso, os estimuladores disponíveis para uso terapêutico são de pulso bifásico (alguns permitem também a função monofásica). Os efeitos no tecido nervoso também são distintos, mas ainda pouco estudados.[16]

Ninguém sabe ao certo a importância dos valores absolutos para a estimulação devido à grande variedade de fatores que afetam o que realmente "atinge" a região que se quer estimular. Por esse motivo, costuma-se utilizar valores relativos. A principal referência, por ser facilmente observável e mensurável, além de bastante confiável, é o chamado limiar motor.[15] Para se medir o limiar motor, é realizada uma estimulação do córtex motor na região onde está representado o músculo que será utilizado como referência. Geralmente são utilizados músculos da mão, por terem uma área de representação extensa e superficial (algumas vezes, é possível utilizar também a representação das pernas e até da língua).[17] Os músculos mais usados são o abdutor curto do polegar e o primeiro interósseo digital. A medida pode ser apenas "visual", observando se ocorre contração visível, ou por meio de eletrodos de superfície para registro eletromiográfico da contração. Este último método é mais confiável, mas menos utilizado, por ser mais trabalhoso e necessitar de um eletromiógrafo.[18] Existem várias definições de limiar motor (ver Cap. 6), mas a mais utilizada na prática clínica considera a intensidade mínima para que haja contração do músculo-alvo em 50% das estimulações (geralmente 5 contrações em 10 estimulações).

Após a determinação do limiar motor, as estimulações serão realizadas em porcentagens proporcionais desse valor. É importante salientar que o limiar motor corresponde ao limiar para disparo de neurônios piramidais do córtex motor. O limiar de disparo de interneurônios tende a ser menor, e é possível que neurônios piramidais de outras regiões tenham limiar diferente.

Alguma confusão pode surgir quando se fala em porcentagem da potência do aparelho e porcentagem do limiar motor. Por exemplo, se o limiar de um paciente é atingido com 40% da potência de determinado aparelho, esta será a referência para estimulações futuras. Ou seja, 40% da potência corresponde a 100% do limiar motor daquela pessoa. Por isso, é possível estimulá-lo com 120% do limiar motor (mas é impossível estimular com 120% da potência do aparelho, obviamente).

▶ TIPOS DE PULSOS: SIMPLES, PAREADOS E REPETITIVOS

O estímulo pode ser dado uma única vez (pulso simples) ou várias vezes (pulsos de repetição). Os pulsos simples têm efeitos biológicos claros, mas geralmente são momentâneos e de curta duração. Os pulsos de repetição tendem a induzir efeitos biológicos mais duradouros.

Os primeiros estimuladores magnéticos ofereciam apenas o que chamamos de pulso simples, ou pulso único. Significa que, cada vez que se aperta o botão de disparo, apenas um pulso de corrente passa na bobina, criando um campo magnético com a mesma duração e induzindo um campo elétrico no tecido pelo mesmo intervalo de tempo. Para uma nova estimulação, é necessário novo disparo. Esse tipo de pulso foi inicialmente (e ainda é) muito utilizado para o estudo da fisiologia e fisiopatologia das vias motoras.

Pulsos simples podem mimetizar efeitos fisiológicos (p. ex., contração muscular) ou interferir em mecanismos fisiológicos (p. ex., facilitar ou atrapalhar uma contração voluntária).

Além do córtex motor, que é a região mais estudada com a técnica da EMT, outras regiões corticais podem ser estimuladas com pulsos simples. De acordo com a região, diferentes efeitos poderão ser observados. Nem todas as regiões corticais, contudo, têm um efeito imediato mensurável durante a estimulação. Exemplos de regiões corticais com efeitos facilmente detectáveis são o córtex visual[19] e o córtex sensitivo,[10] sendo ambos alvos comuns de estudo com pulsos simples. No córtex visual, pulsos simples podem produzir os chamados "fosfenos", ou *flashes* de luz.[15] Historicamente, esse foi o primeiro efeito observado ao se estimular o sistema nervoso com campos magnéticos. Atualmente, com bobinas bastante focais, é possível estimular o córtex visual e induzir esses fenômenos com bastante consistência.[20] De forma análoga ao limiar motor, é possível, inclusive, medir o "limiar de fosfenos", ou seja, a intensidade de estimulação mínima para sua indução em determinada pessoa. Pode-se até mesmo, de acordo com a sub-região da área visual estimulada, induzir fosfenos "estacionários" (parados) ou de movimento. Estudos de fisiologia cortical da visão costumam utilizar o limiar de fosfenos como referência para a intensidade de estimulação. Também estudos sobre alucinações visuais e os efeitos da EMT podem utilizar o limiar de fosfenos como referência.[21] Estudos com EMT em deficientes visuais precoces, por sua vez, demonstram como o córtex occipital se adapta plasticamente para a interpretação de leitura Braille, tendendo a não produzir fosfenos.[22]

Nesses estudos, a EMT aplicada ao córtex occipital é utilizada para interferir na capacidade de interpretar a leitura, mas não na sensação tátil.

No córtex sensitivo, pulsos simples raramente produzem efeitos observáveis, como eventuais formigamentos. É mais comum o uso de pulsos simples em estudos de interferência na função sensitiva, especialmente na função tátil.

Nesses estudos, o pulso é oferecido durante um estímulo tátil, por exemplo, e pode interferir (impedir) na sensação.[23]

Pulsos simples em outras regiões corticais (parietal, temporal e frontal) não costumam produzir efeitos observáveis ou mensuráveis sem a utilização de técnicas sofisticadas (p. ex., ressonância magnética funcional, ou PET).[23-25]

Estudos com potencial evocado têm sido realizados e podem oferecer um novo modo de utilizar pulsos simples. Trata-se de potenciais relacionados a eventos, semelhantes aos potenciais sonoros evocados na região temporal. Nesse caso, o pulso magnético é o evento, que produz uma alteração no registro de eletrencefalograma (EEG) basal, com ondas positivas e negativas. A vantagem dessa técnica é que ela pode fornecer dados sobre a excitabilidade de outras regiões corticais além do córtex motor.[26]

Pulsos pareados fazem referência, como o próprio nome sugere, a dois pulsos sequenciais.[2] Geralmente, há um intervalo curto entre eles (na ordem de milissegundos [ms]). O primeiro pulso é chamado de "condicionador", e o segundo, de "teste". Trata-se de uma técnica para avaliar a excitabilidade cortical. Quando o intervalo entre os pulsos é curto (menos de 6 ms), observa-se uma inibição intracortical; quando o intervalo é mais longo (de 6 a 12 ms), observa-se uma facilitação intracortical. Esses efeitos ocorrem no córtex motor e são medidos por meio do potencial motor evocado, ou seja, do registro da contração do músculo que aquela região cortical controla (Fig. 2.3). Combinações variadas podem ser utilizadas, geralmente com os dois pulsos atingindo o mesmo ponto do córtex motor. Contudo, pulsos pareados também podem ser utilizados para observação de inibição transcalosa. Nesse caso, são estimuladas duas regiões simétricas de ambos os córtices motores. Essas técnicas e sua utilidade serão discutidas em mais detalhes no Capítulo 6.

Em geral, pulsos simples e pulsos pareados são utilizados para "mensurar" a excitabilidade cortical, mas não para modificá-la ou modulá-la. Para essa finalidade, são utilizados pulsos repetitivos, que são aqueles em que vários pulsos sequenciais, ou seja, uma série (*train*) de pulsos, são oferecidos. Diferentes combinações de parâmetros poderão ser utilizadas, cada uma podendo levar a diferentes efeitos fisiológicos. Além da intensidade do pulso, os parâmetros mais comumente manipulados são a frequência (ou seja, o número de pulsos por segundo, em geral referida em Hz ou em pps), a duração da série (que pode variar desde frações de segundo até minutos) e o intervalo entre as séries (caso as séries sejam repetidas de modo intercalado).

As combinações de parâmetros e, mais especificamente, as frequências que podem ser utilizadas são teoricamente infinitas. Contudo, apenas algumas foram testadas e se mostraram eficazes em modificar a excitabilidade cortical e a perfusão sanguínea, tanto da região diretamente estimulada como de regiões mais distantes, provavelmente por efeitos pós-sinápticos.[8]

As frequências mais utilizadas são as chamadas "regulares", ou "simples", pois se mantêm constantes ao longo das séries. As frequências geralmente são descritas em pulsos por segundo (pps ou em Hz) (Fig. 2.4). As mais usadas são 1, 5, 10 e 20 Hz, mas outras também podem ser utilizadas, dependendo da finalidade e da área estimulada (p. ex., 18 Hz tem sido utilizada quando se usa a bobina H para o tratamento da depressão).

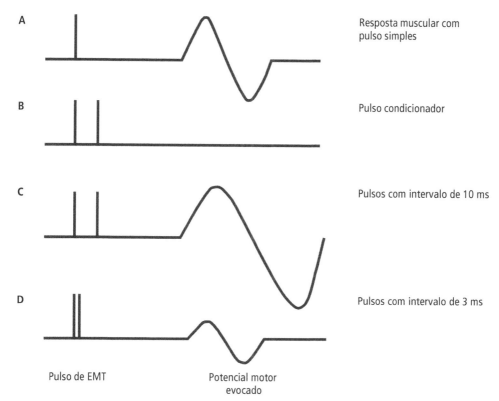

▲ **FIGURA 2.3**
Pulsos pareados. A. Potencial motor evocado com pulso simples. B. Pulso condicionador (subliminar) com intensidade que não induz potencial motor. C. Pulsos pareados com intervalo de 10 ms causando facilitação. D. Pulsos pareados com intervalo de 3 ms causando inibição.

Além das frequências regulares, existem as frequências combinadas, que são mais complexas e misturam salvas de disparos em diferentes combinações. As mais conhecidas são o *theta burst* e o quadripulso, mas outras também existem e estão sendo testadas. Como mencionado anteriormente, os pulsos pareados são utilizados para medir a excitabilidade cortical e as mudanças nessa excitabilidade causadas por agentes externos (p. ex., medicações ou a própria EMT). Contudo, vem sendo utilizada experimentalmente a estimulação com séries de pulsos pareados com a finalidade também de alterar a excitabilidade cortical, e não apenas mensurá-la.

Quando são utilizadas frequências regulares maiores do que 1 Hz, existe a possibilidade do desencadeamento de um foco convulsivo e consequente crise generalizada acidental. Por esse motivo, frequências maiores ou iguais a 5 Hz não são utilizadas de forma contínua, e sim intermitente, com um intervalo entre as séries (conhecido como pausa, ou *"inter train interval"*, intervalo entre as séries). Um estudo importante de segurança com a estimulação do córtex motor de

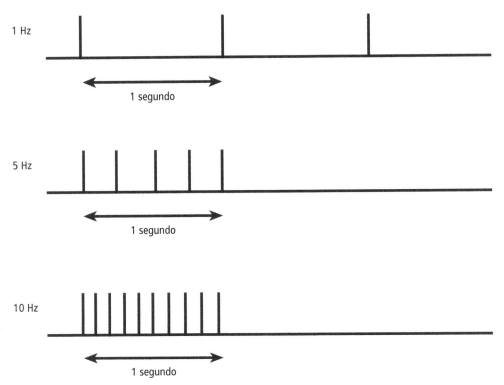

▲ **FIGURA 2.4**
Ritmos regulares.

voluntários sadios produziu uma tabela com os limites máximos de duração das séries (em segundos) que devem ser seguidos levando em consideração diferentes combinações de intensidade (em porcentagem do limiar motor) e frequência (foram testados 1, 5, 10, 20 e 25 Hz). Estes são conhecidos como limites de segurança para o estímulo do córtex motor com EMT de repetição. Tais limites costumam ser utilizados para a estimulação em outras regiões corticais (p. ex., estimulação terapêutica do córtex pré-frontal dorsolateral para o tratamento da depressão). É provável que essa seja uma abordagem conservadora, pois é bem conhecido o fato de o córtex motor ser a região do córtex superficial com o mais baixo limiar convulsígeno.

Como as séries precisam ser descontínuas, é necessário dar um intervalo entre elas. Contudo, não existe um consenso a respeito da duração dos intervalos entre as séries. A maior parte dos operadores faz um intervalo que soma 30 segundos com o tempo de estimulação. Assim, se a estimulação dura dois segundos, o intervalo será de 28 segundos; se a estimulação durar 10 segundos, o intervalo será de 20 segundos; e assim por diante. Não existe outro motivo além da facilidade do raciocínio e da ampla difusão dessa prática. Pode ser que esses intervalos sejam excessivos e desnecessários. Contudo, intervalos mínimos seguros não foram testados sistematicamente. Intervalos menores têm sido utilizados, sem aumento aparente dos riscos.

▶ PARÂMETROS DE USO: BAIXA FREQUÊNCIA, ALTA FREQUÊNCIA E *THETA BURST*

Dependendo da frequência utilizada, podem ocorrer diferentes tipos de modulação no tecido cortical estimulado. Em geral, estimulação repetitiva com frequências baixas (até 1 Hz) costuma induzir inibição na região cortical subjacente, ao passo que estimulação com frequências iguais ou maiores do que 5 Hz tende a induzir uma facilitação. Esses efeitos foram observados inicialmente no córtex motor. Após algumas séries de estímulos, notava-se aumento (facilitação) ou diminuição (inibição) do registro do potencial motor evocado quando comparado ao registro basal, ou seja, antes da estimulação. Em outras regiões corticais, efeitos semelhantes parecem ocorrer, com aumento (com frequências altas) ou diminuição (com frequências baixas) do consumo de glicose, O_2 e do fluxo sanguíneo regional. Boa parte das teorias para o mecanismo de ação terapêutico da EMT tem seu fundamento nesses conceitos de facilitação e inibição.

Além das frequências regulares, combinações diferentes ou frequências combinadas (*patterned*) têm sido testadas.[8] Elas consistem na aplicação de salvas de pulsos em frequências muito altas (acima de 30 Hz) separadas por diferentes intervalos. As combinações mais utilizadas são o *theta burst* (TBS; salva de pulsos na frequência teta do EEG),[27] o quadripulso (salvas de 4 pulsos com intervalos variados) (QPS)[28] e a estimulação repetida com pulsos pareados com a periodicidade das ondas indiretas (iTMS).[6]

A estimulação com *theta burst* já era conhecida com estimulação elétrica de tecido nervoso. Várias combinações entram no conceito de *theta burst* (que significa salvas na frequência teta, ou seja, entre 5 e 8 Hz, aproximadamente), mas a mais utilizada combina salvas de pulsos na frequência de 50 Hz, disparadas na frequência de 5 Hz. Assim, é disparada uma salva de três pulsos (com intervalo de 20 ms entre eles), e essa salva é repetida a intervalos de 200 ms (ou seja, 5 salvas por segundo). A cada segundo, então, são disparados 15 pulsos (Fig. 2.5). Duas combinações principais de *theta burst* se mostraram bastante eficazes na indução de modulação no tecido cortical (córtex motor), o *theta burst* contínuo e o intermitente. No contínuo, a estimulação dura geralmente 40 segundos sem intervalo; no intermitente, estímulos com duração de 2 segundos são repetidos a cada 10 segundos até um total de 190 segundos (600 pulsos). O *theta burst* contínuo induz efeitos de inibição cortical, semelhante às frequências regulares baixas (1 Hz), enquanto o intermitente induz facilitação cortical, semelhante às frequências regulares altas. As principais diferenças são: (1) a duração proporcionalmente menor do tempo de estimulação; (2) um efeito mais duradouro na excitabilidade cortical; (3) uma intensidade mais baixa (em *theta burst* costumam ser utilizados 80% do limiar motor) necessária para atingir o mesmo efeito. A EMT com *theta burst* já está sendo testada com finalidades terapêuticas.

A estimulação com quadripulso, como o nome sugere, consiste em salvas de quatro pulsos (Fig. 2.5).[28] No seu desenho original, a QPS consistia em quatro

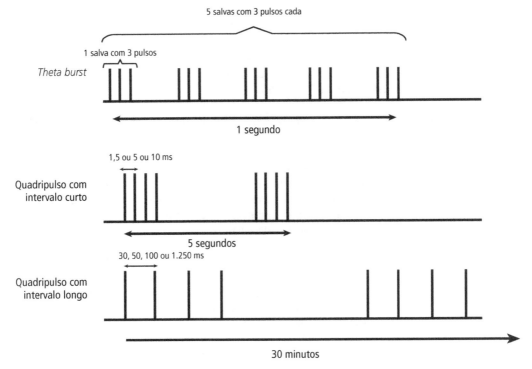

▲ **FIGURA 2.5**
Estimulação com *theta burst* e em quadripulso.
Fonte: Hamada e Ugawa.[28]

pulsos separados por um intervalo de 1,5 ms aplicados sobre o córtex motor. As salvas eram repetidas com uma frequência de 0,2 Hz por 30 minutos. Isso levou à facilitação cortical, que durou até 75 minutos depois. Em seguida, foram explorados outros paradigmas,[29] e foi observado que a QPS com intervalos curtos (1,5, 5 e 10 ms) induzia uma facilitação por mais de 75 minutos. Por sua vez, QPS com intervalos longos (50 e 100 ms) produzia inibição. A QPS ainda não é utilizada com finalidade terapêutica.

▶ FORMAS DE BOBINA: CIRCULAR, EM FIGURA DE 8, DUPLO-CONE E BOBINA H

Bobinas são a parte do estimulador que ficará próxima da região a ser estimulada e onde será induzido o campo magnético. Suas características vão determinar em boa parte a qualidade do campo induzido. Fatores como forma geométrica, tamanho, número de voltas dos fios, angulação relativa e quantidade de camadas, bem como direção e características da corrente elétrica (p. ex., se monofásica ou bifásica), vão contribuir para variações dos efeitos no tecido estimulado.

Existem dois principais tipos de bobinas, a circular e a em figura de 8. A primeira bobina utilizada na EMT moderna foi a circular. Nesta, a corrente induzida no tecido tem a sua maior intensidade logo abaixo dos fios. A bobina em figura de 8 consiste em duas bobinas circulares justapostas, com consequente somação da corrente elétrica (e do campo magnético induzido) na sua intersecção (Fig. 2.6).[2] Bobinas em figura de 8 tendem a induzir um campo mais focal quando comparadas às circulares.[30] Contudo, o conceito de focalidade (bem como o de profundidade) é bastante relativo, como será comentado a seguir. Novas bobinas estão sendo testadas, e algumas já comercializadas. Geralmente, são variações da bobina circular (como, p. ex., a bobina H) ou da bobina em 8 (como a bobina duplo-cone).

As bobinas chamadas H constituem um grupo de bobinas que caracteristicamente já vêm acopladas dentro de um capacete. Cada uma delas tem um desenho próprio com a finalidade de estimular determinada região, de acordo com o efeito terapêutico esperado. A bobina mais conhecida é a H1, que estimula a região do córtex pré-frontal dorsolateral esquerdo para o tratamento principalmente de transtornos depressivos. Trata-se de uma bobina grande que induz um campo elétrico circular mais profundo e menos focal no tecido subjacente. Outra variação é a bobina em duplo-cone. Ela consiste em uma bobina em 8 com maior diâmetro e maior angulação entre as abas. É uma bobina que mantém maior focalidade se comparada às circulares grandes e à bobina H1 e tende a induzir um campo elétrico mais profundo que as bobinas em 8. É muito utilizada para medir limiar motor em músculos das pernas (que têm representação cortical mais profunda) e também para a indução proposital de convulsões terapêuticas (EMT convulsiva).

Um breve comentário sobre profundidade e focalidade se faz necessário. Geralmente, considera-se profundidade a distância radial (em direção ao centro do cérebro), e focalidade, a distância tangencial (o quanto se espalha na superfície) que o estímulo atinge. Contudo, não há uma definição única para esses conceitos, e a intensidade vai caindo de modo progressivo, não repentino. Não se sabe qual é o limiar de intensidade mínimo para que haja um efeito biológico em determinada região. Em primeiro lugar, quanto mais intenso o estímulo, mais profundo ele tende a ser. Em segundo lugar, o campo magnético sempre vai ser

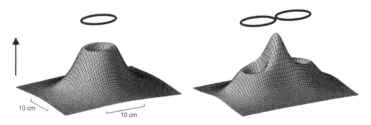

▲ FIGURA 2.6
Campo induzido.
Fonte: Ruohonen e Ilmoniemi.[30]

mais intenso na região mais próxima da bobina, ou seja, não é possível uma estimulação que seja mais intensa profundamente do que superficialmente. Terceiro, não é possível fugir da proporcionalidade inversa, ou seja, quanto mais profundo o estímulo, menos focal, e vice-versa. É possível, contudo, conseguir maior focalidade proporcional entre as bobinas. Assim, algumas são mais profundas mantendo uma maior focalidade quando comparadas a outras. Ou o contrário: há bobinas que atingem a mesma profundidade, mas uma é mais focal que outra. Exemplo claro disso é a bobina em duplo-cone, que consegue ser tão profunda quanto uma circular grande, mas mantém maior focalidade. O nome EMT profunda geralmente faz referência à estimulação com as bobinas H, mas é possível realizar estimulações bastante profundas com bobinas circulares grandes e com bobinas em duplo-cone.

Pode-se afirmar que nenhuma bobina é superior a outra, pois isso vai depender da finalidade para a qual ela está sendo utilizada. Para se medir o limiar motor de músculos das pernas, por exemplo, as bobinas em duplo-cone costumam ser as melhores. Quando se quer uma estimulação bem focal, como para medir limiar de fosfenos estáticos durante uma estimulação occipital, as bobinas em figura de 8 pequenas podem ser as preferidas.

O uso de diferentes bobinas com finalidade terapêutica, incluindo vantagens e desvantagens, será discutido nos capítulos correspondentes.

▶ MECANISMOS DE INIBIÇÃO E FACILITAÇÃO

Boa parte dos efeitos da EMT parece consistir na alteração em longo prazo da eficiência sináptica promovendo facilitação ou inibição, ou seja, agindo na plasticidade neuronal. Vários são os argumentos a favor disso. Plasticidade faz referência aos mecanismos adaptativos que o sistema nervoso central desempenha para lidar com mudanças externas ou internas (novos ambientes, aprendizado, adaptação a lesões, etc.). Esses mecanismos são variados, incluindo modulação de transmissão sináptica, mudanças nas propriedades integrativas de neurônios individuais, mudanças cooperativas de redes de neurônios, regulação de neurotransmissores e íons, comunicação elétrica não sináptica, efeitos extraneuronais (p. ex., mudanças em astroglia) e mudanças morfológicas e anatômicas. Não se sabe ao certo quantos ou quais desses mecanismos estão implicados nos efeitos da EMT.

Alguns modelos de potencialização a longo prazo (LTP) e de depressão a longo prazo (LTD) estão relacionados às frequências de estimulação e, por isso, parecem bastante adequados para explicar, pelo menos em parte, alguns dos efeitos da EMT. Por sua importância para o tema, serão detalhados a seguir.

A capacidade da indução de efeitos neuroplásticos já era conhecida com a estimulação elétrica na década de 1970, quando experimentos mostraram que séries ao redor de 10 segundos de duração e frequências altas (12 a 100 Hz) induziam aumento na excitabilidade de células granulares no giro dentado (hipocampo) que persistia por 30 minutos até 10 horas.[31] Já a diminuição na transmissão sináptica ocorria com frequências baixas (1 a 5 Hz), mas estimulações mais longas eram necessárias (600 a 900 pulsos).[32]

A estimulação com diferentes frequências pode ser comparada ao postulado de Hebb em 1932 sobre aumento de atividade (promovido, no caso, por estimulação com frequências altas) levando à facilitação de "caminhos" neurais, ao passo que a redução da atividade (promovida pela estimulação com frequências lentas) levaria a sua inativação.[33]

A plasticidade parece ocorrer em muitas sinapses e inclui diferentes neurotransmissores. As sinapses excitatórias glutamatérgicas são as mais estudadas. O modelo explicativo mais aceito leva em consideração moléculas de receptores glutamatérgicos (NMDA e AMPA) e íons (Ca^{++} e Mg^{++}). O detalhamento do mecanismo pode ser encontrado em revisões do modelo.[34,35] De forma simplificada, ocorrerá LTP ou LTD de acordo com mudanças na permeabilidade ou densidade dos canais receptores AMPA. Essas mudanças são decorrentes de alterações no receptor NMDA, que, por sua vez, vão ser ativados de acordo com a cinética do cálcio e do magnésio. Essa é a sequência de eventos (Fig. 2.7). O glutamato é liberado na fenda e se liga ao AMPA, que fica permeável a cátions como Na^+ e K^+, gerando um potencial excitatório pós-sináptico (PEPS). O glutamato também se liga ao NMDA, mas este se encontra bloqueado pelo Mg^{++}. Por isso, inicialmente não há influxo de Ca^{++} no receptor NMDA devido ao bloqueio exercido pelo Mg^{++}. Quando há suficiente despolarização (somação temporal e espacial de PEPS), o Mg^{++} é liberado, e ocorre um influxo de Ca^{++} através do NMDA. Esse influxo é o gatilho para a plasticidade sináptica. Assim, caso haja estimulação intensa (frequência alta), ocorrerá aumento rápido da concentração de Ca^{++}. Em contrapartida, com estimulação lenta (frequência baixa), tal aumento será lento. Os efeitos da velocidade do influxo de Ca^{++} vão disparar cascatas de sinalização intracelular. Aumentos rápidos levarão a exocitose e aumento de permeabilidade de AMPA, enquanto aumentos lentos de Ca^{++} levarão a endocitose, com redução do número de receptores e diminuição de sua permeabilidade. Note-se que, nesse modelo, as sinapses GABAérgicas não são consideradas, nem mesmo na LTD.

Frequências de EMT regulares inibitórias (até 1 Hz) e excitatórias (acima de 5 Hz) podem ter seus efeitos explicados, ao menos em parte, por esse modelo. Com frequências lentas, há influxo lento de Ca^{++}, ocorrendo o contrário com frequências rápidas (influxo rápido de Ca^{++}).

Contudo, frequências mais complexas, como o *theta burst*, por exemplo, parecem ter um efeito relevante também nas sinapses GABAérgicas.[36] Seus mecanismos ainda não foram totalmente elucidados.

ONDAS DIRETAS E INDIRETAS

O potencial motor evocado registrado no músculo-alvo consiste em uma somatória de efeitos da EMT nos neurônios corticais. Contudo, por meio de registros epidurais, é possível "dissecar" melhor o que acontece nos diferentes neurônios envolvidos. Cada pulso de EMT estimula indiscriminadamente todos os neurônios próximos à região onde é induzido o campo elétrico. Dependendo do limiar de despolarização de cada um, eles poderão disparar potenciais de ação. Assim, podem ser estimulados neurônios piramidais e interneurônios. Estes últimos podem ser inibitórios ou excitatórios. O neurônio piramidal corticospinal poderá ser estimulado diretamente pela EMT, indiretamente por um interneurônio ex-

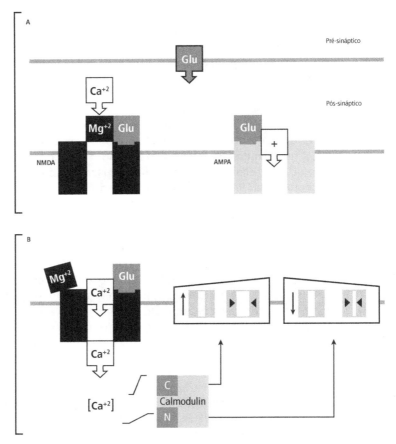

▲ **FIGURA 2.7**
Um modelo dos mecanismos de LTP/LTD. A. Liberação pré-sináptica de glutamato (Glu) e receptores pós-sinápticos NMDA e AMPA de Glu. Glu liga-se aos receptores e abre ambos os canais. Os receptores AMPA são permeáveis a cátions, especialmente Na+ e K+, contribuindo para um PEPS. Canais NMDA, quando abertos, estão bloqueados pelo Mg++. B. Quando ocorre suficiente despolarização, há liberação do bloqueio de Mg++, com influxo de Ca++. O Ca++ liga-se a uma das regiões da molécula de calmodulina (C ou N) de acordo com a quantidade e a taxa de aumento da concentração de Ca++. Com aumento rápido da [Ca++], o Ca++ se liga ao C e dispara uma cascata de reação (fosfoquinase), que resulta em aumento na densidade e condutância de superfície de receptores AMPA (trapezoide à esquerda). Isso corresponde aos efeitos de potencialização a longo prazo (LTP). Quando ocorre um aumento menor e mais lento da [Ca++], o Ca++ liga-se ao N e dispara uma cascata de reação (fosfatase) com consequente redução de receptores AMPA (trapezoide à direita). Isso corresponde aos efeitos de depressão a longo prazo (LTD).

citatório e indiretamente por um interneurônio inibitório. A estimulação direta dará origem à onda "direta" (D). Acredita-se que a estimulação indireta por interneurônios excitatórios dê origem às ondas "indiretas" (I)[37] (Fig. 2.8). A onda direta é a primeira a aparecer temporalmente, seguida pelas ondas indiretas, que surgem com um intervalo bastante regular (1,5 ms) após a onda direta e após

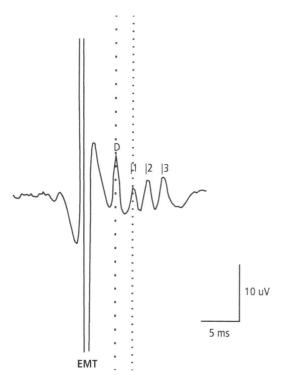

◄ FIGURA 2.8
Ondas diretas (D) e indiretas (I).
Fonte: Di Lazzaro e colaboradores.[38]

cada onda indireta.[38] A estimulação elétrica induz com mais facilidade as ondas diretas, enquanto a estimulação magnética induz mais facilmente as ondas indiretas. As ondas indiretas são numeradas de acordo com seu aparecimento (I1, I2, I3), e seu número vai aumentando conforme a intensidade da estimulação. As ondas diretas e indiretas são geralmente registradas com eletrodos epidurais porque, devido à proximidade temporal entre elas (intervalos de 1,5 ms), não é possível diferenciá-las no registro eletromiográfico do potencial motor evocado.

Por fim, a estimulação por interneurônios inibitórios não causa nenhuma onda mensurável, mas será a causa do período silente (fase de silêncio eletromiográfico observado no potencial motor evocado ativo, ou seja, durante uma contração).[2]

EFEITOS EM NEUROTRANSMISSORES

Os efeitos da EMT em neurotransmissores ainda são muito pouco compreendidos. Boa parte deles parece ligada à transmissão glutamatérgica e GABAérgica, especialmente os efeitos de LTP e LTD já comentados, bem como aqueles que ocorrem em interneurônios GABAérgicos.

Outros neurotransmissores podem estar envolvidos nos efeitos, de acordo com o local estimulado e com a combinação de parâmetros (especialmente de frequências) utilizada. Estimulação da região frontal com 20 Hz induziu aumento de dopamina no hipocampo[39] e no núcleo caudado.[40] Estimulação do córtex pré-frontal dorsolateral esquerdo com 20 Hz levou ao aumento nos níveis de glutamato/glutamina. Curiosamente, esse aumento ocorreu no córtex pré-frontal contralateral (direito) e no córtex cingulado ipsilateral (esquerdo).[41]

Estimulação aguda do córtex pré-frontal dorsolateral com 10 Hz levou à modulação do metabolismo triptofano/serotonina em áreas límbicas em voluntários sadios, sem que ocorressem alterações comportamentais observáveis.[42]

Alterações em receptores de serotonina (5-HT2A) pós-sinápticos foram observadas em pacientes com depressão unipolar sem medicamentos comparados com voluntários sadios. Foi estimulado o córtex pré-frontal dorsolateral esquerdo (10 sessões) utilizando-se estimulação de alta frequência. A ligação aos receptores foi medida com tomografia computadorizada por emissão de fóton único (SPECT). Comparados ao grupo-controle, os pacientes mostraram menor ligação no córtex pré-frontal dorsolateral bilateralmente e maior ligação no hipocampo esquerdo. Resposta clínica foi correlacionada positivamente com maior ligação bilateral pré-frontal e negativamente com maior ligação hipocampal direita.[43] A implicação dessas alterações, bem como de outras que venham a ser descritas, para os mecanismos de funcionamento da EMT (incluindo seus efeitos terapêuticos) ainda aguarda maior elucidação.

A EMT também induz neurogênese, aumento de expressão gênica (p. ex., c-fos) e efeitos neuroprotetores (BDNF).[44] A importância disso para o entendimento dos seus mecanismos de ação deverá ser mais bem esclarecida em um futuro próximo.

▶ REFERÊNCIAS

1. Barker AT, Jalinous R, Freeston IL. Non-invasive magnetic stimulation of human motor cortex. Lancet. 1985;1(8437):1106-7.

2. Hallett M, Chokroverty S, editors. Magnetic stimulation in clinical neurophysiology. 2nd ed. Philadelphia: Elsevier Butterworth-Heinemann; 2005.

3. George MS, Nahas Z, Kozol FA, Li X, Yamanaka K, Mishory A, et al. Mechanisms and the current state of transcranial magnetic stimulation. CNS Spectr. 2003;8(7):496-514.

4. Rosa MA, Lisanby SH. Somatic treatments for mood disorders. Neuropsychopharmacology. 2012;37(1):102-16.

5. Deng ZD, Lisanby SH, Peterchev AV. Effect of anatomical variability on electric field characteristics of electroconvulsive therapy and magnetic seizure therapy: a parametric modeling study. IEEE Trans Neural Syst Rehabil Eng. 2015;23(1):22-31.

6. Thickbroom GW. Transcranial magnetic stimulation and synaptic plasticity: experimental framework and human models. Exp Brain Res. 2007;180(4):583-93.

7. Pashut T, Wolfus S, Friedman A, Lavidor M, Bar-Gad I, Yeshurun Y, et al. Mechanisms of magnetic stimulation of central nervous system neurons. PLoS Comput Biol. 2011;7(3):e1002022.

8. Rossi S, Hallett M, Rossini PM, Pascual-Leone A. Safety, ethical considerations, and application guidelines for the use of transcranial magnetic stimulation in clinical practice and research. Clin Neurophysiol. 2009;120(12):2008-39.

9. Deng ZD, Lisanby SH, Peterchev AV. Electric field depth-focality tradeoff in transcranial magnetic stimulation: simulation comparison of 50 coil designs. Brain Stimul. 2013;6(1):1-13.

10. Walsh V, Pascual-Leone A. Transcranial magnetic stimulation: a neurochronometrics of mind. Cambridge: MIT; 2003.

11. Herwig U, Satrapi P, Schonfeldt-Lecuona C. Using the international 10-20 EEG system for positioning of transcranial magnetic stimulation. Brain Topogr. 2003;16(2):95-9.

12. Hoffman RE, Boutros NN, Berman RM, Roessler E, Belger A, Krystal JH, et al. Transcranial magnetic stimulation of left temporoparietal cortex in three patients reporting hallucinated "voices". Biol Psychiatry. 1999;46(1):130-2.

13. Mantovani A, Simpson HB, Fallon BA, Rossi S, Lisanby SH. Randomized sham-controlled trial of repetitive transcranial magnetic stimulation in treatment-resistant obsessive-compulsive disorder. Int J Neuropsychopharmacol. 2010;13(2):217-27.

14. Deng ZD, Lisanby SH, Peterchev AV. Coil design considerations for deep transcranial magnetic stimulation. Clin Neurophysiol. 2014;125(6):1202-12.

15. Pascual-Leone A. Handbook of transcranial magnetic stimulation. New York: Oxford; 2002.

16. Di Lazzaro V, Rothwell JC. Corticospinal activity evoked and modulated by non-invasive stimulation of the intact human motor cortex. J Physiol. 2014;592(Pt 19):4115-28.

17. Kothari M, Svensson P, Nielsen JF, Baad-Hansen L. Influence of position and stimulation parameters on intracortical inhibition and facilitation in human tongue motor cortex. Brain Res. 2014;1557:83-9.

18. Westin GG, Bassi BD, Lisanby SH, Luber B. Determination of motor threshold using visual observation overestimates transcranial magnetic stimulation dosage: safety implications. Clin Neurophysiol. 2014;125(1):142-7.

19. Rangelov D, Muller HJ, Taylor PC. Occipital TMS at phosphene detection threshold captures attention automatically. Neuroimage. 2015;109:199-205.

20. Knight R, Mazzi C, Savazzi S. Shining new light on dark percepts: visual sensations induced by TMS. Exp Brain Res. 2015;233(11):3125-32.

21. Oliveri M, Calvo G. Increased visual cortical excitability in ecstasy users: a transcranial magnetic stimulation study. J Neurol Neurosurg Psychiatry. 2003;74(8):1136-8.

22. Hamilton RH, Pascual-Leone A. Cortical plasticity associated with Braille learning. Trends Cogn Sci. 1998;2(5):168-74.

23. Oliveri M, Rossini PM, Traversa R, Cicinelli P, Filippi MM, Pasqualetti P, et al. Left frontal transcranial magnetic stimulation reduces contralesional extinction in patients with unilateral right brain damage. Brain. 1999;122 (Pt 9):1731-9.

24. Tracy DK, de Sousa de Abreu M, Nalesnik N, Mao L, Lage C, Shergill SS. Neuroimaging effects of 1 Hz right temporoparietal rTMS on normal auditory processing: implications for clinical hallucination treatment paradigms. J Clin Neurophysiol. 2014;31(6):541-6.

25. Esslinger C, Schuler N, Sauer C, Gass D, Mier D, Braun U, et al. Induction and quantification of prefrontal cortical network plasticity using 5 Hz rTMS and fMRI. Hum Brain Mapp. 2014;35(1):140-51.

26. Ferrarelli F, Massimini M, Peterson MJ, Riedner BA, Lazar M, Murphy MJ, et al. Reduced evoked gamma oscillations in the frontal cortex in schizophrenia patients: a TMS/EEG study. Am J Psychiatry. 2008;165(8):996-1005.

27. Huang YZ, Edwards MJ, Rounis E, Bhatia KP, Rothwell JC. Theta burst stimulation of the human motor cortex. Neuron. 2005;45(2):201-6.

28. Hamada M, Ugawa Y. Quadripulse stimulation: a new patterned rTMS. Restor Neurol Neurosci. 2010;28(4):419-24.

29. Hamada M, Terao Y, Hanajima R, Shirota Y, Nakatani-Enomoto S, Furubayashi T, et al. Bidirectional long-term motor cortical plasticity and metaplasticity induced by quadripulse transcranial magnetic stimulation. J Physiol. 2008;586(Pt 16):3927-47.

30. Ruohonen J, Ilmoniemi R. Basic physics and design of transcranial magnetic stimulation devices and coils. In: Hallett M, Chokroverty S, editors. Magnetic stimulation in clinical neurophysiology. 2nd ed. Philadelphia: Elsevier Butterworth-Heinemann; 2005. p. 17-30.

31. Bliss TV, Lomo T. Long-lasting potentiation of synaptic transmission in the dentate area of the anaesthetized rabbit following stimulation of the perforant path. J Physiol. 1973;232(2):331-56.

32. Bear MF, Abraham WC. Long-term depression in hippocampus. Annu Rev Neurosci. 1996;19:437-62.

33. Brown RE. The life and work of Donald Olding Hebb. Acta Neurol Taiwan. 2006;15(2):127-42.

34. Malenka RC, Nicoll RA. Long-term potentiation: a decade of progress? Science. 1999;285(5435):1870-4.

35. Malenka RC, Bear MF. LTP and LTD: an embarrassment of riches. Neuron. 2004;44(1):5-21.

36. Davies CH, Starkey SJ, Pozza MF, Collingridge GL. GABA autoreceptors regulate the induction of LTP. Nature. 1991;349(6310):609-11.

37. Rothwell JC, Thompson PD, Day BL, Boyd S, Marsden CD. Stimulation of the human motor cortex through the scalp. Exp Physiol. 1991;76(2):159-200.

38. Di Lazzaro V, Pilato F, Saturno E, Oliviero A, Dileone M, Mazzone P, et al. Theta-burst repetitive transcranial magnetic stimulation suppresses specific excitatory circuits in the human motor cortex. J Physiol. 2005;565(Pt 3):945-50.

39. Keck ME, Sillaber I, Ebner K, Welt T, Toschi N, Kaehler ST, et al. Acute transcranial magnetic stimulation of frontal brain regions selectively modulates the release of vasopressin, biogenic amines and amino acids in the rat brain. Eur J Neurosci. 2000;12(10):3713-20.

40. Strafella AP, Paus T, Barrett J, Dagher A. Repetitive transcranial magnetic stimulation of the human prefrontal cortex induces dopamine release in the caudate nucleus. J Neurosci. 2001;21(15):RC157.

41. Michael N, Gosling M, Reutemann M, Kersting A, Heindel W, Arolt V, et al. Metabolic changes after repetitive transcranial magnetic stimulation (rTMS) of the left prefrontal cortex: a sham-controlled proton magnetic resonance spectroscopy (1H MRS) study of healthy brain. Eur J Neurosci. 2003;17(11):2462-8.

42. Sibon I, Strafella AP, Gravel P, Ko JH, Booij L, Soucy JP, et al. Acute prefrontal cortex TMS in healthy volunteers: effects on brain 11C-alphaMtrp trapping. Neuroimage. 2007;34(4):1658-64.

43. Baeken C, De Raedt R, Bossuyt A, Van Hove C, Mertens J, Dobbeleir A, et al. The impact of HF-rTMS treatment on serotonin(2A) receptors in unipolar melancholic depression. Brain Stimul. 2011;4(2):104-11.

44. Chervyakov AV, Chernyavsky AY, Sinitsyn DO, Piradov MA. Possible Mechanisms Underlying the Therapeutic Effects of Transcranial Magnetic Stimulation. Front Hum Neurosci. 2015;9:303.

3

ESTIMULAÇÃO MAGNÉTICA TRANSCRANIANA E NEURONAVEGAÇÃO

VICTOR ROSSETTO BARBOZA, RICARDO GALHARDONI, DANIEL CIAMPI DE ANDRADE

A estimulação magnética transcraniana (EMT) tem demonstrado seu benefício em diversos alvos, como no córtex motor, na área motora suplementar, no córtex pré-frontal dorsolateral (CPFDL), no córtex temporoparietal, no giro temporal superior[1] e no núcleo denteado.[2] Tão importante quanto a escolha do alvo é a localização correta deste para sua estimulação da maneira mais eficiente possível.

Os alvos a serem estimulados podem ser localizados por mais de uma via, podendo ser utilizados pontos craniométricos,[3] que baseiam a correspondência de pontos do córtex cerebral a partir de pontos anatômicos ósseos, ou também o sistema 10-20, desenvolvido para padronizar eletrencefalogramas (Fig. 3.1).[4]

A craniometria foi desenvolvida para auxiliar os neurocirurgiões no acesso cirúrgico ao encéfalo. Por meio das proeminências da abóboda craniana, os pontos de interesse correspondentes podem ser encontrados. Em 1900, Taylor e Haughton[5] definiram uma técnica para localizar a fissura sylviana e o sulco central a partir da glabela e do ínion (proeminência occipital externa). A técnica consiste em traçar uma linha a partir da glabela até o ínion, sobre o plano sagital. Essa linha é dividida em quatro partes. A segunda linha é traçada do ângulo orbitotemporal até três quartos da distância entre a glabela e o ínion, representando a fissura sylviana. A terceira linha é traçada perpendicular ao plano de Frankfurt, do ponto pré-auricular à abóboda craniana. O cruzamento da linha 3 com a linha 2 indica o ponto mais inferior do sulco central. O ponto superior do sulco central se localiza de 1,25 até 2 cm posteriormente à metade da distância entre a glabela e o ínion. Ligando-se o ponto superior e o inferior do sulco central, tem-se o sulco central (linha 4) e, imediatamente posterior, a área motora, objeto de interesse da EMT (Fig. 3.2).[5]

Além do já consagrado método das linhas de Taylor e Haughton, há outros métodos para a localização das estruturas cerebrais via pontos craniométricos. Merece destaque a via descrita por Ribas,[3] em 2006, na qual se faz uma localização mais direta entre uma estrutura e o correlato cerebral subjacente. Pontos de interesse, como a área motora e o sulco temporal superior, são localizados a

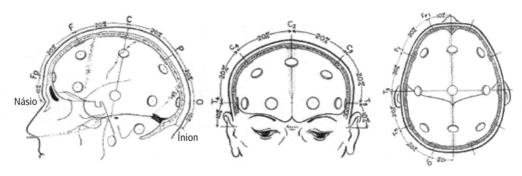

▲ **FIGURA 3.1**
Sistema 10-20 nas vistas sagital, coronal e axial, respectivamente.
Fonte: Jasper.[4]

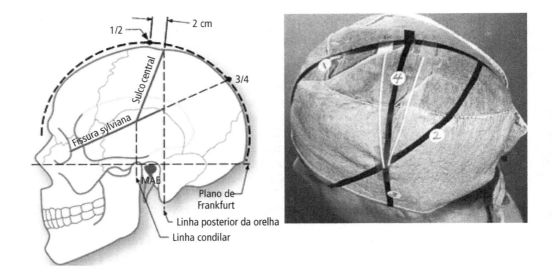

▲ **FIGURA 3.2**
Linhas de Taylor e Haughton. À esquerda, um desenho das referências de como traçá-las, e, à direita, a reprodução delas no escalpo.
Fonte: Greenberg[6] e Taylor e colaboradores.[7]

partir de suas distâncias em relação a acidentes ósseos. A área motora, na sua porção mais superior, se encontra entre 3 e 5 cm posteriormente ao bregma (Fig. 3.3). Já a porção posterior do sulco temporal superior, sendo este o limite inferior do giro temporal superior, se encontra aproximadamente 3 cm acima da junção da sutura parietomastoidea com a sutura escamosa (Fig. 3.4).[3]

Os métodos indiretos de localização dos pontos de interesse cerebral, apesar de úteis na prática clínica, têm o inconveniente de contar com uma taxa de

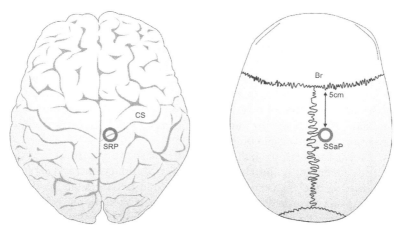

▲ **FIGURA 3.3**
Localização da área motora a partir do Bregma (BR). SRP, ponto rolândico superior; SSAP, ponto sagital superior.

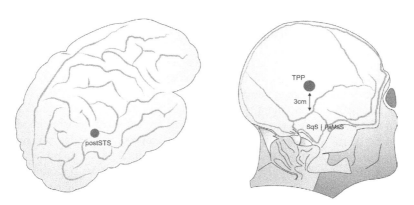

▲ **FIGURA 3.4**
Localização da porção posterior do sulco temporal superior (POSTSTS), 3 cm acima da junção da sutura escamosa (SQS) com a sutura parietomastoidea (PAMAS).

erro, que consiste na variabilidade do crânio de cada indivíduo. Por exemplo, a área motora pode estar entre 3 e 5 cm posterior ao bregma;[3] a área do córtex pré-motor dorsal (CPMD) se localiza entre 2 e 3 cm anterior à área motora da mão (8% da distância entre o ínion e a glabela);[8,9] e a área motora suplementar (AMS) encontra-se aproximadamente 3 cm anterior ao vértex, representado como CZ no sistema de 10/20 do EEG.[10]

Essa taxa de erro é bem tolerada nas estimulações que têm como alvo a área motora, visto que a localização correta do alvo pode ser confirmada com a estimulação acima do limiar motor, que resultará na mobilização instantânea do segmento corporal estimulado. Entretanto, nos alvos que não apresentam manifestação clínica imediata, a correta localização destes pode levantar dúvidas.[1]

Para aprimorar a precisão na localização dessas áreas "silenciosas" clinicamente, mais uma vez um recurso é importado do campo neurocirúrgico para o campo da EMT. No fim dos anos de 1970 e início dos anos de 1980, foi desenvolvida a neuronavegação, um método que, com base em um exame de imagem tridimensional (tomografia computadorizada [TC] ou ressonância magnética nuclear [RMN]), permite localizar um alvo intracraniano predeterminado e projetar sua localização no escalpo.[11,12]

Esse sistema otimizou muito a localização dos alvos intracranianos, visto que o faz de forma individual (retirando a variabilidade entre as estruturas cranianas de cada paciente) e de forma direta (não se baseia em medidas indiretas a partir de estruturas da convexidade, como as modalidades prévias). Enquanto a taxa de erro da localização por craniometria pode atingir 2 cm, a taxa de erro dos métodos de neuronavegação varia de 0,5 a 3 mm (em média 10 vezes mais preciso).[13-15] Além disso, a neuronavegação permite explorar pontos profundos que não são alcançados a partir de referências da convexidade, como o núcleo denteado, abrindo uma nova possibilidade de alvos para a EMT.[2]

▶ PRINCÍPIOS DA NEURONAVEGAÇÃO

A neuronavegação é um método baseado no mesmo princípio do GPS (*global positioning system*), que utilizamos para nos orientar em mapas. Um mapa cerebral (exame de imagem como RMN ou TC de crânio) é calibrado com o sistema de navegação e por meio do método de triangulação. Mediante a mensuração da distância de um determinado alvo a partir de três referências diferentes, o ponto triangulado é localizado no espaço, como se pode observar na Figura 3.5.

Portanto, é necessária a emissão de um sinal a partir do ponto de referência (a localização no mapa) que possa ser interpretado pelos receptores (radares do GPS). No caso da neuronavegação, o sinal precisa ser recebido pelos leitores localizados em uma antena a partir de dois pontos: um ponto fixo ao crânio, para que o exame de imagem possa ser localizado no espaço (para que o computador faça a fusão do exame do paciente com a área a ser navegada; no caso da EMT, isso seria a fusão do crânio com a RMN/TC de crânio, que funcionaria como mapa), e o ponto do objeto a ser navegado (na analogia com o GPS, a pessoa que vai caminhar e ser localizada no mapa). A antena vai interpretar a distância dos sinais recebidos, pois tem três receptores a uma distância predeterminada que farão a triangulação dos dados.[17]

Os sinais utilizados para comunicação da antena com os objetos rastreados podem ser sonoros, ópticos ou eletromagnéticos, sendo os dois últimos os mais comuns.

Os sinais sonoros têm a grande desvantagem de apresentar eco em superfícies planas, podendo induzir a erro na neuronavegação. Portanto, em sua utilização, a sala em que o procedimento é realizado não deve ter superfícies planas, sendo as paredes cobertas com espuma, o que torna seu uso não atrativo.[17]

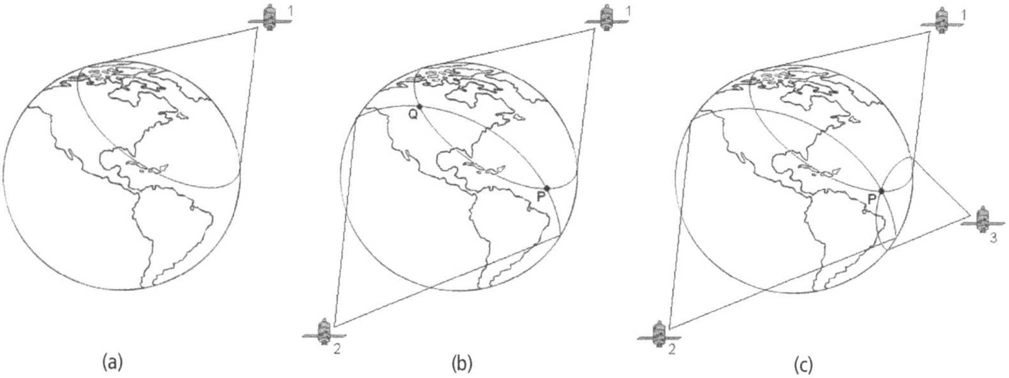

▲ FIGURA 3.5

Número de alvos possíveis de acordo com o número de referências (radares). Com três referências, o alvo é reduzido a um único ponto.
Fonte: Zanotta e colaboradores.[16]

Já os sinais ópticos podem ser emitidos pelo objeto a ser rastreado (ativo) ou refletidos pelo objeto a ser rastreado (passivo). Uma vez que o sinal produzido está no espectro infravermelho, não sofre muita interferência do meio onde é realizada a neuronavegação, tendo como limitação o fato de ser necessário um espaço livre entre o objeto a ser neuronavegado e a antena receptora, pois as ondas de luz não atravessam os objetos. Essa é uma limitação mais no campo cirúrgico do que nas neuronavegações fora do ambiente cirúrgico.[17]

Por fim, existem os sistemas de neuronavegação eletromagnéticos. Nesses sistemas, o objeto a ser neuronavegado emite um pulso eletromagnético interpretado pela antena receptora. A grande vantagem desse sistema está no fato de o sinal atravessar os corpos e a neuronavegação não necessitar de espaço livre entre o emissor e a antena.[18] A grande desvantagem está na taxa de erro induzida por objetos que afetam o campo magnético.[19] Objetos metálicos[20] e eletrônicos[21] alteram o campo magnético e induzem a erros na leitura da neuronavegação. Para minimizar tais erros, os eletrônicos devem ser mantidos a mais de 30 cm de distância do sistema,[21] e os objetos metálicos não devem ter suas posições modificadas na sala após a calibração do sistema.

▶ CALIBRANDO O SISTEMA PARA EMT NEURONAVEGADA

Independentemente do sistema adotado, o princípio da neuronavegação é o mesmo. Será descrita, portanto, uma técnica válida para todos os sistemas, tendo como referência o sistema óptico.

Inicialmente, o paciente deve obter um exame tridimensional do crânio que inclua a face (pode ser uma RMN ou TC, desde que o exame seja realizado com cortes finos). É necessária a aquisição da face no exame de imagem, pois esta será utilizada na calibração.

As imagens adquiridas são, então, enviadas a um computador que tenha um programa de neuronavegação, no qual as imagens são trabalhadas. Nessa etapa, são demarcados os alvos e os pontos de correspondência que serão utilizados para associar a imagem ao crânio do paciente. Esses pontos são escolhidos em locais que podem ser facilmente identificados no exame de imagem e no paciente, pois um erro na localização dessas referências no paciente gera erros na neuronavegação. O número de pontos mínimos necessários varia de acordo com o modelo de neuronavegador. No nosso aparelho, são necessários pelo menos três pontos; em geral, são escolhidos o *tragus* bilateralmente, o *nasium* e/ou a glabela (por isso a importância de incluir a face no exame de imagem).

Outra maneira de escolher os pontos de associação é por meio do uso de fiduciais, que são marcas fixadas no paciente antes do exame de imagem, na pele ou no crânio, tendo uma propriedade de contraste para que sejam facilmente reconhecidas no exame de imagem e demarcadas como ponto de associação. Os fiduciais são mantidos até a parte de calibração do neuronavegador. Não incrementam de forma considerável a precisão da neuronavegação craniana, pois o crânio apresenta acidentes ósseos facilmente visualizados, e a pele não é espessa a ponto de dificultar sua localização. Além disso, os fiduciais podem se deslocar entre a aquisição do exame de imagem e a calibração do neuronavegador, resultando em erros na neuronavegação.[17]

Depois de definidos os pontos de associação, o paciente é posicionado no campo de leitura da antena do neuronavegador, e um emissor (ou refletor, no caso de alguns aparelhos de funcionamento óptico, como o do nosso serviço) é colocado em uma posição fixa em relação ao crânio do paciente (Fig. 3.6). Então, os pontos de associação previamente identificados no exame de imagem são

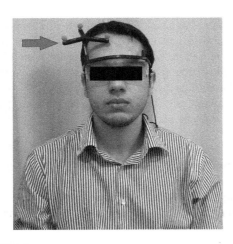
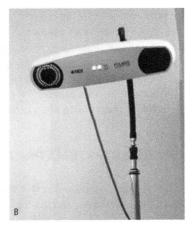

▲ FIGURA 3.6
A. Emissor/refletor em posição fixa em relação ao crânio (seta). B. Antena emitindo sinal infravermelho e campo de recepção do sinal.

localizados no crânio do paciente com o *pointer* (outro emissor/refletor que é utilizado para localizar um ponto de interesse na neuronavegação), de modo que o aparelho consiga localizar o exame de imagem no espaço como uma máscara sobre a face do paciente.

Após a calibração do neuronavegador, checa-se a precisão da neuronavegação. Uma maneira simples de fazê-lo consiste em identificar pontos conhecidos no paciente e observar se correspondem ao informado pelo neuronavegador, por meio do *pointer*, podendo ser os mesmos pontos de associação utilizados. Com a precisão checada, pode-se iniciar a neuronavegação (Fig. 3.7).

A projeção do ponto de interesse no escalpo pode ser identificada com o próprio *pointer*, ou este pode ser anexado a outros objetos de interesse. Por exemplo, no campo da neurocirurgia, existem instrumentos cirúrgicos que são identificados pelo neuronavegador, como o bipolar, tendo este a sua posição identificada em relação ao ponto de interesse.[17] Já no caso da EMT, a bobina pode ser utilizada como *pointer* e ter sua posição identificada em relação ao alvo, determinando em tempo real quais estruturas serão estimuladas em um determinado posicionamento.[22]

▶ APLICAÇÕES DA EMT NEURONAVEGADA

Apesar de a EMT ser autorizada no Brasil apenas para uso em psiquiatria,[23] ela tem outras utilidades no campo da neurologia/neurocirurgia, por ora aplicadas apenas em pesquisa médica.

A seguir, são listados alguns exemplos de possibilidades de uso da EMT neuronavegada:

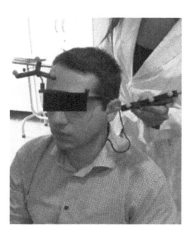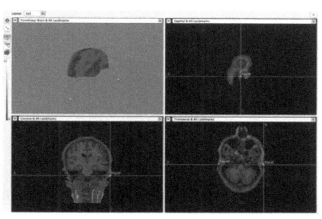

▲ FIGURA 3.7
Conferindo a neuronavegação. À esquerda, *tracker* sobre o *tragus* esquerdo com posição conferindo com o neuronavegador à direita.

- Mapeamento do córtex motor: permite cartografar o córtex motor e, assim, a funcionalidade do cérebro. A EMT avalia diretamente a via corticospinal e suas conexões; com isso, a resposta motora pós-estimulação pode ser mensurada por meio da avaliação do potencial evocado motor (PEM) e determinar quais áreas cerebrais correspondem à motricidade de um determinado grupo muscular.[24] Assim, é possível mapear o córtex motor para programar intervenções. O uso do mapeamento cortical ainda permite que áreas representadas no homúnculo de Penfield sejam avaliadas; por exemplo, região da face. De acordo com o exemplo da Figura 3.8, é possível marcar os locais em que houve ou não resposta. Podem-se observar as respostas ao PEM realizado na representação da mão. As setas cinzas indicam locais onde não houve respostas; as setas brancas, uma resposta fraca; e a seta maior, onde ocorreu a melhor resposta ao PEM.
- Localização de áreas "silenciosas" corticais: uma das grandes dificuldades do posicionamento das bobinas na realização de sessões de EMT é demonstrar que o alvo está recebendo a quantidade de estímulo programado e que a intensidade atinge o alvo escolhido. Dessa forma, alguns programas utilizados para neuronavegação permitem que, após a localização e a fixação do alvo, qualquer movimento realizado pelo paciente que altere a posição do alvo seja detectado. Em um relato de caso, Lefaucheur[1] apresenta a localização do alvo da EMT usando na primeira semana (T1) e na segunda semana (T2) no modelo 3D, conforme reproduzido na Figura 3.9. Os achados do relato de caso de Lefaucheur demonstram que, na semana 1 (T1), foram determinadas, de modo convencional, coordenadas a partir de M1 e daí triangulado até a área de interesse para a neuronavegação, que calhou de ser na área de Broca (área de Brodmann 45), enquanto em T2, utilizando a neuronavegação, foi definido o CPMD (área de Brodmann 46), exemplificando, assim, a localização de áreas corticais "silenciosas".[25]
- Localização de alvos profundos: esse é um campo utilizado na neurologia. O alvo da ínsula posterior vem sendo investigado para o tratamento da dor

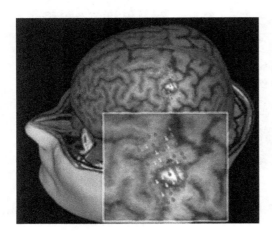

◀ **FIGURA 3.8**
Mapeamento cortical orientado por neuronavegação.
Fonte: Ruohonen e Karhu.[22]

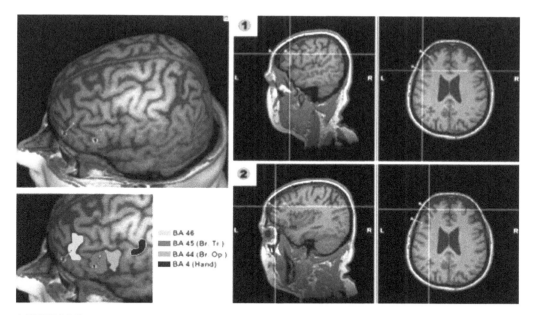

▲ FIGURA 3.9
Localização do CPMD. Em cinza escuro, encontra-se a localização por pontos craniométricos, e, em cinza claro, a localização guiada por neuronavegação. A figura expõe o possível erro na localização de alvos "silenciosos", que não podem ter sua localização confirmada clinicamente.
Fonte: Lefaucheur e colaboradores.[25]

central.[26] Outro alvo profundo utilizado na neurologia é o núcleo denteado, que vem sendo pesquisado para o tratamento da ataxia.[2] A importância da neuronavegação nesses alvos profundos está no fato de que uma pequena angulação na superfície craniana resulta em um desvio considerável na profundidade.

▶ CONSIDERAÇÕES FINAIS

A EMT de áreas com manifestação clínica evidente, como o córtex motor, é precisa, não sendo necessária a associação da neuronavegação para incrementar sua precisão. Apesar de ser um procedimento em que a localização do alvo se faz praticamente por visão direta, incrementando a precisão, ainda acarreta custos elevados fora do ambiente hospitalar e de pesquisa, demandando equipamento e treinamento de equipe. Porém, em áreas "silenciosas", como o CPMD e a área motora suplementar (SMA), resulta em aumento da possibilidade de escolha de alvos terapêuticos, da precisão destes e da resposta clínica dos pacientes.[27] Além disso, abre um novo campo para a exploração da EMT profunda, com alvos que não podiam ser localizados com os pontos de craniometria, como a ínsula[26] posterior e o núcleo denteado.[2]

▶ REFERÊNCIAS

1. Lefaucheur JP, André-Obadia N, Antal A, Ayache SS, Baeken C, Benninger DH, et al. Evidence-based guidelines on the therapeutic use of repetitive transcranial magnetic stimulation (rTMS). Clin Neurophysiol. 2014;125(11):2150-206.

2. Cury RG, Teixeira MJ, Galhardoni R, Barboza VR, Alho E, Seixas CM, et al. Neuronavigation-guided transcranial magnetic stimulation of the dentate nucleus improves cerebellar ataxia: A sham-controlled, double-blind n = 1 study. Parkinsonism Relat Disord. 2015;21(8):999-1001.

3. Ribas GC, Yasuda A, Ribas EC, Nishikuni K, Rodrigues Jr. AJ. Surgical Anatomy Of Microneurosurgical Sulcal Key Points. Neurosurgery. 2006;59(4 Suppl 2):ONS177-210

4. Jasper HH. Report of the committee on methods of clinical examination in electroencephalography. Electroenceph Clin Neurophysiol. 1957;10:370–5.

5. Taylor EH, Haughton WS. Some recent researchers on the topography of the convolutions and fissures of the brain. Trans R Acad Med Ireland. 1900;18:511-22

6. Greenberg MS. Handbook of neurosurgery. 7th ed. New York:Thieme; 2010. p. 84-120.

7. Taylor AJ, Haughton VM, Syvertsen A, Ho KC. Taylor-Haughton line revisited. AJNR Am J Neuroradiol. 1980;1(1):55-6.

8. Bäumer T, Lange R, Liepert J, Weiller C, Siebner HR, Rothwell JC, et al. Repeated premotor rTMS leads to cumulative plastic changes of motor cortex excitability in humans. Neuroimage. 2003;20(1):550-60.

9. Buhmann C, Gorsler A, Bäumer T, Hidding U, Demiralay C, Hinkelmann K, et al. Abnormal excitability of premotor–motor connections in de novo Parkinson's disease. Brain. 2004;127(Pt 12):2732-46.

10. Brusa L, Versace V, Koch G, Iani C, Stanzione P, Bernardi G. Low frequency rTMS of the SMA transiently ameliorates peak-dose LID in Parkinson's disease. Clin Neurophysiol. 2006;117(9):1917-21.

11. Kuipers JB. SPASYN – an electromagnetic relative position and orientation tracking system. IEEE Trans Instrum Meas. 1980;29(4):462-6.

12. Raab FH, Blood EB, Steiner TO, Jones HR. Magnetic positioin and orientation tracking system. IEEE Trans Aerosp Electron Syst AES. 1979;15(5):709-17.

13. Rousu JS, Kohls PE, Kall B, Kelly PJ. Computer-assisted image-guided surgery using the regulus navigator. Stud Health Technol Inform. 1998;50:103-9.

14. Goerss SJ, Kelly PJ, Kall B, Stiving S. A stereotactic magnetic field digitizer. Stereotact Funct Neurosurg. 1994;63(1-4):89-92.

15. Milne AD, Chess DG, Johnson JA, King GJ. Accuracy of an electromagnetic tracking device: a study of the optimal range and metal interference. J Biomech. 1996;29(6):791-3.

16. Zanotta DC, Cappelletto E, Matsuoka MT. O GPS: unindo ciência e tecnologia em aulas de física. Rev Bras Ensino Fís. 2011;33(2):2313-6.

17. Bucholz R, McDurmont L. The history, current status, and future of the stealthstation treatment guidance system. In: Lozano AM, Gildenberg PL, Tasker RR, Bucholz R, McDurmont L, editors. Textbook of stereotactic and functional neurosurgery. 2nd ed. Berlin: Springer; 2009. p. 543-66.

18. Mascott CR. The Cygnus PFS image-guided system. Neurosurgery. 2000;46(1):235-8.

19. Birkfellner W, Watzinger F, Wanschitz F, Enislidis G, Kollmann C, Rafolt D, et al. Systematic distortions in magnetic position digitizers. Med Phys. 1998;25(11):2242-8.

20. Milne AD, Chess DG, Johnson JA, King GJ. Accuracy of an electromagnetic tracking device: a study of the optimal range and metal interference. J Biomech. 1996;29(6):791-3.

21. Poulin F, Amiot LP. Interference during the use of an electromagnetic tracking system under OR conditions. J Biomech. 2002;35(6):733-7.

22. Ruohonen J, Karhu J. Navigated transcranial magnetic stimulation. Neurophysiol Clin. 2010;40(1):7-17.

23. Conselho Federal de Medicina (BR). Processo-consulta CFM nº 7.435/08. Parecer CFM nº 37/11 Estimulação magnética transcraniana [Internet]. Brasília: CFM; 2010 [capturado em 30 mar. 2016]. Disponível em: http://www.portalmedico.org.br/pareceres/CFM/2011/37_2011.htm.

24. Ahdab R, Ayache SS, Farhat WH, Mylius V, Schmidt S, Brugieres P, et al. Reappraisal of the anatomical landmarks of motor and premotor cortical regions for image-guided brain navigation in TMS practice. Hum Brain Mapp. 2014;35(5):2435-47.

25. Lefaucheur JP, Brugieres P, Menard-Lefaucheur I, Wendling S, Pommier M, Bellivier F. The value of navigation-guided rTMS for the treatment of depression: an illustrative case. Neurophysiol Clin. 2007;37(4):265-71.

26. Ciampi de Andrade D, Galhardoni R, Pinto LF, Lancelotti R, Rosi J Jr, Marcolin MA, et al. Into the island: a new technique of non-invasive cortical stimulation of the insula. Neurophysiol Clin. 2012;42(6):363-8.

27. Ahdab R, Ayache SS, Brugières P, Goujon C, Lefaucheur JP. Comparison of "standard" and "navigated" procedures of TMS coil positioning over motor, premotor and prefrontal targets in patients with chronic pain and depression. Neurophysiol Clin. 2010;40(1):27-36.

4

SEGURANÇA NO USO DA ESTIMULAÇÃO MAGNÉTICA TRANSCRANIANA

WOLNEI CAUMO, LUCIANA C. ANTUNES, TIAGO MADEIRA CARDINAL

Neste capítulo abordaremos questões relacionadas à segurança da estimulação magnética transcraniana repetitiva (EMTr). A EMTr foi introduzida há mais de 20 anos, como método de estimular o cérebro por meio do escalpo, de modo indolor e com os sujeitos conscientes. Seus efeitos se devem à indução de um campo elétrico pelas ondas eletromagnéticas, o qual produz modificações na atividade elétrica neuronal.[1] Existem dois tipos EMTr, variando de acordo com a frequência de estimulação: de baixa frequência (≤ 1 Hz), que leva à diminuição da excitabilidade neuronal e resulta em inibição da atividade cortical, e de alta frequência (> 1 Hz, podendo chegar a 60 Hz), que assumiria um efeito oposto, levando ao aumento da excitabilidade neuronal e à consequente estimulação da atividade cortical.[2]

Na EMTr, a carga elétrica armazenada em um capacitor é liberada por uma bobina que produz corrente em pulso, que gera campo magnético nas áreas próximas à bobina. De acordo com a lei de Faraday de indução eletromagnética, o tempo do campo magnético induz campo elétrico de magnitude proporcional, que, no caso da EMTr, é determinado pela taxa de mudança de corrente na bobina. Se a bobina estiver sobre a cabeça, gera campo magnético que penetra no escalpo e induz um campo elétrico cerebral. O fluxo de íons nesse campo elétrico nos dois lados da membrana despolariza ou hiperpolariza os neurônios. A existência de canais iônicos passivos permeáveis na membrana aumenta a condutância desses íons, diminui a amplitude do potencial de membrana e reduz a constante de tempo induzida pela carga.[3]

▶ SEGURANÇA DA EMTr

A EMTr tem sido muito utilizada para avaliar as projeções corticospinais. Sua segurança e sua tolerabilidade foram recentemente revisadas por Loo e colaboradores.[4] Na revisão, constatou-se que a EMTr é um tratamento seguro, destituído de efeitos adversos graves. Na revisão de todos os estudos, 16 pacientes apresentaram convulsões (efeito adverso mais grave). Muitos desses indivíduos apresentavam doenças neurológicas que estavam associadas a aumento do limiar convulsivo, ou os parâmetros utilizados estavam fora dos recomendados pelos protocolos de segurança (*guidelines* de segurança). Não foram observadas alterações cognitivas; em alguns estudos, houve até melhora no desempenho neuropsicológico. Com relação aos problemas auditivos, tem sido mostrado que a EMTr pode causar aumento no limiar auditivo; por esta razão, recomenda-se o uso de tampões auriculares. Os efeitos adversos mais frequentes foram cefaleia responsiva devida a analgésicos e dor facial devida a contratura muscular. O risco de reações maníacas e hipomaníacas não foi confirmado em metanálise. A incidência nos indivíduos que receberam EMTr foi de 0,84%, enquanto a nos que receberam *sham* foi de 0,73%.[5] Ressalta-se que 9 dos 13 pacientes que apresentaram mania e hipomania eram bipolares. A segurança da estimulação magnética transcraniana com uso de neuronavegador (EMTn) em pacientes pré--cirúrgicos com lesões cerebrais foi demonstrada em uma coorte multicêntrica composta por 733 indivíduos. Os autores não encontraram tonturas, tampouco outros efeitos adversos. O desconforto e a dor em pacientes que receberam pulsos únicos (490 pulsos totais) foram de 5,1 e 0,4%, respectivamente, enquanto nos que receberam EMTr (2.268 pulsos totais) foram de 23,4 e 69,5%, respectivamente.[6]

A segurança da EMTr contínua é suportada por metanálise.[7-9] Protocolos com frequência de estimulação menor ou igual a 1 Hz são considerados de baixa frequência. Essa estimulação é aplicada em pulsos de forma contínua, em que protocolos rápidos usam frequência igual ou maior a 5 Hz, aplicada por curtos períodos, intercalados por períodos de não estimulação. Em todos os estudos de EMTr, novos protocolos devem incluir cuidadosa monitoração motora, sensorial e da função cognitiva antes, durante e após a intervenção.

A intensidade de corrente na bobina dos estimuladores é de 1,5 e 2,0 Tesla (T), com taxa de mudança de 170 A/ls.[10] Essa corrente induz campos elétricos no córtex de até 150 V/m que ativam neurônios a 1,5 a 3 cm do escalpo. Esse padrão de estimulação é alcançado usando-se bobinas padrões. Com o uso de bobinas em forma de 8, conseguem-se estímulos mais focais que atingem áreas corticais mais profundas. Estímulos com intensidade abaixo de 120% do limiar motor não induzem ativação direta, e a maior profundidade alcançada é a 2 cm do escalpo.[11-13] Um estudo que comparou os campos de distribuição da EMTr de sujeitos saudáveis aos de pacientes com acidente vascular cerebral, atrofia ou tumor[14] observou que, na vigência dessas patologias, a EMTr induziu correntes significativamente alteradas em regiões próximas à zona com alteração tecidual. A distribuição da corrente de densidade foi modificada, alterando a população de elementos neurais estimulados. Estudos de EMTr em pacientes com patologias variadas têm provado remarcada segurança da técnica quando os protocolos seguem as recomendações das *guidelines* elaboradas por consenso, apresentados nas Tabelas 4.1 e 4.2.

O aquecimento do tecido cerebral com um único pulso de EMTr é muito pequeno. Estima-se que seja menor que 0,1° C.[15] No entanto, a alta perfusão cerebral protege contra a lesão tecidual.[16] Placas de titânio tendem a aquecer pouco devido à baixa condutividade,[17] enquanto implantes cerebrais como clipes

PRINCÍPIOS E PRÁTICAS DO USO DA NEUROMODULAÇÃO NÃO INVASIVA EM PSIQUIATRIA ◀ 69

TABELA 4.1 DURAÇÃO MÁXIMA SEGURA DA SEQUÊNCIA DE ESTÍMULOS ÚNICOS DA EMTr (EXPRESSA EM SEGUNDOS)

Segurança definida como ausência de apreensão, propagação da excitação ou atividade eletromiográfica (EMG) pós-descarga. Números precedidos por > foram longamente testados. Dados obtidos por consenso.

FREQUÊNCIA (HZ)	INTENSIDADE (% DO LIMIAR MOTOR)				
	90%	100%	110%	120%	130%
1	> 1.800[a]	> 1.800	> 1.800	> 360	> 50
5	> 10	> 10	> 10	> 10	> 10
10	> 5	> 5	> 5	4,2	2,9
20	2,05	2,05	1,6	1,0	0,55
25	1,28	1,28	0,84	0,4	0,24

[a] No Japão, até 5.000 pulsos têm sido aplicados sem problemas de segurança (comunicação de Y. Ugawa).
Fonte: Rossi e colaboradores.[3]

TABELA 4.2 PROTOCOLO PARA SUJEITOS SAUDÁVEIS ELABORADO EM CONSENSO

Theta-burst stimulation (TBS) (pulsos bifásicos) e *Quadruple-pulse stimulation* (QPS) (pulsos monofásicos). Nenhum efeito colateral maior foi relatado, exceto reações vagais após estimulação do córtex pré-frontal.

	SEQUÊNCIA DE PULSOS	TOTAL DE PULSOS	INTENSIDADE	LOCAL DE ESTIMULAÇÃO
"Padrão" de cTBS (segundo Huang e colaboradores)	3 a 50 Hz, repetidos em 5 Hz	600 (40 s)	80% dos ativos LM	Córtex motor, Córtex pré-frontal
Silvanto e colaboradores	8 a 40 Hz, repetidos a cada 1,8 s	200	60% da capacidade máxima do estimulador	Córtex visual
Nyffeler e colaboradores[a]	3 a 30 Hz, repetidos em 10 Hz	200	80% de repouso LM	Supraorbital
Protocolo de iTBS padrão (segundo Huang e colaboradores)	3 a 50 Hz, repetidos em 5 Hz por 2 s	600	80% dos ativos LM	Córtex motor, Córtex pré-frontal
QPS[b] (segundo Hamda e colaboradores)	4 (ISI variando de 1,5 ms, 1,25 s), repetido a cada 5 s	1.440	90% dos ativos LM	Córtex motor

[a] Também repetiu TBS na mesma sessão (5, 15, 60, 75 min).
[b] O número máximo de pulsos por dia foi de 2.000 (Y. Ugawa, comunicação pessoal).
cTBS, *continuous theta-burst stimulation*; LM, limiar motor.
Fonte: Rossi e colaboradores.[3]

de aneurismas e eletrodos de estimulação podem absorver calor e danificar o tecido cerebral.[18] Os implantes cocleares apresentam um magneto sob o escalpo que pode ser deslocado, ou os pulsos da EMTr podem danificar o circuito interno do implante coclear. Apesar dessas recomendações, a EMTr pode ser segura se aplicada a pacientes com estimuladores implantados no sistema nervoso central ou periférico, quando a bobina da EMTr não estiver próxima ao gerador interno de pulso. No entanto, é preciso obter informações detalhadas da distância que a bobina deve ficar do eletrodo para não danificá-lo, bem como da influência do formato e da angulação da bobina na aplicação. A EMTr somente deve ser feita em pacientes com estimuladores implantáveis se houver razões médicas ou científicas que a justifiquem. No entanto, a EMTr é segura em indivíduos com sistema de estimulação vagal,[19] marca-passo cardíaco e estimuladores espinais.

Sujeitos e pacientes expostos ao campo magnético em sessões simples não correm risco pelo fato de o tempo de exposição ser curto. No entanto, não se sabe se alta intensidade e estimulação pulsada da EMTr têm o mesmo efeito na exposição contínua, de baixa intensidade e ocupacional.[20] A International Commission on Non-Ionizing Radiation Protection (ver ICNIRP, 2003) propôs protocolos sobre exposição ocupacional. Contudo, exposição ocupacional ao campo magnético em unidades de ressonância magnética nuclear[21] demonstrou que os valores de exposição foram 100 vezes inferiores aos limites de exposição.[22]

▶ EFEITOS ADVERSOS DA EMTr

Os efeitos adversos associados à EMTr estão resumidos na Tabela 4.3. Para evitar danos auditivos, recomenda-se: i) usar protetores auriculares; ii) realizar avaliação auditiva naqueles que se queixarem de perda de audição; iii) naqueles com conhecida perda auditiva induzida pelo ruído ou em uso concomitante de fármacos ototóxicos (aminoglicosídeos, cisplatina), o uso da EMTr deveria ser realizado em caso de favorável relação risco/benefício; iv) indivíduos com implante coclear não deveriam receber EMTr.

O registro eletrencefalográfico da atividade cortical imediatamente antes, durante e após a EMTr pode permitir mudanças técnicas e a tomada de algumas precauções.[23-26] Há considerável número de publicações que combinam EMTr e eletrencefalograma (EEG). Os estudos que examinaram anormalidades epileptiformes durante e após EMTr em sujeitos saudáveis e pacientes, proveniente da revisão que constitui o protocolo para uso da EMTr, que incluiu 85 estudos em mais de 1.000 voluntários nos últimos 19 anos, estão apresentados na Tabela 4.4.

Embora a indução de convulsão seja o mais agudo e grave efeito adverso da EMTr, vários dos casos de convulsões acidentais precederam a definição dos limites de segurança. As convulsões induzidas pela EMTr podem ocorrer quando os pulsos são de alta frequência e há curto intervalo de tempo entre as sequências de estímulos. A EMTr pode induzir convulsões durante dois períodos distintos: i) durante ou imediatamente após a aplicação e ii) durante e após a modulação da excitabilidade cortical. Em revisão recente, foram identificados 16 casos de convulsão relacionados à EMTr, dos quais sete aconteceram antes dos protocolos de segurança e nove nos anos subsequentes. Outro estudo, que

TABELA 4.3 POTENCIAIS EFEITOS ADVERSOS DA EMTr

EFEITOS ADVERSOS	EMT DE PULSO ÚNICO	EMT DE PULSO PAREADO	EMTr DE BAIXA FREQUÊNCIA	EMTr DE ALTA FREQUÊNCIA	*THETA-BURST*
Indução de convulsão	Raro	Não relatado	Raro (geralmente efeito protetor)	Possível (1,4% de risco bruto estimado em pacientes epilépticos; menos de 1% em sadios)	Possível (uma convulsão em um sujeito sadio durante cTBS)
Indução transitória de hipomania aguda	Não	Não	Raro	Possível seguindo estimulação pré-frontal esquerda	Não relatado
Síncope	Possível como um epifenômeno (i.e., não relacionado diretamente aos efeitos cerebrais)				Possível
Cefaleia transitória, dor local, dor cervical, dor em dentes, parestesia	Possível	Provavelmente possível, mas não relatado	Frequente	Frequente	Possível
Alterações transitórias da audição	Possível	Provavelmente possível, mas não relatado	Possível	Possível	Não relatado
Modificações cognitivas/ neuropsicológicas transitórias	Não relatado	Não relatado	De forma geral, desprezível	De forma geral, desprezível	Prejuízo transitório da memória de trabalho
Queimaduras dos eletrodos no escalpo	Não	Não	Não relatado	Ocasionalmente relatado	Não relatado, mas provavelmente possível
Correntes induzidas em circuitos elétricos	Teoricamente possível, mas disfunção descrita apenas se EMT é aplicada com grande proximidade a aparelhos elétricos (marca-passos, estimuladores cerebrais, bombas, linhas intracardíacas, implantes cocleares)				
Modificações estruturais cerebrais	Não relatado	Não relatado	Inconsistente	Inconsistente	Não relatado
Histotoxicidade	Não	Não	Inconsistente	Inconsistente	Não relatado
Outros efeitos biológicos transitórios	Não relatado	Não relatado	Não relatado	Modificações transitórias dos níveis séricos de hormônios (TSH) e lactato	Não relatado

Fonte: Rossi e colaboradores.[3]

TABELA 4.4 INSPEÇÃO DE EEG PARA ANORMALIDADES EPILEPTIFORMES DURANTE OU APÓS EMTr EM PACIENTES E SUJEITOS SAUDÁVEIS

AUTORES	SUJEITOS	PARÂMETROS DA EMTR	AFERIÇÃO DO EEG	MOMENTO DO EEG	ACHADOS COM POTENCIAL PREOCUPAÇÃO DE SEGURANÇA	DURAÇÃO DOS PÓS-EFEITOS
Loo e colaboradores	n = 18 depressão	10 dias de 10 Hz/30 x 5 s sequência: 25 s ITI Córtex Pré-frontal/110% MT	Inspeção visual do EEG em vigília	Antes e após EMTr	Sim: anormalidades potencialmente epileptiformes em um paciente (na ausência de convulsão)	Não verificado
Boutros e colaboradores	n = 5 depressão	Máx. 10 dias de 5-20 Hz/ máx 20 x 2 s: 58 s ITI CPFDL/80-100% MT	Inspeção visual do EEG em vigília	Antes e após EMTr	Não: apesar de anormalidades ao EEG na *baseline*: sem alteração	
Boutros e colaboradores	n = 14 depressão	10 dias de 20 Hz/20 x 2 s sequência: 58 s ITI	Inspeção visual do EEG em vigília	Antes, durante e após EMTr	Sim: um caso com raras ondas lentas transitórias *on-line* à EMTr	Sem pós-efeitos
	n = 7 esquizofrenia	4 sessões de 1 Hz/4:6: 12: 16 min córtex temporal	Inspeção visual do EEG em vigília	Antes, durante e após EMTr	Não (sem alteração)	Sem pós-efeitos
	n = 5 TOC	5 dias de 20 Hz/30 x 2 s sequência: 58 s ITI CPFDL/80% MT	Inspeção visual do EEG em vigília	Antes, durante e após EMTr	Sim: um caso com aumento de atividade teta durante EMTr	Sem pós-efeitos
Fregni e colaboradores	n = 15 AVC	5 dias de 1 Hz/20 min hemisfério não afetado 100% MT	Inspeção visual do EEG em vigília	*On-line* e 2 h após o tratamento	Não (sem alteração)	Sem pós-efeitos
Cantello e colaboradores	n = 43 epilepsia	5 dias de 0,3 Hz/55,5 min vértex/100% LM repouso	Inspeção visual semiquantitativa do EEG em vigília	Antes e após EMTr	Não: diminuição das pontas interictais em 1/3 dos pacientes	
Joo e colaboradores	n = 35 epilepsia	5 dias de 0,5 Jz/50-100 min foco ou vértex/100% LM repouso	Inspeção visual do EEG em vigília	Antes e após tratamento	Não: diminuição das pontas interictais	Não verificado

AUTORES	SUJEITOS	PARÂMETROS DA EMTR	AFERIÇÃO DO EEG	MOMENTO DO EEG	ACHADOS COM POTENCIAL PREOCUPAÇÃO DE SEGURANÇA	DURAÇÃO DOS PÓS-EFEITOS
Conte e colabooradores	n = 1 epilepsia	Diferentes sessões de 5 Hz/2 s sequências vértex/120% MT	Duração de picos e ondas	On-line com EMTr	Não: diminuição na duração das descargas	Sem pós-efeito
Fregni e colaboradores	n = 21 epilepsia	5 dias de 1 Hz/20 min	Inspeção visual do EEG em vigília	Antes e após EMTr	Não: diminuição nas descargas epileptiformes	Até 30 dias, washed out aos 60 dias
Fregni e colaboradores	n = 8 epilesia	1 sessão de 0,5 Hz/20 min Foco/65% máx	Inspeção visual do EEG em vigília	Antes e após tratamento	Não: diminuição nas descargas epileptiformes	Pelo menos 30 dias
Misawa e colaboradores	n = 1 epilepsia	1 sessão de 0,5 Hz/3,3 min foco/90% MT	Inspeção visual do EEG em vigília	Durante EMTr	Não: modificação significativa no EEG com abolição da epilepsia	2 meses
Rossi e colaboradores	n = 1 epilepsia	1 sessão de 1 Hz/10 min foco/90% LM repouso	Média de pontas	Antes e após EMTr	Não: redução na amplitude das pontas	Não verificado
Menkes e Gruenthal	n = 1 epilepsia	4 x 2 dias de 0,5 Hz/3,3 min foco/95% MT	Inspeção visual do EEG em vigília	Antes e após EMTr	Não: redução das pontas interictais	Não verificado
Schulze--Bonhage e colaboradores	n = 21 epilepsia	4 estímulos em 20/50/100/500 Hz M1/120-150% MT	Inspeção visual do EEG em vigília	Durante EMTr	Não: sem casos de pós--descargas claramente atribuíveis a EMTr/atividade interictal não alterada	Sem pós-efeitos
Jennum e colaboradores	n = 10 epilepsia	1 sessão de 30 Hz/8 x 1 s sequências: 60 s ITI temporal e frontal/120% MT	Inspeção visual do EEG em vigília	Antes, durante e após EMTr	Não: menos atividade epileptiforme durante EMTr	Recuperação após 10 min
Steinhoff e colaboradores	n = 19 epilepsia	50 Hz/ 2 x 1 s sequência: 60 s ITI frontal/120% MT	Inspeção visual do EEG em vigília	Durante EMTr	Não: menos atividade epileptiforme durante EMTr	

TABELA 4.4 INSPEÇÃO DE EEG PARA ANORMALIDADES EPILEPTIFORMES DURANTE OU APÓS EMTr EM PACIENTES E SUJEITOS SAUDÁVEIS

AUTORES	SUJEITOS	PARÂMETROS DA EMTR	AFERIÇÃO DO EEG	MOMENTO DO EEG	ACHADOS COM POTENCIAL PREOCUPAÇÃO DE SEGURANÇA	DURAÇÃO DOS PÓS-EFEITOS
Hufnagel e Elger	n = 48 epilepsia	0,3-0,1 Hz única ou baixa frequência (< 0,3 Hz)	Inspeção visual do EEG em vigília	Durante EMTr	Sim/não: melhora e supressão da atividade epileptiforme	
Dhuna e colaboradores	n = 8 epilepsia	1 sessão 0,25 Hz/2 x 3,3 min sequência CPFDL/110% MT	Eletrodos subdurais e inspeção visual do EEG em vigília		Não: sete pacientes: sem modificações no EEG Sim: um paciente: indução de convulsão com 100% da intensidade de saída	Sem pós-efeitos
Kanno e colaboradores	n = 1 paciente	1 sessão 0,25 Hz/2 x 3 min sequência CPFDL/110% MT	Inspeção visual do EEG em vigília	Durante EMTr	Sim: potencial atividade epileptiforme (ondas lentas focais, sem convulsão)	Sem pós-efeitos
Huber e colaboradores	n = 10 saudáveis	5 sessões de 5 Hz/6 x 10 s sequência: 5 s ITI M1/90% LM repouso	Inspeção visual do EEG em vigília	Durante EMTr	Não (sem anormalidades)	Sem pós-efeitos
Jahanshahi e colaboradores	n = 6 saudáveis	2 sessões de 20 Hz/50 x 0,2 s:3 s ITI	Inspeção visual do EEG em vigília	Antes e após EMTr	Não (sem anormalidades)	Sem pós-efeitos
Wassermannn e colaboradores	n = 10 saudáveis	105 a 110% do LM ativo 1 sessão de 1 Hz/máx 5 min	Inspeção visual do EEG em vigília	Antes e após EMTr	Não (sem anormalidades)	Sem pós-efeitos
	n = 10 saudáveis	6 posições no escalpo/ 125%LM repouso 1 sessão de 20 Hz/10 x 2 s sequência: 58 s ITI	Inspeção visual do EEG em vigília	Antes e após EMTr	Não (sem anormalidades)	Sem pós-efeitos

Fonte: Rossi e colaboradores.[3]

avaliou convulsões em epilépticos (n = 152) submetidos a EMTr, a 1 Hz ou menor frequência em zona cortical, evidenciou o potencial inibitório da EMTr de baixa frequência para reduzir a frequência de convulsões.[27-33]

Embora as reações adversas da EMTr sejam de baixa gravidade, além das convulsões, outros potencias efeitos adversos devem ser monitorados, tais como síncope,[34] dor local, cefaleia e desconforto.[35,36] Em uma metanálise sobre o uso da EMTr no tratamento da depressão,[8] 28% dos pacientes apresentaram cefaleia, e 39%, dor ou desconforto, em comparação às taxas de 16 e 15% no tratamento *sham*, respectivamente. A sensação cutânea causada quando a EMTr estimula o escalpo produz contrações musculares na face e no pescoço que podem ser desconfortáveis ou dolorosas. No entanto, menos de 2% dos pacientes descontinuam o tratamento por causa da dor.

Os efeitos da EMTr sobre a cognição observados em metanálises com grande número de sujeitos e pacientes (n = 3.000)[7] foram transitórios (cansaço excessivo, dificuldade de concentração e de memória). Em outra revisão, em que 1.200 participantes foram avaliados, houve relato de alterações cognitivas em 12 deles. Em três, pelo menos um teste da bateria de avaliação cognitiva estava alterado. No entanto, outros encontraram melhora da função cognitiva.[8] Em um ensaio clínico multicêntrico que avaliou o efeito da EMTr usando os seguintes parâmetros (120% do limiar motor, 10 Hz; 3.000 pulsos e um total máximo de pulsos de 216.000) em pacientes deprimidos (n = 325), a função cognitiva foi avaliada com pelo menos três testes: Mini Exame do Estado Mental, exame de recordação seletiva de Buschke e avaliação autobiográfica. Os autores não verificaram nenhuma alteração cognitiva.[9] Embora os efeitos deletérios da EMTr sobre a cognição pareçam ser mínimos, recomenda-se a avaliação desses aspectos nos protocolos com EMTr.

O emprego da EMT em pediatria também é cada vez mais frequente. Um estudo recente avaliou a segurança da técnica, comparando a aplicação entre pulso simples, pareado e *theta-burst* em 165 crianças e adolescentes, com idades entre 6 e 18 anos. Os resultados mostraram que, independentemente da modalidade empregada, não houve relato de crise convulsiva, tampouco demais efeitos adversos graves, sendo que a maioria dos efeitos foi descrita como mínima e leve. As diferentes modalidades empregadas não apresentaram diferença entre as taxas de efeitos adversos relatadas.[37] Uma revisão da literatura analisou mais de 40 estudos em cerca de 500 crianças e adolescentes e mostrou que os efeitos adversos observados na EMT são de intensidade leve e duração transitória, sendo mais prevalentes a cefaleia (11,5%) e a sensação de desconforto (2,5%) no escalpo.[38] O uso da EMT como tratamento para o transtorno de déficit de atenção/hiperatividade (TDAH) em adolescentes não gerou efeitos adversos graves nem desistência por parte da amostra. Ainda, não foi observada diferença em parâmetros eletrencefalográficos e nas testagens cognitivas. Como modalidade terapêutica para o TDAH, foi constatada uma melhora global, por meio das escalas que avaliam o transtorno nos indivíduos que usaram o tratamento ativo *versus* estimulação simulada.[39]

► PARÂMETROS DE ESTIMULAÇÃO

O planejamento dos parâmetros de neuromodulação com a EMTr envolve frequência dos disparos, intensidade, frequência das sessões e duração do tratamento. De acordo com o acúmulo de evidências para o uso de EMTr para o tratamento da depressão maior, o hemisfério a ser estimulado com frequência alta é o esquerdo (CPFDLE)[40] e, com frequência baixa, o direito (CPFDLD).[41-43] Baixas frequências parecem ser mais bem toleradas e um interessante recurso em casos selecionados. Protocolos de frequência muito baixa de disparos usam 1 Hz ou menos, enquanto os de alta frequência variam de 5 a 20 Hz,[44,45] sendo 10 Hz a frequência que parece mais favorável de acordo com estudos recentes.[46-48] A intensidade de estímulo (indexada como limiar motor) pode variar de 80 a 120%; a tendência dos trabalhos mais recentes é usar intensidades > 100%, em comparação ao primeiro estudo, que usou intensidade < 100%.[40] Em geral, as aplicações são diárias (p. ex., 5 sessões por semana), embora existam estudos que usem protocolos diferentes, com aplicações de 2 a 3 vezes por semana.[49] Existem estudos que apontam melhores respostas e maior período entre as recaídas[40,50,51] com grande número de sessões. O número das sessões varia de 10 a 30, e o período, de 2 a 6 semanas, sendo que as sessões não costumam ser realizadas nos fins de semana. Os parâmetros definidos em consenso são apresentados na Tabela 4.5. A indicação da EMTr na população geriátrica com depressão maior frequentemente é debatida. Segundo uma recente revisão, três fatores foram listados como primordiais, devendo ser considerados nesses indivíduos para a correta indicação da EMTr: presença de atrofia cerebral, intensidade e número de pulsos (ou seja, relação dose-resposta) e existência de comorbidades clínicas.[52] De fato, não foram observados efeitos adversos graves em um estudo com 55 idosos diagnosticados com depressão maior. O emprego de 18 sessões ao longo de três semanas causou redução de 50% na escala de Avaliação de Depressão de Hamilton para depressão, mostrando que a EMT é uma boa opção como terapêutica não farmacológica ou adjuvante.[53]

► CONTRAINDICAÇÕES

São contraindicações à EMTr a presença de metais, como clipe de aneurisma, prótese coclear, geradores implantáveis ou de infusão de medicamentos, ou condições que aumentam o risco de induzir crises epilépticas por conta do padrão de estimulação. Também está contraindicado o uso de protocolos com frequências que excedam os limites recomendados, bem como o uso da técnica em pacientes com câncer; infecções; lesões metabólicas cerebrais, mesmo sem história de convulsões; etilistas; usuários de drogas que baixam o limiar convulsivo; e gestantes. O consenso sobre uso de EMTr recomenda que se aplique um questionário-padrão para avaliar fatores que rastreiam pacientes com risco, por meio das seguintes questões:[3]

1. Você tem epilepsia ou teve convulsão?
2. Você teve desmaio ou síncope? Se sim, descrever a ocasião.

TABELA 4.5 RECOMENDAÇÕES DE SEGURANÇA PARA INTERVALOS ENTRE AS SEQUÊNCIAS (*TRENS*) DE 10 ESTÍMULOS PARA FREQUÊNCIAS < 20 HZ

A duração máxima de pulsos à sequência de EMTr varia de acordo com a intensidade do estímulo. Porém, não se deve exceder os limites indicados na parte B da tabela.

INTERVALO ENTRE *TRENS* DE ESTIMULAÇÃO (MS)	INTENSIDADE DOS ESTÍMULOS (% DO LM)			
	100%	105%	110%	120%
PARTE A				
5.000	Seguro	Seguro	Seguro	Dados insuficientes
1.000	Inseguro (EMG propagação após 3 *trens*)	Não seguro[a]	Não seguro (EMG propagação após 2 *trens*)	Inseguro (EMG propagação após 2 *trens*)
250	Não seguro[a]	Não seguro[a]	Não seguro (EMG propagação após 2 *trens*)	Inseguro (EMG propagação após 3 *trens*)
Frequência (Hz)	100%	110%	120%	130%
	DURAÇÃO (S) / PULSOS	DURAÇÃO (S) / PULSOS	DURAÇÃO (S) / PULSOS	DURAÇÃO (S) / PULSOS
PARTE B				
1	> 270	> 270	> 270	> 270	> 180	50
5	10	50	10	50	10	10
10	5	50	5	50	3,2	2,2
20	1,5	30	1,2	24	0,8	0,4
25	1,0	25	0,7	17	0,3	0,2

[a] Esses parâmetros de estimulo são considerados não seguros porque eventos adversos ocorreram com estímulos de menor intensidade ou com maior intervalo entre descargas de estimulação. Contudo, é importante mencionar que com esses parâmetros não foram observados efeitos adversos. EMG, eletromiografia.
Fonte: Rossi e colaboradores.[3]

3. Teve trauma de crânio grave (seguido de perda de consciência)?
4. Tem problema de audição ou zumbido nos ouvidos?
5. Está grávida ou tem chance de estar?
6. Tem algo metálico no cérebro/crânio (exceto titânio) (como clipes, placas, etc.)?
7. Tem implante coclear?
8. Tem neuroestimulador implantável (p. ex., epidural, subdural)?
9. Tem marca-passo cardíaco ou outro metal no corpo?

10. Tem algum dispositivo de infusão no corpo?
11. Está tomando algum medicamento? (por favor liste)
12. Realizou alguma cirurgia na medula?
13. Tem válvula de derivação ventrículo-peritoneal?
14. Já realizou EMTr?
15. Nunca foi submetido a EMTr?

Respostas afirmativas às questões de 1 a 13 não representam contraindicações absolutas à EMTr. O risco-benefício deve ser avaliado pelo responsável pela indicação.

▶ CONSIDERAÇÕES FINAIS

A partir das informações levantadas nessa extensa revisão, é possível concluir que a ETCC e a EMTr são técnicas de neuromodulação não invasivas com grande margem de segurança, desde que respeitados os limites preconizados nos consensos e protocolos de segurança. Trata-se de técnicas com amplo espectro de aplicação em patologias no campo da neurociência – englobando transtornos psiquiátricos, patologias neurológicas e condições dolorosas agudas e crônicas. Os parâmetros devem ser estabelecidos de acordo com a condição, as características da amostra e os objetivos a serem alcançados. No entanto, parâmetros relacionados à segurança devem ser avaliados em todos os protocolos que se utilizem dessas técnicas, tanto em cenários clínicos quanto de pesquisa.

▶ REFERÊNCIAS

1. Fregni F, Pascual-Leone A. Technology insight: noninvasive brain stimulation in neurology-perspectives on the therapeutic potential of rTMS and tDCS. Nat Clin Pract Neurol. 2007;3(7):383-93.

2. Ilić TV, Ziemann U. Exploring motor cortical plasticity using transcranial magnetic stimulation in humans. Ann N Y Acad Sci. 2005;1048:175-84.

3. Rossi, Hallett M, Rossini PM, Pascual-Leone A; Safety of TMS Consensus Group. Safety, ethical considerations, and application guidelines for the use of transcranial magnetic stimulation in clinical practice and research. Clin Neurophysiol. 2009;120(12):2008-39.

4. Loo CK, Sachdev PS, Haindl W, Wen W, Mitchell PB, Croker VM, High (15 Hz) and low (1 Hz) frequency transcranial magnetic stimulation have different acute effects on regional cerebral blood flow in depressed patients. Psychol Med. 2003;33(6):997-1006.

5. Xia G, Gajwani P, Muzina DJ, Kemp DE, Gao K, Ganocy SJ, et al. Treatment-emergent mania in unipolar and bipolar depression: focus on repetitive transcranial magnetic stimulation. Int J Neuropsychopharmacol. 2008;11(1):119-30.

6. Tarapore PE, Picht T, Bulubas L, Shin Y, Kulchytska N, Meyer B, et al. Safety and tolerability of navigated TMS for preoperative mapping in neurosurgical patients. Clin Neurophysiol. 2016;127(3):1895-900.

7. Machii K, Cohen D, Ramos-Estebanez C, Pascual-Leone A. Safety of rTMS to non-motor cortical areas in healthy participants and patients. Clin Neurophysiol. 2006;117(2):455-71.

8. Loo CK, McFarquhar TF, Mitchell PB. A review of the safety of repetitive transcranial magnetic stimulation as a clinical treatment for depression. Int J Neuropsychopharmacol. 2008;11(1):131-47.

9. Janicak PG, O'Reardon JP, Sampson SM, Husain MM, Lisanby SH, Rado JT, et al. Transcranial magnetic stimulation in the treatment of major depressive disorder: a comprehensive summary of safety experience from acute exposure, extended exposure, and during reintroduction treatment. J Clin Psychiatry. 2008;69(2):222-32.

10. Thielscher A, Kammer T. Linking physics with physiology in TMS: a sphere field model to determine the cortical stimulation site in TMS. Neuroimage. 2002;17(3):1117-30.

11. Roth Y, Zangen A, Hallett M. A coil design for transcranial magnetic stimulation of deep brain regions. J Clin Neurophysiol. 2002;19(4):361-70.

12. Roth Y, Amir A, Levkovitz Y, Zangen A. Three-dimensional distribution of the electric field induced in the brain by transcranial magnetic stimulation using figure-8 and deep H-coils. J Clin Neurophysiol. 2007;24(1):31-8.

13. Zangen A, Roth Y, Voller B, Hallett M. Transcranial magnetic stimulation of deep brain regions: evidence for efficacy of the H-coil. Clin Neurophysiol. 2005;116(4):775-9.

14. Wagner T, Fregni F, Eden U, Ramos-Estebanez C, Grodzinsky A, Zahn M, et al. Transcranial magnetic stimulation and stroke: a computer-based human model study. Neuroimage. 2006;30(3):857-70.

15. Wagner T, Eden U, Fregni F, Valero-Cabre A, Ramos-Estebanez C, Pronio-Stelluto V, et al. Transcranial magnetic stimulation and brain atrophy: A computer-based human brain model study. Exp Brain Res. 2008;186(4):539-50.

16. Brix G, Seebass M, Hellwig G, Griebel J.Estimation of heat transfer and temperature rise in partial-body regions during MR procedures: An analytical approach with respect to safety considerations. Magn Reson Imaging. 2002;20(1):65-76.

17. Rotenberg A, Harrington MG, Birnbaum DS, Madsen JR, Glass IE, Jensen FE, et al. Minimal heating of titanium skull plates during 1Hz repetitive transcranial magnetic stimulation. Clin Neurophysiol. 2007;118(11):2536-8.

18. Matsumi N, Matsumoto K, Mishima N, Moriyama E, Furuta T, Nishimoto A, et al. Thermal damage threshold of brain tissue: histological study of heated normal monkey brains. Neurol Med Chir (Tokyo). 1994;34(4):209-15.

19. Schrader LM1, Stern JM, Fields TA, Nuwer MR, Wilson CL. A lack of effect from transcranial magnetic stimulation (TMS) on the vagus nerve stimulator (VNS). Clin Neurophysiol. 2005;116(10):2501-4.

20. Gandhi OP. Electromagnetic fields: human safety issues. Annu Rev Biomed Eng. 2002;4:211-34.

21. Riches SF, Collins DJ, Scuffham JW, Leach MO. EU Directive 2004/40: field measurements of a 1.5 T clinical MR scanner. Br J Radiol. 2007;80:483-7.

22. Bradley JK, Nyekiova M, Price DL, Lopez LD, Crawley T.Occupational exposure to static and time-varying gradient magnetic fields in MR units. J Magn Reson Imaging. 2007;26(5):1204-9.

23. Ilmoniemi RJ1, Virtanen J, Ruohonen J, Karhu J, Aronen HJ, Näätänen R, et al. Neuronal responses to magnetic stimulation reveal cortical reactivity and connectivity. Neuroreport. 1997;8(16):3537-40.

24. Bonato C, Miniussi C, Rossini PM. Transcranial magnetic stimulation and cortical evoked potentials: a TMS/EEG corregistration study. Clin Neurophysiol. 2006;117(8):1699-707.

25. Thut G, Ives JR, Kampmann F, Pastor MA, Pascual-Leone A. A new device and protocol for combining TMS and online recordings of EEG and evoked potentials. J Neurosci Methods. 2005;141(2):207-17.

26. Morbidi F, Garulli A, Prattichizzo D, Rizzo C, Manganotti P, Rossi S. Off-line removal of TMS-induced artifacts on human electroencephalography by Kalman filter. J Neurosci Methods. 2007;162(1-2):293-302.

27. Theodore WH, Hunter K, Chen R, Vega-Bermudez F, Boroojerdi B, Reeves-Tyer P, et al. Transcranial magnetic stimulation for the treatment of seizures: a controlled study. Neurology. 2002;59(4):560-2.

28. Fregni F, Boggio PS, Valle AC, Rocha RR, Duarte J, Ferreira MJ, et al. A sham-controlled trial of a 5-day course of repetitive transcranial magnetic stimulation of the unaffected hemisphere in stroke patients. Stroke. 2006;37(8):2115-22.

29. Fregni F, Otachi PT, Do Valle A, Boggio PS, Thut G, Rigonatti SP, et al. A randomized clinical trial of repetitive transcranial magnetic stimulation in patients with refractory epilepsy. Ann Neurol. 2006;60(4):447-55.

30. Cantello R, Rossi S, Varrasi C, Ulivelli M, Civardi C, Bartalini S, et al. Slow repetitive TMS for drug-resistant epilepsy: Clinical and EEG findings of a placebo-controlled trial. Epilepsia. 2007;48(2):366-74.

31. Joo EY, Han SJ, Chung SH, Cho JW, Seo DW, Hong SB.Antiepileptic effects of low-frequency repetitive transcranial magnetic stimulation by different stimulation durations and locations. Clin Neurophysiol. 2007;118(3):702-8.

32. Santiago-Rodríguez E, Cárdenas-Morales L, Harmony T, Fernández-Bouzas A, Porras-Kattz E, Hernández A. Repetitive transcranial magnetic stimulation decreases the number of seizures in patients with focal neocortical epilepsy. Seizure. 2008;17(8):677-83.

33. Tergau F, Neumann D, Rosenow F, Nitsche MA, Paulus W, Steinhoff B. Can epilepsies be improved by repetitive transcranial magnetic stimulation? Interim analysis of a controlled study. Suppl Clin Neurophysiol. 2003;56:400-5.

34. Grossheinrich N, Rau A, Pogarell O, Hennig-Fast K, Reinl M, Karch S, et al. Theta burst stimulation of the prefrontal cortex: safety and impact on cognition, mood, and resting electroencephalogram. Biol Psychiatry. 2009;65(9):778-84.

35. Magistris MR1, Rösler KM, Truffert A, Myers JP. Transcranial stimulation excites virtually all motor neurons supplying the target muscle: A demonstration and a method improving the study of motor evoked potentials. Brain. 1998;121(Pt 3):437-50.

36. Magistris MR, Rösler KM, Truffert A, Landis T, Hess CW. A clinical study of motor evoked potentials using a triple stimulation technique. Brain. 1999;122 (Pt 2):265-79.

37. Hong YH, Wu SW, Pedapati EV, Horn PS, Huddleston DA, Laue CS, et al. Safety and tolerability of theta burst stimulation vs. single and paired pulse transcranial magnetic stimulation: a comparative study of 165 pediatric subjects. Front Hum Neurosci. 2015;9:29.

38. Krishnan C, Santos L, Peterson MD, Ehinger M. Safety of noninvasive brain stimulation in children and adolescents. Brain Stimul. 2015;8(1):76-87.

39. Weaver L, Rostain AL, Mace W, Akhtar U, Moss E, O'Reardon JP. Transcranial magnetic stimulation (TMS) in the treatment of attention-deficit/hyperactivity disorder in adolescents and young adults: a pilot study. J ECT. 2012;28(2):98-103.

40. Schutter DJ. Antidepressant efficacy of high-frequency transcranial magnetic stimulation over the left dorsolateral prefrontal cortex in double-blind sham-controlled designs: a meta-analysis. Psychol Med. 2009;39(1):65-75.

41. Höppner J, Schulz M, Irmisch G, Mau R, Schläfke D, Richter J Antidepressant efficacy of two different rTMS procedures. High frequency over left versus low frequency over right prefrontal cortex compared with sham stimulation. Eur Arch Psychiatry Clin Neurosci. 2003;253(2):103-9.

42. Kauffmann CD, Cheema MA, Miller BE. Slow right prefrontal transcranial magnetic stimulation as a treatment for medication-resistant depression: A double-blind, placebo-controlled study. Depress Anxiety. 2004;19(1):59-62.

43. Fitzgerald PB, Benitez J, de Castella A, Daskalakis ZJ, Brown TL, Kulkarni J. A randomized, controlled trial of sequential bilateral repetitive transcranial magnetic stimulation for treatment--resistant depression. Am J Psychiatry. 2006;163(1):88-94.

44. Nahas Z, Kozel FA, Li X, Anderson B, George MS.Left prefrontal transcranial magnetic stimulation (TMS) treatment of depression in bipolar affective disorder: a pilot study of acute safety and efficacy. Bipolar Disord. 2003;5(1):40-7.

45. Mosimann UP, Schmitt W, Greenberg BD, Kosel M, Müri RM, Berkhoff M, et al. Repetitive transcranial magnetic stimulation: a putative add-on treatment for major depression in elderly patients. Psychiatry Res. 2004;126(2):123-33.

46. Herwig U, Fallgatter AJ, Höppner J, Eschweiler GW, Kron M, Hajak G, et al. Antidepressant effects of augmentative transcranial magnetic stimulation: randomised multicentre trial. Br J Psychiatry. 2007;191:441-8.

47. Loo CK, Mitchell PB, McFarquhar TF, Malhi GS, Sachdev PS. A sham-controlled trial of the efficacy and safety of twice-daily rTMS in major depression. Psychol Med. 2007;37(3):341-9.

48. Mogg A, Pluck G, Eranti SV, Landau S, Purvis R, Brown RG, et al. A randomized controlled trial with 4-month follow-up of adjunctive repetitive transcranial magnetic stimulation of the left prefrontal cortex for depression. Psychol Med. 2008;38(3):323-33.

49. BrunoniAR, Fregni F. Clinical trial design in non-invasive brain stimulation psychiatric research. Int J Methods Psychiatr Res. 2011;20(2):e19-30.

50. Lisanby SH, Husain MM, Rosenquist PB, Maixner D, Gutierrez R, Krystal A, et al. Daily left prefrontal repetitive transcranial magnetic stimulation in the acute treatment of major depression: clinical predictors of outcome in a multisite, randomized controlled clinical trial. Neuropsychopharmacology. 2009;34(2):522-34

51. Cohen RB, Boggio PS, Fregni F. Risk factors for relapse after remission with repetitive transcranial magnetic stimulation for the treatment of depression. Depress Anxiety. 2009;26(7):682-8.

52. Sabesan P, Lankappa S, Khalifa N, Krishnan V, Gandhi R, Palaniyappan L. Transcranial magnetic stimulation for geriatric depression: promises and pitfalls. World J Psychiatry. 2015;5(2):170-81.

53. Hizli Sayar G, Ozten E, Tan O, Tarhan N. Transcranial magnetic stimulation for treating depression in elderly patients. Neuropsychiatr Dis Treat. 2013;9:501-4.

5
ASPECTOS REGULATÓRIOS DA NEUROMODULAÇÃO NÃO INVASIVA

MERCÊDES JUREMA OLIVEIRA ALVES, MAURO FERNANDO MUMIC FERREIRA, ANTÔNIO GERALDO DA SILVA

A neuromodulação, em suas diversas técnicas invasivas e não invasivas, constitui-se em área nova e promissora como terapêutica biológica adicional aos recursos até então disponíveis em psiquiatria. Ela vem sendo apreciada, estudada, analisada, aprovada e tipificada pelas instâncias reguladoras, sejam agências, conselhos profissionais, órgãos governamentais ou autárquicos, com suas diretrizes, normas, regras e códigos sempre baseados no princípio da legalidade e da ética.

Este capítulo aborda os aspectos regulatórios dessa modalidade terapêutica, que teve grande crescimento nas três últimas décadas, revendo os preceitos que se referem à pesquisa, à clínica e à propaganda médica.

▶ ÉTICA

Segundo Aurélio Buarque de Holanda,[1] *ética* é

> [...] o estudo dos juízos de apreciação que se referem à conduta humana suscetível de qualificação do ponto de vista do bem e do mal, seja relativamente a uma sociedade, seja de modo absoluto.

O termo *ética* vem do grego *ethos,* modo de ser ou caráter. Já em latim, há *morale,* que se refere à conduta ou aos costumes.[1] Por sua vez, ao traduzir *ethos,* do grego, para o latim *mos* (cujo plural é *mores*), significando costume, os romanos deram origem à palavra *moral.* Vale ressaltar que *ethos* (caráter) e *mos* (costume) se referem não a um comportamento humano inato, mas adquirido ou desenvolvido.

O exercício de um pensamento crítico e reflexivo quanto aos valores e costumes vigentes tem início, na cultura ocidental, na Antiguidade Clássica, com os primeiros grandes filósofos, como Sócrates (469-399 a.C.) e Aristóteles (384-322 a.C.). Questionadores que eram, propunham uma espécie de "estudo" sobre o que de fato poderia ser compreendido como valores universais a todos os homens, no sentido de buscar ser correto, virtuoso e ético. Aristóteles chegou a descrever como virtudes éticas a franqueza, a generosidade, a firmeza, a temperança e a responsabilidade. É curioso que suas investigações sobre o *ethos* com "e" longo, que significa propriedade de caráter, e sobre *ethos* com "e" curto, que significa costume, terminaram gerando erro de tradução latina, em que *ethicos* (termo grego) foi traduzido como *moralis*.[2] Assim, apesar de os termos *ética* e *moral* não serem necessariamente sinônimos, serão tratados como tal neste capítulo.[3]

ÉTICA MÉDICA

Hipócrates (460-377 a.C.), considerado o "pai da medicina", teve como principais méritos introduzir um método científico na cura das doenças e iniciar a literatura científica médica e os registros clínicos.

Assim, mais de 100 anos antes de Aristóteles iniciar suas investigações sobre *ethos,* com "e" longo ou curto, Hipócrates já "profetizava" as alíneas éticas, guiado por seu caráter robusto, sua sabedoria e sua sensatez.[3]

Na ocasião, foi criada a deontologia profissional, expressa no célebre juramento que carrega seu nome, proferido por ele e, há séculos, também pelos médicos que se graduam todos os anos – a leitura do juramento, ainda hoje, configura o momento mais solene das formaturas das escolas médicas. Nele se compendiam, com admirável precisão e atualidade, os principais deveres do médico no exercício de sua nobre profissão.[3,4] O juramento de Hipócrates é exemplo de etiqueta médica e determina, ainda, as atitudes na medicina moderna.[4]

► AS BASES REGULATÓRIAS

No Brasil, nós, médicos, somos regidos por uma série de leis, decretos, códigos, resoluções, normas, portarias, manuais, pareceres, registros, aprovações, além de acordos, convênios e declarações universais.

Há dois documentos normativos que impactam diretamente sobre a neuroestimulação:

1. Declaração Universal de Direitos Humanos: Adotada e proclamada pela Resolução 217 A (III) da Assembleia Geral das Nações Unidas (ONU) em 10 de dezembro de 1948, norteia e influencia toda a regulamentação que envolve seres humanos.[5]
2. Código de Ética Médica – Resolução do Conselho Federal de Medicina (CFM) 1.931/2009: Trata-se de conjunto de normas a serem seguidas pelos médicos no exercício de sua profissão e de atividades docentes, na pesquisa, na administração de serviços de saúde, bem como no exercício de quaisquer outras atividades em que seja aplicado o conhecimento obtido a partir do estudo da medicina. Transgredir as normas deontológicas do Código de Ética Médica sujeitará às penas disciplinares previstas na lei.[6]

OS INSTITUTOS REGULATÓRIOS

A partir de 1834, surgiram na Inglaterra entes autônomos, criados pelo Parlamento, a fim de concretizar medidas previstas em lei e decidir sobre controvérsias dela resultantes.

Em 1887, nos Estados Unidos, começaram a proliferar agências para regulação de atividades, imposição de deveres e aplicação de sanções.

Já na França, as Autoridades Administrativas Independentes, embora sem personalidade jurídica e sujeitas à fiscalização do Conselho do Estado, também marcam um propósito de neutralidade política.

No Brasil, por sua vez, a ideia de regulação não é nova ou totalmente desconhecida no direito. De longa data, há uma série de órgãos e entidades reguladoras, embora sem a denominação de agências (p. ex., Comissariado de Alimentação Pública, de 1918; Instituto de Defesa Permanente do Café [IBC], de 1923; Instituto do Álcool e do Açúcar [IAA], de 1933; entre outros). Também a existência de órgãos autônomos, na estrutura administrativa, encontra precedentes.[7]

No direito brasileiro, "agência reguladora" é, em sentido amplo, qualquer órgão da administração direta ou entidade da administração indireta com função de regular a matéria que lhe é afeta.[8]

Por influência sobretudo norte-americana, foram criadas, a partir da segunda metade da década de 1990, cinco agências setoriais de regulação dotadas de autonomia e especialização, cuja natureza jurídica é de autarquias com regime especial. Essas agências são vinculadas a uma particular concepção político-ideológica que visa impedir influências políticas sobre a regulação e a disciplina de certas atividades administrativas.

A função reguladora do Estado está prevista no artigo 174 da Constituição Federal: "como agente normativo e regulador da atividade econômica, o Estado exercerá, na forma da lei, as funções de fiscalização, incentivo e planejamento [...]".[9]

As metas da reforma administrativa no País, no entanto, não são isentas de críticas, tendo os mesmos objetivos traçados pela administração pública em diversos outros países, como: maior eficiência no desempenho das atividades da administração, maior agilidade e capacidade gerencial; maior legitimidade e transparência; maior aproximação com a sociedade, seja por meio de proposição de modos de colaboração ou parceria, seja por meio da instituição de novos mecanismos de controle social.

Dessa forma, as agências reguladoras brasileiras são criadas por lei, tendo como funções principais: levantar dados sobre o mercado de atuação; elaborar e fiscalizar normas disciplinadoras do setor regulado; defender os direitos do consumidor; gerir contratos de concessão de serviços públicos delegados; incentivar a concorrência, minimizando os efeitos de monopólios naturais; e desenvolver mecanismos de suporte à concorrência incentivada. Essas agências integram a administração pública indireta,[10] sendo autarquias de regime especial, com privilégios delegados por lei, indispensáveis ao desempenho de suas atividades.

Para Luís Roberto Barroso,[11] "a grande dificuldade que envolve a discussão sobre o poder normativo das agências reguladoras diz respeito [...] ao seu convívio com o princípio da legalidade".

É possível concluir, então, que as agências reguladoras têm amplo poder normativo, envolvendo tanto a regulamentação das leis que regem o campo de atividades específico quanto a edição de normas independentes sobre matérias não disciplinadas pela lei. Podendo-se, assim, questionar se a lei delegou-lhes função legislativa, bem como o que e até onde essas agências podem regular algo sem violar o princípio da separação dos poderes e invadir a competência legislativa. Em nosso país, o princípio da legalidade, além de basear-se na própria estrutura do Estado de Direito e do sistema constitucional, traz, em sua Carta Magna (Constituição Federal), especificamente no artigo 5, inciso II e no Artigo 37, respectivamente:[12]

> Artigo 5, Inciso II – ninguém será obrigado a fazer ou deixar de fazer alguma coisa senão em virtude de lei.

> Artigo 37 – A administração pública direta e indireta de qualquer dos Poderes da União, dos Estados, do Distrito Federal e dos Municípios obedecerá aos princípios de legalidade, impessoalidade, moralidade, publicidade e eficiência [...].

Assim, a função essencial das agências reguladoras das concessionárias é a fiscalização dos serviços prestados, que depende também de autorização legislativa a fim de não confrontar o princípio da legalidade.[10]

Segundo Paulo Modesto,[13] a perda de referenciais mínimos na criação de agências reguladoras é clara, tendo sido "criadas", com tal denominação, autarquias que não regulam atividades econômicas tampouco agentes delegados do Estado, dedicando-se, na verdade, ao fomento de setores culturais ou atividades livres à iniciativa privada. Além disso, são titulares de poderes de polícia administrativa, com evidente prejuízo para a clareza dogmática do instituto. Como exemplos dessa "perversão" do conceito de "agência reguladora", esse autor aponta a Agência Nacional de Vigilância Sanitária (Anvisa) e a Agência Nacional do Cinema (Ancine), ambas ligadas a Ministérios (Saúde e Cultura), criadas por lei e com funções cada vez mais abrangentes, inclusive punitivas.

AGÊNCIA NACIONAL DE VIGILÂNCIA SANITÁRIA (ANVISA)

Criada em janeiro de 1999 pela Lei 9.782,[14] que definiu sua estrutura organizacional, seu modelo de gestão, seus cargos, funções, patrimônio e receita, além de estabelecer o Sistema Nacional de Vigilância Sanitária, por ela coordenado, a Anvisa tem o objetivo institucional de promover a saúde da população e melhorar sua qualidade de vida por meio do controle sanitário da produção e da comercialização de produtos e serviços, incluindo ambientes, processos, insumos e tecnologias a eles relacionados, e intervir nos riscos decorrentes da produção e do uso de produtos sujeitos à vigilância sanitária, em ação coordenada com os Estados, os municípios e o Distrito Federal, de acordo com os princípios do Sistema Único de Saúde (SUS). Também controla portos, aeroportos e fronteiras, fazendo a interlocução com o Ministério das Relações Exteriores e com instituições estrangeiras, tratando de assuntos internacionais na área da vigilância sanitária. Cabe à Anvisa, assim, o estabelecimento de normas e proposições, além do acompanhamento e da execução de políticas que definam diretrizes e ações da vigilância sanitária.[14]

Sua área de atuação é vasta, envolvendo medicamentos de uso humano, alimentos, cosméticos, produtos de higiene pessoal, perfumes, saneantes, reagentes e insumos destinados a diagnóstico, equipamentos e materiais médico-hospitalares, imunobiológicos, órgãos e tecidos humanos, radioisótopos para uso diagnóstico *in vivo*, radiofármacos e quaisquer produtos que envolvam a possibilidade de risco à saúde, obtidos por engenharia genética, por outro procedimento ou, ainda, submetidos a fontes de radiação.

AGÊNCIA NACIONAL DE SAÚDE SUPLEMENTAR (ANS)

A ANS foi criada pela Lei 9.961,[15] de 28 de janeiro de 2000, e alterada pela Lei 9.986,[16] de 18 de julho de 2000, bem como pela Medida Provisória 2.177-44,[17] de 24 de agosto de 2001; Decreto 3.327/00.[18] Vinculada ao Ministério da Saúde, a ANS tem por objetivo promover a defesa do interesse público na assistência suplementar à saúde, regulando, para tanto, as operadoras setoriais, inclusive quanto a suas relações com prestadores de serviços e consumidores. A regulação, a normatização, o controle e a fiscalização das atividades relativas à saúde suplementar no Brasil estão sob sua responsabilidade, bem como a verificação da atuação das operadoras de planos de saúde e o cumprimento da lei, a regulação da relação entre essas operadoras e os prestadores de serviço (médicos, laboratórios e hospitais) e os consumidores, a normatização dos aspectos da Lei de Planos de Saúde, a autorização de reajustes nas mensalidades de planos de saúde individuais e familiares, entre outras.[19]

A Lei 9.961,[15] que criou a ANS, em seu artigo 4º, lista 43 itens de competências da agência, o que lhe outorga grande autonomia. Esses itens compreendem o cerne do alcance administrativo dessa autarquia especial. Cabe a essa agência:[15]

> [...] propor políticas e diretrizes gerais ao Conselho Nacional de Saúde Suplementar (Consu) para a regulação do setor de saúde suplementar; estabelecer as características gerais dos instrumentos contratuais utilizados na atividade das operadoras; elaborar o rol de procedimentos e eventos em saúde e suas excepcionalidades [...].

A Lei poderá ser consultada na íntegra no *site* do governo federal brasileiro.[15]

FOOD AND DRUG ADMINISTRATION (FDA) E O NATIONAL INSTITUTE FOR HEALTH AND CARE EXCELLENCE (NICE)

A FDA[20] e o NICE[21] são agências reguladoras, respectivamente, dos Estados Unidos e do Reino Unido. Ambas têm a função precípua de controle e promoção da saúde pública e grandes semelhanças entre si, apresentando variações coerentes com o regime político administrativo próprio de cada país.

A FDA[20] foi criada em 15 de maio de 1862, como a Divisão de Química do Departamento de Agricultura dos Estados Unidos. A partir de 27 de maio de 1930, passou a ter a denominação atual, estando vinculada ao Departamento de Saúde e Serviços Humanos, que se trata de um departamento executivo federal. É responsável por proteger e promover a saúde pública por meio da regulação e da supervisão da segurança de alimentos, medicamentos, equipamentos médicos, cosméticos e produtos veterinários. Foi revestida de autoridade, pelo Congresso dos Estados Unidos, para fazer cumprir a Lei Federal de Alimentos, Medicamentos e Cosméticos. Serviu e serve de modelo para outros países, inclusive o Brasil, que praticamente importou suas diretrizes. Tem 233 escritórios e 13 laboratórios localizados em todo o território norte-americano, além de manter acordos de cooperação mútua com países como Canadá, China, Índia, Costa Rica, Chile e Bélgica.

O NICE[21] foi criado em 1999, como National Institute for Clinical Excellence, a fim de representar uma autoridade especial de saúde, com o objetivo de reduzir a variação na disponibilidade e na qualidade dos serviços assistenciais prestados na Inglaterra. Sofreu algumas modificações ao longo dos anos e, em 2013, após regulamentação da Lei da Saúde e Assistência Social, em 2012, transformou-se em um corpo público não departamental, com base legal sólida, tendo seu nome alterado para o atual National Institute for Health and Care Excellence e assumindo a responsabilidade pelo desenvolvimento e a orientação de padrões de qualidade da assistência social. Apesar de ser originalmente inglês, responde, em função de acordos especiais, por alguns produtos e atividades no País de Gales, na Escócia e na Irlanda do Norte (Reino Unido).[21]

CONSELHOS PROFISSIONAIS

Os Conselhos de Fiscalização do Exercício das Profissões, ainda que sujeitos a regimes diversos, conforme as respectivas leis instituidoras, têm características em comum. São criados por lei, com personalidade jurídica própria para executar atividades típicas do Estado, já que é da competência da União Federal organizar, manter e executar a inspeção do trabalho, assim como também é função da União Federal legislar sobre o exercício das profissões.[22]

Dotados de autonomia financeira, com patrimônio próprio e fontes de custeio decorrentes sobretudo das contribuições obrigatórias de seus associados, esses conselhos têm privilégios, como o ajuizamento da execução fiscal para cobrança de seus créditos, e gozam de imunidade tributária, devendo, como autarquias federais, prestar contas ao Tribunal de Contas da União.

Os conselhos exercem, nos respectivos campos de atuação, o poder de polícia das profissões, zelando pela integridade e pela disciplina profissional em favor do interesse geral da sociedade. A eles compete aplicar multas, suspender membros do exercício profissional, cancelar registros e fixar contribuições, entre outras atribuições.[23] Ao desempenhar esse papel, os conselhos exercem, sobre os profissionais de determinadas categorias, controle ético e técnico-profissional, conferindo à sociedade confiança e tranquilidade em sua relação com esses profissionais.

Em *Ensaio sobre conselhos de fiscalização profissional*, Luísa Hickel Gamba[24] indica que vincular o exercício da profissão à inscrição ou ao registro no conselho profissional correspondente tem por objetivo a proteção da coletividade. Ou seja, é por meio dessa inscrição que se observam as condições e a habilitação para o exercício da profissão, submetendo-se o inscrito à fiscalização técnica e ética, de acordo com os padrões de regulamentação da profissão.

Não é difícil confundir a natureza jurídica e as funções dos conselhos profissionais com aquelas próprias de entidades sindicais e associativas. No entanto, apesar de tais entidades terem a prerrogativa de defender a classe, lutar por direitos trabalhistas é algo que compete aos profissionais, organizados em associações ou sindicatos de livre filiação. Nesse caso, o que predomina é o interesse da categoria, e não o da coletividade. Tal confusão em relação aos papéis a serem desempenhados tem levado muitos conselhos profissionais a atuar de modo corporativo, defendo apenas seus filiados, com claro prejuízo dos interesses da sociedade.[25]

A Constituição Federal[22] assegura o princípio básico da liberdade de exercício de qualquer atividade profissional ou econômica, desde que lícita. As entidades de fiscalização profissional têm a obrigação de zelar pela preservação de dois aspectos essenciais: a ética e a habilitação técnica adequada. Dessa forma, é nítida e transparente a enorme responsabilidade social dos conselhos profissionais.[26]

"Uma forma muito sutil pela qual o Estado por vezes acaba com a liberdade de opção profissional é a excessiva regulamentação".[27]

CONSELHO FEDERAL E CONSELHOS REGIONAIS DE MEDICINA

O CFM foi criado no governo de Juscelino Kubitschek, por meio da Lei 3.268,[28] em 30 de setembro de 1957, que substituiu o Decreto-lei 7.955,[29] de 13 de setembro de 1945, editado no governo de Getúlio Vargas.

Em seu primeiro artigo, a Lei 3.268[28] determina que o Conselho Federal e os Conselhos Regionais de Medicina passem a constituir, em seu conjunto, uma autarquia, cada um deles sendo dotado de personalidade jurídica de direito público, com autonomia administrativa e financeira.

Em seu segundo artigo,[28] atribui a esses Conselhos o papel de

> [...] órgãos supervisores da ética profissional em toda a República e ao mesmo tempo, de julgadores e disciplinadores da classe médica, cabendo-lhes zelar e trabalhar pelo perfeito desempenho ético da medicina e pelo prestígio e bom conceito da profissão e dos que a exerçam legalmente.

A Lei 12.842/2013[30] prevê, em seu artigo 7°, que cabe ao CFM definir o que é experimental e o que é aceito para a prática médica.

▶ BIOÉTICA E NEUROÉTICA

Em 1970, o estudioso norte-americano Van Potter criou o termo *bioética* a fim de designar as normas éticas referentes aos estudos dos seres vivos. Mais recentemente, o termo *neuroética* foi adotado para definir o que é certo ou errado, bom ou mau, a respeito do tratamento, do aperfeiçoamento ou "da indesejável invasão e inquietante manipulação do cérebro humano". Fins, ao utilizar o termo neuroética, refere-se aos tratamentos por meio da neuromodulação.[31]

▶ TÉCNICAS DE NEUROMODULAÇÃO

As técnicas de neuromodulação são classificadas como segue:

1) técnicas não invasivas, que incluem a estimulação transcraniana direta por corrente contínua – ETCC, a estimulação magnética transcraniana – EMT, e a estimulação do nervo trigêmeo por corrente elétrica – ENT;
2) técnica minimamente invasiva, representada pela eletroconvulsoterapia – ECT;
3) técnicas invasivas, incluindo a estimulação cerebral profunda – ECP e a estimulação do nervo vago – ENV.

A ETCC não produz potenciais evocados diretamente, mas pode influenciar a excitabilidade de neurônios individuais.

A EMT utiliza um gerador externo que ativa ou desativa funções cerebrais por estimulação magnética. Apesar de ser considerada segura por todos os órgãos regulatórios e pela maioria das publicações, pode, rara e inadvertidamente, ocasionar crises convulsivas em pessoas suscetíveis.

A ENT pode ser superficial ou subcutânea, o que a torna, também, minimamente invasiva. Pode ser realizada por meio de eletrodos e gerador de pulsos elétricos colocados superficialmente (*external trigeminal nerve stimulation –* eTNS) ou por meio de eletrodos e gerador implantados no subcutâneo (*subcutaneous trigeminal nerve stimulation –* sTNS).

Entre as técnicas consideradas invasivas, a ECP envolve a implantação uni ou bilateral de eletrodos em áreas específicas do cérebro, por meio de técnicas estereotáxicas. Os efeitos clínicos da ECP são similares aos das tradicionais ablações cirúrgicas, com os benefícios de maior segurança e reversibilidade. Trata-se de uma intervenção neurocirúrgica efetiva e aprovada pela FDA para o tratamento de distúrbios motores, como a doença de Parkinson e tremores essenciais.[32]

ÉTICA E NEUROMODULAÇÃO

Como visto anteriormente, o Código de Ética Médica[6] é um conjunto de normas que os médicos devem seguir em seu exercício profissional, bem como em atividades docentes, na pesquisa, na administração de serviços de saúde ou em qualquer atividade em que utilizem o conhecimento advindo do estudo da medicina.

A Resolução CFM N° 1.931, de setembro de 2009, contempla a sexta revisão do Código de Ética Médica.[6] O Código foi revisado após mais de 20 anos de vigência e incorporou novidades como a previsão de cuidados paliativos, o reforço à autonomia do paciente, regras para reprodução assistida e a manipulação genética. Outros temas que tiveram suas diretrizes revistas, atualizadas e ampliadas são a publicidade médica, o conflito de interesses, a segunda opinião, a responsabilidade médica, o uso de placebo (que será revisto ainda neste capítulo) e a interação dos profissionais com planos de financiamento, cartões de descontos ou consórcios. Além disso, houve o claro reconhecimento do processo de terminalidade da vida humana.

O Código de Ética Médica[6] ora em vigor é composto por:

- 25 princípios fundamentais do exercício da medicina,
- 10 normas diceológicas,
- 118 normas deontológicas (cuja transgressão sujeitará o infrator às penas disciplinares previstas em lei) e
- 4 disposições gerais.

Tais normas devem ser revistas permanentemente pelo CFM e ajustadas à contemporaneidade, cumprindo seu papel norteador da conduta ética dos médicos, em suas diversas searas de atuação, seja na pesquisa, na clínica ou na propaganda.

Tem-se tornado, também, cada vez mais frequente a presença de assuntos médicos na mídia, o que desperta grande interesse da população, justamente por tratar das diversas inovações e conquistas semiológicas, diagnósticas e terapêuticas. Há que se tratar com zelo e sensatez toda essa curiosidade despertada por esses temas.

O médico tem o dever de informar o paciente e a sociedade sobre os avanços científicos e tecnológicos, bem como o direito de divulgar sua habilitação e capacitação para o trabalho, assim como utilizar todos os requintes sofisticados da atual tecnologia disponível sem ultrapassar os limites éticos.

NA PESQUISA

Tratando-se de pesquisa, as normas a serem seguidas devem obedecer à seguinte hierarquia: Ministério de Saúde (MS), Comissão Nacional de Ética em Pesquisa (Conep) e Comitê de Ética e Pesquisa (CEP). Cada nível hierárquico tem suas próprias normas, mas todas observam a Resolução 196/1996[33] do Ministério da Saúde e do Conselho Nacional de Saúde (CNS).

Em 1947, logo após o ocorrido nos campos de concentração nazistas durante a Segunda Guerra Mundial, foi criado o Código de Nuremberg,[34] que estabeleceu limites para a pesquisa com seres humanos. Alguns anos mais tarde, em junho de 1964, durante a 18ª Assembleia Médica Mundial, na Finlândia, a Associação Médica Mundial elaborou a Declaração de Helsinque (DH),[35] que tem seu ponto alto na instituição do termo de consentimento livre e esclarecido (TCLE), o qual será detalhado adiante.[3]

Essa declaração já foi revista e atualizada nove vezes, sendo que a última versão foi concluída em Fortaleza, Brasil, em outubro de 2013, durante a 64ª Assembleia Geral da Associação Médica Mundial (Word Medical Association – WMA).

A declaração constitui-se em um conjunto de princípios éticos que regem a pesquisa com seres humanos. A oitava revisão do documento não agradou alguns países, não tendo sido diferente com sua última revisão: Uruguai, Vaticano, Portugal e Noruega se posicionaram contrários sobretudo no que se refere ao uso de placebo.

No Brasil, a DH continuará não sendo acatada como norma ética em pesquisa, visto que o uso de placebo em situações para as quais existe tratamento eficaz é proibido no País. A Resolução do Conselho Nacional de Saúde 408/2008,[36] incorporada pela nova Resolução CNS 466/2012,[37] manifesta-se contrária a tais tipos de pesquisa, e o CFM, por meio da Resolução CFM 1.885/2008,[38] restringe o uso de placebo, permitindo-o apenas como comparativo no braço-controle do experimento e exclusivamente em casos em que não exista tratamento eficaz comprovado.

A Sociedade Brasileira de Bioética (SBB) aprovou uma moção, no X Congresso Brasileiro de Bioética, em setembro de 2013 (Florianópolis), enfaticamente contrária ao uso de placebo como comparador quando há tratamentos eficazes. Essa moção recomendou à Associação Médica Brasileira (AMB) que defendesse, na Assembleia Geral da Associação Médica Mundial de outubro de 2013, a posição adotada por essa Sociedade de Bioética, pelo CFM e pela Conep sobre o uso de placebo e sobre o acesso ao tratamento após o término do estudo.

Novamente, em setembro de 2015 (Curitiba), durante o XI Congresso Brasileiro de Bioética, a SBB voltou a insistir e a recomendar à AMB a ênfase contrária ao uso de placebo como comparador, bem como descortinou um Projeto de Lei (PL), em tramitação no Congresso Brasileiro, que pretende modificar o sistema Comissão de Ética em Pesquisa e Comissão Nacional de Ética em Pesquisa (CEP/Conep), criando dois comitês de ética: um Comitê de Ética Institucional (CEP) e um Comitê de Ética Independente (CEI), que poderia ser criado fora das instituições e com financiamento privado. É dedutível pela argumentação do PL que o sistema CEP/Conep em vigor seria destruído. Esses novos comitês carregariam sérios conflitos de interesses, como já ocorre nos Estados Unidos, onde há publicações que criticam o sistema aqui proposto em função da pressão externa para aprovação dos projetos de pesquisa.

Ressalta-se que a Unesco vem utilizando o modelo adotado no Brasil como exemplo, a fim de que outros países estabeleçam sistemas nacionais de pesquisa similares.[39]

TERMO DE CONSENTIMENTO LIVRE E ESCLARECIDO (TCLE)

O Termo de Consentimento Livre e Esclarecido (TCLE) consiste em documento que carrega a concordância do paciente ou de seu representante após ter sido informado pelo médico acerca dos procedimentos diagnósticos ou terapêuticos que lhe são indicados. Apenas após ser devidamente esclarecido, o paciente poderá manifestar seu aceite, ou não, decidindo de forma autônoma e livre de influência ou de qualquer outro tipo de restrição.

Os esclarecimentos dados pelo médico devem ser quantitativa e qualitativamente suficientes para que o paciente possa tomar sua decisão, ciente do que ocorre e das consequências que poderão advir mediante a condução do tratamento em questão, seja uma proposta terapêutica, diagnóstica ou de pesquisa.

O documento deve ser redigido de forma clara, com informações sobre objetivos, benefícios, riscos, efeitos colaterais, complicações e duração do procedimento.

O indivíduo deve ter condições de confrontar as informações, elucidações e perspectivas apresentadas com seus valores, projetos, crenças, dogmas e experiências, a fim de decidir e comunicar a decisão de maneira coerente e justificada. É permitido que ele retire seu consentimento a qualquer tempo, exceto se a retirada da concordância, quando já iniciado o procedimento, implicar a possibilidade de dano, risco ou qualquer prejuízo ao paciente.

PRINCÍPIOS E PRÁTICAS DO USO DA NEUROMODULAÇÃO NÃO INVASIVA EM PSIQUIATRIA ◀ **93**

Cada serviço deve montar o seu modelo de TCLE, que deve incluir o propósito da pesquisa ou do tratamento, a caracterização da não obrigatoriedade de adesão à pesquisa ou ao tratamento, a previsão de complicações passíveis de ocorrência, o número de sessões necessárias, o nome e o número de registro no Conselho Regional de Medicina de todos os médicos da equipe, além do aval explícito do paciente.

Cumprindo a Resolução CFM 1.974/2011,[40] o TCLE deve ser escrito em tamanho 12, nas fontes Arial ou Times New Roman. Uma via do documento deve ser mantida no prontuário do paciente, e outra entregue a ele. Todas as vias devem ser devidamente datadas e assinadas por toda a equipe. Esse documento protege o paciente, o profissional e a instituição dos pontos de vista ético e jurídico.

A adoção do TCLE estendido para toda a prática médica é, no momento, objeto de análise pela Câmara Técnica de Bioética do CFM, visando melhorar a relação médico-paciente.

Não é demais lembrar que, mesmo mediante a assinatura desse documento pelo paciente, a responsabilidade pelo procedimento ainda repousará sobre o(s) médico(s) envolvido(s).[41]

NA CLÍNICA

As técnicas de neuromodulação têm sido investigadas mais profundamente nos últimos 20 anos e, por apresentarem efeito imediato, são muito úteis do ponto de vista clínico e terapêutico.

O uso dessas técnicas é regido pela Organização Mundial da Saúde (OMS), pelos órgãos regulatórios e pelos códigos de ética profissionais.

Os códigos de ética se fundamentam em princípios básicos, sendo o mais importante deles, provavelmente, o da *beneficência e não maleficência*.[42]

O princípio da beneficência, no contexto médico, é o dever de agir de forma a proporcionar o bem ao paciente; o da não maleficência implica minimizar ou evitar danos físico e psicológico que possam ocorrer em qualquer tratamento ou pesquisa.

No Brasil, a clínica psiquiátrica é regida pela Resolução CFM 1.952/2010,[43] que adotou as Diretrizes da Associação Brasileira de Psiquiatria (ABP) para um modelo de assistência integral à saúde mental. A ABP, como representante da classe médica psiquiátrica, elaborou Diretrizes Clínicas (para ECT e EMT), que foram aprovadas pelo CFM, pela AMB e pela Federação Nacional dos Médicos (Fenan), em outubro de 2014. Essas diretrizes estão disponibilizadas no portal da associação.[44]

ESTIMULAÇÃO TRANSCRANIANA POR CORRENTE CONTÍNUA

Embora não tenha sido aprovada para uso terapêutico em nenhum país, a ETCC tem mostrado, nas pesquisas, resultados positivos para depressão,[45] dor crônica,[46] doença de Parkinson,[47] doença de Alzheimer,[48] sequelas de acidente vascular cerebral (AVC),[49] epilepsia[50] e outras condições.

Os estudos preliminares sugeriram que a ETCC poderia modificar o humor de pacientes deprimidos, e efeitos antidepressivos dessa técnica foram referendados por estudos maiores e recentes.[51] A metanálise de Berlim não encontrou diferença entre ETCC ativa e placebo (*sham*) nas taxas de resposta e de remissão.[52]

Apesar de a ETCC ainda não ter sido aprovada e regulamentada pelo CFM, tem sido usada *off label* para o tratamento da depressão, para o resgate motor em pacientes que sofreram AVC, além de várias outras indicações.

O uso *off label* de terapias identificadas como eficazes e seguras pela comunidade científica é possível, por exemplo, na Austrália, na Nova Zelândia[43] e em outros países, com base em evidências disponíveis na literatura, mesmo carecendo de aprovação e regulamentação pelos órgãos regulatórios.

Em 2015, o *Australian & New Zealand Journal of Psychiatry* publicou 16 Diretrizes Clínicas para o Tratamento dos Transtornos de Humor, elaboradas pelo Royal Australian and New Zealand College of Psychiatrists,[53] sendo a ECT e a EMTr contempladas em várias delas e justificadas por evidências apresentadas no MedLine, no PubMed, no EMBASE, no PsycINFO e no Google Scholar.

Em agosto de 2015, o NICE publicou a Recomendação da ETCC para depressão[54] no Reino Unido. A influência do NICE sobre o conglomerado de todas as ex-colônias inglesas, 53 nações, é indiscutível, de forma que, uma vez aprovado um procedimento por esse organismo de regulação, pode-se entender que a aprovação nesses demais países, em função de acordos especiais firmados entre si, será quase certa.

Do ponto de vista técnico, os campos eletromagnéticos usados na neuromodulação clínica devem apresentar características que permitam sua utilização em tecidos biológicos, sem causar dano ou destruição tecidual.

A OMS estabelece que o limiar da corrente elétrica necessária para induzir efeitos no funcionamento celular deve ser de 10 nA/mm².[55] Valores mais de 100 vezes superiores (acima de 1.000 nA/mm²) podem levar a efeitos potencialmente capazes de provocar destruição tissular.

Os mecanismos de lesão neuronal provocada por corrente elétrica podem decorrer da produção de substâncias tóxicas eletroquímicas advindas da interação do eletrodo com o tecido ou da dissolução do eletrodo na interface eletrodo/tecido. Como na ETCC não há interação direta do eletrodo com o tecido neuronal, os mecanismos ora descritos estão descartados nessa técnica.

A estimulação elétrica feita com 1 a 2 mA e com eletrodos de 35 cm² é capaz de provocar mudanças moderadas na excitabilidade cortical, mas a estimulação supraliminar de alta frequência durante horas pode levar à hiperatividade neuronal, com aquecimento do tecido cerebral e consequentes lesão e destruição.[56]

Agnew e McCreery[57] propuseram 40 µC/cm² como densidade de carga máxima segura no eletrodo.

A segurança do tratamento depende essencialmente dos equipamentos que são utilizados. No Brasil, a Anvisa aprovou e registrou o DC Stimulator, da Neuroconn (Alemanha), mas esse registro vencerá em 10 de fevereiro de 2019.

ESTIMULAÇÃO MAGNÉTICA TRANSCRANIANA REPETITIVA (EMTr)

Como técnica de estimulação cerebral que utiliza um campo magnético pulsado para estimular e potencialmente modificar a atividade cerebral, a EMTr tem sido objeto de intensa investigação desde meados de 1990, e cada vez vem sendo mais utilizada na prática clínica de muitos países.

Malhi e colaboradores[53] descrevem o típico curso de tratamento envolvendo sessões diárias e subsequentes, com duração de 30 a 45 minutos, durante 4 a

PRINCÍPIOS E PRÁTICAS DO USO DA NEUROMODULAÇÃO NÃO INVASIVA EM PSIQUIATRIA ◀ **95**

6 semanas. Para tratar a depressão, os Protocolos mais utilizados são aqueles que sugerem rajadas curtas e repetidas de alta frequência (10 Hz) para o córtex pré-frontal dorsolateral esquerdo (CPFDLE).

Um grande número de ensaios clínicos controlados mostra a superioridade do tratamento ativo sobre o placebo (*sham*), bem como evidencia a eficácia antidepressiva da técnica, com apoio de várias metanálises (nível I).[58] Há grande variação nos Protocolos utilizados para o mesmo fim.

De maneira geral, os Protocolos de EMTr usam de 1 a 2 Tesla (T) de intensidade de campo, produzindo correntes que variam em torno de 170 µA/s e induzindo campos elétricos no córtex cerebral na faixa de 150 V/m.[56] Aplicações bilaterais de EMTr implicando os córtices pré-frontais dorsolaterais esquerdo e direito, concomitantes ou sequenciais, não sugerem produzir efeitos melhores do que as aplicações unilaterais em qualquer dos córtices. Portanto, abordagens unilaterais são mais rápidas e podem ser preferidas.[59]

É prudente pontuar que o risco de convulsão, embora remoto, pode aumentar com o uso de medicamentos que sabidamente diminuem o limiar convulsígeno, como a bupropiona, a olanzapina e outros. Esse risco é maior quando o córtex recebe estímulos excitatórios (frequência alta).

Embora a indicação da EMTr para depressão já esteja consagrada, são necessárias mais pesquisas com acompanhamento de longo prazo, para avaliação dos tratamentos de manutenção como estratégia de prevenção de recaídas, como reza a primeira Diretriz Clínica para Transtornos do Humor (depressivo e bipolar), publicada em 2015, na Austrália.[60]

O documento de aprovação da EMTr pelo NICE contém recomendações sobre a técnica que prestigiam tanto as aplicações uni como as bilaterais, com pulsos de baixa ou alta frequência, sequenciais ou concomitantes e tempo de exposição ao campo magnético pulsado podendo variar em torno dos 30 minutos. Abrange tanto a EMTr convencional, que é uma repetição de pulsos individuais em um intervalo predefinido (trem de pulsos), como a EMTr *tetha-burst*, que é uma repetição de rajadas curtas de pulsos em um intervalo predefinido (trem de rajadas). Além disso, estipula o período de 2 a 6 semanas para a duração da série de aplicações diárias.[60]

É interessante perceber que o comitê técnico do NICE que subscreve o documento analisa a técnica e seus resultados (eficácia e segurança), mas não aborda os equipamentos usados. Dessa forma, não é possível compará-lo à Anvisa, órgão regulatório brasileiro, porque suas competências não são as mesmas (ver tópico Anvisa). Há vários estimuladores magnéticos disponíveis no mercado, conforme descrito no apêndice deste livro "Aparelhos de EMT disponíveis no Brasil".

Esse tratamento está aprovado e regulamentado no País pelo CFM, por meio da Resolução CFM 2.057/2013,[61] que deu nova redação à Resolução original de aprovação da EMT (Resolução CFM 1.986/2012).[62]

A Resolução CFM 2.057/2013[61] talvez contenha a mais importante e abrangente regulamentação da clínica psiquiátrica. Ela consolida diversas Resoluções aplicáveis à psiquiatria, reitera princípios éticos de defesa do ser humano e do ato médico, determina critérios mínimos de segurança para estabelecimentos médicos, define tanto o modelo de anamnese como o roteiro pericial em psiquiatria e, ainda, cria o Manual de Vistoria e Fiscalização. Considerando a rapidez com que os avanços ocorrem nessa área, urge que o CFM revise o conteúdo dessa Resolução, em função do caráter limitador dos Protocolos sugeridos para EMTr e a classificação da ECP como procedimento experimental.

A Resolução CFM 2.073,[63] publicada em setembro de 2014, complementa a Resolução 2.057/2013[61] com relação ao arsenal terapêutico em psiquiatria, abordando desde modelos de anamnese, recursos humanos e equipamentos para todas as áreas médico-psiquiátricas.

Os equipamentos médicos devem ser aprovados pelos órgãos regulatórios que atestam sua segurança e eficácia.[64] Os procedimentos de neuromodulação ou de estimulação cerebral, seja excitatória ou inibitória, exigem equipamentos diferentes, específicos para cada técnica.

ESTIMULAÇÃO MAGNÉTICA TRANSCRANIANA PROFUNDA (EMTP)

A EMTP é uma técnica já aprovada nos seguintes territórios: Estados Unidos, Alemanha, Peru, Chile, Canadá, Austrália, Israel, Japão e Hong Kong.

Surgiu em 2003, em Israel, e foi lançada pela Brainsway, empresa israelense-americana especializada em tecnologia de ponta, que é representada no Brasil pela Meizler UCB Biopharma S/A.

A técnica tem sido bastante estudada e vem revolucionando o tratamento especialmente da depressão refratária. Tem-se mostrado eficaz também para outras patologias, como doença de Alzheimer, autismo, transtorno bipolar, doença de Parkinson, transtorno de estresse pós-traumático, esquizofrenia (sintomas negativos), tabagismo, AVC, esclerose múltipla, transtorno obsessivo-compulsivo (TOC) e dor crônica. Em janeiro de 2013, a Brainsway recebeu aprovação da FDA para seu estimulador magnético e suas bobinas.

A EMTP é uma evolução da EMTr, e sua principal característica é ter o alcance de regiões cerebrais mais profundas. Isso é possível por meio de suas bobinas em forma de capacete. Chamadas bobinas em "H", apresentam diferentes circuitos elétricos internos que determinam suas melhores indicações. Das seis bobinas existentes, três foram aprovadas pela Anvisa (H1-A Coil; H5-A Coil; H6-C Coil), juntamente com a unidade principal de estimulação (Deep TMS System – Brainsway), em julho de 2014.

A bobina Brainsway H1-A é usada em casos de depressão maior, transtorno bipolar, sintomas negativos da esquizofrenia e no transtorno de estresse pós-traumático; a H5-A, também conhecida como HPAR Coil, tem indicação de uso na doença de Parkinson; já a H6-C está indicada para dor crônica e esclerose múltipla.

Há um acordo de livre comércio entre Israel e o Mercosul, firmado em 2007, que facilita o acesso ao equipamento Brainsway aos países da América Latina.

▶ CONSIDERAÇÕES GERAIS

Pelo prisma internacional, é oportuno comentar que os órgãos regulatórios com tradicional respeitabilidade que norteiam o modelo dos organismos brasileiros de regulação são o norte-americano (FDA), o do Reino Unido (NICE), o australiano (Therapeutic Goods Administration – TGA) e o canadense (Canadian Network for Mood and Anxiety Treatments – CANMAT). Todos reconhecem a EMT como tratamento eficaz e seguro para depressão de qualquer etiologia, indicando-a como de primeira ou de segunda escolha entre os tratamentos por estimulação cerebral direta disponíveis. A ETCC e a ENV, com o objetivo de tratar a depressão, permanecem com evidências pouco robustas e devem ser mais investigadas.

A Federação Mundial de Sociedades de Psiquiatria Biológica (World Federation of Societies of Biological Psychiatry – WFSBP) reconheceu que as técnicas de estimulação cerebral têm desempenhado papel muito importante, chegando perto de rivalizar com a neuropsicofarmacologia.

O CANMAT e a Associação Psiquiátrica Canadense estabeleceram uma parceria para produzir diretrizes clínicas baseadas em evidências para o tratamento de transtornos depressivos. A revisão dessas orientações foi realizada pelo CANMAT, em 2008-2009, a fim de refletir os avanços no campo. Há grande interesse, por parte da comunidade científica, em abordagens refinadas para a estimulação do cérebro, particularmente para o tratamento de casos resistentes de transtorno depressivo maior.

▶ DA PROPAGANDA

A regulamentação da propaganda médica está expressa na Resolução CFM 2.133/2015,[64] que estabelece critérios norteadores sobre anúncios, divulgação de assuntos médicos, sensacionalismo, autopromoção e proibições referentes à matéria. É bastante rigorosa e prevê inclusive a fonte da escrita, o espaçamento e as cores que devem ser usadas, por exemplo, em *outdoors*, ou na mídia, em blocos receituários, cartões e carimbos médicos.

É composta por 16 artigos e cinco anexos. Determina critérios gerais e específicos para anúncios publicitários e propaganda, para material impresso de caráter institucional (receituários, formulários, guias, etc.), para publicidade e propaganda em TV, rádio e internet, e ainda para a relação dos médicos com a imprensa (programas de TV e rádio, jornais e revistas), no uso das redes sociais e na participação em eventos (congressos, conferências, simpósios, fóruns, seminários e outros).

Cita-se como exemplo o que se refere às peças veiculadas pela TV em formato de vídeo:[3]

> [...] após o término da mensagem publicitária, a identificação dos dados médicos deve ser exibida em cartela única com fundo azul e letras brancas, de forma a permitir a perfeita legibilidade e visibilidade [...] Nas peças exibidas pela internet, os dados do médico ou do diretor técnico médico devem ser exibidos permanentemente e de forma visível, inseridos em retângulo de fundo branco, emoldurado por filete interno, em letras de cor preta, padrão Humanist 777 Bold ou Frutiger 55 Bold, caixa alta, respeitando a proporção de dois décimos do total do espaço da propaganda [...]

Os *slides* apresentados em quaisquer eventos científicos terão sua autoria (nome e número de inscrição no Conselho Regional de Medicina [CRM] local) registrada de forma visível, mas discreta, no canto inferior direito ou esquerdo da peça.

Sobre o conteúdo veiculado pela propaganda, é importante reiterar que é vedado ao médico divulgar fotos, imagens ou vídeos que caracterizem sensacionalismo, autopromoção ou concorrência desleal. Também não usará a internet para anunciar técnicas não consideradas válidas cientificamente e não reconhecidas pelo CFM, conforme consta na Lei 12.842/2013,[30] já citada neste capítulo.

Foi mantida a proibição de realização de consultas, diagnósticos ou prescrições por qualquer meio de comunicação ou a distância. Os médicos podem publicar na internet e em redes sociais a especialidade, registro de qualificação de especialista, número de inscrição no CRM de seu Estado, endereço e telefone do local onde atendem. Podem usar qualquer meio de divulgação leiga para prestar informações; dar entrevistas e publicar artigos médicos com objetivo estritamente educativo; apresentar-se como membros de sociedades que sejam afins à sua especialidade; anunciar a área de atuação registrada no CRM local; e, quando necessário e se previamente autorizado por escrito, usar imagem de paciente em trabalhos e eventos científicos.

Por ser muito extensa, essa Resolução não será mais detalhada neste capítulo; aconselha-se, porém, sua leitura cuidadosa no portal do CFM.

▶ CONSIDERAÇÕES FINAIS

Quando pensamos sobre valores éticos na Ciência, somos tentados a imaginar que esses valores são óbvios e estão implícitos no que fazemos [...] mesmo cientistas mais bem intencionados podem ir por um caminho que se torna completamente antiético.

Nessa reflexão, Eric Kandel[65] mostra que perseguir a ética pode ser uma árdua e difícil jornada, porém necessária.

▶ REFERÊNCIAS

1. Ferreira ABH. Dicionário Aurélio da língua portuguesa. 5. ed. Curitiba: Positivo; 2010.

2. Tugendhat E. Lições sobre ética. Petrópolis: Vozes 1997. p. 35.

3. Alves M. Limites éticos das novas técnicas de neuromodulação na pesquisa, na clínica e na propaganda. Associação Brasileira de Psiquiatria. Rev Debates Psiquiatr. 2015;5(4):18-23.

4. Pereira MHR. Estudos de história da cultura clássica. 9. ed. Lisboa: Fundação Calouste Gulbenkian; 2003. p. 248-9.

5. Dimenstein G. O cidadão de papel, a infância, adolescência e os direitos humanos no Brasil. 20. ed. São Paulo: Ática; 1994. p. 184.

6. Conselho Federal de Medicina. Código de ética médica [Internet]. 6. ed. Brasília: CFM; 2010 [capturado em 9 jun. 2016]. Disponível em: http://portal.cfm.org.br/index.php?option=com_content&view=category&id=9&Itemid=122.

PRINCÍPIOS E PRÁTICAS DO USO DA NEUROMODULAÇÃO NÃO INVASIVA EM PSIQUIATRIA ◀ **99**

7. Ferreira Filho MG. Reforma do Estado. O papel das agências reguladoras e fiscalizadoras. Fórum Administr. 2001;1(3):253-7.

8. Di Pietro MS. Direito administrativo. 15. ed. São Paulo: Atlas, 2003. p 402.

9. Martins MSM. A legitimidade da criação normativa das agencias reguladoras. Âmbito Jurídico [Internet]. 2011 Jan [capturado em 9 jun. 2016];14(84). Disponível em: http://www.ambito-juridico.com.br/site/index.php?n_link=revista_artigos_leitura&artigo_id=8867.

10. Gasparini D. Direito administrativo. 8. ed. São Paulo: Saraiva; 2003. p. 342.

11. Barroso LR. Agências reguladoras. Constituição, transformações do Estado e legitimidade democrática. Rev Dir Adm [Internet]. 2002 Jul-Set [capturado em 9 jun. 2016];229:285-311. Disponível em: http://bibliotecadigital.fgv.br/ojs/index.php/rda/article/view/46445/45191.

12. Grotti DAM. As agências reguladoras. REDAE [Internet]. 2006 Maio-Jul [capturado em 9 jun. 2016]. Disponível em: http://www.direitodoestado.com/revista/REDAE-6-MAIO-2006-DINORA.pdf?q=reguladoras.

13. Modesto P. Agências executivas: organização administrativa entre o casuísmo e a padronização. Rev Diálogo Jur. 2001;6:8-10.

14. Brasil. Presidência da República. Casa Civil. Lei nº 9.782, de 26 de janeiro de 1999. Define o Sistema Nacional de Vigilância Sanitária, cria a Agência Nacional de Vigilância Sanitária, e dá outras providências[Internet] Brasília: Casa Civil; 1999 [capturado em 9 jun. 2016]. Disponível em: http://www.planalto.gov.br/ccivil_03/leis/L9782.htm.

15. Brasil. Presidência da República. Casa Civil. Lei nº 9.961 de 28 de janeiro de 2000. Cria a Agência Nacional de Saúde Suplementar – ANS e dá outras providências [Internet] Brasília: Casa Civil; 2000 [capturado em 9 jun. 2016]. Disponível em: http://www.planalto.gov.br/ccivil_03/Leis/L9961.htm.

16. Brasil. Presidência da República. Casa Civil. Lei nº 9.986, de 18 de julho de 2000. Dispõe sobre a gestão de recursos humanos das Agências Reguladoras e dá outras providências [Internet] Brasília: Casa Civil; 2000 [capturado em 9 jun. 2016]. Disponível em: http://www.planalto.gov.br/ccivil_03/leis/L9986.htm.

17. Brasil. Presidência da República. Casa Civil. Medida provisória nº 2.177-44, de 24 de agosto de 2001. Altera a lei nº 9.656, de 3 de junho de 1998, que dispõe sobre os planos privados de assistência à saúde e dá outras providências [Internet] Brasília: Casa Civil; 2001 [capturado em 9 jun. 2016]. Disponível em: http://www.planalto.gov.br/ccivil_03/mpv/2177-44.htm.

18. Brasil. Presidência da República. Casa Civil. Decreto nº 3.327, de 5 de janeiro de 2000. Aprova o Regulamento da Agência Nacional de Saúde Suplementar – ANS, e dá outras providências [Internet] Brasília: Casa Civil; 2000 [capturado em 9 jun. 2016]. Disponível em: http://www.planalto.gov.br/ccivil_03/decreto/D3327.htm.

19. Brasil. Presidência da República. Casa Civil. Lei nº 9.656, de 3 de junho de 1998. Dispõe sobre os planos e seguros privados de assistência à saúde [Internet] Brasília: Casa Civil; 1998 [capturado em 9 jun. 2016]. Disponível em: http://www.planalto.gov.br/ccivil_03/leis/L9656.htm.

20. U.S. Food and Drug Administration [Internet]. Silver springer: FDA; c2016 [capturado em 9 jun. 2016]. Disponível em: http://www.fda.gov/.

21. National Institute for Health and Care Excellence (NICE). Who we are [Internet]. London: NICE; c2016 [capturado em 9 jun. 2016]. Disponível em: https://www.nice.org.uk/about/who-we-are.

22. Brasil. Presidência da República. Casa Civil. Constituição da República Federativa do Brasil de 1988 [Internet]. Brasília: Casa Civil; 1988 [capturado em 9 jun. 2016]. Disponível em: http://www.planalto.gov.br/ccivil_03/constituicao/constituicao.htm.

23. Prates, TML. Os conselhos de fiscalização do exercício das profissões e a Lei nº 8.112/90. Rev LTr. 1994;58(6):673-5.

24. Gamba LH. Aspectos materiais da inscrição nos conselhos de fiscalização profissional. In: Freitas VP, organizador. Conselhos de fiscalização profissional. São Paulo: Revista dos Tribunais; 2001. p. 152.

25. Meirelles HL Direito administrativo brasileiro. 22. ed. São Paulo: Malheiros; 1997. p. 340.

26. Costa BRM, Valente MAL. Responsabilidade social dos conselhos profissionais [Internet]. Brasília: Consultoria Legislativa; 2008 [capturado em 9 jun. 2016]. Disponível em: http://www2.camara.leg. br/documentos-e-pesquisa/publicacoes/estnottec/areas-da-conle/tema1/2008-14144.

27. Bastos CR. Comentários à Constituição do Brasil. São Paulo: Saraiva; 1989.

28. Brasil. Presidência da República. Casa Civil. Lei nº 3.268, de 30 de setembro de 1957. Dispõe sôbre os Conselhos de Medicina, e dá outras providências [Internet]. Brasília: Casa Civil; 1957 [capturado em 9 jun. 2016]. Disponível em: https://www.planalto.gov.br/ccivil_03/leis/l3268.htm.

29. Brasil. Presidência da República. Casa Civil. Decreto-lei nº 7.955 de 13 de setembro de 1945 [Internet]. Brasília: Casa Civil; 1945 [capturado em 9 jun. 2016]. Disponível em: http://www.planalto. gov.br/ccivil_03/decreto-lei/1937-1946/Del7955.htm.

30. Brasil. Presidência da República. Casa Civil. Lei nº 12.842, de 10 de julho de 2013. Dispõe sobre o exercício da Medicina [Internet]. Brasília: Casa Civil; 2013 [capturado em 9 jun. 2016]. Disponível em: http://www.planalto.gov.br/ccivil_03/_Ato2011-2014/2013/Lei/L12842.htm.

31. Fins JJ. A leg to stand on: Sir William Osler and Wilder Penfield's "Neuroethics". Am J Bioeth. 2008;8(1):37-46.

32. Bell E, Mathieu G, Racine E. Preparing the ethical future of deep brain stimulation. Surg Neurol. 2009;72(6):577-86.

33. Brasil. Ministério da Saúde. Conselho Nacional de Saúde. Resolução nº 196 de 10 de outubro de 1996. Aprova as diretrizes e normas regulamentadoras de pesquisas envolvendo seres humanos. Brasília: CNS; 1996.

34. Tribunal Internacional de Nuremberg. Código de Nuremberg [Internet]. Recife: GTP; 1947 [capturado em 8 jun. 2016]. Disponível em: http://www.gtp.org.br/new/documentos/nuremberg.pdf.

35. Human D, Fluss SS. The World Medical Association's declaration of Helsinki: historical and contemporary perspectives [Internet]. Ferney-Voltaire: WMA; 2001 [capturado em 8 jun. 2016]. Disponível em: http://www.wma.net/en/20activities/10ethics/10helsinki/draft_historical_contemporary_perspectives.pdf.

36. Brasil. Ministério da Saúde. Conselho Nacional de Saúde. Resolução CNS nº 408, de 11 de dezembro de 2008 [Internet]. Brasília: CNS; 2008[capturado em 8 jun. 2016]. Disponível em: http://conselho. saude.gov.br/ultimas_noticias/2010/img/211_ro/Reso408.pdf.

37. Brasil. Ministério da Saúde. Conselho Nacional de Saúde. Resolução CNS nº 466, de 12 de dezembro de 2012 [Internet]. Brasília: CNS; 2008[capturado em 8 jun. 2016]. Disponível em: http://bvsms.saude. gov.br/bvs/saudelegis/cns/2013/res0466_12_12_2012.html.

38. Conselho Federal de Medicina. Resolução CFM nº 1.885/2008. É vedado ao médico participar de pesquisa envolvendo seres humanos utilizando placebo, quando houver tratamento disponível eficaz já conhecido [Internet]. Brasília: CFM; 2008 [capturado em 9 jun. 2016]. Disponível em: http://www. portalmedico.org.br/resolucoes/CFM/2008/1885_2008.htm.

39. Sociedade Brasileira de Bioética. Posição da Sociedade Brasileira de Bioética aprovada em Assembléia Geral durante o XI Congresso Brasileiro da SBB [Internet]. Brasília: SBB; 2015 [capturado em 8 jun. 2016]. Disponível em: http://conselho.saude.gov.br/Web_comissoes/conep/aquivos/documentos/ 09set29_SBB_critica_Projeto_Lei_200_2015.pdf.

40. Conselho Federal de Medicina. Resolução CFM nº 1.974/2011. Estabelece os critérios norteadores da propaganda em Medicina, conceituando os anúncios, a divulgação de assuntos médicos, o sensacionalismo, a autopromoção e as proibições referentes à matéria [Internet]. Brasília: CFM; 2011 [capturado em 9 jun. 2016]. Disponível em: http://www.portalmedico.org.br/resolucoes/CFM/2011/1974_2011.htm

41. Alves M. Eletroconvulsoterapia. In: Associação Acadêmica Psiquiátrica de Minas Gerais. Bipolar: desafios atuais. São Paulo: Segmento Farma; 2009. p. 192-224.

42. Illes J, Bird SJ. Neuroethics: A moderns context for ethics in neuroscience. Trend Neurosci 2006; 29(9):511-7.

43. Conselho Federal de Medicina. Resolução CFM n° 1.952/2010. Adota as diretrizes para um modelo de assistência integral em saúde mental no Brasil e modifica a Resolução CFM n° 1.598, de 9 de agosto de 2000. (Revoga as Resolução CFM n° 1407/1998 e 1408/1998) [Internet]. Brasília: CFM; 2010 [capturado em 9 jun. 2016]. Disponível em: http://www.portalmedico.org.br/resolucoes/CFM/2010/1952_2010.htm.

44. Associação Brasileira de Psiquiatria. Diretrizes ABP/AMB/CFM/Fenam [Internet]. Rio de Janeiro; ABP; c2011[capturado em 8 jun. 2016]. Disponível em: http://www.abp.org.br/portal/diretrizes/.

45. Loo CK, Alonzo A, Martin D, Mitchell PB, Galvez V, Sachdev P. Transcranial direct current stimulation for depression: 3-week, randomised, sham-controlled trial. Br J Psychiatry. 2012;200(1):52-9.

46. Plow EB, Pascual-Leone A, Machado A. Brain stimulation in the treatment of chronic neuropathic and non cancerous pain. J Pain. 2012;13(5):411-24.

47. Grüner U, Eggers C, Ameli M, Sarfeld AS, Fink GR, Nowak DA. 1 Hz rTMS preconditioned by tDCS over the primary motor cortex in Parkinson's disease: effects on bradykinesia of arm and hand. J Neural Transm (Vienna). 2010;117(2):207-16.

48. Nardone R, Bergmann J, Christova M, Caleri F, Tezzon F, La-durner G, et al. Effect of transcranial brain stimulation for the treatment of Alzheimer disease: a review. Int J Alzheimers Dis. 2012;2012:687909.

49. Sharma N, Cohen LG. Recovery of motor function after stroke. Dev Psychobiol. 2012;54(3):254-62.

50. Yook SW, Park SH, SEO JH, Kim SJ, Ko MH. Suppression of seizure by cathodal transcranial direct current stimulation in an epileptic patient – a case report. Ann Rehabil Med. 2011;35(4):579-82.

51. Brunoni AR, Valiengo L, Baccaro A, Zanão TA, de Oliveira JF, Goulart A, et al. The sertraline vs electrical current therapy for treating depression clinical study: Results from a factorial, randomized, controlled trial. JAMA Psychiatry. 2013;70(4):383-91.

52. Berlim MT, Van den Eynde F, Daskalakis ZJ. Clinical utility of transcranial direct current stimulation (tDCS) for treating major depression: A systematic review and meta-analysis of randomized, double-blind and sham-controlled trials. J Psychiatr Res. 2013;47(1):1-7.

53. Malhi GS, Bassett D, Boyce P, Bryant R, Fitzgerald PB, Fritz K, et al. Royal Australian and New Zealand College of Psychiatrists clinical practice guidelines for mood disorders. Aust N Z J Psychiatry. 2015;49(12):1087-206.

54. National Institute for Health and Care Excellence. NICE interventional procedure guidance IPG5300: transcranial direct current stimulation (tDCS) for depression [Internet]. London: NICE; 2015[capturado em 9 jun. 2016]. Disponível em: http://www.nice.org.uk/guidance/ipg530.

55. Jenrew KA, Liboff AR. Electromagnetic Techniques in neural therapy. In: Rosch PJ, Markov MS, editors. Bioelectromagnetic medicine. Boca Raton: Taylor & Francis; 2004. p. 231-28.

56. Baptista AF, Sá KN, Freire SM. Aspectos éticos In: Fregni F, Boggio PS, Brunoni AR. Neuromodulação terapêutica, princípios e avanços da estimulação cerebral não invasiva em neurologia, reabilitação, psiquiatria e neuropsicologia. São Paulo. Sarvier: 2012. p. 21-9.

57. Agnew WF, McCreery DB. Considerations for safety in the use of extracranial stimulation for motor evoked potentials. Neurosurgery. 1987;20(1):143-7.

58. Schutter DJ. Antidepressant efficacy of high-frequency transcranial magnetic stimulation over the left dorsolateral prefrontal cortex in double-blind sham-controlled designs: a meta-analysis. Psychol Med. 2009;39(1):65-75.

59. Chen JJ, Liu Z, Zhu D, Li Q, Zhang H, Huang H, et al. Bilateral vs. unilateral repetitive transcranial magnetic stimulation in treating major depression: a metaanalysis of randomized controlled trials. Psychiatry Res. 2014;219(1):51-7.

60. National Institute for Health and Care Excellence. NICE interventional procedure guidance IPG542: repetitive transcranial magnetic stimulation for depression [Internet]. London: NICE; 2015[capturado em 9 jun. 2016]. Disponível em: http://www.nice.org.uk/guidance/ipg542/chapter/5-Safety.

61. Conselho Federal de Medicina. Resolução CFM nº 2.057/2013. Consolida as diversas resoluções da área da Psiquiatria e reitera os princípios universais de proteção ao ser humano, à defesa do ato médico privativo de psiquiatras e aos critérios mínimos de segurança para os estabelecimentos hospitalares ou de assistência psiquiátrica de quaisquer naturezas, definindo também o modelo de anamnese e roteiro pericial em psiquiatria [Internet]. Brasília: CFM; 2013 [capturado em 9 jun. 2016]. Disponível em: http://www.portalmedico.org.br/resolucoes/CFM/2013/2057_2013.pdf.

62. Conselho Federal de Medicina. Resolução CFM nº 1.986/2012. Reconhecer a Estimulação Magnética Transcraniana (EMT) superficial como ato médico privativo e cientificamente válido para utilização na prática médica nacional, com indicação para depressões uni e bipolar, alucinações auditivas nas esquizofrenias e planejamento de neurocirurgia. A EMT superficial para outras indicações, bem como a EMT profunda, continua sendo um procedimento experimental [Internet]. Brasília: CFM; 2012 [capturado em 9 jun. 2016]. Disponível em: http://www.portalmedico.org.br/resolucoes/CFM/2012/1986_2012.pdf.

63. Conselho Federal de Medicina. Resolução CFM nº 2.073/2014 [Internet]. Brasília: CFM; 2014 [capturado em 9 jun. 2016]. Disponível em: http://www.portalmedico.org.br/resolucoes/CFM/2014/2073_2014.pdf.

64. Conselho Federal de Medicina. Resolução CFM nº 2.133/2015 [Internet]. Brasília: CFM; 2015 [capturado em 9 jun. 2016]. Disponível em: http://www.portalmedico.org.br/resolucoes/CFM/2015/2133_2015.pdf.

65. Kipper DJ. Neuroética: uma reflexão metodológica. Rev Bioet. 2011;19(1):29-43.

6

EXCITABILIDADE CORTICAL COMO FERRAMENTA NEUROFISIOLÓGICA DA ESTIMULAÇÃO MAGNÉTICA TRANSCRANIANA

PEDRO C. GORDON, RICARDO GALHARDONI

Em 1985, Barker e colaboradores[1] demonstraram ser possível a estimulação do córtex cerebral por meio de indução eletromagnética. A estimulação magnética transcraniana (EMT) é possível devido às propriedades do eletromagnetismo, cujas leis, unificadas pelo cientista James Clerk Maxwell, descrevem que a passagem de uma corrente elétrica por um meio (no caso da EMT, seria o circuito da bobina) induz a formação de um campo magnético de vetor ortogonal à direção da corrente elétrica e que a variação no tempo da intensidade de um campo magnético induz a formação de um campo elétrico de vetor ortogonal ao do campo magnético. Dessa forma, a passagem de pulsos elétricos de curta duração e alta intensidade por uma bobina posicionada sobre a superfície craniana é capaz de gerar um campo elétrico no córtex cerebral, com intensidade suficiente para despolarizar os neurônios do córtex. Assim, a bobina de EMT pode gerar pulsos que, aplicados sobre o córtex motor primário, eliciam respostas motoras. De forma análoga, quando aplicados sobre o córtex visual, levam ao aparecimento de fosfenas no campo visual.[1]

Algumas dessas propriedades físicas trazem vantagens da EMT sobre outras técnicas de neuromodulação, como estimulação transcraniana por corrente elétrica ou estimulação profunda (invasiva). O campo magnético gerado pela bobina atravessa estruturas de alta resistência, como osso, gordura e pele, sem dissipar-se pelos tecidos. Assim, diferentemente de estimulação elétrica (p. ex., estimulação transcraniana por corrente alternada ou contínua, ou eletroconvulsoterapia), na qual ocorre dissipação da corrente elétrica por outros tecidos, como pele, liquor ou tecido cerebral, sem interesse terapêutico, na EMT, a resposta à estimulação será focal, atingindo apenas as regiões das proximidades da origem do campo, com mínimos efeitos adversos.

O exato mecanismo biofísico pelo qual a EMT estimula o córtex cerebral ainda é desconhecido. A principal hipótese é que o estímulo leva à despolarização em região axonal dos neurônios, pois esta seria a região mais suscetível à despolarização, provocada pela diferença de potencial causada pelo campo elétrico induzido, devido à alta densidade de canais iônicos.[2] Corroborando essa hipótese, Di Lazzaro e colaborares[3] descreveram que a estimulação com uma bobina "em formato de 8" elicia respostas motoras de intensidade e características diferentes dependendo da direção do vetor do campo elétrico. Isso é possível porque esse tipo de bobina é capaz de induzir um campo elétrico de vetor uniforme e de alta intensidade, aproximadamente de 1,9 Tesla a 2 cm de distância da bobina, o que induz o campo elétrico no córtex cerebral, levando à despolarização de neurônios e à possível ativação de diferentes grupos de fibras intracorticais.[4]

O estimulador pode ser dividido em três sistemas: 1) circuito de carga, 2) circuito de saída e 3) bobina propriamente dita. Esses estimuladores têm capacidade de armazenar energia em um reservatório (capacitor) que é permanentemente carregado ao máximo de 300 joules (Magventure Tonika Elektronic).* No circuito de saída, há um interruptor acionado para descarregar o reservatório para a bobina em poucos microssegundos; a corrente gerada na bobina pode alcançar a intensidade de 180 amperes em poucos microssegundos (alguns aparelhos mostram o diferencial dessa razão entre corrente e tempo, $dA/d\mu s$, responsável pela indução do campo magnético de intensidade oscilante). Dessa forma, é induzido o campo magnético, convertendo energia recebida do capacitor em um campo magnético que pode chegar a 4,1 Tesla, dependendo da distância do local da aplicação e de especificações da bobina.

▶ APLICAÇÃO DE PULSO ÚNICO

É possível estudar *in vivo* a resposta motora de diferentes tipos e intensidades de estímulo. Para tanto, seleciona-se, no aparelho de EMT, a porcentagem da carga total do capacitor que se deseja descarregar, alterando, assim, a intensidade da corrente e, em consequência, do campo elétrico induzido.

Variando a intensidade do estímulo, pode-se eliciar respostas motoras de amplitudes crescentes.[5] Dessa forma, é possível encontrar a intensidade mínima do aparelho (descrita em porcentagem) capaz de eliciar uma resposta motora, intensidade chamada de limiar motor (LM). Em linguagem mais técnica, o LM é considerado a intensidade mínima do aparelho capaz de eliciar uma resposta motora em ao menos 50% dos estímulos, de amplitude de ao menos 50 μV mensurada por eletromiógrafo de superfície, no caso de aferição sobre o músculo abdutor curto do polegar.[6] Assim, pode-se tanto encontrar uma potência do aparelho que elicie respostas motoras em praticamente todos os estímulos quanto mensurar a amplitude de um potencial evocado motor, por meio de um eletromiógrafo de superfície.

O uso do potencial evocado motor por meio de um estímulo teste único foi cogitado como uma possível forma de verificar o quão responsível (excitável) estaria o córtex diante de um estímulo e quantificar o fenômeno por meio da amplitude da resposta. Entretanto, a amplitude do potencial evocado motor por estímulo único mostrou-se altamente variável entre sujeitos e em um mesmo

---

* Para mais informações acesse o *site*: http://www.magventure.com/en-gb/.

indivíduo, tornando difícil seu uso como instrumento de estudo neurofisiológico. Assim, surgiram outras maneiras de aferir a atividade cortical por meio do potencial evocado motor, utilizando-se a EMT.

Atualmente, há cerca de 25 diferentes parâmetros de excitabilidade cortical que podem ser mensurados por meio da EMT, com diferentes aplicabilidades e interpretações teóricas.[7,8] Entretanto, sua aplicação no cotidiano da prática clínica ainda não atingiu o "padrão-ouro" necessário para sua utilidade, mantendo-se presente exclusivamente no ambiente de pesquisa. Em seguida, serão descritos os métodos mais consagrados e utilizados em pesquisas da área, assim como a intepretação neurofisiológica por trás desses métodos.

▶ PERÍODO CORTICAL SILENTE

Muito antes do desenvolvimento de técnicas de EMT, já se sabia que o estímulo direto do córtex cerebral era seguido de aumento da atividade inibitória local, de duração entre 50 e 300 ms, como observado em estudos com modelos animais,[9] no fenômeno chamado "período cortical silente" (*cortical silente period* – CSP). O desenvolvimento da EMT possibilitou a utilização de paradigmas de estimulação cortical direta e focal de forma não invasiva e com mínimos efeitos adversos, podendo, assim, ser utilizado em humanos com bastante segurança, incluindo o estudo do CSP.

A maneira não invasiva mais direta e fácil de observar o desempenho da atividade cortical é por meio do potencial evocado motor. Como mencionado na seção anterior, um pulso de EMT (de intensidade acima do LM) sobre a área motora primária do córtex cerebral causa atividade motora no lado contralateral, e esse potencial evocado motor pode ser mensurado e quantificado, por exemplo, por meio de um eletromiógrafo de superfície. Dessa forma, se um sujeito exercer contração muscular voluntária de uma mão, o eletromiógrafo de superfície irá evidenciar uma atividade de alta frequência e intensidade, correspondendo à contração do músculo-alvo do membro. Se, nesse contexto, for aplicado um estímulo sobre o córtex motor primário de intensidade acima do LM (capaz de despolarizar um número considerável de neurônios do córtex motor primário), será observada, no traçado eletromiográfico, uma queda abrupta da amplitude da resposta muscular, com duração de alguns milissegundos, até retornar à amplitude basal de contração; este é o CSP. Considera-se que esse fenômeno seja causado pelo aumento da atividade inibitória intracortical e consequente aumento do potencial inibitório pós-sináptico em neurônios piramidais, bem como pela diminuição do tônus da via corticospinal[10,11] (Fig. 6.1).

A hipótese de que mecanismos intracorticais inibitórios estejam por trás do fenômeno do CSP foi fortalecida por estudos que investigaram o efeito de diferentes fármacos sobre o CSP. Observou-se que ocorre aumento do tempo do CSP quando administradas medicações de ação GABAérgica, como benzodiazepínicos,[12] baclofeno ou o inibidor da receptação de GABA tiagabina.[13] Ou seja, o CSP seria uma medida da ação de neurônios inibitórios GABAérgicos intracorticais, que é potencializada quando administradas substâncias que atuam aumentando o tônus GABAérgico.

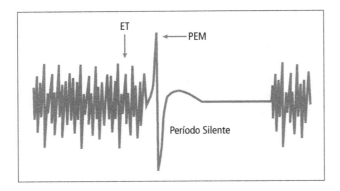

◀ **FIGURA 6.1**
Representação do potencial evocado motor (PEM) após a aplicação de apenas um estímulo teste (ET) acima do LM e subsequente diminuição do tônus muscular durante o período silente, de duração entre 150 e 300 ms.

A capacidade de investigar a atividade de interneurônios inibitórios de forma não invasiva sugeriu que pudesse ser utilizada em diversas condições de saúde como método indireto de perscrutar a atividade de redes corticais GABAérgicas. O racional é que, se fosse identificada alteração do CSP em um grupo de sujeitos com uma doença, quando comparados ao grupo-controle, haveria, então, evidências de que tal condição tem envolvimento das vias interneuronais inibitórias corticais, com atividade exacerbada ou deficitária destas. Por exemplo, diversos estudos foram realizados utilizando o CSP em sujeitos com doenças mentais como depressão maior, esquizofrenia e transtorno obsessivo-compulsivo. Em uma metanálise, Radhu e colaboradores[14] concluíram que estudos que utilizaram esse método convergem no sentido de que, de fato, há uma significativa diminuição do CSP em indivíduos com essas afecções, se comparados a sujeitos de controle. Esse achado corrobora a hipótese de que nesses transtornos mentais há falha da inibição intracortical, com consequente hiperatividade e disfunção de áreas sensíveis do córtex. Possivelmente, esse fenômeno explica o poder terapêutico de alguns medicamentos, como, por exemplo, a clozapina, em pacientes com esquizofrenia. Essa substância apresenta efeito GABAérgico cortical e leva ao alargamento ("normalização") do CSP nos indivíduos que a recebem.[15]

▶ PULSO PAREADO

Efeitos sobre o potencial evocado motor da aplicação de dois pulsos sobre o córtex motor foram primeiramente descritos por Valls-Solé e colaboradores.[16] Os autores observaram que um estímulo teste, de intensidade acima do LM, quando precedido por um estímulo condicionante de intensidade abaixo do LM tem sua amplitude de resposta alterada. Ademais, observaram que a amplitude da resposta varia em função da distância temporal entre o estímulo teste e o estímulo condicionante, por vezes aumentando e, por outras, diminuindo a amplitude do potencial evocado motor.

Kujirai e colaboradores[17] avançaram nas observações, descrevendo que, quando o estímulo condicionante antecede o estímulo teste em 1 a 5 ms, ocorre diminuição da amplitude do potencial evocado motor, fenômeno alcunhado de "inibição cortical de intervalo curto" (*short interval cortical inhibition* – SICI). Por sua vez, quando o estímulo condicionante antecede o estímulo teste em 10 a 15 ms, observa-se aumento da amplitude, fenômeno alcunhado de "facilitação intracortical" (*intracortical facilitation* – ICF)[17] (Figs. 6.2 e 6.3).

Tais fenômenos foram reproduzidos em diversas outras projeções musculares, tanto em membros inferiores como superiores, tendo-se obtido os mesmos resultados após a normalização pelo potencial evocado por estímulo teste único, o que reforça a hipótese de que a origem do fenômeno se faz em nível intracortical e independente da força das projeções corticospinais.[18] A potência do estímulo condicionante, no entanto, interfere diretamente no fenômeno, sendo observado máximo SICI quando o estímulo condicionado tem potência entre 70 e 80% do LM (ou seja, maior diminuição da amplitude do potencial evocado por estímulo teste que sucedeu um estímulo condicionante, se comparado ao potencial evocado por um estímulo único).[17,19]

Di Lazzaro e colaboradores[20] realizaram uma mensuração invasiva para o estudo desses fenômenos, utilizando eletrodos epidurais implantados na medula cervical de pacientes em tratamento de dor crônica refratária. Esse estudo invasivo permitiu a observação de que o estímulo teste evoca ondas-I, correspondendo a descargas dos axônios do trato corticospinal por ativação dos interneurônios excitatórios do córtex motor, assim como a onda-D, que corresponde à estimulação direta do neurônio piramidal pelo estímulo teste e que antecede as ondas-I. Em seguida, observou-se que a pesquisa do SICI com um estímulo condicionante não alterou a amplitude da onda-D, mas diminuiu significativamente a amplitude das ondas-I subsequentes, fortalecendo a hipótese de que o fenômeno é produto direto da interação de interneurônios intracorticais locais e suas conexões com neurônios piramidais.[20]

Estudos dos efeitos de fármacos sobre paradigmas de pulso pareado foram importantes para elucidar possíveis origens fisiológicas da facilitação e inibição intracortical, da mesma forma que para o CSP. A administração de benzodiazepínicos leva ao aumento do SICI.[21,22] A maior sensibilidade do SICI com administração de lorazepam *versus* diazepam,[21] sendo o primeiro mais específico para receptores $GABA_A$, assim como a diminuição do SICI após a administração de medicamentos que reduzem a disponibilidade de GABA na fenda sináptica,[13] sugerem que o SICI seja causado pela atividade de interneurônios inibitórios,

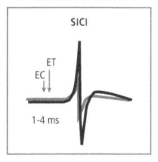
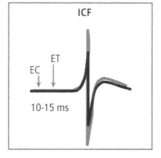

◀ **FIGURA 6.2**
Representação do potencial evocado motor após a aplicação de apenas um estímulo teste (ET) acima do LM – PRETO, e aplicação de um estímulo teste (ET) acima do LM logo após a aplicação de um estímulo condicionante (EC) abaixo do LM – CINZA.

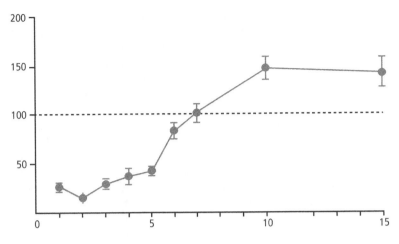

▲ **FIGURA 6.3**
Variação da amplitude de resposta do potencial evocado motor em função da distância temporal entre o estímulo condicionante e o estímulo teste.

No gráfico, a abcissa (eixo x) corresponde ao intervalo de tempo entre ambos os estímulos. A ordenada (eixo y) corresponde à razão entre a amplitude do potencial evocado motor de um estímulo teste, quando sucedido por um estímulo condicionante, sobre a amplitude do potencial evocado motor de um estímulo único.

Fonte: Kujirai e colaboradores.[17]

mais especificamente sobre receptores $GABA_A$. Dessa forma, a utilização de paradigmas de SICI seria, junto com o CSP, uma maneira efetiva de perscrutar a atividade de interneurônios inibitórios corticais *in vivo* e de forma não invasiva.

De fato, utilizando paradigmas de pulso pareado em pacientes acometidos por algumas doenças, e comparando seus resultados aos de sujeitos saudáveis, foram encontradas diferenças significativas. Pacientes com distonia generalizada[23] e formas focais de distonia, como blefaroespasmo, cãibra do escritor[24] e torcicolo espasmódico,[25] apresentaram redução do SICI. Assim, entende-se que essas condições estão associadas com alteração da excitabilidade cortical, com hipofunção de neurônios inibitórios e consequente hiperativação das vias motoras, levando a atividade motora exacerbada e anormal (distonia), o que estaria de acordo com o entendimento fisiopatológico de tais doenças. Tal achado também tem implicações terapêuticas, dado que pacientes com distonias, além do potencial benefício da aplicação local de toxina botulínica e medicações agonistas de GABA (benzodiazepínicos e baclofeno), poderiam ser submetidos a protocolos de estimulação magnética transcraniana repetitiva (EMTr) que aumentem a inibição intracortical, possivelmente corrigindo o déficit dessa inibição e aliviando os sintomas.[26] De forma interessante, o estudo de Hanajima e colaboradores[27] sugere que não há alteração do SICI em pacientes com doenças coreicas ou transtornos do movimento secundários a lesões em gânglios da base, ou seja, que poupariam o córtex cerebral.

Da mesma forma que se levantou a hipótese que o SICI fosse causado pela atividade de interneurônios inibitórios, supôs-se que a facilitação, representada nesse paradigma de pulso pareado como o ICF, fosse causada por interneurônios excitatórios. Estudos farmacológicos corroboram parcialmente essa hipótese, dado que sujeitos que receberam tratamento com antagonistas de receptores NMDA apresentaram diminuição do ICF se comparados àqueles que receberam placebo.[28] Análogo aos estudos farmacológicos, um estudo com sujeitos portadores de variações gênicas de receptor de NMDA evidenciou alterações significativas do ICF na comparação com controles.[28] Entretanto, a relação do ICF com mecanismos intracorticais não é tão clara quanto o SICI. Por exemplo, estudos invasivos observaram que variações do ICF não são resultado direto da variação da amplitude das ondas-I das projeções corticospinais, como no caso do SICI.[29] Esses achados sugerem que esse fenômeno seja causado por mecanismos mais complexos que a simples atividade de interneurônios excitatórios.

Outros paradigmas de pulso pareado podem ser utilizados. Por exemplo, é observada a diminuição da amplitude do potencial evocado motor de um estímulo teste quando este é precedido, entre 60 e 150 ms, por um estímulo condicionante de intensidade também superior ao LM,[16] alcunhado de "inibição cortical de intervalo longo" (long interval cortical inhibition – LICI). Da mesma forma como o SICI, observou-se que o LICI é resultado de alteração da amplitude das ondas-I, sem qualquer alteração das ondas-D, o que sugere que seja causado diretamente por mecanismos intracorticais.[30] Da maneira similar ao CSP, o uso de fármacos agonistas $GABA_B$ (baclofeno) aumenta o LICI.[13] É compreensível que o impacto de fármacos que atuam em $GABA_B$ seja observado em paradigmas de maior intervalo entre estímulos condicionantes e o desfecho (CSP e LICI), dada a natureza metabotrópica do receptor, que tem latência de ação maior que receptores ionotrópicos ($GABA_A$, associado ao SICI). De qualquer forma, a associação entre CSP e LICI, longe de ser coincidência, constitui diferentes observações do mesmo fenômeno; ou seja, após 50 ms de um estímulo cortical superior ao LM, há um período fisiológico de aumento da inibição intracortical, podendo ser observado tanto pela duração da inibição da atividade tônica de neurônios piramidais (CSP) quanto pela diminuição da amplitude de um estímulo teste acima do LM aplicado durante esse período (LICI).

Outro paradigma de pulso pareado envolve a mudança da ordem dos estímulos teste e condicionante. Aplicando um estímulo condicionante abaixo do LM imediatamente *após* o estímulo teste (entre 1 e 5 ms), observou-se aumento da amplitude do potencial evocado motor, fenômeno alcunhado de "facilitação cortical de intervalo curto" (*short interval cortical facilitation* – SICF).[31] Além de evidências de que esse fenômeno seja de natureza intracortical, propôs-se que o estímulo condicionante atue provocando despolarização de interneurônios excitatórios que teriam sido estimulados logo abaixo do limiar pelo estímulo teste e que, então, atuariam aumentando o potencial excitatório pós-sináptico em neurônios piramidais – e, consequentemente, a amplitude do potencial evocado. Dessa forma, o uso de benzodiazepínicos age aumentando a atividade de interneurônios inibitórios corticais, diminuindo a ação dos interneurônios excitatórios e, portanto, a SICF (Fig. 6.4).[31]

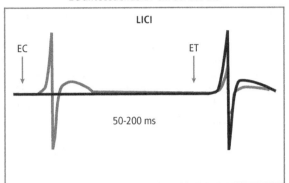
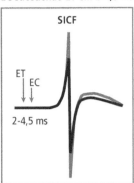

▲ **FIGURA 6.4**
Representação do potencial evocado motor após a aplicação de apenas um estímulo teste (ET) acima do LM – PRETO, e aplicação de um estímulo teste (ET) acima do LM próximo a um estímulo condicionante (EC) abaixo do LM – CINZA.

▶ OUTRAS MEDIDAS DE EXCITABILIDADE CORTICAL

Em vez de utilizar um estímulo condicionante no mesmo local da aplicação do estímulo teste, investigou-se a resposta à aplicação de um estímulo periférico. Quando aplicado estímulo em nervo mediano (estímulo condicionante, podendo ser um estímulo elétrico simples) que antecede o estímulo teste em 2 a 10 ms (este em córtex motor primário, por meio de EMT), observa-se a diminuição do potencial evocado motor, fenômeno alcunhado de "inibição aferente de latência curta" (*short latency afferent inhibition* – SAI).[32] Diferentemente dos paradigmas de excitabilidade cortical por pulso pareado descritos, o mecanismo por trás da SAI vai além da dinâmica facilitatória e inibitória intracortical local, dado que a interferência do estímulo condicionante da SAI deve percorrer o trajeto de aferências sensitivas do sistema nervoso periférico até o sistema nervoso central e aí agir sobre a amplitude do potencial evocado motor do estímulo teste, sendo provavelmente um fenômeno causado por interações mais complexas no córtex cerebral.[32] De qualquer forma, um estudo farmacológico com a medicação anticolinérgica escopolamina revelou,[33] assim como pesquisas envolvendo pacientes com doença de Alzheimer,[34] que ambos estão associados a diminuição da SAI, o que sugere que esse fenômeno pode ser uma medida indireta da atividade colinérgica cortical.

Mais recentemente, estudos de excitabilidade cortical têm-se distanciado do potencial evocado motor para outras formas de mensuração da resposta ao estímulo do córtex. Esse é o caso da análise de estímulos testes aplicados em outras áreas corticais que não a área motora primária, cuja observação da resposta cortical deve ser mensurada por um método diferente do potencial evocado motor, como, por exemplo, alterações do padrão da atividade eletroencefalográfica.[35] A vantagem desse método seria a de poder estudar a resposta ao estímulo aplicado diretamente na área cortical de interesse, em vez de extrapolar o resultado obtido pelas medidas do potencial evocado motor. Dessa forma, estão sendo realizados estudos enfocando, por exemplo, áreas do córtex pré-frontal de sujeitos acometidos por transtornos mentais, como córtex pré-frontal dorso-lateral, no caso de sujeitos com esquizofrenia ou personalidade psicopática, condições associadas a disfunção nessa região.[36,37]

▶ REFERÊNCIAS

1. Barker AT, Jalinous R, Freeston IL. Non-invasive magnetic stimulation of human motor cortex. Lancet. 1985;1(8437):1106-7.

2. Dayan E, Censor N, Buch ER, Sandrini M, Cohen LG. Noninvasive brain stimulation: from physiology to network dynamics and back. Nat Neurosci. 2013;16(7):838-44.

3. Di Lazzaro V, Oliviero A, Pilato F, Saturno E, Dileone M, Mazzone P, et al. The physiological basis of transcranial motor cortex stimulation in conscious humans. Clin Neurophysiol. 2004;115(2):255-66.

4. Huerta PT, Volpe BT. Transcranial magnetic stimulation, synaptic plasticity and network oscillations. J Neuroeng Rehabil. 2009;6:7.

5. van der Kamp W, Zwinderman AH, Ferrari MD, van Dijk JG. Cortical excitability and response variability of transcranial magnetic stimulation. J Clin Neurophysiol. 1996;13(2):164-71.

6. Rossini PM, Berardelli A, Deuschl G, Hallett M, Maertens de Noordhout AM, Paulus W, et al. Applications of magnetic cortical stimulation. Electroencephalogr Clin Neurophysiol Suppl. 1999;52:171-85.

7. Chen R, Cros D, Curra A, Di Lazzaro V, Lefaucheur JP, Magistris MR, et al. The clinical diagnostic utility of transcranial magnetic stimulation: report of an IFCN committee. Clin Neurophysiol. 2008;119(3):504-32.

8. Groppa S, Oliviero A, Eisen A, Quartarone A, Cohen LG, Mall V, et al. A practical guide to diagnostic transcranial magnetic stimulation: report of an IFCN committee. Clin Neurophysiol. 2012;123(5):858-82

9. Krnjević K, Randić M, Straughan DW. An inhibitory process in the cerebral cortex. J Physiol. 1966;184(1):16-48.

10. Fuhr P, Agostino R, Hallett M. Spinal motor neuron excitability during the silent period after cortical stimulation. Electroencephalogr Clin Neurophysiol. 1991;81(4):257-62.

11. Chen R, Lozano AM, Ashby P. Mechanism of the silent period following transcranial magnetic stimulation. Exp Brain Res. 1999;128(4):539-42.

12. Ziemann U, Lönnecker S, Steinhoff BJ, Paulus W. The effect of lorazepam on the motor cortical excitability in man. Exp Brain Res. 1996;109(1):127-35.

13. McDonnell MN, Orekhov Y, Ziemann U. The role of GABA(B) receptors in intracortical inhibition in the human motor cortex. Exp Brain Res. 2006;173(1):86-93.

14. Radhu N, de Jesus DR, Ravindran LN, Zanjani A, Fitzgerald PB, Daskalakis ZJ. A meta-analysis of cortical inhibition and excitability using transcranial magnetic stimulation in psychiatric disorders. Clin Neurophysiol. 2013;124(7):1309-20.

15. Kaster TS, de Jesus D, Radhu N, Farzan F, Blumberger DM, Rajji TK, et al. Clozapine potentiation of GABA mediated cortical inhibition in treatment resistant schizophrenia. Schizophr Res. 2015;165(2-3):157-62.

16. Valls-Solé J, Pascual-Leone A, Wassermann EM, Hallett M. Human motor evoked responses to paired transcranial magnetic stimuli. Electroencephalogr Clin Neurophysiol. 1992;85(6):355-64.

17. Kujirai T, Caramia MD, Rothwell JC, Day BL, Thompson PD, Ferbert A, et al. Corticocortical inhibition in human motor cortex. J Physiol. 1993;471:501-19.

18. Chen R, Tam A, Bütefisch C, Corwell B, Ziemann U, Rothwell JC, Cohen LG. Intracortical inhibition and facilitation in different representations of the human motor cortex. J Neurophysiol. 1998;80(6):2870-81.

19. Kossev AR, Siggelkow S, Dengler R, Rollnik JD. Intracortical inhibition and facilitation in paired-pulse transcranial magnetic stimulation: effect of conditioning stimulus intensity on sizes and latencies of motor evoked potentials. J Clin Neurophysiol. 2003;20(1):54-8.

20. Di Lazzaro V, Rothwell JC, Oliviero A, Profice P, Insola A, Mazzone P, et al. Intracortical origin of the short latency facilitation produced by pairs of threshold magnetic stimuli applied to human motor cortex. Exp Brain Res. 1999;129(4):494-9.

21. Di Lazzaro V, Pilato F, Dileone M, Tonali PA, Ziemann U. Dissociated effects of diazepam and lorazepam on short-latency afferent inhibition. J Physiol. 2005;569(Pt 1):315-23.

22. Di Lazzaro V, Oliviero A, Saturno E, Dileone M, Pilato F, Nardone R, et al. Effects of lorazepam on short latency afferent inhibition and short latency intracortical inhibition in humans. J Physiol. 2005;564(Pt 2):661-8

23. Gilio F, Curra A, Lorenzano C, Modugno N, Manfredi M, Berardelli A. Effects of botulinum toxin type A on intracortical inhibition in patients with dystonia. Ann Neurol. 2000;48(1):20-6.

24. Sommer M, Ruge D, Tergau F, Beuche W, Altenmuller E, Paulus W. Intracortical excitability in the hand motor representation in hand dystonia and blepharospasm. Mov Disord. 2002;17(5):1017-25.

25. Hanajima R, Ugawa Y, Terao Y, Sakai K, Furubayashi T, Machii K, et al. Corticocortical inhibition of the motor cortical area projecting to sternocleidomastoid muscle in normals and patients with spasmodic torticollis or essential tremor. Electroencephalogr Clin Neurophysiol. 1998;109(5):391-6.

26. Quartarone A. Transcranial magnetic stimulation in dystonia. Handb Clin Neurol. 2013;116:543-53.

27. Hanajima R, Ugawa Y, Terao Y, Furubayashi T, Machii K, Shiio Y, et al. Intracortical inhibition of the motor cortex is normal in chorea. J Neurol Neurosurg Psychiatry. 1999;66(6):783-6.

28. Mori F, Ribolsi M, Kusayanagi H, Siracusano A, Mantovani V, Marasco E, et al. Genetic variants of the NMDA receptor influence cortical excitability and plasticity in humans. J Neurophysiol. 2011;106(4):1637-43.

29. Di Lazzaro V, Pilato F, Oliviero A, Dileone M, Saturno E, Mazzone P, et al. Origin of facilitation of motor-evoked potentials after paired magnetic stimulation: direct recording of epidural activity in conscious humans. J Neurophysiol. 2006;96(4):1765-71.

30. Nakamura H, Kitagawa H, Kawaguchi Y, Tsuji H, Takano H, Nakatoh S. Intracortical facilitation and inhibition after paired magnetic stimulation in humans under anesthesia. Neurosci Lett. 1995;199(2):155-7.

31. Ilić TV, Meintzschel F, Cleff U, Ruge D, Kessler KR, Ziemann U. Short-interval paired-pulse inhibition and facilitation of human motor cortex: the dimension of stimulus intensity. J Physiol. 2002;545(Pt 1):153-67.

32. Tokimura H, Di Lazzaro V, Tokimura Y, Oliviero A, Profice P, Insola A, et al. Short latency inhibition of human hand motor cortex by somatosensory input from the hand. J Physiol. 2000;523 Pt 2:503-13.

33. Di Lazzaro V, Oliviero A, Profice P, Pennisi MA, Di Giovanni S, Zito G,et al. Muscarinic receptor blockade has differential effects on the excitability of intracortical circuits in human motor cortex. Exp Brain Res. 2000;135(4):455-61.

34. Di Lazzaro V, Oliviero A, Tonali PA, Marra C, Daniele A, Profice P, et al. Noninvasive in vivo assessment of cholinergic cortical circuits in AD using transcranial magnetic stimulation. Neurology. 2002;59(3):392-7.

35. Daskalakis ZJ, Farzan F, Barr MS, Maller JJ, Chen R, Fitzgerald PB. Long-interval cortical inhibition from the dorsolateral prefrontal cortex: a TMS-EEG study. Neuropsychopharmacology. 2008;33(12):2860-9.

36. Hoppenbrouwers SS, De Jesus DR, Stirpe T, Fitzgerald PB, Voineskos AN, Schutter DJ, et al. Inhibitory deficits in the dorsolateral prefrontal cortex in psychopathic offenders. Cortex. 2013;49(5):1377-85.

37. Frantseva M, Cui J, Farzan F, Chinta LV, Perez Velazquez JL, Daskalakis ZJ. Disrupted cortical conductivity in schizophrenia: TMS-EEG study. Cereb Cortex. 2014;24(1):211-21.

▶ LEITURA SUGERIDA

Schwenkreis P, Witscher K, Janssen F, Addo A, Dertwinkel R, Zenz M, et al. Influence of the N-methyl-D-aspartate antagonist memantine on human motor cortex excitability. Neurosci Lett. 1999;270(3):137-40.

PARTE II

AS TÉCNICAS DE ESTIMULAÇÃO ELÉTRICA TRANSCRANIANA

ESTIMULAÇÃO TRANSCRANIANA POR CORRENTE CONTÍNUA

KÁTIA MONTE-SILVA, ABRAHÃO FONTES BAPTISTA, ADRIANA BALTAR

Entre 1998 e 2000, uma simples técnica de estimulação cerebral que por décadas ficou esquecida ressurgiu, causando grande repercussão na comunidade científica. Renomeada de "estimulação transcraniana por corrente contínua" (ETCC; do inglês *transcranial direct current stimulation*), a aplicação de correntes elétricas de baixa intensidade sobre o escalpo intacto de indivíduos conscientes voltava a ser tema de inúmeras pesquisas ao redor do mundo.

A ETCC é uma técnica de estimulação cerebral não invasiva que, por meio de uma corrente contínua de baixa intensidade, aplicada sobre o escalpo intacto, é capaz de modular a excitabilidade cortical e influenciar funções cerebrais, incluindo as cognitivas. Devido a essa capacidade de interferir em funções como percepção, atenção, memória, linguagem e funções executivas, a ETCC vem sendo amplamente estudada como possível recurso terapêutico para a psiquiatria.

Mudança no potencial de repouso da membrana e indução de plasticidade sináptica parecem ser os principais mecanismos envolvidos em seus efeitos. Na maioria dos estudos, a ETCC é aplicada por 10 a 20 minutos com amplitude de correntes entre 1 e 2 mA. A estimulação envolve o uso de ao menos dois eletrodos, um ânodo (polo positivo) e um cátodo (polo negativo). Convencionalmente, quando o ânodo é posicionado sobre a área de interesse, ou seja, a região que se deseja modular, a estimulação é chamada de ETCC anódica. Quando o cátodo é colocado sobre a área a ser modulada, a estimulação é denominada de catódica. De modo geral, na região subjacente ao ânodo, a excitabilidade cortical torna-se aumentada durante e após alguns minutos da aplicação da corrente. O efeito inverso (diminuição da excitabilidade) é observado na área cerebral próxima ao cátodo. No entanto, variações na combinação dos parâmetros da estimulação, como intensidade e duração da corrente, posicionamento e tamanho dos eletrodos, número e intervalos entre as sessões, podem modificar os efeitos da ETCC e de sua durabilidade.

▶ VISÃO HISTÓRICA

Nos anos de 1950, a polarização de neurônios no cérebro fazia parte da rotina de estudos fisiológicos. Murray, em 1956, utilizou a polarização do anfíbio *Xenopus laevis* para identificar características de seus órgãos sensoriais. O conhecimento do efeito de diminuição do limiar neuronal com o ânodo e de seu aumento com o cátodo permitiu compreender também o funcionamento de uma série de outros aspectos do sistema nervoso, incluindo o funcionamento do cerebelo e do córtex motor.[1]

A partir da década de 1960, a eletroterapia voltou ao cenário médico com o uso de uma série de padrões diferentes de eletroestimulação para fins diversos. Nessa década, começava também a compreensão de que o sistema nervoso não era simplesmente um conjunto de células com fim único de geração e condução de estímulos elétricos, mas que apresentava um funcionamento extremamente dinâmico e influenciado por uma série de fatores externos. Muitas das técnicas de eletroterapia que surgiram nessa época, como a neuroestimulação elétrica transcutânea (TENS) e as correntes russas, consideravam que a eletroestimulação podia influenciar a atividade do sistema nervoso em direções definidas. Melzack e Wall propuseram, em 1965, a teoria do portão para o controle da dor, e, em 1967, Wall e Sweet propuseram que a TENS agia via interneurônios medulares e neurônios no tronco encefálico que podiam, dependendo do tipo de estimulação, ativar distintos mecanismos analgésicos na medula espinal e no cérebro. Yakov Kotz, médico da seleção olímpica russa de 1976, utilizava correntes alternadas de média frequência moduladas em baixa frequência para promover contrações máximas nos músculos que desejava fortalecer nos atletas olímpicos. Segundo ele, a eletroestimulação poderia "mostrar ao cérebro que ele podia mais do que acreditava". As duas formas claramente utilizavam princípios de neuroplasticidade e modulação da atividade do sistema nervoso central (SNC), mesmo sem haver recursos avançados para provar que isso acontecia.[2]

Além destes, muitos outros experimentos foram feitos na década de 1960 para investigar os efeitos da polarização do cérebro com correntes elétricas contínuas e de baixa intensidade. Em 1961, Frank Morrell confirmou os resultados do cientista russo V.S. Rusinov, que havia demonstrado que a estimulação anódica do cérebro não gerava atividade neuronal, mas diminuía o limiar de ativação e, consequentemente, facilitava a estimulação sensorial. Purpura e MacMurtry[3] demonstraram, em 1965, em animais de laboratório, que a estimulação anódica sobre a superfície do cérebro atenuava ou eliminava a polaridade positiva nessa região, aumentando a taxa de disparo neuronal, ativando neurônios do trato piramidal. Bindman e colaboradores[4] demonstraram, também em 1964, que esses efeitos perduravam mesmo após o fim da estimulação.

A estimulação catódica tinha efeito inverso. Já em 1964, Costain e colaboradores[5] apresentaram aquele que foi provavelmente o primeiro ensaio clínico a usar a polarização cerebral para o tratamento da depressão. Nesse estudo, o ânodo era posicionado nos olhos, enquanto o cátodo era colocado nos membros inferiores. Os resultados demonstraram que uma estimulação de 0,25 mA por 12 dias diminuiu os sintomas depressivos avaliados por psiquiatras e enfermeiras experientes.

Desde o fim dos anos de 1980, vários experimentos mostraram o efeito da ETCC e da estimulação magnética transcraniana (EMT) em humanos. Priori e colaboradores[6] demonstraram que pulsos de ETCC anódica, mas não catódica, foram responsáveis por diminuir o potencial evocado motor (PEM), avaliado com EMT. Apesar de ter sido o primeiro relato da ETCC moderna, algumas características são marcadamente diferentes daquelas utilizadas nos dias de hoje. Nesse caso, o eletrodo de referência foi colocado no queixo, e a ETCC era aplicada em pulsos com amplitudes abaixo de 1 mA, alternados entre catódicos e anódicos e seguidos dos pulsos de EMT para avaliar o PEM. Esse grupo encontrou um resultado contrário aos da maioria dos estudos atuais, que demonstram que a ETCC anódica tem efeito de aumento da excitabilidade, e não de diminuição.

Dois anos após a publicação do estudo de Priori e colaboradores,[6] Nitsche e Paulus[7] testaram uma série de montagens distintas de ETCC, com amplitudes variando de 0,2 a 1 mA e períodos de segundos a 5 minutos. Esse trabalho mostrou haver claramente um efeito dependente da polaridade. Quando o ânodo foi colocado sobre o córtex motor primário (M1), e o cátodo sobre a região supraorbital contralateral, o efeito foi de aumento da excitabilidade cortical. A estimulação com a polaridade invertida teve efeito de diminuição da excitabilidade cortical. Esses efeitos duraram até 5 minutos após o fim da estimulação. A partir daí, uma série de estudos continuou a investigar esses efeitos em indivíduos saudáveis e com doenças, assim como os mecanismos relacionados às mudanças de polaridade induzidas por ETCC.

▶ MECANISMOS DE AÇÃO

A maioria dos estudos que investigaram os mecanismos fisiológicos envolvidos nos efeitos da ETCC "moderna" analisou mudanças na excitabilidade do córtex motor primário de humanos por meio da EMT.

Sabe-se que a duração dos efeitos da estimulação pode ser criticamente dependente do tempo de aplicação da ETCC. Quando a estimulação é aplicada por um período superior a três minutos, seus efeitos podem ser observados mesmo após o fim da ETCC (efeitos tardios).[7] Um período mais curto de estimulação gera apenas modificações da excitabilidade cortical durante a ETCC (efeitos agudos), ou seja, as repercussões sobre a excitabilidade são extintas com o término da aplicação da corrente. Os mecanismos de ação envolvidos nos efeitos agudos e tardios da ETCC parecem ser distintos.

EFEITOS AGUDOS DA ETCC SOBRE A EXCITABILIDADE CORTICAL

A ETCC difere de outras técnicas de estimulação cerebral não invasivas, como, por exemplo, a EMT, por não induzir potenciais de ação. Em nível neural, o mecanismo de ação primário da ETCC é uma modulação subliminar do potencial de repouso da membrana. A orientação do fluxo da corrente relativa à orientação neural determina o efeito da estimulação. Em animais, foi observado que a estimulação anódica resulta em uma despolarização subliminar, enquanto a estimulação catódica hiperpolariza a membrana neural, modulando, assim, a frequência de disparo espontâneo da célula.[8] Em humanos, efeitos similares, dependentes da polaridade da corrente, foram demonstrados quando a ETCC foi aplicada por períodos insuficientes para provocar alterações neurais após sua finalização. A ETCC anódica resultou em aumento da excitabilidade cortical, e a estimulação catódica, em diminuição, como demonstrado pela EMT.[9]

Uma vez que os efeitos da aplicação da ETCC de curta duração só são observados durante a estimulação, seu mecanismo de ação pode ser atribuído apenas a mudanças no potencial de repouso da membrana e, por consequência, na condutividade dos canais iônicos. De fato, bloqueadores de canais de Na^+ anulam os efeitos agudos da ETCC anódica, enquanto os bloqueadores de canais de Ca^{2+} os diminuem.[9] Esse padrão de resposta é compatível com estudos com animais,[3] nos quais foi observado que ETCC anódica facilita a despolarização da célula nervosa. Em direção oposta, os bloqueadores de canais de Na^+ e Ca^{2+} não interferem na mudança da excitabilidade induzida pela ETCC catódica. Como esses canais iônicos são dependentes de voltagem, a hiperpolarização neural causada pela estimulação catódica[3] pode tê-los inativado. Isso explicaria a falta de efeito dos bloqueadores de canais de Na^+ e Ca^{2+} na excitabilidade cortical inibida pela ETCC catódica.

Em contrapartida, antagonistas de receptores NMDA (do inglês *N-methyl-D-aspartate*)[9] e GABAérgicos[10] parecem não interferir nos efeitos observados durante a aplicação da corrente. Isso sugere que os efeitos agudos causados pela ETCC não dependem da atividade desses receptores. Os receptores NMDA localizam-se na membrana pós-sináptica e exibem permeabilidade ao Ca^{2+}, características que lhes conferem um papel fundamental na plasticidade sináptica.

Em suma, as duas formas de ETCC (anódica e catódica), quando aplicadas por períodos curtos, afetam primariamente o potencial de repouso da membrana neural, com nenhum efeito sobre a plasticidade sináptica.

EFEITOS TARDIOS DA ETCC SOBRE A EXCITABILIDADE CORTICAL

Como afirmado, quando a estimulação é aplicada por um período superior a três minutos, seus efeitos são mais duradouros, sendo observados também após o fim da estimulação. Nesse caso, alterações no potencial de repouso da membrana parecem também estar envolvidas nos efeitos da ETCC, ao menos nos da ETCC anódica. Realmente, o bloqueio de canais de Na+ anula o efeito excitatório da estimulação anódica sobre a excitabilidade cortical, mas não interfere no da ETCC catódica.[7,11]

No entanto, para os efeitos tardios da ETCC, o mecanismo de ação não pode ser atribuído apenas à mudança do potencial de repouso da membrana. De fato, pesquisas apontam que a ETCC aplicada por um período superior a três minutos causa modificação no microambiente sináptico (efeito plástico), interferindo na atividade de receptores glutamatérgicos e GABAérgicos. Em contraste aos resultados observados sobre os efeitos agudos, a administração de um fármaco antagonista de receptores glutamatérgicos do tipo NMDA anula os efeitos tardios sobre a excitabilidade cortical da ETCC anódica e catódica.[9] Em contrapartida, um agonista desses receptores prolonga seus efeitos.[10] Esses resultados sugerem que a ETCC aplicada por mais de três minutos induz plasticidade no sistema glutamatérgico. Em linha com esses resultados, verificou-se que, bloqueando os canais de Ca^{2+}, os efeitos da ETCC anódica são abolidos.[9]

O influxo de Ca^{2+} para o interior da célula neural regula a eficácia da transmissão sináptica por meio da ativação de cascatas de sinalização intracelular dependentes desse íon. Assim, dependendo da quantidade de cálcio intracelular, cascatas de enzimas são ativadas, resultando na inserção ou remoção de receptores glutamatérgicos do tipo AMPA (do inglês *alpha-amino-3-hydroxy-5-methyl-4-isoxazolpropionic*). A inserção de receptores AMPA na membrana pós-sináptica é o mecanismo principal da potenciação de longa duração (ou LTP, do inglês *long-term potentiation*), enquanto a remoção de receptores AMPA é inerente ao mecanismo da depressão de longa duração (ou LTD, do inglês *long-term depression*). Uma vez que o bloqueio dos receptores NMDA e de canais de Ca^+ interfere na resposta da excitabilidade cortical à ETCC, acredita-se que os efeitos plásticos observados após a estimulação elétrica estejam relacionados a mecanismos similares à LTP, no caso da ETCC anódica, e à LTD, na ETCC catódica.

Os efeitos tardios da ETCC parecem também envolver o sistema GABAérgico. Um estudo com espectroscopia por ressonância magnética verificou redução da concentração de GABA após a ETCC anódica e catódica.[12] Experimentos *in vitro* apontam que a redução de GABA está relacionada com o aumento da plasticidade glutamatérgica. Em humanos, a ativação de receptores GABA potencializa e prologa os efeitos da ETCC anódica sobre a excitabilidade cortical.[11]

Além dos sistemas glutamatérgico e GABAérgicos, outros sistemas parecem também interferir nos efeitos da ETCC anódica e catódica. A Tabela 7.1 sumariza os achados sobre os efeitos da administração de vários fármacos que interferem no SNC sobre a plasticidade induzida pela ETCC anódica e catódica.

▶ DIRETRIZES BÁSICAS PARA A APLICAÇÃO DA ETCC

SEGURANÇA E ÉTICA

Uma entrevista com o paciente antes da aplicação da ETCC é pré-requisito obrigatório para garantir a segurança e os preceitos éticos do uso da técnica. Nessa entrevista, deverá ser investigada a existência de contraindicações para o uso da estimulação elétrica (ver Capítulo 9), e o paciente será informado quanto aos riscos e benefícios esperados com a aplicação da estimulação. Apesar de a ETCC ser considerada uma técnica segura que apresenta leve ou nenhum efeito adverso, a possível ocorrência de desconfortos, como, por exemplo, prurido, eritema e sensação de formigamento e queimação, deverá ser previamente comunicada.

O paciente também deverá ser informado da variabilidade das respostas à ETCC encontrada na literatura científica.[20] Essa variabilidade, relacionada a fatores individuais (p. ex., idade, tipo e cronicidade da doença, nível de ativação neural), ainda não totalmente esclarecida, impede o responsável pela aplicação da técnica de garantir sua eficácia. Assim, o risco de a ETCC não surtir o efeito desejado deve ser comunicado ao paciente.

De modo a assumir a responsabilidade sobre a veracidade das informações prestadas durante a entrevista e de dar ciência do conhecimento dos riscos e benefícios da aplicação da técnica, a sessão de estimulação só deve ser iniciada após assinatura do Termo de Consentimento pelo paciente ou seu representante legal.

122 ▶ ESTIMULAÇÃO TRANSCRANIANA POR CORRENTE CONTÍNUA

TABELA 7.1 IMPACTO DE FÁRMACOS COM AÇÕES NO SISTEMA NERVOSO CENTRAL SOBRE OS EFEITOS AGUDOS (DURANTE A ESTIMULAÇÃO) E TARDIOS (APÓS A ESTIMULAÇÃO) DA ESTIMULAÇÃO TRANSCRANIANA POR CORRENTE CONTÍNUA ANÓDICA (ETCC ANÓDICA) E CATÓDICA (ETCC CATÓDICA)

ESTUDO (ANO)	FÁRMACO	PAPEL	EFEITO INDUZIDO PELA ETCC ANÓDICA	EFEITO INDUZIDO PELA ETCC CATÓDICA	EFEITO INDUZIDO PELA ETCC ANÓDICA	EFEITO INDUZIDO PELA ETCC CATÓDICA
			DURANTE ESTIMULAÇÃO		APÓS ESTIMULAÇÃO	
Liebetanz e colaboradores[11]	Carbamazepina	Bloqueador de canais de Na^+	NT	NT	×	=
	Dextrometorfano	Antagonista de receptores NMDA	NT	NT	×	×
Nitsche e colaboradores[9]	Flunarizina	Bloqueador de canais de Ca^{++}	↓	=	×	=
	Carbamazepina	Bloqueador de canais de Na^+	×	=	×	=
	Dextrometorfano	Antagonista de receptores NMDA	=	=	×	×
Nitsche e colaboradores[10]	Lorazepam	Agonista de receptores GABA-A	=	=	↑→	=
Nitsche e colaboradores[13]	D-cicloserina	Agonista de receptores NMDA	NT	NT	→	=
Nitsche e colaboradores[14]	Propanolol	Antagonista de receptores beta--adrenérgicos	NT	NT	←	←
	Anfetamina	Agonista não específico de noradrenalina e dopamina	=	=	→	→
	Anfetamina/ Dextrometorfano	Agonista não específico de noradrenalina e dopamina/ Antagonista de receptores NMDA	NT	NT	×	NT

TABELA 7.1 IMPACTO DE FÁRMACOS COM AÇÕES NO SISTEMA NERVOSO CENTRAL SOBRE OS EFEITOS AGUDOS (DURANTE A ESTIMULAÇÃO) E TARDIOS (APÓS A ESTIMULAÇÃO) DA ESTIMULAÇÃO TRANSCRANIANA POR CORRENTE CONTÍNUA ANÓDICA (ETCC ANÓDICA) E CATÓDICA (ETCC CATÓDICA)

ESTUDO (ANO)	FÁRMACO	PAPEL	EFEITO INDUZIDO PELA ETCC ANÓDICA	EFEITO INDUZIDO PELA ETCC CATÓDICA	EFEITO INDUZIDO PELA ETCC ANÓDICA	EFEITO INDUZIDO PELA ETCC CATÓDICA
			DURANTE ESTIMULAÇÃO		APÓS ESTIMULAÇÃO	
Nitsche e colaboradores[15]	Sulpirida	Antagonista de receptor de dopamina (D2)	NT	NT	×	×
	Pergolida	Agonista dos receptores de dopamina D1 e D2	NT	NT	=	→
	Pergolida/ Sulpirida	Agonista dos receptores de dopamina D1 e D2/ Antagonista de receptor de dopamina D2	NT	NT	×	×
Kuo e colaboradores[16]	L-dopa	Precursor da dopamina	NT	NT	×	→
Kuo e colaboradores[17]	Rivasgtimina	Inibidor da colinesterase	NT	NT	×	→
Monte-Silva e colaboradores[18]	Ropinirole (0,125; 0,25; 0,5; e 1 mg)	Agonista de receptor D2	NT	NT	× (0,125; 0,25 mg) = (0,5 mg) ↓ (1 mg)	× (0,125; 0,25 mg) → (0,5 mg) × (1 mg)
Monte-Silva e colaboradores[19]	L-dopa (25; 100; e 200 mg)	Precursor da dopamina	NT	NT	× (25; 100; e 200 mg)	× (25; 200 mg) → (100 mg)

↑, aumenta; ↓, diminui; →, prolonga; ←, encurta; ×, anula; =, não interfere; NT, não foi testado.

▶ MATERIAIS

Para aplicação da ETCC, fazem-se necessários os seguintes materiais: eletroestimulador, cabos, eletrodos, esponjas para eletrodos, solução salina e/ou creme condutivo e faixas elásticas (ver figura no Apêndice sobre aparelhos de ETCC).

ELETROESTIMULADOR

Os geradores de correntes usados para ETCC, em geral, são aparelhos simples, mas que devem ter algumas características especiais para manter a qualidade da corrente ao longo do tempo. Isso é necessário também para garantir a segurança da terapia, já que descargas excessivas sobre o crânio podem ter efeito lesivo grave, e a instabilidade da corrente pode provocar lesões químicas sob os eletrodos.

Os dispositivos normalmente são constituídos de bateria, um conjunto de capacitores e resistências, um potenciômetro e cabos para conexão dos eletrodos. Apesar de a geração de uma corrente contínua ser relativamente simples, a manutenção da corrente com amplitude constante depende muito da qualidade dos componentes utilizados no gerador de corrente.

De forma resumida, o gerador de corrente é alimentado por um conjunto de baterias, que geram uma corrente contínua pura. Em geral, são baterias não recarregáveis de 9 V. As recarregáveis costumam ser evitadas, pois raramente recarregam até o seu máximo e podem comprometer estimulações nas quais os eletrodos estão mais afastados entre si.

A "força da energia elétrica" é representada pela voltagem disponível, que depende diretamente da carga das baterias. Quando se colocam dois eletrodos condutores de energia dentro de um sistema que conduz eletricidade, como o corpo humano, haverá a tendência de descarregar a bateria, fazendo a eletricidade correr entre os tecidos. O fluxo de corrente elétrica é medido em amperes. Ele dependerá da resistência do sistema, que inclui a resistência dos cabos, dos eletrodos e dos tecidos biológicos. Para manter um fluxo de energia elétrica (amperagem) constante, o dispositivo deve ser capaz de regular esse fluxo em função da resistência.

A resistência dos tecidos biológicos está em torno de 1 kOhm (1.000 Ohms), em áreas bem irrigadas e sem pontas ósseas, e em torno de 50 kOhm, no crânio. A própria eletroestimulação é capaz de diminuir essa resistência alguns minutos após o início da passagem da corrente, devido ao aumento da circulação sanguínea local.[21] Entretanto, se o dispositivo não for adequadamente desenhado para atender a tais magnitudes de resistência, ocorrerá uma variação da amplitude da corrente elétrica, que tornará a aplicação imprecisa. As consequências podem ir desde a ineficiência da estimulação até a formação de queimaduras químicas abaixo dos eletrodos. Além disso, é possível que, durante a estimulação, haja grandes magnitudes de variação da resistência do sistema. Isso geralmente acontece por causa do ressecamento ou mau contato dos eletrodos. Nesse caso, é muito importante que o dispositivo acuse uma alta resistência e que as barreiras para a passagem da corrente sejam eliminadas. Por isso, embora sejam escassas as comparações de qualidade entre os aparelhos de ETCC, é muito importante que eles tenham sido desenvolvidos para tal fim.

ELETRODOS

Os eletrodos são peças fundamentais para a transmissão da corrente elétrica do gerador de corrente para a pele. Uma série de características é importante para que essa condução ocorra de forma adequada e atenda ao fim específico que se deseja. Estas incluem o material que compõe o eletrodo, sua interface com a pele, seu tamanho e seu grau de deterioração. A combinação dessas características irá determinar a quantidade de eletricidade que será dispensada em um dado alvo e, consequentemente, os efeitos da eletroestimulação.

Em relação à constituição do eletrodo, a mais comum é a liga de silicone carbono, que permite uma estrutura flexível e, ao mesmo tempo, com boa condutibilidade. Entretanto, deve-se levar em conta que as correntes contínuas produzem efeitos eletroforéticos sobre as substâncias químicas. Como consequência, os eletrodos de silicone carbono também sofrem alterações de sua estrutura e perdem, ao longo do tempo, suas características de condutibilidade. Quando isso acontecer, a estimulação será sentida como mais intensa e, ocasionalmente, provocará sintomas como coceira, sensação de choque e dor. Os eletrodos ficarão mais quebradiços, e será mais difícil infiltrar a solução salina nas esponjas. Por isso, devem ser trocados com o uso prolongado. As recomendações para troca dos eletrodos variam de 14 aplicações até seis meses de uso diário.*

Outros materiais, como ligas de alumínio e eletrodos autoadesivos, podem ser usados em eletroterapia com corrente contínua, mas devem ser evitados no crânio por conta da possibilidade de concentrarem muito a corrente elétrica em um certo ponto (geralmente no meio ou nas pontas – *hot spots*) e aumentarem o risco de lesão tecidual. Para aumentar a efetividade da estimulação, a conexão do cabo com o eletrodo deve ser preferencialmente no seu centro ou com os *plugs* o mais distante possível um do outro, ou seja, com direções diametralmente opostas.

SOLUÇÃO SALINA OU CREME CONDUTIVO

Para melhorar a condução da eletricidade na interface entre o eletrodo e a pele, normalmente se usam esponjas umedecidas com solução salina. Se necessário, é possível usar também gel para eletrodos (gel de ultrassom). Contudo, é importante ter cuidado para não utilizar solução salina hipertônica ou gel de eletrocardiograma, pois uma maior salinidade está associada a menor condução elétrica. O uso de água de torneira deve ser evitado. Sugere-se que, em comparação ao uso de solução salina, a água de torneira aumente o risco de lesão de pele. Estudos demonstraram que solução fisiológica com concentração moderada (entre 15 e 140 mM) minimiza desconfortos.[22]

▶ PARÂMETROS DA ESTIMULAÇÃO

Para aplicação da ETCC, é necessário definir os seguintes parâmetros: tamanho e posicionamento dos eletrodos, intensidade e polaridade da corrente, duração da estimulação, número e intervalos das sessões. Variações na combinação desses parâmetros podem induzir diferentes efeitos. A melhor combinação dos parâ-

---

* Para mais informações acesse: https://thebrainstimulator.net/faq.

metros de estimulação de modo a induzir a magnitude e a duração dos efeitos neuromodulatórios desejados ainda precisa ser investigada.

TAMANHO E POSICIONAMENTO DOS ELETRODOS

Quando se utilizam dois eletrodos para fazer eletroestimulação, é possível que ambos tenham tamanhos iguais ou diferentes. No primeiro caso, diz-se que a técnica é bipolar, enquanto, no segundo, é monopolar. Na técnica bipolar, espera-se que a densidade de corrente elétrica seja igual nos dois eletrodos, ou seja, o efeito principal acontece em ambos. Na monopolar, a densidade de corrente elétrica será maior no eletrodo de menor tamanho, que será considerado o polo ativo. O eletrodo de maior tamanho é considerado como passivo ou dispersivo, pois apresenta menor densidade de corrente elétrica. Via de regra, se esse for o objetivo, deve-se ter um eletrodo dispersivo com pelo menos o dobro de área do eletrodo ativo.

O tamanho dos eletrodos varia entre 3,5 e 100 cm^2 nos estudos. As montagens mais comuns de ETCC usam eletrodos de silicone carbono com 35 cm^2 (5x7 cm), que têm maior poder de influenciar a excitabilidade cortical. Entretanto, outras dimensões podem ser encontradas, mas são menos frequentes. Em relação ao conforto da estimulação, os eletrodos de 5x7 geram sensações mais intensas e desconfortáveis do que aqueles de 4x4 cm em uma mesma intensidade de estimulação.[23]

A posição dos eletrodos no escalpo é fundamental para que se possa direcionar o campo elétrico para as regiões cerebrais que se deseja atingir. O sistema internacional 10/20 de montagem de eletrodos de eletrencefalografia (EEG) é a referência mais comum para posicionamento dos eletrodos, mas é possível identificar áreas específicas de representação de músculos em M1 por meio da EMT. Estudos mais recentes têm lançado mão dos sistemas de neuronavegação para localização mais precisa.

As montagens mais tradicionais usam um eletrodo em M1 (regiões C3 ou C4 do sistema 10/20) e outro na região supraorbital contralateral (regiões Fp1 ou Fp2 do sistema 10/20) ou um eletrodo no córtex pré-frontal dorsolateral (regiões F3 ou F4) e outro na região supraorbital contralateral. Salvador e colaboradores demonstraram, em um modelo computacional, que a primeira montagem é uma das que mais concentra a corrente elétrica no córtex motor primário.[24] Uma montagem alternativa usando um eletrodo em M1 e outro no occipital (O1) também foi muito efetiva para esse fim. Entretanto, essa última montagem carece de ensaios clínicos que confirmem sua eficácia em diferentes condições clínicas.

INTENSIDADE E DURAÇÃO DA CORRENTE

A intensidade da corrente varia entre 1 e 2 mA na maioria dos estudos. Essas e outras doses menores já foram extensivamente estudadas. Com 1 mA, o cátodo tem efeito de diminuição da excitabilidade cortical. Com 2 mA, no entanto, tanto ânodo quanto cátodo levam a aumento da excitabilidade,[25] embora esses resultados sejam controversos e opostos aos trabalhos iniciais.[7] Também se sabe que a estimulação com 2 mA não produz mais efeitos na excitabilidade do que com 1 mA. Mais ainda, a mesma pessoa pode apresentar respostas diferentes em relação às mudanças na excitabilidade cortical com ETCC se for exposta a amplitudes diferentes de corrente.[26] Por isso, tem-se assumido que a amplitude de 1 mA é mais adequada, por promover efeitos polares específicos. A capacidade de modulação também pode estar relacionada ao alvo terapêutico. Jeffery e colaboradores[27] demonstraram que a modulação catódica da atividade do músculo tibial anterior é mais difícil do que a de músculos da mão. Além disso, aumentar a intensidade para 3 mA pode ser doloroso.[28]

No que se refere ao tempo da estimulação, uma duração mínima é necessária para induzir efeitos plásticos. Estudos iniciais utilizaram a duração de três minutos e observaram mudanças no PEM por meio da EMT. Posteriormente, estudos utilizaram durações maiores a fim de produzir efeitos em longo prazo, com aplicações de 13 minutos para ETCC anódica e 9 minutos para ETCC catódica.[29] Recentemente, estudos começaram a utilizar tempos diferentes para aplicação da ETCC, variando de 10 a 40 minutos. No entanto, a maioria utiliza 20 minutos para ambas as polaridades.

POLARIDADE DA CORRENTE

Os efeitos da ETCC estão diretamente relacionados à polaridade da corrente, que pode ser anódica ou catódica. De maneira geral, considera-se que a ETCC anódica induz aumento da excitabilidade cortical e que a catódica promove o efeito inverso. Entretanto, um estudo recente demonstrou que nem todos os indivíduos respondem da mesma forma à estimulação, ou seja, podem apresentar diminuição e aumento da excitabilidade cortical após ETCC anódica e catódica, respectivamente.[20] Essa variabilidade na resposta ocorre devido à influência de vários fatores, como gênero, idade, nível de atividade neural, ritmo circadiano, genética. Mais estudos são necessários para compreender como esses fatores individuais interferem na responsividade à ETCC.

Além da estimulação anódica e catódica de forma isolada, alguns estudos têm sugerido a aplicação simultânea da ETCC nos dois hemisférios. Denominada de ETCC bi-hemisférica ou bilateral, essa estimulação busca inibir a atividade de um hemisfério e aumentar a do outro concomitantemente.

NÚMERO E INTERVALO DAS SESSÕES

Os efeitos comportamentais de uma única sessão de ETCC são relativamente curtos, durando poucos minutos. Evidências recentes apontam que múltiplas sessões podem prolongar por semanas os efeitos da estimulação tanto em sujeitos saudáveis[30] como em pacientes.[31]

O intervalo entre uma aplicação de ETCC e a seguinte para que os efeitos possam ser somados foi estudado inicialmente por Monte-Silva e colaboradores.[19] Eles demonstraram que uma aplicação de ETCC catódica de 18 minutos (1 mA) tem seu efeito prolongado por até 90 minutos. Se uma segunda estimulação for feita ainda dentro do período de efeito de uma primeira, o efeito se prolonga por até 120 minutos. Entretanto, se a segunda estimulação for feita após 3 ou 24 horas da primeira aplicação, ou seja, quando não há mais efeito da primeira, o efeito da ETCC seria inicialmente atenuado ou abolido, mas, em seguida, restabelecido e mantido também por 120 minutos. Confirmando esses dados, Alonzo e colaboradores[32] demonstraram que a aplicação diária por cinco dias levou a maiores aumentos do PEM do que em dias alternados, o que parece acontecer pelo efeito cumulativo da ETCC. De fato, ensaios clínicos demonstram que os principais efeitos da estimulação repetida acontecem a partir do segundo dia consecutivo de aplicação.[33]

▶ PROCEDIMENTOS

PROCEDIMENTOS ANTES DA ETCC

Inicialmente, é necessário fornecer algumas orientações para o indivíduo que receberá a ETCC. É importante que o paciente se mantenha relaxado, no entanto sem dormir, durante toda a aplicação da estimulação.

Posteriormente, a pele do indivíduo/paciente sobre a qual serão posicionados os eletrodos deverá ser inspecionada para garantir a ausência de eczemas e feridas cutâneas. As feridas podem concentrar a corrente elétrica no local, aumentando o risco de lesão. Também não se deve colocar eletrodos em locais onde há defeitos ósseos ou placas.[34] Todos esses esforços são fundamentais para se reduzir o risco de lesão na pele, o qual, em geral, está relacionado a alta resistência cutânea e repetição do número de sessões.[35] Após a inspeção, para reduzir a impedância, deve-se afastar o cabelo e realizar uma limpeza da região, de forma que o eletrodo fique em contato homogêneo com o couro cabeludo. É importante que o cabelo esteja seco e livre de cremes ou outros produtos químicos.

Os eletrodos são envoltos em esponjas umedecidas por solução salina. É importante ter cautela quanto à quantidade desse fluido. Uma aplicação excessiva de solução faz esta se espalhar pelo couro cabeludo, e, dessa forma, a área estimulada se expande para além do eletrodo, afetando os efeitos da ETCC. O grau de umedecimento deve ser o suficiente para manter toda a área da espuma úmida, porém sem pingar. Uma quantidade inferior à adequada irá promover uma concentração da corrente elétrica maior nos lugares úmidos, diminuindo a área funcional de estimulação. Uma quantidade superior à necessária irá espalhar a solução salina pelo couro cabeludo, dissipando a corrente.[22] Dessa forma, é fundamental a aplicação de quantidade adequada de solução salina apenas na esponja que irá envolver o eletrodo. Sugere-se que 12 mL de solução sejam suficientes para umedecer um eletrodo de 35 cm².

Os eletrodos deverão ser posicionados sobre o escalpo na região sobrejacente à área cerebral que se deseja estimular. A identificação do local no escalpo é determinada, como afirmado, por meio de sistema 10x20 de EEG e, mais precisamente, por meio da EMT e de sistemas de neuronavegação. É importante determinar com a maior precisão a área cortical a ser modulada. Um estudo recente demonstrou que um deslocamento de 1 cm na posição do eletrodo pode alterar a distribuição de fluxo de corrente.[36]

O uso de faixas elásticas ajuda a manter os eletrodos em contato firme contra a pele. Existem evidências de que tipos de cabelo diferentes interferem de forma específica na passagem da corrente elétrica. Em geral, o cabelo crespo oferece mais resistência elétrica. É importante ter cuidado na colocação das faixas para evitar que os eletrodos se desloquem durante a estimulação e, dessa forma, outras regiões sejam estimuladas. Alguns recursos podem ser utilizados para evitar esse deslocamento, como posicionar a faixa por trás da orelha do paciente e/ou utilizar a faixa por baixo de seu queixo. Entretanto, é importante considerar seu desconforto.

Após toda a preparação inicial, deve-se configurar o equipamento. Os principais parâmetros a serem configurados são intensidade de corrente e duração de estimulação. Além disso, caso o equipamento permita, deve-se configurar para que o aumento e a diminuição da amplitude de corrente, no início e no fim da estimulação, sejam feitos de modo gradativo (rampa de subida e descida). O uso da rampa evita desconfortos ao paciente. A maioria dos estudos utiliza rampa de subida e descida de 10 segundos.

PROCEDIMENTOS DURANTE A ETCC

Durante a aplicação da estimulação, é necessário estar atento à tolerância do paciente. A maioria dos estudos aponta para uma boa tolerância dos participantes. Entretanto, alguns efeitos adversos podem ser relatados e devem ser registrados.

Além dos efeitos adversos, é importante checar, no início e durante a estimulação, a impedância do sistema. Os equipamentos podem fornecer essa informação ao serem ligados e/ou durante toda a estimulação. Ficar atento é essencial, uma vez que o aumento da impedância pode indicar, por exemplo, que os eletrodos estão secos. Alguns equipamentos interrompem automaticamente a estimulação se a impedância ultrapassar o limite pré-estabelecido. O controle da impedância é variável e depende da relação entre a intensidade de corrente e a voltagem máxima. Sugere-se que, para uma intensidade de corrente de 2 mA, uma impedância 10KΩ seja adequada para atingir uma voltagem de 20 V, e essa voltagem máxima é adequada para prevenir lesões.

Durante a aplicação, é muito importante que o eletrodo seja umidificado sempre que se notar a existência de áreas ressecadas. Pode-se usar um conta-gotas ou uma pequena seringa para isso.

PROCEDIMENTOS APÓS A ETCC

Após a ETCC, deve-se registrar a presença de possíveis efeitos adversos, como coceira e formigamento abaixo do eletrodo, dor de cabeça, entre outros. Lesões na pele são raras, mas podem ocorrer caso os eletrodos estejam secos; por isso, a inspeção da pele após a aplicação da estimulação também é necessária. Os efeitos adversos podem ser registrados em um questionário estruturado desenvolvido para esse fim.[37]

Um breve resumo das diretrizes básicas para aplicação da ETCC é apresentado no Quadro 7.1.

130 ▶ ESTIMULAÇÃO TRANSCRANIANA POR CORRENTE CONTÍNUA

QUADRO 7.1 **PASSO A PASSO PARA A APLICAÇÃO DA ESTIMULAÇÃO TRANSCRANIANA POR CORRENTE CONTÍNUA (ETCC)**	
1. Entrevista	• Cheque a inexistência de contraindicações. • Informe os riscos e os benefícios da ETCC. • Colha a assinatura no Termo de Consentimento Livre e Esclarecido.
2. Materiais	• Reúna os materiais (eletroestimulador, cabos, eletrodos, esponjas para eletrodos, solução salina ou creme condutivo e faixas elásticas). • Eletroestimulador deve ser alimentado por um conjunto de baterias. Evite aplicar a ETCC com aparelhos ligados diretamente à rede elétrica. • Verifique a integridade dos cabos, eletrodos e esponjas. • Prefira soluções salinas com concentração moderada para minimizar desconfortos com a corrente elétrica. Evite o uso de água de torneira.
3. Parâmetros da ETCC	• Determine a área cortical a ser estimulada. • Escolha a intensidade e a duração da estimulação. • Determine a polaridade da corrente.
4. Procedimentos antes da ETCC	• Verifique se o paciente está bem acomodado e relaxado. • Marque as áreas em que serão posicionados os eletrodos. Utilize o sistema 10/20 de EEG ou a EMT para identificar, no escalpo, a área cortical que se deseja modular. • Inspecione e limpe a pele. O eletrodo não deve ser posicionado sobre lesões cutâneas ou defeitos ósseos. • Inspecione o cabelo. Deve ser evitado o uso de cremes ou outros produtos químicos no cabelo, que também não deve estar molhado. • Umedeça as esponjas com a solução salina. Use 12 mL de solução para esponjas de 35 cm^2. • Introduza os eletrodos nas esponjas. • Posicione os eletrodos/esponjas no escalpo. Se sobre o couro cabeludo, procure afastar o cabelo para aumentar o contato do eletrodo com o crânio. • Utilize as faixas elásticas para fixar os eletrodos/esponjas no escalpo. • Configure o eletroestimulador com os parâmetros previamente determinados. • Ligue o eletroestimulador. Para minimizar desconfortos, inicie a estimulação aumentando gradativamente a intensidade de corrente.
5. Procedimentos durante a ETCC	• Mantenha as esponjas umedecidas. O uso de seringas pode ajudar a manter as esponjas umedecidas sem precisar removê-las. • Verifique a existência de desconfortos com a aplicação da corrente.
6. Procedimentos após a ETCC	• Desligue o eletroestimulador. Para minimizar desconfortos, finalize a estimulação diminuindo gradativamente a intensidade de corrente. • Remova os eletrodos do escalpo. • Cheque a presença de efeitos adversos. É recomendado o uso de questionários específicos para efeitos adversos da ETCC.

▶ EFEITOS DA ETCC SOBRE A COGNIÇÃO

As alterações da excitabilidade cortical ocasionadas pela ETCC podem repercutir em modificação de funções cerebrais, entre elas funções cognitivas.[38] As principais funções cognitivas são: percepção, atenção, memória, linguagem e funções executivas. Problema cognitivo representa o sintoma mais difícil de ser tratado em muitas doenças psiquiátricas. Portanto, a capacidade da ETCC de interferir nas funções cognitivas torna a técnica uma promissora ferramenta para o tratamento de inúmeras doenças psiquiátricas no futuro. A Tabela 7.2 apresenta os avanços científicos dos últimos anos nessa área.

▶ LIMITAÇÕES DA ETCC

Apesar de a ETCC ter sido investigada de forma extensiva nos últimos 10 a 15 anos, com estudos pré-clínicos e clínicos, uma série de questões ainda permanece por ser elucidada. A técnica também apresenta algumas limitações, e tentativas de se ultrapassá-las são constantes.

A ETCC prescinde do uso de eletrodos posicionados sobre a pele para que a corrente elétrica seja administrada e penetre no crânio, atingindo o alvo terapêutico. O estrato córneo de pele oferece uma alta resistência à passagem de correntes elétricas contínuas e, com isso, torna-se uma importante barreira à penetração da corrente. Além da pele, outras barreiras, como o próprio crânio e o líquido cerebrospinal, tornam a intensidade de corrente elétrica que chega efetivamente ao cérebro muito pequena. A alternativa de aumento da amplitude pode levar a lesão tecidual e, por isso, não é utilizada. Uma opção seria a utilização de correntes pulsadas, já que, quanto maior a frequência de pulsos de uma corrente elétrica (que não existe na ETCC), menor a impedância (resistência dependente de frequência) oferecida pelos tecidos biológicos. As correntes alternadas e mesmo correntes monofásicas pulsadas de baixa e média frequência têm sido estudadas, mas os dados clínicos sobre elas ainda não são suficientes para permitir seu uso clínico.

A necessidade de se usar no mínimo dois eletrodos também é uma limitação, pois muitas vezes o alvo terapêutico é somente uma região do córtex. Entretanto, se não houver no mínimo dois eletrodos, não haverá fluxo de corrente elétrica. A colocação de eletrodos extracefálicos, como nas regiões deltoidea, cervical, torácica ou massetérica, não diminui o problema, pois simplesmente direciona de maneira distinta a corrente elétrica, que terá que passar por regiões do tronco encefálico e/ou medula espinal. A técnica de ETCC de alta densidade (do inglês *high density tDCS*) foi desenvolvida e tem sido investigada.[22] Ela consiste na colocação de um eletrodo no alvo terapêutico cercado por outros quatro eletrodos,[52] o que promete aumentar o foco da estimulação sem ativar outras áreas do córtex cerebral.

A capacidade da ETCC de modular o cérebro e levar a mudanças clínicas significativas tem sido frequentemente questionada.[53] Devido à variabilidade entre os indivíduos e as condições clínicas, ao uso de dispositivos diferentes e às limitações dos ensaios clínicos, o tamanho do efeito da ETCC ainda é incon-

TABELA 7.2 RESUMO DE ESTUDOS DE MODULAÇÃO DE FUNÇÕES COGNITIVAS POR MEIO DA ESTIMULAÇÃO TRANSCRANIANA POR CORRENTE CONTÍNUA (ETCC) EM INDIVÍDUOS SAUDÁVEIS

| ESTUDO (ANO) | FUNÇÃO COGNITIVA | PARÂMETROS DE ESTIMULAÇÃO | | | | | RESULTADOS |
		TIPO DE ETCC	POSIÇÃO DE ELETRODOS	INTENSIDADE DE CORRENTE	TAMANHO DE ELETRODOS	DURAÇÃO DA ESTIMULAÇÃO	
PERCEPÇÃO E ATENÇÃO							
Antal e colaboradores[39]	Percepção visual (percepção de contrastes)	ETCC catódica e anódica	Oz/Cz	1 mA	35 cm^2	7min	ETCC catódica reduziu a percepção de contraste, e ETCC anódica não demonstrou nenhum efeito.
Kraft e colaboradores[40]	Percepção visual (percepção de contrastes)	ETCC catódica e anódica	Oz/Cz	1 mA	35 cm^2	15min	ETCC anódica aumentou a percepção de contraste.
Rogalewski e colaboradores[41]	Percepção somatossensorial	ETCC catódica e anódica	C4-Fp1	1 mA	35 cm^2	7min	Durante e após a ETCC catódica foi observada redução na capacidade de discriminar estímulos vibratórios. Não houve nenhum efeito para ETCC anódica.
Bolognini e colaboradores[42]	Percepção multissensorial	ETCC catódica e anódica	T4-Fp1 P4-Fp1 O2-Cz	2 mA	35 cm^2	8min	ETCC anódica no córtex temporal aumentou a percepção multissensorial, enquanto a ETCC anódica no córtex occipital gerou diminuição da percepção. Efeitos opostos foram observados para ETCC catódica.

TABELA 7.2 RESUMO DE ESTUDOS DE MODULAÇÃO DE FUNÇÕES COGNITIVAS POR MEIO DA ESTIMULAÇÃO TRANSCRANIANA POR CORRENTE CONTÍNUA (ETCC) EM INDIVÍDUOS SAUDÁVEIS

ESTUDO (ANO)	FUNÇÃO COGNITIVA	TIPO DE ETCC	POSIÇÃO DE ELETRODOS	INTENSIDADE DE CORRENTE	TAMANHO DE ELETRODOS	DURAÇÃO DA ESTIMULAÇÃO	RESULTADOS
			PARÂMETROS DE ESTIMULAÇÃO				
Bolognini e colaboradores[43]	Atenção	ETCC anódica	P4-P3 músculo deltoide direito	2 mA	35 cm²	30min	ETCC anódica no córtex parietal posterior direito (P3) melhorou a orientação e a exploração visual.
FUNÇÕES EXECUTIVAS							
Zaehle e colaboradores[44]	Memória de trabalho	ETCC catódica e anódica	F3 – mastoide	1 mA	35 cm²	15min	ETCC anódica melhorou a acurácia no desempenho da tarefa relacionada à memória de trabalho. ETCC catódica prejudicou o desempenho.
Berryhill e colaboradores[45]	Memória de trabalho	ETCC catódica e anódica	P4 – bocheca esquerda	1,5 mA	35 cm²	15min	ETCC catódica prejudicou o desempenho na tarefa.
Chi e colaboradores[46]	Resolução de problemas	ETCC bilateral	Entre T8-FT8 (anódica) – entre T7-F17 (catódica) Entre T8-FT8 (catódica) – entre T7-F17 (anódica)	1,6 mA	35 cm²	5min	ETCC anódica (direito) e catódica (esquerdo) melhorou o desempenho na resolução de problemas.
Dockrey e colaboradores[47]	Planejamento estratégico	ETCC catódica e anódica	F3-Fp2	1 mA	35 cm²	15min	ETCC catódica melhorou o desempenho nas fases iniciais, e a ETCC anódica, nas fases tardias.

TABELA 7.2 RESUMO DE ESTUDOS DE MODULAÇÃO DE FUNÇÕES COGNITIVAS POR MEIO DA ESTIMULAÇÃO TRANSCRANIANA POR CORRENTE CONTÍNUA (ETCC) EM INDIVÍDUOS SAUDÁVEIS

| ESTUDO (ANO) | FUNÇÃO COGNITIVA | TIPO DE ETCC | PARÂMETROS DE ESTIMULAÇÃO | | | | | RESULTADOS |
			POSIÇÃO DE ELETRODOS	INTENSIDADE DE CORRENTE	TAMANHO DE ELETRODOS	DURAÇÃO DA ESTIMULAÇÃO	
APRENDIZAGEM E MEMÓRIA								
Reis e colaboradores[30]	Aprendizado motor	ETCC catódica e anódica	C3-Fp2	1 mA	25 cm^2	20min	ETCC anódica melhorou a aquisição da tarefa motora.
Elmer e colaboradores[48]	Aprendizado verbal	ETCC catódica e anódica	F3 – mastoide F4 – mastoide	1,5 mA	28 cm^2 – ativo 100 cm^2 – referência	5min	ETCC catódica no córtex esquerdo prejudicou o desempenho.
Hammer e colaboradores[49]	Aprendizado verbal	ETCC catódica e anódica	F3-Fp2	1 mA	35 cm^2	30min	ETCC catódica prejudicou o desempenho.
Cohen e colaboradores[50]	Aprendizado numérico	ETCC bilateral	P3 (anódica) – P4 (catódica) P3 (catódica) – P4 (anódica)	1 mA	9 cm^2	20min	ETCC anódica no córtex direito e catódica no esquerdo melhorou o aprendizado por até 6 meses.
Ross e colaboradores[51]	Memória de nomes	ETCC anódica	T3 – bochecha inferior T4 – bochecha inferior	1,5 mA	35 cm^2	15min	ETCC anódica no lobo temporal anterior direito melhorou a capacidade de nomeação.

sistente para uma série de objetivos clínicos. Estudos futuros devem considerar uma série de subclassificações a fim de encontrar uma consistência no efeito da ETCC e uma possibilidade de uso mais preciso. Isso incluirá a interação da ETCC com outros agentes terapêuticos, farmacológicos ou não.

▶ REFERÊNCIAS

1. Mollica A, Moruzzi G, Naquet R. Reticular discharges induced by polarization of the cerebellum, their relation with postural tonis and the arousal reaction. Electroencephalogr Clin Neurophysiol. 1953;5(4):571-84.

2. Ward AR, Shkuratova N. Russian electrical stimulation: the early experiments. Phys Ther. 2002;82(10):1019-30.

3. Purpura DP, McMurtry JG. Intracellular activities and evoked potential changes during polarization of motor cortex. J Neurophysiol. 1965;28:166-85.

4. Bindman LJ, Lippold O, Redfearn J. Relation between the size and form of potentials evoked by sensory stimulation and the background electrical activity in the cerebral cortex of the rat. J Physiol. 1964;171:1-25.

5. Costain R, Redfearn JW, Lippold OC. A controlled trial of the therapeutic effect of polarization of the brain in depressive illness. Br J Psychiatry. 1964;110:786-99.

6. Priori A, Berardelli A, Rona S, Accornero N, Manfredi M. Polarization of the human motor cortex through the scalp. Neuroreport. 1998;9(10):2257-60.

7. Nitsche M, Paulus W. Excitability changes induced in the human motor cortex by weak transcranial direct current stimulation. J Physiol. 2000;527(Pt 3):633-9.

8. Radman T, Datta A, Ramos RL, Brumberg JC, Bikson M. One-dimensional representation of a neuron in a uniform electric field. Conf Proc IEEE Eng Med Biol Soc. 2009;2009:6481-4.

9. Nitsche M, Fricke K, Henschke U, Schlitterlau A, Liebetanz D, Lang N, et al.. Pharmacological modulation of cortical excitability shifts induced by transcranial direct current stimulation in humans. J Physiol. 2003;553(Pt 1):293-301.

10. Nitsche MA, Grundey J, Liebetanz D, Lang N, Tergau F, Paulus W. Catecholaminergic consolidation of motor cortical neuroplasticity in humans. Cereb Cortex. 2004;14(11):1240-5.

11. Liebetanz D, Nitsche MA, Tergau F, Paulus W. Pharmacological approach to the mechanisms of transcranial DC stimulation induced after effects of human motor cortex excitability. Brain. 2002;125(10):2238-47.

12. Stagg CJ, Best JG, Stephenson MC, O'Shea J, Wylezinska M, Kincses ZT, et al. Polarity-sensitive modulation of cortical neurotransmitters by transcranial stimulation. J Neurosci. 2009;29(16):5202-6.

13. Nitsche MA, Jaussi W, Liebetanz D, Lang N, Tergau F, Paulus W. Consolidation of human motor cortical neuroplasticity by D-cycloserine. Neuropsychopharmacology. 2004;29(8):1573-8.

14. Nitsche MA, Liebetanz D, Schlitterlau A, Henschke U, Fricke K, Frommann K, et al. GABAergic modulation of DC stimulation induced motor cortex excitability shifts in humans. Eur J Neurosci. 2004;19(10):2720-6.

15. Nitsche MA, Lampe C, Antal A, Liebetanz D, Lang N, Tergau F, et al. Dopaminergic modulation of long lasting direct current induced cortical excitability changes in the human motor cortex. Eur J Neurosci. 2006;23(6):1651-7.

16. Kuo MF, Paulus W, Nitsche MA. Boosting focally-induced brain plasticity by dopamine. Cereb Cortex. 2008;18(3):648-51.

17. Kuo M-F, Grosch J, Fregni F, Paulus W, Nitsche MA. Focusing effect of acetylcholine on neuroplasticity in the human motor cortex. J Neurosci. 2007;27(52):14442-7.

18. Monte-Silva K, Kuo MF, Thirugnanasambandam N, Liebetanz D, Paulus W, Nitsche MA. Dose-dependent inverted U-shaped effect of dopamine (D2-like) receptor activation on focal and nonfocal plasticity in humans. J Neurosci. 2009;29(19):6124-31.

19. Monte-Silva K, Kuo M-F, Liebetanz D, Paulus W, Nitsche MA. Shaping the optimal repetition interval for cathodal transcranial direct current stimulation (tDCS). J Neurophysiol. 2010;103(4):1735-40.

20. Wiethoff S, Hamada M, Rothwell JC. Variability in response to transcranial direct current stimulation of the motor cortex. Brain Stimul. 2014;7(3):468-75.

21. Hahn C, Rice J, Macuff S, Minhas P, Rahman A, Bikson M. Methods for extralow voltage transcranial direct current stimulation: Current and time dependent impedance decreases. Clin Neurophysiol. 2013;124(3):551-6.

22. Minhas P, Bansal V, Patel J, Ho JS, Diaz J, Datta A, et al. Electrodes for high-definition transcutaneous DC stimulation for applications in drug delivery and electrotherapy, including tDCS. J Neurosci Methods. 2010;190(2):188-97.

23. Turi Z, Ambrus GG, Ho K-A, Sengupta T, Paulus W, Antal A. When size matters: large electrodes induce greater stimulation-related cutaneous discomfort than smaller electrodes at equivalent current density. Brain Stimul. 2014;7(3):460-7.

24. Salvador R, Wenger C, Miranda PC. Investigating the cortical regions involved in MEP modulation in tDCS. Front Cell Neurosci. 2015;9:405.

25. Batsikadze G, Moliadze V, Paulus W, Kuo MF, Nitsche M. Partially non linear stimulation intensity dependent effects of direct current stimulation on motor cortex excitability in humans. J Physiol. 2013;591(7):1987-2000.

26. Chew T, Ho K-A, Loo CK. Inter- and Intra-individual Variability in Response to Transcranial Direct Current Stimulation (tDCS) at Varying Current Intensities.Brain Stimul. 2015;8(6):1130-7.

27. Jeffery DT, Norton JA, Roy FD, Gorassini MA. Effects of transcranial direct current stimulation on the excitability of the leg motor cortex. Exp Brain Res. 2007;182(2):281-7.

28. Furubayashi T, Terao Y, Arai N, Okabe S, Mochizuki H, Hanajima R, et al. Short and long duration transcranial direct current stimulation (tDCS) over the human hand motor area. Exp Brain Res. 2008;185(2):279-86.

29. Nitsche MA, Paulus W. Sustained excitability elevations induced by transcranial DC motor cortex stimulation in humans. Neurology. 2001;57(10):1899-901.

30. Reis J, Schambra HM, Cohen LG, Buch ER, Fritsch B, Zarahn E, et al. Noninvasive cortical stimulation enhances motor skill acquisition over multiple days through an effect on consolidation. Proc Natl Acad Sci U S A. 2009;106(5):1590-5.

31. Boggio PS, Nunes A, Rigonatti SP, Nitsche MA, Pascual-Leone A, Fregni F. Repeated sessions of noninvasive brain DC stimulation is associated with motor function improvement in stroke patients. Restor Neurol Neurosci. 2007;25(2):123-9.

32. Alonzo A, Brassil J, Taylor JL, Martin D, Loo CK. Daily transcranial direct current stimulation (tDCS) leads to greater increases in cortical excitability than second daily transcranial direct current stimulation. Brain Stimul. 2012;5(3):208-13.

33. Souto G, Borges IC, Goes BT, de Mendonça ME, Gonçalves RG, Garcia LB, et al. Effects of tDCS-induced motor cortex modulation on pain in HTLV-1: a blind randomized clinical trial. Clin J Pain. 2014;30(9):809-15.

34. Datta A, Bikson M, Fregni F. Transcranial direct current stimulation in patients with skull defects and skull plates: high-resolution computational FEM study of factors altering cortical current flow. Neuroimage. 2010;52(4):1268-78.

35. Palm U, Keeser D, Schiller C, Fintescu Z, Reisinger E, Padberg F, et al. Skin lesions after treatment with transcranial direct current stimulation (tDCS). Brain Stimul. 2008;1(4):386-7.

36. Woods AJ, Bryant V, Sacchetti D, Gervits F, Hamilton R. Effects of electrode drift in transcranial direct current stimulation. Brain Stimul. 2015;8(3):515-9.

37. Brunoni AR, Amadera J, Berbel B, Volz MS, Rizzerio BG, Fregni F. A systematic review on reporting and assessment of adverse effects associated with transcranial direct current stimulation. International Int J Neuropsychopharmacol. 2011;14(8):1133-45.

38. Kuo M-F, Nitsche MA. Effects of transcranial electrical stimulation on cognition. Clin EEG Neurosci. 2012;43(3):192-9.

39. Antal A, Nitsche MA, Paulus W. External modulation of visual perception in humans. Neuroreport. 2001;12(16):3553-5.

40. Kraft A, Roehmel J, Olma MC, Schmidt S, Irlbacher K, Brandt SA. Transcranial direct current stimulation affects visual perception measured by threshold perimetry. Exp Brain Res. 2010;207(3-4):283-90.

41. Rogalewski A, Breitenstein C, Nitsche MA, Paulus W, Knecht S. Transcranial direct current stimulation disrupts tactile perception. Eur J Neurosci. 2004;20(1):313-6.

42. Bolognini N, Rossetti A, Casati C, Mancini F, Vallar G. Neuromodulation of multisensory perception: a tDCS study of the sound-induced flash illusion. Neuropsychologia. 2011;49(2):231-7.

43. Bolognini N, Fregni F, Casati C, Olgiati E, Vallar G. Brain polarization of parietal cortex augments training-induced improvement of visual exploratory and attentional skills. Brain Res. 2010;1349:76-89.

44. Zaehle T, Sandmann P, Thorne JD, Jäncke L, Herrmann CS. Transcranial direct current stimulation of the prefrontal cortex modulates working memory performance: combined behavioural and electrophysiological evidence. BMC Neurosci. 2011;12:2.

45. Berryhill ME, Wencil EB, Coslett HB, Olson IR. A selective working memory impairment after transcranial direct current stimulation to the right parietal lobe. Neurosci Lett. 2010;479(3):312-6.

46. Chi RP, Snyder AW. Facilitate insight by non-invasive brain stimulation. PLoS One. 2011;6(2):e16655.

47. Dockery CA, Hueckel-Weng R, Birbaumer N, Plewnia C. Enhancement of planning ability by transcranial direct current stimulation. J Neurosci. 2009;29(22):7271-7.

48. Elmer S, Burkard M, Renz B, Meyer M, Jancke L. Direct current induced short-term modulation of the left dorsolateral prefrontal cortex while learning auditory presented nouns. Behav Brain Funct. 2009;5:29.

49. Hammer A, Mohammadi B, Schmicker M, Saliger S, Münte TF. Errorless and errorful learning modulated by transcranial direct current stimulation. BMC Neurosci. 2011;12:72.

50. Cohen Kadosh R, Soskic S, Iuculano T, Kanai R, Walsh V.Modulating neuronal activity produces specific and long-lasting changes in numerical competence. Curr Biol. 2010;20(22):2016-20.

51. Ross LA, McCoy D, Wolk DA, Coslett HB, Olson IR. Improved proper name recall by electrical stimulation of the anterior temporal lobes. Neuropsychologia. 2010;48(12):3671-4.

52. Villamar MF, Wivatvongvana P, Patumanond J, Bikson M, Truong DQ, Datta A, et al. Focal modulation of the primary motor cortex in fibromyalgia using 4×1-ring high-definition transcranial direct current stimulation (HD-tDCS): immediate and delayed analgesic effects of cathodal and anodal stimulation. J Pain. 2013;14(4):371-83.

53. Horvath JC, Forte JD, Carter O. Evidence that transcranial direct current stimulation (tDCS) generates little-to-no reliable neurophysiologic effect beyond MEP amplitude modulation in healthy human subjects: a systematic review. Neuropsychologia. 2015;66:213-36.

8

OUTRAS FORMAS DE ESTIMULAÇÃO ELÉTRICA TRANSCRANIANA

MARCEL SIMIS, BRENO MARCHIORI

O termo estimulação elétrica transcraniana (EET) pode ser usado para todas as formas de estimulação elétrica não invasivas que utilizam pelo menos um dos eletrodos sobre a cabeça, visando estimular o encéfalo. Os primeiros relatos do uso de EET datam de 1870, quando os psiquiatras alemães Rudolph Gottfried Arndt e Wilhelm Tigges utilizaram um dispositivo semelhante à estimulação transcraniana por corrente contínua (ETCC) para o tratamento de sintomas psicóticos e depressivos.

Desde o início do século XX, muitas outras formas de EET foram desenvolvidas, como a *Electrosleep* e a *Electroanesthesia*, com o objetivo de induzir sono e analgesia, respectivamente, sendo aplicadas com diferentes tipos de correntes elétricas e parâmetros. Outra forma de EET, desenvolvida nos anos de 1930, é a eletroconvulsoterapia (ECT). A ECT diferencia-se das demais formas de EET por ser aplicada com corrente elétrica de maior intensidade, suficiente para induzir crise convulsiva.

Com o desenvolvimento da psicofarmacologia moderna, nos anos de 1950, as técnicas de EET ficaram ofuscadas. No entanto, os resultados limitados dos psicofármacos foram um dos motivos que impulsionaram a retomada de tratamentos não farmacológicos, entre eles a EET.

A retomada do uso da EET foi também motivada pelo desenvolvimento de tecnologias que permitiram entender os mecanismos biológicos do funcionamento das técnicas de EET, entre elas a ressonância magnética funcional, a espectroscopia por ressonância magnética, o eletrencefalograma digital e a estimulação magnética transcraniana (EMT) diagnóstica, além do desenvolvimento de modelos computacionais que permitem estimar a distribuição da corrente elétrica no cérebro. Na realidade, foi justamente o desenvolvimento da EMT diagnóstica que permitiu a Nitsche e Paulus,[1] em 2000, estudar os efeitos da ETCC na excitabilidade cortical, sendo esse entendimento de grande importância para o desenvolvimento da técnica.

Foi sugerido por Guleyupoglu e colaboradores[2] que as técnicas desenvolvidas a partir do ano 2000 fossem classificadas como formas contemporâneas de EET, as quais podem exibir formas análogas de estimulação às técnicas relatadas anteriormente. No entanto, diferem destas por apresentar maior padronização dos parâmetros e definição das abordagens de estimulação.

Neste capítulo, serão abordadas apenas as formas contemporâneas de estimulação elétrica transcraniana. A ETCC, embora desse grupo, é abordada no Capítulo 7. Não serão abordadas, neste texto, as formas não invasivas de estimulação de nervos cranianos (como a estimulação do nervo trigêmeo e do nervo vago), pois, embora o eletrodo seja aplicado sobre a cabeça, o alvo da estimulação não é o cérebro, e sim o sistema nervoso periférico, de modo que não configuram uma estimulação transcraniana.

▶ FORMAS CONTEMPORÂNEAS DE ESTIMULAÇÃO ELÉTRICA TRANSCRANIANA

Entre as formas contemporâneas de EET, que não a ETCC, estão a *transcranial alternating current stimulation* (tACS), a *transcranial random noise stimulation* (tRNS) e a *transcranial pulsed current stimulation* (tPCS), podendo ser traduzidas, respectivamente, como estimulação transcraniana por corrente alternada (ETCA), estimulação transcraniana por ruído randômico (ETRR) e estimulação transcraniana por corrente pulsada (ETCP).

As técnicas de EET costumam ser diferenciadas pela "forma da onda", isto é, a representação gráfica da intensidade e direção da corrente elétrica ao longo do tempo, lembrando que corrente elétrica é todo movimento ordenado de partículas eletrizadas. Quando aplicada de forma transcraniana, resultará na ordenação de movimentos de cátions e ânions livres de soluções eletrolíticas presentes no cérebro, de modo que os cátions se movimentam em direção ao polo cátodo, e os ânions, no sentido do polo ânodo. Essa ordenação constitui a corrente elétrica.

Na ETCC, a corrente elétrica é unidirecional (ou monofásica), ou seja, não muda de polaridade. Já na ETCA, a correte é bidirecional (ou bifásica), tendo normalmente a forma de onda sinusoidal; no entanto, pode ter diferentes formas, tais como triangular ou quadrada. A ETCA é aplicada com uma frequência fixa.

Na ETCC, a corrente é contínua, já na ETCP a corrente é aplicada de forma pulsada, podendo ser unidirecional ou bidirecional.

A ETRR é uma corrente bifásica, assim como a ETCA, mas cuja frequência oscila de forma contínua dentro de um espectro. A ETCP, quando bifásica e aplicada com frequência e duração de pulso variáveis, pode ser considerada uma forma de ETRR. As representações gráficas das diferentes formas de onda estão descritas nas Figuras 8.1 e 8.2.

▶ MECANISMOS PROPOSTOS

Os tipos de EET citados neste capítulo são técnicas de neuromodulação que utilizam correntes elétricas com intensidade abaixo do limiar de despolarização

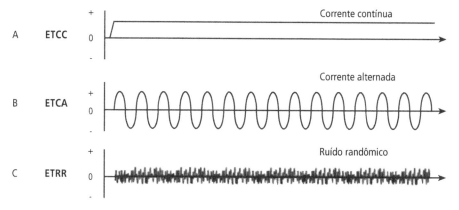

▲ **FIGURA 8.1**
Representação gráfica das seguintes formas de estimulação: estimulação transcraniana por corrente contínua (ETCC), estimulação transcraniana por corrente alternada (ETCA) e estimulação transcraniana por ruído randômico (ETRR).
Fonte: Jaberzadeh e Zoghi.[3]

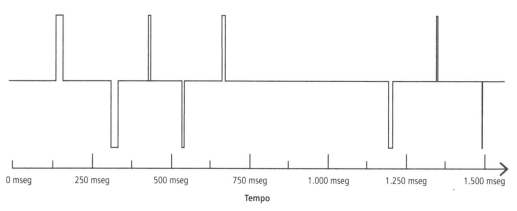

▲ **FIGURA 8.2**
Representação gráfica da estimulação transcraniana por corrente pulsada (ETCP). A técnica é também considerada uma forma de ETRR, visto que a duração dos impulsos (de 1-20 ms), assim como a frequência (1-5 Hz), variam de forma randômica, seguindo uma distribuição de Gauss.
Fonte: Morales-Quezada e colaboradores.[4]

neuronal. Assim como a ETCC, a ETCP unidirecional tem um polo cátodo e um polo ânodo fixos. Dessa forma, é esperado que a ETCP unidirecional tenha um efeito semelhante à ETCC, ou seja, o de induzir os neurônios a um estado de hipo ou hiperpolarização ao gerar uma mudança no potencial de membrana pelo polo cátodo e ânodo, respectivamente.

No caso das técnicas de EET que utilizam corrente bifásica, a interpretação da função dos eletrodos é diferente da ETCC, pois nestas não existe um polo cátodo e ânodo fixos. Por metade do ciclo de oscilação da corrente, um polo será cátodo e outro ânodo. Na outra metade do ciclo, os polos irão se inverter de forma que o cátodo será o ânodo, e vice-versa. Com isso, diferentemente da ETCC, não é esperado que a ETCA tenha um efeito de inibir ou excitar o potencial de membrana neuronal. Dessa forma, são propostos outros mecanismos para explicar seus efeitos.

Uma das hipóteses é a da influência da corrente alternada sobre a atividade oscilatória cerebral gerada por atividade neural rítmica no sistema nervoso central. As oscilações, presentes em neurônios individuais, são decorrentes da oscilação do potencial de membrana e dos padrões rítmicos de potenciais de ação. Já em um conjunto neural, a atividade sincronizada gera oscilações que podem ser observadas no eletrencefalograma (EEG). Essas oscilações ocorrem em várias bandas de frequências, que podem ser classificadas como delta (0,5-3 Hz), teta (4-7 Hz), alfa (8-13 Hz) beta (14-30 Hz) e gama (30-80 Hz). Mais recentemente, foi proposta a classificação "rápida" para a frequência de 80 a 200 Hz e "ultrarrápida" para a frequência de 200 a 500 Hz.

É proposto que a ETCA module a atividade oscilatória do cérebro e modifique a excitabilidade neuronal por meio da indução de determinada frequência de disparo neuronal e, consequentemente, modifique determinada *network* cerebral, resultando na modificação da função.

Estudos com animais mostraram que as correntes alternadas modulam o potencial de membrana do neurônio com frequência igual àquela com que são aplicadas, sendo esse efeito menor com a estimulação de alta frequência. Embora já tenha sido estudada com uma grande variedade de frequências, que iam de 0,1 a 5.000 Hz, propõe-se utilizar a ETCA no intervalo entre 0,1 e 80 Hz, uma vez que estas foram as mais estudadas com o EEG.

A ETRR é uma técnica mais recente e com menos estudos. Seus mecanismos de ação não estão claros, mas é proposto que estejam embasados no fenômeno da "ressonância estocástica", em que um sinal muito fraco para ultrapassar um determinado limiar é amplificado pela adição de ruído. Com isso, a adição da ETRR, considerada um ruído, pode induzir a ampliação da atividade oscilatória do cérebro em uma determinada frequência.

▶ MÉTODOS DE APLICAÇÃO

Os métodos de aplicação das técnicas da ETCA, da ETRR e da ETCP são, muitas vezes, semelhantes aos da ETCC, utilizando esponjas embebidas em solução salina, fixadas com bandas elásticas, sobre áreas-alvo do córtex cerebral (descritos com mais detalhes no Cap. 7).

Alguns estudos com ETCA e ETRR utilizaram eletrodos aplicados na orelha, visando estimular o tálamo e regiões subcorticais de forma difusa, com objetivo de modular a atividade oscilatória cerebral. Estudos com tais técnicas utilizam, por vezes, eletrodos de metal e gel condutor.

▶ SEGURANÇA E TOLERABILIDADE

Os efeitos adversos observados nas técnicas de EET citadas são semelhantes aos encontrados nos estudos com ETCC, como dor de cabeça, sensação de queimação, desconforto e formigamento. Estudos realizados com sujeitos saudáveis que foram monitorados quanto a outros potenciais efeitos colaterais, tais como alterações do humor e déficit cognitivo, não encontraram nenhuma alteração significativa.

Assim como na ETCC, são consideradas contraindicações relativas o uso em pessoas com metais implantados na cabeça, marca-passo, alterações da calota craniana e a utilização em crianças.

▶ POTENCIAL UTILIZAÇÃO E PERSPECTIVAS FUTURAS

Os resultados positivos dos estudos da ETCC aplicada em diversas condições neuropsiquiátricas impulsionaram as pesquisas com as demais formas de EET. No entanto, até o momento, a maioria desses estudos é exploratória e realizada em sujeitos saudáveis. Muitos desses trabalhos têm o objetivo de entender os efeitos de diferentes tipos de corrente elétrica sobre as funções cognitivas e motoras, além de seus efeitos neurofisiológicos.

Diversos estudos com ETCA e ETRR mostraram melhora de funções cognitivas em sujeitos saudáveis. É esperado que esse entendimento ajude a direcionar a aplicação em doenças específicas; no entanto, estão surgindo algumas questões éticas e preocupações. Nos Estados Unidos, por exemplo, equipamentos de EET estão sendo vendidos com a promessa de melhorar o desempenho cognitivo. É sugerida a regulamentação dos aparelhos de EET como equipamentos médicos para evitar o uso indiscriminado.

Poucos estudos foram realizados com pacientes, mas, entre eles, destaca-se um estudo randomizado que comparou a ETCC à ETCA e à ETRR aplicadas na região temporal (córtex auditivo) para tratamento de zumbido. Nesse estudo, a ETRR foi superior às demais técnicas para a melhora dos sintomas. Além disso, relatos de caso mostraram melhora da distonia cervical idiopática com a ETCA e da depressão maior com a ETRR.

Evidências indicam que a ETCA e a ETRR têm o potencial de influenciar as atividades anormais das redes cortical-subcortical e, com isso, o potencial de tratar doenças que apresentam alterações da atividade de oscilação cerebral, como a doença de Parkinson e a esquizofrenia. Contudo, são necessários estudos futuros para confirmar essa hipótese.

▶ REFERÊNCIAS

1. Nitsche MA, Paulus W. Excitability changes induced in the human motor cortex by weak transcranial direct current stimulation. J Physiol. 2000;527(Pt 3):633-9.

2. Guleyupoglu B, Schestatsky P, Edwards D, Fregni F, Bikson M. Classification of methods in transcranial electrical stimulation (tES) and evolving strategy from historical approaches to contemporary innovations. J Neurosci Methods. 2013;219(2):297-311.

3. Jaberzadeh S, Zoghi M. Non-invasive brain stimulation for enhancement of corticospinal excitability and motor performance. Basic Clin Neurosci. 2013;4(3):257-65.4. Morales-Quezada L, Leite J, Carvalho S, Saavedra LC, Cosmo C, Fregni F. Behavioral effects of transcranial pulsed current stimulation (tPCS): Speed-accuracy tradeoff in attention switching task. Neurosci Res. No prelo 2016.

▶ LEITURAS SUGERIDAS

Antal A, Paulus W. Transcranial alternating current stimulation (tACS). Front Hum Neurosci. 2013;7:317.

Bergmann TO, Groppa S, Seeger M, Molle M, Marshall L, Siebner HR. Acute changes in motor cortical excitability during slow oscillatory and constant anodal transcranial direct current stimulation. J Physiol. 2009;102(Pt 4):2303-11.

Buzsaki G, Draguhn A. Neuronal oscillations in cortical networks. Science. 2004;304(5679):1926-9.

Buzsaki G, Watson BO. Brain rhythms and neural syntax: implications for efficient coding of cognitive content and neuropsychiatric disease. Dialogues Clin Neurosci. 2012;14(4):345-67.

Castillo Saavedra L, Morales-Quezada L, Doruk D, Rozinsky J, Coutinho L, Faria P, et al. QEEG indexed frontal connectivity effects of transcranial pulsed current stimulation (tPCS): A sham-controlled mechanistic trial. Neurosci Lett. 2014;577:61-5.

Fertonani A, Miniussi C. Transcranial electrical stimulation: what we know and do not know about mechanisms. Neuroscientist. No prelo 2016.

Fitzgerald PB. Transcranial pulsed current stimulation: a new way forward? Clin Neurophysiol. 2014;125(2):217-9.

Jaberzadeh S, Bastani A, Zoghi M, Morgan P, Fitzgerald PB. Anodal transcranial pulsed current stimulation: the effects of pulse duration on corticospinal excitability. PLoS One. 2015;10(7):e0131779.

Moliadze V, Antal A, Paulus W. Boosting brain excitability by transcranial high frequency stimulation in the ripple range. J Physiol. 2010;588(Pt 24):4891-904.

Morales-Quezada L, Cosmo C, Carvalho S, Leite J, Castillo-Saavedra L, Rozisky JR, et al. Cognitive effects and autonomic responses to transcranial pulsed current stimulation. Exp Brain Res. 2015;233(3):701-9.

Morales-Quezada L, Saavedra LC, Rozisky J, Hadlington L, Fregni F. Intensity-dependent effects of transcranial pulsed current stimulation on interhemispheric connectivity: a high-resolution qEEG, sham-controlled study. Neuroreport. 2014;25(13):1054-8.

Steinberg H. "Even electricity cannot work wonders!" Neglected achievements by German psychiatrists around 1880 in the treatment of depressions and psychoses. Nervenarzt. 2014;85(7):872-86.

Vanneste S, Fregni F, De Ridder D. Head-to-head comparison of transcranial random noise stimulation, transcranial AC stimulation, and transcranial DC stimulation for tinnitus. Front Psychiatry. 2013;4:158.

Woods AJ, Antal A, Bikson M, Boggio PS, Brunoni AR, Celnik P, et al. A technical guide to tDCS, and related non-invasive brain stimulation tools. Clin Neurophysiol. 2016;127(2):1031-48.

9

EFEITOS ADVERSOS E SEGURANÇA DA ESTIMULAÇÃO TRANSCRANIANA POR CORRENTE CONTÍNUA

ERIC CRETAZ

Nas últimas duas décadas, formas não invasivas de neuromodulação, tais como a estimulação elétrica transcraniana (EET) e a estimulação magnética transcraniana (EMT), ganharam destaque e têm sido utilizadas, principalmente, de forma experimental, embora também na prática clínica, no tratamento de condições neuropsiquiátricas e na reabilitação. Destas, a estimulação transcraniana por corrente contínua (ETCC) é uma das técnicas mais estudadas; ela modula a excitabilidade cortical por meio de campos elétricos. A ETCC é particularmente interessante para o tratamento de condições neuropsiquiátricas, por tratar-se de uma técnica de baixo custo e fácil utilização.[1] Tais condições incluem depressão maior, dor crônica, doença de Parkinson, *tinnitus*, epilepsia, reabilitação pós-AVC, entre outras. De forma geral, a ETCC tem demonstrado resultados promissores, ainda que, por vezes, inconsistentes.[1]

Embora nenhuma complicação mais grave da ETCC tenha sido reportada, assim como a maioria das intervenções terapêuticas, ela também pode induzir efeitos adversos. Estudos apontam que uma parcela considerável dos pacientes apresenta desconfortos transitórios, havendo maior incidência em indivíduos submetidos à estimulação ativa em comparação ao *sham*. Tais efeitos, por sua vez, podem influenciar na adesão do paciente e, portanto, na sua resposta. Dessa forma, é importante conhecer os limites de segurança da ETCC e compreender melhor seus efeitos adversos, sua gravidade, frequência e intensidade, a fim de manejá-los da maneira mais adequada.

Contudo, os efeitos adversos raramente são o foco dos estudos, visto que estes tendem a se concentrar nos resultados clínicos. De fato, uma revisão publicada em 2011 sugere que existe um viés de publicação nos estudos que provavelmente minimiza a ocorrência de tais eventos, sendo que 56% dos trabalhos levantados pelos autores reportaram a presença ou ausência de efeitos adversos.[1]

▶ SEGURANÇA DA ETCC

É importante diferenciar segurança de tolerabilidade. Tolerabilidade refere-se à presença de efeitos indesejáveis e desconfortáveis ao usuário, como, por exemplo, coceira e formigamento, que, no caso da ETCC, não induzem dano funcional ou estrutural. Por sua vez, segurança refere-se a efeitos danosos mais persistentes. Os protocolos comumente utilizados na ETCC apresentam um perfil favorável de segurança, sendo que nenhuma complicação grave foi relatada até o momento.[2]

Os aspectos de segurança da ETCC estão diretamente relacionados com a amperagem utilizada, o tempo total do estímulo e as dimensões dos eletrodos, que determinam a densidade da corrente e a carga total aplicada. Os mecanismos pelos quais a passagem da corrente pode induzir dano tecidual também precisam ser considerados.[3]

A passagem de uma corrente elétrica pode causar dano tecidual por meio da dissipação de calor, de acordo com a lei de Joule ($Q = I^2Rt$, onde Q é o calor gerado, I é a amperagem, R é a resistência do sistema, e t é a duração da corrente), ou por meio da geração de substâncias tóxicas mediante processos eletroquímicos. Uma vez que a corrente utilizada na ETCC é consideravelmente baixa, na maioria dos protocolos algo entre 1 e 2 mA, a energia dissipada na forma de calor também é, por consequência, bastante baixa e insuficiente para causar queimaduras na maioria das situações. A exceção ocorre apenas quando a impedância do sistema é anormalmente alta; no entanto, o uso de eletrodos embebidos em água ou solução salina é suficiente para diminuir a resistência do sistema, além de auxiliar na dissipação do calor.

Ademais, o fato de os eletrodos não estarem em contato direto com o sistema nervoso confere uma proteção importante, uma vez que a corrente tende a dissipar-se pelas vias de menor resistência. Assim, o risco de lesão neuronal, seja pelo calor, seja pela formação de toxinas eletroquímicas, é muito baixo.[3,4] Contudo, a estimulação sobre áreas descobertas pela calota craniana, sobre implantes metálicos ou onde há fissuras deve ser abordada com cuidado, uma vez que a diminuição da impedância provida pela estrutura óssea pode aumentar a passagem de corrente para o tecido cerebral.[2]

Estipula-se que, para que a corrente elétrica possa induzir dano tecidual – seja por meio da indução térmica segundo a lei de Joule, seja pela formação de substâncias tóxicas por processos eletroquímicos –, seria necessária uma densidade de corrente de 14,29 mA/cm^2.[3] Considerando que a maioria dos protocolos em uso, no momento, emprega densidade de corrente entre 0,028 mA/cm^2 (corrente de 1 mA com eletrodos de 5x7 cm) e 0,08 mA/cm^2 (corrente de 2 mA com eletrodos de 5x5 cm), ou seja, várias ordens de grandeza inferior a esse limiar, é seguro afirmar que tais intensidades provavelmente não causariam lesões significativas. Vale ressaltar que existem relatos de irritação dermatológica transitória quando são aplicadas correntes acima de 0,6 mA/cm^2 de forma repetitiva, ainda que sem maiores complicações.[5]

Em contraste com outras formas de neuromodulação não invasiva, a ETCC não objetiva induzir despolarização neuronal, e sim alterar a excitabilidade cortical; portanto, não é provável que seu uso possa induzir excitotoxicidade, mesmo quando utilizada por períodos prolongados.[3] Por sinal, existem estudos com crianças com epilepsia nos quais a ETCC catódica não só se mostrou segura, como também diminuiu a frequência das crises convulsivas.[6]

A ETCC não parece influenciar de forma significativa os parâmetros fisiológicos dos indivíduos a ela submetidos. Medições de pressão arterial, frequência cardíaca, frequência respiratória e temperatura central não sofrem alterações após uma sessão de ETCC. Além disso, embora um estudo tenha identificado aumento de cortisol sérico e de temperatura palmar, os mesmos achados foram identificados no grupo-controle, submetido a *sham*, o que sugere que tais alterações estejam relacionadas à resposta a estímulos externos, e não ao procedimento.[7] De forma similar, não foram encontradas alterações no eletrencefalograma em exames de neuroimagem ou em dosagens de marcadores de lesão neuronal em indivíduos submetidos a ETCC.[8-10]

Estudos pré-clínicos que avaliaram a segurança da ETCC também reforçam a ideia de que se trata de um procedimento seguro. Lesões cerebrais secundárias à técnica foram descritas apenas em animais submetidos a densidade de corrente superior a 142,9 mA/cm^2 por mais de 10 minutos. Dessa forma, o limiar de lesão é muito superior àquele encontrado nos protocolos utilizados em humanos.[4] Outros estudos apontam que a carga mínima necessária para induzir lesões cerebrais em animais é de 216 C/cm^2, enquanto a carga aplicada em uma sessão de ETCC típica não estaria acima de 0,103 C/cm^2.[11]

▶ EFEITOS ADVERSOS DA ETCC

Os efeitos adversos da ETCC são relativamente bem tolerados e benignos, evoluindo com remissão pouco tempo após as aplicações. De fato, uma proporção considerável dos indivíduos que recebem ETCC não reporta nenhum efeito adverso durante ou após as sessões.[12] Mesmo quando relatados, tais efeitos adversos costumam ser descritos como pouco intensos a moderados, raramente dificultando a adesão ao tratamento.[13]

Os efeitos adversos mais comuns estão relacionados a sensações táteis no local dos eletrodos, como formigamento, sensação de ardor, prurido e até mesmo dor local. Na maioria dos casos, tais sintomas se manifestam com maior intensidade nos primeiros momentos de estimulação,[12] de forma que a técnica de *ramp up*, ou seja, o aumento gradual da intensidade da corrente ao longo de 30 segundos, pode diminuir tais sensações desagradáveis, assim como auxiliar no cegamento em estudos controlados por *sham*.[2,13]

A sensação de formigamento é comum, sendo reportada por 26 a 89% dos indivíduos avaliados. O prurido também é frequentemente relatado, acometendo de 26 a 81% das amostras. Sensações de ardor ou dor são mais raros, sendo referidos por 10 a 31% dos pacientes.[12-15] É interessante observar que esses efeitos adversos também são relatados com frequência por indivíduos que receberam *sham*.[15]

Tais sintomas podem estar relacionados à intensidade da corrente, às dimensões dos eletrodos utilizados e à densidade da corrente. O aumento da intensidade da corrente está associado a maior desconforto na região dos eletrodos, parecendo haver uma relação linear entre os dois fatores.[12] É, portanto, intuitivo considerar que, quanto maior a densidade da corrente, mais desconfortável seria sua passagem.[12] No entanto, evidências recentes sugerem que tal raciocínio não seja válido e que eletrodos menores, e que portanto apresentariam maior densidade de corrente, proporcionem maior conforto ao paciente. Tal efeito se deve ao fato de que, quanto maior é a área de pele estimulada, um maior número de nociceptores será ativado, sendo que a somatória total de receptores geraria um efeito mais perceptível do que uma estimulação mais intensa sobre uma área menor.[12,16]

Outros fatores que também podem influenciar na percepção e na intensidade das sensações táteis desagradáveis descritas incluem a polaridade e a solução salina utilizada para umedecer as esponjas utilizadas como eletrodos. Aparentemente, a estimulação anódica é mais perceptível do que a estimulação catódica, sendo que esta se aproxima da sensação de pacientes submetidos a *sham*.[12] Por sua vez, a solução salina também pode desencadear prurido e desconforto, sendo que concentrações maiores parecem estar associadas a mais efeitos adversos.[12] Assim, o desconforto causado pela solução salina pode justificar uma parcela dos efeitos adversos reportados por indivíduos submetidos a *sham*.

Outro efeito adverso comum é a hiperemia no local onde os eletrodos são posicionados. Tal efeito provavelmente se deve à vasodilatação secundária à passagem da corrente elétrica, embora também possa ser causado por irritação pela solução salina utilizada para embeber os eletrodos e facilitar a condução. Embora a hiperemia seja comum, e geralmente remita em questão de minutos a horas, existem alguns casos relatados de lesões dermatológicas pela ETCC. Na maioria dos casos, as lesões apareceram alguns dias após a sessão de ETCC, embora ao menos um relato mencione a presença de queimaduras no local estimulado imediatamente após a retirada dos eletrodos.[17] Em comum entre a maioria dos casos está a situação de os pacientes terem relatado desconforto maior do que o esperado durante a aplicação. A aparência das lesões é variada; em certos casos, nota-se a presença de bolhas,[17] lesões crostosas escurecidas[18] e eritema maculopapular.[19] Tais lesões não parecem estar relacionadas com uma polaridade específica, visto que foram descritas sob estimulação anódica[20] e catódica[17,21] ou ambas.[19] O mecanismo fisiopatológico dessas lesões não está claro, mas algumas hipóteses foram levantadas. Em primeiro lugar, é possível que as esponjas utilizadas como eletrodos não estivessem suficientemente umedecidas, aumentando a impedância, ou que tenha havido acúmulos de sais e impurezas decorrentes do uso prolongado. Em segundo lugar, o uso de água de torneira para umedecer as esponjas pode também estar relacionado, uma vez que ela contém sais metálicos dissolvidos, os quais podem penetrar na pele e aquecer sob a corrente elétrica.[17] Tal explicação, contudo, não justifica todas essas ocorrências, pois alguns casos descritos utilizaram solução salina para umedecer as esponjas. Uma terceira possibilidade é que a montagem utilizada não tenha sido bem posicionada, diminuindo a superfície de contato dos eletrodos com a pele ou posicionando o conector do aparelho de forma a encostar na pele dos indivíduos acometidos. Por fim, pelo menos um caso[19] foi relacionado a fotodermatite.

Outros efeitos adversos mais raros incluem cefaleia, fadiga, náusea, sensação de sabor metálico e fosfenos. A cefaleia é relatada por 11 a 15%[13,19] dos indivíduos e pode perdurar por algumas horas após o término da sessão. A fadiga acomete 17 a 35% dos pacientes.[12-14] Os fosfenos são bastante raros, ocorrendo com mais frequência em outras técnicas de estimulação elétrica, como a estimulação transcraniana por corrente alternada; contudo, o uso de *ramp up* tende a minimizar esse fenômeno.[12]

Existe apenas um relato de crise convulsiva tônico-clônica generalizada (CCTCG) relacionado à aplicação de ETCC.[22] No caso em questão, o paciente, uma criança de 4 anos com tetraparesia espástica, foi encaminhado para ETCC a fim de reduzir a espasticidade e melhorar a função motora dos membros acometidos. Cerca de quatro horas após a terceira sessão, o paciente apresentou uma crise parcial, que por fim evoluiu para uma CCTCG. No entanto, ele já havia apresentado crises convulsivas no passado e recentemente havia suspendido o uso de topiramato, de forma que não é possível estabelecer uma relação clara de causa e efeito entre a ETCC e a crise convulsiva.

▶ PACIENTES ESPECIAIS

A ETCC apresenta um potencial interessante no manejo de pacientes que, por motivos variados, não podem ingerir ou não toleram o uso de psicofármacos costumeiramente utilizados no tratamento de condições neuropsiquiátricas, como gestantes, idosos e crianças e adolescentes.

A ETCC pode ser utilizada para mitigar os sintomas de condições que frequentemente acometem populações jovens, como paralisia cerebral, autismo, depressão, epilepsia e transtorno de Tourette. O fato de existirem poucos tratamentos aprovados para tais doenças torna essa técnica ainda mais atrativa. Em relação à segurança, uma revisão da literatura sugere que, mesmo entre crianças e adolescentes, a ETCC é bem tolerada, sendo que nenhum efeito adverso grave foi relatado. Entre 1 e 11,5% dos pacientes apresentaram algum efeito adverso, mais comumente formigamento, prurido e eritema. Tais sintomas desapareciam minutos após o início da estimulação. Nenhum durou mais de duas horas após o término da sessão. Dos estudos, 60% não relatam nenhum efeito adverso nessa população.[23,24]

Idosos são particularmente sensíveis a efeitos adversos de psicofármacos. Em diversos estudos com ETCC envolvendo indivíduos acima de 60 anos, poucos efeitos adversos foram descritos, e, de forma geral, o tratamento foi bem tolerado. Por sinal, um estudo que comparou os efeitos adversos entre indivíduos mais jovens e idosos demonstrou que os últimos relataram menos desconforto do que os primeiros. Hipóteses para isso incluem mudanças na condutância da pele secundárias ao envelhecimento, aumento do limiar de percepção secundário a mudanças e disfunções no sistema nervoso e a menor propensão de indivíduos idosos de se queixar.[12]

Depressão é a morbidade mais comum durante a gestação, acometendo até 10% das gestantes. A depressão pode impactar negativamente o feto e está relacionada a partos pré-termo, Apgar baixo e baixo peso ao nascer. Tratamentos não farmacológicos não são particularmente efetivos em casos de depressão moderada a grave, além de levarem várias semanas para apresentar resultados, expondo o feto e a mãe aos efeitos deletérios da depressão nesse intervalo. Antidepressivos inibidores da recaptação da serotonina são a primeira escolha nesses casos, mas seu uso não é desprovido de riscos. Pelo fato de a ETCC ser localizada, sem efeitos sistêmicos ou cardiovasculares, ela é potencialmente uma ferramenta interessante para o manejo desses casos.[25] Até o momento, não existem estudos controlados com gestantes, mas relatos de caso sugerem que a ETCC seja um tratamento eficaz e bem tolerado.[26]

▶ CONSIDERAÇÕES FINAIS

Nos últimos anos, o emprego da ETCC tem sido investigado em diversas frentes, como no tratamento dos transtornos do humor, na reabilitação e na estimulação cognitiva. Seu baixo custo e sua simplicidade e tolerabilidade fazem dela uma modalidade particularmente atraente. Até o momento, milhares de indivíduos já foram submetidos a ETCC, sem que complicações ou efeitos adversos mais graves tenham sido relatados.

Os protocolos em uso nos dias atuais são aparentemente seguros, uma vez que utilizam intensidade de estímulo muito inferior àquela necessária para causar lesões neuronais em modelos animais. Os efeitos adversos mais comuns incluem desconforto no local da aplicação, como formigamento, ardor ou prurido, hiperemia e cefaleia, que geralmente são pouco intensos e bem tolerados, evoluindo com rápida remissão. Existem poucos relatos de lesões dermatológicas secundárias à ETCC, sendo que estas parecem estar relacionadas às condições de aplicação, tais como eletrodos pouco umedecidos ou mal posicionados.

Apesar de as evidências sugerirem que a ETCC é segura, não é possível extrapolar esses resultados para quaisquer protocolos, com montagens e critérios de inclusão/exclusão variados, intensidade de estímulos mais alta e mais sessões. Além disso, por ser uma técnica que apenas recentemente voltou a ser utilizada, não existem dados sobre complicações em longo prazo. Fazem-se necessários mais estudos que investiguem de forma sistemática os efeitos adversos da ETCC, a fim de garantir que essa técnica possa ser utilizada com segurança na prática clínica.[12]

▶ REFERÊNCIAS

1. Brunoni AR, Amadera J, Berbel B, Volz MS, Rizzerio BG, Fregni F. A systematic review on reporting and assessment of adverse effects associated with transcranial direct current stimulation. Int J Neuropsychopharmacol. 2011;14(8):1133-45.

2. Woods AJ, Antal A, Bikson M, Boggio PS, Brunoni AR, Celnik P, et al. A Technical guide do tdcs, and related non-invasive brain stimulation. Clin Neurophysiol. 2016;127(2):1031-48.

3. Nitsche MA, Liebetanz D, Lang N, Antal A, Tergau F, Paulus W. Safety Criteria for Transcranial Direct Current Stimulation (tDCS) in humans. Clin Neurophysiol. 2003;114(11):2220-2

4. Liebetanz D, Koch R, Mayenfels S, König F, Paulus W. Safety limits of cathodal transcranial direct current stimulation in rats. Clin Neurophysiol. 2009;120(6):1161-7.

5. Nitsche MA, Cohen LG, Wassermann EM, Priori A, Lang N, Antal A, et al. Transcranial direct current stimulation: state of the art 2008. Brain Stimul. 2008;1(3):206-23.

6. Auvichayapat N, Rotenberg A, Gersner R, Ngodklang S, Tiamkao S, Tassaneeyakul W, et al. Transcranial direct current stimulation for treatment of refractory childhood focal epilepsy. Brain Stimul. 2013;6(4):696-700.

7. Raimundo RJ, Uribe CE, Brasil-Neto JP. Lack of clinically detectable acute changes on autonomic or thermoregulatory functions in healthy subjects after transcranial direct current stimulation (tDCS). Brain Stimul. 2012;5(3):196-200.

8. Tadini L, El-Nazer R, Brunoni AR, Williams J, Carvas M, Boggio P, et al. Cognitive, mood, and electroencephalographic effects of noninvasive cortical stimulation with weak electrical currents. J ECT. 2011;27(2):134-40.

9. Nitsche MA, Niehaus L, Hoffmann KT, Hengst S, Liebetanz D, Paulus W, et al. MRI study of human brain exposed to weak direct current stimulation of the frontal cortex. Clin Neurophysiol. 2004;115(10):2419-23

10. Nitsche MA, Nitsche MS, Klein CC, Tergau F, Rothwell JC, Paulus W. Level of action of cathodal DC polarisation induced inhibition of the human motor cortex. Clin Neurophysiol. 2003 Apr;114(4):600-4.

11. Yuen TG, Agnew WF, Bullara LA, Jacques S, McCreery DB. Histological evaluation of neural damage from electrical stimulation: considerations for the selection of parameters for clinical application. Neurosurgery. 1981;9(3):292-9.

12. Fertonani A, Ferrari C, Miniussi C. What do you feel if i apply transcranial eletric stimulation? Safety, sensations and secondary induced effects. Clin Neurophysiol. 2015;126(11):2181-8.

13. Kessler SD, Turkeltaub PE, Benson JG, Hamilton RH. Differences in the experience of active and sham transcranial direct current stimultion. Brain Stimul. 2012;5(2):155-62.

14. Poreisz C, Boros K, Antal A, Paulus W. Safety aspects of transcranial direct current stimulations concearning healthy subjects and patients. Brain Res Bull. 2007;72(4-6):208-14.

15. Russo R, Wallace D, Fitzgeral PB, Cooper NR. Perception of comfort during active and sham transcranial direct current stimulation: a double blind study. Brain Stimul. 2013;6(6):946-51.

16. Turi Z, Ambrus GG, Ho KH, Sengupta T, Paulus W, Antal A. When size matters: large electrodes induce greater stimulation-related cutaneous discomfort than smaller electrodos at equivalent current density. Brain Stimul. 2014 May-Jun;7(3):460-7.

17. Rodriguez N, Opiosso E, Pascual-Leone A, Soler, MD. Skin lesions induced by transcranial direct curent simulation (tDCS). Brain Stimul. 2014;7(5):765-7.

18. Palm U, Keeser D, Schiller C, Fintescu Z, Reisinger E, Nitsche M, et al. Skin lesions after treatment with transcranial direct current stimulation (tDCS). Brain Stimul. 2008;1(4):386-7.

19. Riedel P, Kabisch S, Ragert P, von Kriegstein K. Contact dermatitis after transcranial direct current stimulation. Brain Stimul. 2012;5(3):432-4.

20. Frank E, Wilfurth S, Landgrebe M, Eichhammer P, Hajak G, Langguth B. Anodal skin lesions after treatment with transcranial direct current stimulation. Brain Stimul. 2010;3(1):58-9.

21. Wang J, Wei Y, Wen J, Li X. Skin burn after single session of transcranial direct current stimulation (tDCS). Brain Stimul. 2015;8(1):165-6.

22. Ekici B. Transcranial direct current stimulation-induced seizure: analysis of a case. Clin EEG Neurosci. 2015;46(2):169.

23. Krishnan C, Santos L, Peterson MD, Ehinger M. Safety of noninvasive brain stimulation in children and adolescents. Brain Stimul. 2015;8(1):76-87.

24. Moliadze V, Andreas S, Lyzhko E, Schmanke T, Gurashvili T, Freitag CM, Siniatchkin M. Ten minutes of 1 mA transcranial direct current stimulation was well tolerated by children and adolescents: self-reports and resting state EEG analysis. Brain Res Bull. 2015;119(Pt A):25-33.

25. Vigod S, Dennis CL, Daskalakis Z, Murphy K, Ray J, Oberlander T, et al. Transcranial direct current stimulation (tDCS) for treatment of major depression during pregnancy: study protocol for a pilot randomized controlled trial. Trials. 2014;15:366.

26. Shenoy S, Bose A, Chhabra H, Dinakaran D, Agarwal SM, Shivakumar V et al. Transcranial direct current stimulation (tDCS) for auditory verbal hallucinations in schizophrenia during pregnancy: a case report. Brain Stimul. 2015;8(1):163-4.

PARTE III

AS SÍNDROMES PSIQUIÁTRICAS E SEU TRATAMENTO COM NEUROMODULAÇÃO

DEPRESSÃO E TRANSTORNOS DO HUMOR: ESTIMULAÇÃO TRANSCRANIANA POR CORRENTE CONTÍNUA

ANDRE RUSSOWSKY BRUNONI

O transtorno depressivo maior (TDM) é uma condição incapacitante que acomete cerca de 15% da população e leva a importante comprometimento pessoal, social e econômico. Os pacientes com esse transtorno apresentam uma "dupla carga" em termos de morbidade, pois, além de pior qualidade de vida, também têm maior prevalência de comorbidades clínicas.[1]

Os principais sintomas do TDM incluem humor deprimido, anedonia (ou seja, prazer diminuído em atividades que antes eram prazerosas), prejuízo no sono, retardo psicomotor, alterações de peso, pensamentos negativos que variam de pessimismo a culpa e ideação suicida. Além disso, embora apenas em seu espectro mais grave a depressão esteja associada a suicídio, sua cronicidade e seus sintomas fazem dela uma das condições mais incapacitantes em todo o mundo, havendo uma projeção de que, em 2020, será a segunda doença mais incapacitante.[1]

A depressão também é uma doença crônica e recorrente, sendo que aproximadamente 80% dos pacientes apresentam recaída após o tratamento de um episódio, e cerca de um terço resiste ao tratamento, ou seja, não atinge uma resposta adequada dos sintomas após vários ensaios de tratamento antidepressivo.[2] Assim, sua alta prevalência e a falta de antidepressivos eficazes são preocupações importantes no tratamento de TDM.

Nesse contexto, o National Institute of Mental Health (NIMH) realizou o estudo Sequenced Treatment Alternatives to Relieve Depression (STAR*D), em que, após dois tratamentos antidepressivos falhos, foram observadas taxas de resposta e de remissão cumulativas de 73 e 47%,[2] respectivamente; além disso, verificou-se que quase 30% dos pacientes apresentam-se em estado refratário, ou seja, com sintomas depressivos que persistem apesar dos tratamentos psicológico e farmacológico adequados.

Esses dados reforçam a necessidade de desenvolver novas estratégias terapêuticas para o TDM, a fim de oferecer alternativas para aqueles pacientes que não melhoram com antidepressivos ou que têm alguma contraindicação para o uso desses medicamentos.

O transtorno bipolar (TB), por sua vez, também é uma condição prevalente, acometendo cerca de 4% da população.[3] Caracteriza-se por episódios de mania – quando o paciente apresenta pensamentos rápidos, humor eufórico, grandiosidade e baixa necessidade de sono – e depressão – tristeza, pensamentos de culpa e incapacidade em sentir prazer e interesse pelas atividades diárias. Os episódios depressivos no TB são mais prevalentes e podem ser mais incapacitantes do que os episódios maníacos.

O tratamento da depressão bipolar é limitado a poucos medicamentos eficazes, que apresentam efeitos colaterais importantes, como os cognitivos e os metabólicos, o que leva à não adesão ao tratamento e a sua interrupção.[3] Os consensos divergem quanto ao tratamento ideal: enquanto alguns recomendam apenas lítio, lamotrigina e quetiapina como tratamento de primeira linha, outros indicam o uso de medicamentos antidepressivos, que devem ser usados em associação com estabilizadores do humor, anticonvulsivantes e antipsicóticos, devido ao risco de mania/hipomania emergente ao tratamento.[3] Essas questões reforçam a necessidade de terapêuticas novas e mais eficazes para a depressão bipolar refratária.

O córtex pré-frontal dorsolateral (CPFDL) é um local importante na depressão, apresentando uma disfunção caracterizada por hipoatividade à esquerda e hiperatividade à direita.[4] Estudos de neuroimagem mostram, também, alterações estruturais no circuito fronto-estriado-cíngulo. Uma recente metanálise, por exemplo, constatou reduções volumétricas nesse circuito em pacientes deprimidos comparados a voluntários saudáveis.[4]

O desequilíbrio entre a atividade cerebral cortical e a subcortical também pode estar envolvido na fisiopatologia da depressão. Em um estudo usando tomografia por emissão de pósitrons, a resposta à fluoxetina foi associada a redução acentuada do fluxo sanguíneo cerebral no CPFDL, bem como a alterações nas regiões límbicas e corticais.[4]

Os efeitos da estimulação cerebral profunda (DBS) crônica em pacientes com depressão refratária também foram investigados. Por exemplo, o protocolo de DBS, tendo como alvo a região subgenual do cingulado, conhecida por ser sobremetabolicamente ativa na depressão resistente, mostrou resultados clinicamente relevantes.[4]

Outras áreas do cérebro, como a amígdala e o hipocampo, têm menor volume em pacientes deprimidos se comparados a controles.[5] Além disso, estudos funcionais demonstraram alto nível de atividade no córtex pré-frontal ventromedial (CPFVM) e baixo nível no CPFDL. Tais resultados sugerem uma "atividade diferencial" de certas áreas do cérebro em pacientes com TDM, o que pode explicar alguns sintomas de depressão, como retardo psicomotor e comprometimento da função executiva (relacionados ao CPFDL), sentimentos de culpa e desesperança (relacionados ao hipocampo e à amígdala), anedonia (relacionada ao *nucleus accumbens*) e julgamento emocional negativo (relacionado ao desequilíbrio inter-hemisférico).[5]

Na verdade, duas vias principais podem ser identificadas aqui: a via cognitivo-executiva, em que um CPFDL hipoativo não regula as áreas relacionadas ao funcionamento executivo, e a via afetivo-somática, em que um CPFVM hiperativo modula, de forma irregular, áreas relacionadas a sentimentos de afeto negativo e autoconsciência.[5]

O raciocínio fisiopatológico no uso de diferentes terapias de estimulação do cérebro, incluindo a estimulação transcraniana por corrente contínua (ETCC), baseia-se em seus mecanismos de inibir ou aumentar a atividade dessas vias.

▶ ASPECTOS TÉCNICOS DO USO DE ETCC NO TRANSTORNO DEPRESSIVO MAIOR

Com base no raciocínio de que o CPFDL esquerdo é uma área-chave do cérebro envolvida no TDM e que sua estimulação magnética transcraniana está associada à melhora do quadro, ele tem sido o principal alvo para a ETCC anódica (F3 no sistema de eletrencefalograma [EEG] sistema 10-20). De fato, praticamente todos os estudos em TDM com ETCC colocaram o ânodo sobre essa região.

A posição do cátodo varia entre os estudos. A maioria o utilizou sobre a região supraorbital direita, considerada neutra em termos de influência dos efeitos da estimulação catódica sobre o tratamento.[6-8] Outros estudos optaram por colocá-lo sobre o CPFDL direito, de acordo com a teoria da assimetria pré-frontal, segundo a qual essa área do cérebro estaria hiperativa no TDM, e, por conseguinte, a aplicação da estimulação catódica sobre ela contribuiria para melhorar sintomas depressivos.[9,10]

Recentemente, um sistema não neuronavegado foi desenvolvido para o fácil posicionamento do ânodo e do cátodo sobre os CPFDL esquerdo e direito, respectivamente. Nesse método, utiliza-se uma faixa colocada sobre o occipício e a região pré-frontal, de forma que os eletrodos sejam posicionados no local correto.[11] Por fim, montagens alternativas da ETCC também foram testadas com o objetivo de estimular outras áreas do cérebro importantes no TDM, como o córtex cingulado anterior, o *nucleus accumbens* e os gânglios da base (montagens fronto-extracefálica, frontoccipital e bitemporal) e o cerebelo (montagem frontocerebelar).

A "dose" de ETCC também pode influenciar sua eficácia. Na verdade, não há uma definição-padrão de como medir a "dose" de ETCC injetada em um estudo clínico. Fatores que determinam a quantidade de corrente injetada são o tamanho dos eletrodos, a intensidade da corrente elétrica, a duração da sessão de ETCC e o número total de sessões. Por conseguinte, a "dose" da ETCC pode ser expressa em termos de intensidade de corrente (em geral, de 1 a 2 mA), densidade da corrente (intensidade dividida pela área dos eletrodos, geralmente 0,28-0,8 A/m^2) e densidade de carga fornecida por sessão (densidade de corrente multiplicada pela duração da sessão, em geral 336-1.440 C/m^2).

Em uma recente metanálise de dados individuais de paciente de seis ensaios clínicos randomizados, a dose de ETCC foi associada à melhora da depressão.[15] O intervalo entre as sessões (p. ex., a cada dois dias, uma vez por dia, duas vezes ao dia, etc.) também pode influenciar os efeitos clínicos.

Finalmente, os efeitos da ETCC na depressão parecem ser influenciados por outras intervenções concomitantes. Em relação à farmacoterapia, a ETCC teve maiores efeitos antidepressivos quando iniciada simultaneamente ao uso de sertralina[16] e apresentou menores efeitos antidepressivos em pacientes em uso de benzodiazepínicos.[16,17] Combinada com a *cognitive control therapy* (CCT), a ETCC apresentou eficácia superior em um ensaio clínico randomizado,[18] mas não em outro.[19]

▶ MECANISMOS DE AÇÃO

Embora seus mecanismos antidepressivos ainda sejam desconhecidos, supõe-se que a ETCC atue aumentando a excitabilidade cortical e a neuroplasticidade do CPFDL, hipoativo na depressão. Além disso, ao restaurar a atividade normal dessa área do cérebro, a ETCC melhoraria os sintomas depressivos. Na verdade, os pacientes deprimidos apresentam aumento da neuroplasticidade cerebral após um tratamento com ETCC,[20] o que sugere efeitos centrais da técnica. No entanto, estudos de neuroimagem ou EEG quantitativo ainda são necessários para identificar se e quais áreas do cérebro estão envolvidas em seus mecanismos antidepressivos.

A ETCC também melhora o processamento afetivo e cognitivo em pacientes deprimidos,[21] e, uma vez que o CPFDL está envolvido na fisiopatologia da depressão, tais achados reforçam a noção de que ela modula a atividade dessa região do cérebro.

Um estudo mostrou que o polimorfismo genético do transportador de serotonina (SLC6A4) prevê a eficácia antidepressiva da ETCC.[22] Na verdade, os efeitos antidepressivos dessa técnica parecem envolver o sistema serotonérgico, uma vez que o uso de citalopram aumenta os efeitos da ETCC anódica e inverte o efeito da catódica, que, de inibitória, passa a ser excitatória.[22]

A administração de citalopram pode ativar os canais de potássio sensíveis à serotonina que reduzem a corrente para o exterior de potássio, o que leva ao influxo de cálcio para a fenda sináptica. O resultado líquido seria, em última análise, o aumento da potenciação de longo prazo (LTP, do inglês: *long-term potentiation*) após ETCC anódica e a conversão de inibição em facilitação para ETCC catódica. Além disso, o estresse, um mecanismo envolvido na fisiopatologia da depressão, leva a hipoatividade cortical e hiperatividade subcortical.

Esse padrão *bottom-up* ocorre de maneira mais intensa em pacientes que apresentam o polimorfismo do SLC6A4, envolvido em menor resposta à ETCC.[22] Pacientes com esse polimorfismo podem não responder bem à ETCC por excesso de atividade *bottom-up*.

A dopamina também pode estar envolvida nos mecanismos antidepressivos da ETCC. Foi demonstrado que polimorfismos genéticos da catecol-o-metiltransferase (COMT), uma enzima que degrada catecolaminas como a dopamina, influenciam os efeitos da ETCC em funções executivas e a inibição da resposta em voluntários saudáveis.[23] No entanto, os polimorfismos da COMT não foram avaliados em pacientes deprimidos que recebem a estimulação transcraniana.

Por sua vez, não há evidência de que a ETCC induza quaisquer alterações específicas nos biomarcadores periféricos associados à fisiopatologia do TDM. Por exemplo, a diminuição da variabilidade da frequência cardíaca (VFC), relacionada a um tônus vagal diminuído, é observada na depressão, embora os níveis de VFC não mudem após o tratamento com a estimulação.[24] Além disso, a diminuição sérica do fator neurotrófico derivado do cérebro (BDNF) foi observada na depressão, o que sugere que ela está associada à diminuição da neuroplasticidade (a "hipótese neurotrófica da depressão") e que os níveis de BDNF aumentam após o tratamento com farmacoterapia, mas não após ETCC.[25]

Finalmente, a "hipótese inflamatória da depressão" postula que o TDM leva a aumento da produção de citocinas pró-inflamatórias, o que conduz a uma sobreativação do eixo hipotalâmico-hipofisário-suprarrenal, bem como a distúrbios monoaminérgicos e maior atividade das citocinas inflamatórias. A ETCC, porém, não diminui especificamente os níveis de citocinas após o tratamento.[26]

Uma possibilidade para esses resultados negativos é que os efeitos da ETCC são restritos ao cérebro, exercendo influência nula ou mínima na atividade periférica. Portanto, até o presente momento, não há nenhum biomarcador periférico associado à eficácia da estimulação no TDM.

▶ EVIDÊNCIA CLÍNICA

É importante lembrar que a investigação sobre os efeitos antidepressivos da ETCC data da década de 1960. No entanto, a falta de rigor metodológico sobre alguns parâmetros, como a área-alvo, a intensidade de carga, o tamanho do eletrodo, a posição do eletrodo de referência, o número de sessões e a duração de cada sessão, pode explicar alguns resultados contraditórios entre esses estudos iniciais. Para uma revisão, consultar Murphy e colaboradores.[27]

Esse cenário só começou a mudar nos últimos 15 anos, com novos protocolos de ETCC, em que os parâmetros de estimulação foram mais bem definidos. Além disso, o surgimento de outras técnicas de estimulação cerebral, como a estimulação magnética transcraniana (EMT), permitiu uma melhor compreensão dos efeitos da ETCC na excitabilidade cortical. Na última década, alguns ensaios clínicos randomizados e controlados sobre os efeitos da ETCC na depressão foram conduzidos, conforme discutido a seguir.

ESTUDOS ABERTOS

Rigonatti e colaboradores[28] compararam os efeitos da ETCC a 20 mg/dia de fluoxetina, obtendo efeito semelhante dos dois tratamentos ao final da sexta semana; porém, os efeitos da estimulação foram superiores aos da medicação ao final da segunda semana. Ferrucci e colaboradores[29] utilizaram ETCC (2 mA) em 14 pacientes com depressão grave, duas vezes por dia durante cinco dias consecutivos, obtendo melhora de cerca de 30% nos sintomas depressivos. Em outro estudo, Ferrucci e colaboradores[30] avaliaram 32 pacientes, observando que a resposta clínica da ETCC foi maior na depressão grave (50%) do que na depressão leve/moderada (10%). Brunoni e colaboradores[31] utilizaram ETCC anódica sobre o CPFDL esquerdo em 31 pacientes (14 com depressão bipolar e 17 com depressão unipolar). Os sintomas depressivos em ambos os grupos de estudo melhoraram após a quinta sessão, e o efeito benéfico persistiu após uma semana e um mês. Outro estudo aberto recente[32] demonstrou a eficácia da ETCC em 23 pacientes com depressão unipolar ou bipolar, com redução média dos sintomas de 25%. Martin e colaboradores[33] realizaram sessões de ETCC durante 20 dias consecutivos, 2 mA durante 20 minutos, em 11 pacientes com depressão. Nesse estudo aberto, em que o cátodo foi colocado no músculo deltoide direito, houve também redução significativa nos sintomas de cerca de 44%.

Posteriormente, Brunoni e colaboradores[17] avaliaram 82 pacientes com depressão unipolar e bipolar, demonstrando que cinco dias de ETCC, duas vezes ao dia (total de 10 sessões), melhoraram significativamente os sintomas de depressão. Esse estudo também demonstrou que os efeitos da ETCC são potencializados quando a técnica é associada a antidepressivos e diminuem com o uso de benzodiazepínicos.

Um estudo-piloto testou duas novas montagens de ETCC, recrutando sete pacientes para receber estimulação frontoccipital (FO) e sete para receber estimulação frontocerebelar (FC). Todos os indivíduos receberam 20 sessões de ETCC (2 mA, durante 20 minutos por sessão). Os pacientes que receberam estimulação FO apresentaram redução significativa de 44% nos sintomas depressivos, enquanto aqueles que receberam estimulação FC tiveram redução não significativa dos sintomas. O estudo sugeriu que a montagem FO é um tratamento antidepressivo promissor.[12] Em outro estudo, a montagem bitemporal da ETCC foi testada em quatro pacientes com depressão, observando-se melhora clínica em três deles.[14] Outro estudo-piloto testou a combinação de ETCC com D-cicloserina 100 mg/dia em cinco pacientes previamente não respondedores a ETCC, mas a combinação com a substância não produziu resultados antidepressivos maiores do que a ETCC isoladamente.[34] Por fim, em uma série de casos, cinco pacientes com depressão bipolar receberam 10 sessões de ETCC (2 mA, 30 minutos, uma vez por dia), sendo que dois deles apresentaram resposta clínica[35] (ver Tab. 10.1).

ENSAIOS CLÍNICOS CONTROLADOS

No primeiro ensaio clínico randomizado controlado com placebo, Fregni e colaboradores[36] verificaram diminuição significativa nos escores do Inventário de Depressão de Hamilton e na Escala de Avaliação de Depressão de Beck após cinco dias de estimulação ativa (1 mA, 20 minutos/dia, uma vez por dia) em 10 pacientes, com redução média nos escores de depressão de 60 a 70% para o grupo ativo em relação à linha de base.

Resultados semelhantes foram demonstrados em um estudo maior, com 18 pacientes que não estavam em uso de antidepressivos e que receberam cinco dias de estimulação ativa.[37] Boggio e colaboradores[6] recrutaram 40 indivíduos com depressão moderada a grave, mostrando melhora na depressão após 30 dias de estimulação (os pacientes receberam 10 sessões ETCC). Somente a ETCC pré-frontal, e não a ETCC occipital, também usada nesse estudo, levou a uma melhora nos sintomas.

Após esses resultados positivos, outros três estudos relataram resultados negativos. Loo e colaboradores[7] recrutaram 40 pacientes, inclusive aqueles com transtornos da personalidade, para receber ETCC ativa ou placebo, não encontrando diferenças significativas entre os grupos. No entanto, o tratamento utilizou apenas cinco sessões de ETCC, três dias por semana.

PRINCÍPIOS E PRÁTICAS DO USO DA NEUROMODULAÇÃO NÃO INVASIVA EM PSIQUIATRIA ◀ **161**

TABELA 10.1 ESTUDOS ABERTOS COM ETCC NOS TRANSTORNOS DO HUMOR

AUTOR	ANO	NÚMERO DE PACIENTES	POSIÇÃO DO ÂNODO	POSIÇÃO DO CÁTODO	INTENSIDADE (A/M^2)	NÚMERO DE SESSÕES	COMENTÁRIOS
Rigonatti e colaboradores[28]	2008	42	F3	R SO	0,57	10 (1x/dia)	ETCC e fluoxetina tiveram resposta semelhante
Ferrucci e colaboradores[29]	2009	14	F3	F4	0,57	10 (2x/dia)	Melhora de cerca de 30%
Ferrucci e colaboradores[30]	2009	32	F3	F4	0,57	10 (2x/dia)	ETCC mais eficaz na depressão grave
Brunoni e colaboradores[31]	2011	31	F3	F4	0,57	10 (2x/dia)	Unipolares e bipolares tiveram resposta semelhante
Martin e colaboradores[13]	2011	11	F3	R arm	0,57	20 (1x/dia)	Melhora de cerca de 44%
Dell'Osso e colaboradores[32]	2012	23	F3	F4	0,57	10 (2x/dia)	Melhora de cerca de 25%
Brunoni e colaboradores[17]	2013	82	F3	F4	0,57	10 (2x/dia)	Eficácia da ETCC potencializada por ADs, prejudicada por BZDs
Chan e colaboradores[34]	2013	5	F3	R SO	0,57	20 (1x/dia)	Tratamento combinado não foi superior ao isolado
Ho e colaboradores[12]	2014	14	F3	Occ / Cer	0,57	20 (1x/dia)	FO mais eficaz que FC
Ho e colaboradores[14]	2015	4	Temp E	Temp D	0,57	20 (1x/dia)	Montagem bitemporal
Pereira-Junior e colaboradores[35]	2015	5	F3	F4	0,8	10 (1x/dia)	Bipolares, resposta de 40%

F3, córtex dorsolateral pré-frontal esquerdo; F4, córtex dorsolateral pré-frontal direito; Temp, temporal esquerdo (E) e direito (D); Occ, occipital; Cer, cerebelar; FO, frontoccipital; FC, frontocerebelar; ETCC, estimulação transcraniana por corrente contínua; ADs, antidepressivos; BZDs, benzodiazepínicos; R SO, região supraorbital direita.

Em seguida, Palm e colaboradores[38] recrutaram 22 pacientes com depressão, randomizando-os em três grupos para receber estimulação placebo, com 1 mA ou com 2 mA. Não houve diferenças entre os grupos ao final do tratamento. Por fim, Blumberger e colaboradores[9] não encontraram diferenças significativas entre ETCC ativa *versus* simulada em uma amostra de 24 pacientes refratários.

Todos esses estudos apresentaram diversas limitações metodológicas (especialmente o uso de pequenas amostras), o que pode sugerir que alguns resultados foram "falsos negativos".

Outros dois ensaios clínicos, com amostras maiores, observaram que a ETCC foi um tratamento eficaz para a depressão. Loo e colaboradores[8] randomizaram 64 pacientes para receber ETCC ativa ou simulada (2 mA, 15 sessões ao longo de três semanas), seguida de uma fase aberta de tratamento ativo de três semanas. Houve melhora significativa no humor após tratamento ativo em relação ao tratamento simulado. A atenção e a memória de trabalho melhoraram após uma única sessão de ETCC ativa, mas não simulada, e não houve declínio nos escores da bateria neuropsicológica após 3 a 6 semanas de estimulação ativa.

Brunoni e colaboradores[16] recrutaram 120 pacientes livres de antidepressivos, com depressão moderada a grave, que foram randomizados em quatro grupos (desenho 2 x 2): ETCC simulada e pílula-placebo; ETCC simulada e sertralina; ETCC ativa e pílula-placebo; e ETCC ativa e sertralina. O nome do estudo foi Sertraline vs. Electric Current Therapy to Treat Depression Clinical Study – SELECT-TDCS, e seu desenho é descrito em Brunoni e colaboradores.[39]

Os parâmetros da ETCC foram: 2 mA, 30 minutos por dia durante duas semanas e duas sessões de ETCC extras a cada duas semanas até a semana 6 (final do estudo). A dose de sertralina foi fixa (50 mg/dia). Observou-se (1) que o tratamento combinado foi significativamente mais eficaz do que os outros grupos de tratamento na redução dos sintomas depressivos; (2) que a eficácia de ETCC e sertralina não foi diferente; (3) que a ETCC ativa como monoterapia foi também mais eficaz do que o grupo-placebo; (4) ausência de declínio cognitivo após ETCC ou sertralina; (5) cinco casos de hipomania ou mania no grupo que recebeu tratamento combinado, sendo um no grupo que recebeu apenas ETCC, um no grupo que recebeu apenas sertralina e nenhum no grupo-placebo (porém essa diferença não foi estatisticamente significativa); (6) que uso de benzodiazepínicos e depressão refratária foram preditores de má resposta; (7) que o tratamento foi bem tolerado com efeitos adversos leves, os quais eram de frequência semelhante em todos os grupos, com exceção de vermelhidão da pele, mais prevalente no grupo ativo.

Em 2014, dois ensaios controlados avaliaram a eficácia da ETCC combinada com CCT, uma intervenção que visa aumentar a atividade cortical pré-frontal por meio de tarefas que envolvam memória de trabalho (em ambos os casos, uma versão adaptada da Paced Auditoy Serial Addition Task, PASAT).

Segrave e colaboradores[18] randomizaram 27 pacientes para receber ETCC e CCT, ETCC simulada e CCT, e CCT simulada e ETCC (2 mA, cinco sessões). Todos os tratamentos levaram a redução nos sintomas da depressão após cinco sessões, mas apenas o tratamento combinado resultou em resposta antidepressiva sustentada na quarta semana. O estudo sugeriu que a CCT potencializa os efeitos antidepressivos da ETCC.

Em contraste a isso, Brunoni e colaboradores[19] randomizaram 37 participantes para receber ETCC simulada e CCT ou ETCC ativa e CCT (2 mA, 10 sessões). Os resultados mostraram melhora antidepressiva semelhante em ambos os grupos, embora os pacientes mais velhos que apresentaram melhor desempenho na tarefa tiveram melhora antidepressiva superior apenas no grupo combinado.

O último ensaio clínico randomizado publicado até o momento foi um estudo de fase II, em que 24 pacientes deprimidos resistentes ao escitalopram foram randomizados para receber duas sessões diárias de ETCC por cinco dias (2 mA, 10 sessões ao longo de uma semana). Nesse estudo, a ETCC não induziu efeitos antidepressivos clinicamente relevantes[40] (ver Tab. 10.2).

TABELA 10.2 ENSAIOS CLÍNICOS CONTROLADOS COM ETCC NA DEPRESSÃO MAIOR

AUTOR	ANO	NÚMERO DE PACIENTES	POSIÇÃO DO ÂNODO	POSIÇÃO DO CÁTODO	INTENSIDADE (A/M²)	NÚMERO DE SESSÕES	COMENTÁRIOS
Fregni e colaboradores[36]	2006	10	F3	R SO	0,28	5 (dias alternados)	Primeiro estudo controlado
Fregni e colaboradores[37]	2006	18	F3	R SO	0,28	5 (dias alternados)	
Boggio e colaboradores[6]	2008	40	F3	F4	0,28	10 (1x/dia)	
Loo e colaboradores[7]	2010	40	F3	R SO	0,28	5 (dias alternados)	Resultados negativos
Palm e colaboradores[38]	2012	22	F3	R SO	0,28/0,57	10 (1x/dia)	Resultados negativos
Blumberger e colaboradores[9]	2012	24	F3	F4	0,57	15 (1x/dia)	Resultados negativos
Loo e colaboradores[8]	2012	64	F3	R SO	0,57	15 (1x/dia)	
Brunoni e colaboradores[16]	2013	120	F3	F4	0,8	10 (1x/dia)	Sertralina potencializou efeitos da ETCC
Segrave e colaboradores[18]	2014	27	F3	R SO	0,57	5 (1x/dia)	CCT potencializou efeitos da ETCC
Brunoni e colaboradores[19]	2014	37	F3	F4	0,8	10 (1x/dia)	CCT não potencializou efeitos da ETCC
Bennabi e colaboradores[40]	2015	23	F3	R SO	0,57	10 (2x/dia)	Resultados negativos

F3, córtex dorsolateral pré-frontal esquerdo; F4, córtex dorsolateral pré-frontal direito; R SO, região supraorbital contralateral; CCT, *cognitive control therapy*; ETCC, estimulação transcraniana por corrente contínua.

ESTUDOS DE ACOMPANHAMENTO

Três estudos avaliaram a eficácia da ETCC na fase de manutenção do tratamento do episódio depressivo. Um deles recrutou 42 pacientes que eram respondedores à estimulação do estudo SELECT-TDCS, realizando sessões de ETCC a cada duas semanas, por três meses, e depois a cada mês durante três meses adicionais (as sessões de ETCC foram interrompidas mais cedo em caso de recidiva, caracterizando a falência de tratamento).[41] Nesse estudo de seguimento, a depressão resistente ao tratamento foi significativamente associada a aumento da taxa de recaída (mais de 80% em seis meses). Além disso, mais de 80% dos pacientes não refratários mantiveram resposta clínica durante pelo menos seis meses. Também, a taxa de recidiva geral em um semestre foi de cerca de 50%, com a maioria das recidivas ocorrendo nos primeiros três meses. A falta de aderência aos retornos foi uma causa importante de perda de seguimento.

Outro estudo[33] também seguiu pacientes previamente recrutados para um estudo clínico randomizado (n = 26), realizando sessões semanais de ETCC durante três meses, seguidas de sessões de ETCC a cada duas semanas durante mais três meses. Do mesmo modo, foi observada taxa de recaída em torno de 50% em seis meses. No entanto, a maioria das recidivas ocorreu após os três meses iniciais, quando as sessões de ETCC foram espaçadas.

Em outro estudo, 23 pacientes com depressão unipolar ou bipolar foram seguidos por três meses, sem sessões adicionais de ETCC, observando-se resposta clínica persistente em apenas 50% da amostra.[42] Nesse estudo, a baixa aderência aos retornos também foi causa importante de perda de seguimento.

METANÁLISES

As duas primeiras metanálises publicadas sobre o uso de ETCC em depressão apresentaram resultados contraditórios. Apesar de terem avaliado os mesmos ensaios clínicos randomizados, utilizaram diferentes medidas de desfecho. Ou seja, enquanto Kalu e colaboradores[43] empregaram um desfecho contínuo (melhora na depressão), encontrando resultados positivos, Berlim e colaboradores[44] utilizaram medidas dicotômicas (resposta e remissão) para estimar o tamanho do efeito da intervenção, encontrando resultados não significativos sobre a eficácia da ETCC. Em uma metanálise atualizada, incluindo os dados do SELECT-TDCS, que não haviam sido incluídos nas metanálises anteriores, a estimulação ativa foi mais eficaz em relação à simulada, tanto para resultados contínuos quanto para categóricos, com tamanho de efeito pequeno a moderado.[45]

Uma metanálise de dados de pacientes individuais foi realizada recentemente a fim de melhor avaliar a eficácia e identificar preditores de resposta.[15] Os dados foram coletados de seis ensaios randomizados e controlados, totalizando 289 pacientes. A ETCC ativa foi significativamente superior ao placebo para resposta (34 vs. 19%, respectivamente; OR = 2,44, IC 95% = 1,38-4,32, NNT = 7), remissão (23,1 vs. 12,7%, respectivamente; OR = 2,38, IC 95% = 1,22-4,64, NNT = 9) e melhora da depressão (coeficiente B = 0,35, IC 95% = 0,12-0,57).

Depressão resistente ao tratamento e "doses" maiores de ETCC foram, respectivamente, negativa e positivamente associadas à eficácia da ETCC. Nesse estudo, o tamanho do efeito do tratamento da ETCC foi comparável aos relatados para a estimulação magnética transcraniana repetitiva (EMTr) e o tratamento antidepressivo na atenção primária (ver Tab. 10.3).

MANIA E MANIA INDUZIDA POR TRATAMENTO

Há apenas um relato de caso avaliando a eficácia da ETCC na mania. Nesse estudo, que colocou o ânodo sobre o CPFDL direito, houve rápida melhora dos sintomas maníacos.[42] Há alguns relatos de caso descrevendo a indução de mania ou hipomania por ETCC.[46-49] A maioria desses episódios resolveu-se espontaneamente, com pequenos ajustes na dose ou com introdução de farmacoterapia, embora um deles tenha relatado um episódio completo de mania com características psicóticas.[49]

▶ DISCUSSÃO

Nos estudos avaliados, a melhora clínica da ETCC variou de 20 a 40%, com ensaios abertos mostrando resultados discretamente melhores do que os ensaios controlados com ETCC simulada. Essa melhora está na mesma faixa de tratamento antidepressivo. Na verdade, dois estudos compararam diretamente ETCC *versus* fluoxetina[28] e sertralina,[16] encontrando melhora semelhante nos braços farmacológicos e não farmacológicos. Isso sugere que a ETCC possa ser um substituto para a farmacoterapia quando o uso desta é dificultado, por exemplo, devido a condições médicas.[50]

As vantagens de substituir medicamentos por ETCC são que a estimulação praticamente não tem efeitos colaterais e interações farmacológicas. No entanto, a necessidade de sessões diárias requer que os pacientes retornem todos os dias para o serviço, o que prejudica a adesão ao tratamento. Nesse contexto, o desenvolvimento de aparelhos portáteis ou mesmo de uso domiciliar poderia ajudar, uma vez que o número de visitas ao centro clínico seria consideravelmente reduzido.

Além disso, outros estudos avaliaram o papel de ETCC como estratégia de aumento para a farmacoterapia, mostrando que a terapia combinada de estimulação com antidepressivos, sobretudo os inibidores seletivos da recaptação de serotonina (ISRSs), esteve associada a uma melhora superior. Já a combinação de ETCC com CCT mostrou resultados contraditórios; portanto, deve ser mais bem avaliada em estudos futuros.

Outro ponto crítico que ainda não está claro é qual o protocolo de tratamento ideal durante a fase de manutenção. Apenas três estudos de acompanhamento foram realizados até agora, apresentando resultados relativamente modestos, com taxa de recaída de cerca de 50% em seis meses. Embora a evidência seja muito preliminar, esses estudos sugerem que um tratamento intensivo durante a fase de seguimento possa ser recomendado para sustentar a melhora clínica, especialmente em pacientes não refratários, e que, no seguimento de longo prazo, há baixa adesão ao tratamento, estimulando o desenvolvimento de métodos (p. ex., aparelhos domiciliares) para melhorar esse aspecto em tais pacientes.

TABELA 10.3 METANÁLISES AVALIANDO A EFICÁCIA DA ETCC NA DEPRESSÃO MAIOR

AUTOR	ANO	NÚMERO DE ENSAIOS CLÍNICOS	NÚMERO DE PACIENTES	PRINCIPAIS RESULTADOS	COMENTÁRIOS
Kalu e colaboradores[43]	2012	6	176	ETCC mais efetiva no desfecho contínuo (único avaliado)	Tamanho de efeito moderado a alto
Berlim e colaboradores[51]	2013	6	200	ETCC não foi efetiva, apenas resposta e remissão foram avaliadas	
Shiozawa e colaboradores[45]	2014	7	259	ETCC mais efetiva em todos os desfechos (contínuo, resposta e remissão)	Tamanho de efeito baixo a moderado
Brunoni e colaboradores[15]	No prelo	6	289	ETCC mais efetiva em todos os desfechos (contínuo, resposta e remissão)	Tamanho de efeito moderado, depressão resistente e dose da ETCC negativa e positivamente associados com eficácia, respectivamente

ETCC, estimulação transcraniana por corrente contínua.

Propomos, assim, que as mesmas estratégias no âmbito da investigação para a EMTr venham a ser empregadas aqui, ou seja, sessões mais frequentes de estimulação e utilização de medicamentos antidepressivos durante a fase de manutenção. Estudos futuros também devem avaliar se os pacientes que responderam à ETCC e apresentaram recaída voltariam a obter resposta clínica após outro ensaio com a estimulação.

Deve-se ressaltar que nem todos os ensaios clínicos produziram resultados positivos e que uma metanálise não conseguiu mostrar superioridade da ETCC. Algumas das razões para esses resultados contraditórios incluem amostras relativamente pequenas, diferentes modalidades de tratamento (incluindo o número de sessões, o posicionamento do cátodo, a duração, a intensidade das sessões, etc.) e diferentes características da depressão (resistência ao tratamento, gravidade, idade média, depressão unipolar *versus* bipolar e utilização concomitante de farmacoterapia) na amostra. Assim, novos ensaios clínicos randomizados são necessários, e, de fato, vários estudos estão sendo realizados em todo o mundo atualmente.

O uso da ETCC no tratamento do TB foi, até o momento, muito pouco investigado. A depressão bipolar não foi estudada de forma isolada, ou seja, avaliada apenas em trabalhos com amostras mistas (unipolar e bipolar), sendo, assim, difícil estimar a eficácia da estimulação para essa condição.

A evidência do uso para mania se resume a um relato de caso, portanto, sendo impossível apresentar qualquer recomendação. Outro ponto que deve ser mais bem investigado é a mania ou hipomania causada pela ETCC. É difícil estimar a frequência precisa desse efeito adverso ou, até mesmo, se é diretamente causado pela estimulação ou, ainda, se os relatos de caso representam um evento casual que, por coincidência, ocorreu com as sessões de ETCC. Também não está claro se ter um diagnóstico de TB coloca o paciente em maior risco de uma virada maníaca com a estimulação. Portanto, as mesmas recomendações de cuidados para indivíduos deprimidos são válidas quando utilizamos a ETCC como tratamento antidepressivo em pacientes bipolares, isto é, a observação cuidadosa da evolução clínica dos indivíduos.

Além disso, os pacientes devem ser cuidadosamente avaliados para as histórias de TB e de virada maníaca com tratamentos antidepressivos prévios, uma vez que esses fatores podem indicar maior risco de virada maníaca com ETCC. Nesses indivíduos, o tratamento concomitante com estabilizadores do humor deve ser considerado.

► CONSIDERAÇÕES FINAIS

A ETCC é uma técnica muito investigada e tem mostrado resultados promissores no tratamento da depressão maior. Embora, hoje, ainda não possamos concluir que ela seja definitivamente eficaz na depressão, esperamos obter uma resposta sobre essa questão nos próximos anos. Foi observado também que a estimulação quase não apresenta efeitos adversos, apesar de alguns relatos de caso terem apontado o risco de virada maníaca com seu uso, o que precisa ser mais bem investigado nas diferentes fases do TB.

► REFERÊNCIAS

1. Murray CJ, Lopez AD. Alternative projections of mortality and disability by cause 1990-2020: global burden of disease study. Lancet. 1997;349(9064):1498-504.

2. Rush AJ, Trivedi MH, Wisniewski SR, Stewart JW, Nierenberg AA, Thase ME, et al. Bupropion-SR, sertraline, or venlafaxine-XR after failure of SSRIs for depression. N Engl J Med. 2006;354(12):1231-42.

3. Geddes JR, Miklowitz DJ. Treatment of bipolar disorder. Lancet. 2013;381(9878):1672-82.

4. Mayberg HS, Brannan SK, Tekell JL, Silva JA, Mahurin RK, McGinnis S, et al. Regional metabolic effects of fluoxetine in major depression: serial changes and relationship to clinical response. Biol Psychiatry. 2000;48(8):830-43.

5. Stahl SM. Stahl's essential psychopharmacology: neuroscientific basis and practical implications. 3rd ed. Cambridge: Cambridge University; 2009.

6. Boggio PS, Rigonatti SP, Ribeiro RB, Myczkowski ML, Nitsche MA, Pascual-Leone A, et al. A randomized, double-blind clinical trial on the efficacy of cortical direct current stimulation for the treatment of major depression. Int J Neuropsychopharmacol. 2008;11(2):249-54.

7. Loo CK, Sachdev P, Martin D, Pigot M, Alonzo A, Malhi GS, et al. A double-blind, sham-controlled trial of transcranial direct current stimulation for the treatment of depression. Int J Neuropsychopharmacol. 2010;13(1):61-9.

8. Loo CK, Alonzo A, Martin D, Mitchell PB, Galvez V, Sachdev P. Transcranial direct current stimulation for depression: 3-week, randomised, sham-controlled trial. Br J Psychiatry. 2012;200(1):52-9.

9. Blumberger DM, Tran LC, Fitzgerald PB, Hoy KE, Daskalakis ZJ. A randomized double-blind sham-controlled study of transcranial direct current stimulation for treatment-resistant major depression. Front Psychiatry. 2012;3:74.

10. Brunoni AR, Valiengo L, Baccaro A, Zanao TA, Oliveira AC, Goulart AC, et al. The sertraline versus electrical current therapy for treating depression clinical study: results from a factorial, randomized, controlled trial. JAMA Psychiatry. 2013;70(4):383-91.

11. Seibt O, Brunoni AR, Huang Y, Bikson M. The Pursuit of DLPFC: non-neuronavigated methods to target the left dorsolateral pre-frontal cortex with symmetric bicephalic transcranial Direct Current Stimulation (tDCS). Brain Stimul. 2015;8(3):590-602.

12. Ho KA, Bai S, Martin D, Alonzo A, Dokos S, Puras P, et al. A pilot study of alternative transcranial direct current stimulation electrode montages for the treatment of major depression. J Affect Disord. 2014;167:251-8.

13. Martin DM, Alonzo A, Mitchell PB, Sachdev P, Galvez V, Loo CK. Fronto-extracephalic transcranial direct current stimulation as a treatment for major depression: an open-label pilot study. J Affect Disord. 2011;134(1-3):459-63.

14. Ho KA, Bai S, Martin D, Alonzo A, Dokos S, Loo CK. Clinical Pilot study and computational modeling of bitemporal transcranial direct current stimulation, and safety of repeated courses of treatment, in major depression. J ECT. 2015. [Epub ahead of print]

15. Brunoni AR, Moffa AH, Fregni F, Palm U, Padberg F, Blumberger DM, et al. Transcranial direct current stimulation for the acute major depressive episode: a meta-analysis of individual patient data. Br J Psychiatry. [In press]

16. Brunoni AR, Valiengo L, Baccaro A, Zanao TA, de Oliveira JF, Goulart A, et al. The sertraline vs. electrical current therapy for treating depression clinical study: results from a factorial, randomized, controlled trial. JAMA Psychiatry. 2013;70(4):383-91.

17. Brunoni AR, Ferrucci R, Bortolomasi M, Scelzo E, Boggio PS, Fregni F, et al. Interactions between transcranial Direct Current Stimulation (tDCS) and pharmacological interventions in the major depressive episode: findings from a naturalistic study. Eur Psychiatry. 2013;28(6):356-61.

18. Segrave RA, Arnold S, Hoy K, Fitzgerald PB. Concurrent cognitive control training augments the antidepressant efficacy of tDCS: a pilot study. Brain Stimul. 2013;7(2):325-31.

19. Brunoni AR, Boggio PS, De Raedt R, Bensenor IM, Lotufo PA, Namur V, et al. Cognitive control therapy and transcranial direct current stimulation for depression: a randomized, double-blinded, controlled trial. J Affect Disord. 2014;162:43-9.

20. Player M, Taylor J, Weickert CS, Alonzo A, Sachdev P, Martin D, et al. Increase in PAS-induced neuroplasticity after a treatment course of transcranial direct current stimulation for depression. J Affect Disord. 2014;167:140-7.

21. Moreno ML, Vanderhasselt MA, Carvalho AF, Moffa AH, Lotufo PA, Bensenor IM, et al. Effects of acute transcranial direct current stimulation in hot and cold working memory tasks in healthy and depressed subjects. Neurosci Lett. 2015;591:126-31.

22. Brunoni AR, Kemp AH, Shiozawa P, Cordeiro Q, Valiengo LC, Goulart AC, et al. Impact of 5-HTTLPR and BDNF polymorphisms on response to sertraline versus transcranial direct current stimulation: implications for the serotonergic system. Eur Neuropsychopharmacol. 2013;23(11):1530-40.

23. Plewnia C, Zwissler B, Langst I, Maurer B, Giel K, Kruger R. Effects of transcranial Direct Current Stimulation (tDCS) on executive functions: influence of COMT Val/Met polymorphism. Cortex. 2013;49(7):1801-7.

24. Brunoni AR, Kemp AH, Dantas EM, Goulart AC, Nunes MA, Boggio PS, et al. Heart rate variability is a trait marker of major depressive disorder: evidence from the sertraline vs. electric current therapy to Treat Depression Clinical Study. Int J Neuropsychopharmacol. 2013;16(9):1937-49.

25. Brunoni AR, Machado-Vieira R, Zarate CA Jr, Vieira EL, Vanderhasselt MA, Nitsche MA, et al. BDNF plasma levels after antidepressant treatment with sertraline and transcranial direct current stimulation: results from a factorial, randomized, sham-controlled trial. Eur Neuropsychopharmacology. 2014;24(7):1144-51.

26. Brunoni AR, Machado-Vieira R, Zarate CA, Valiengo L, Vieira EL, Bensenor IM, et al. Cytokines plasma levels during antidepressant treatment with sertraline and transcranial Direct Current Stimulation (tDCS): results from a factorial, randomized, controlled trial. Psychopharmacology. 2014;231(7):1315-23.

27. Murphy DN, Boggio P, Fregni F. Transcranial direct current stimulation as a therapeutic tool for the treatment of major depression: insights from past and recent clinical studies. Curr Opin Psychiatry. 2009;22(3):306-11.

28. Rigonatti SP, Boggio PS, Myczkowski ML, Otta E, Fiquer JT, Ribeiro RB, et al. Transcranial direct stimulation and fluoxetine for the treatment of depression. Eur Psychiatry. 2008;23(1):74-6.

29. Ferrucci R, Bortolomasi M, Vergari M, Tadini L, Salvoro B, Giacopuzzi M, et al. Transcranial direct current stimulation in severe, drug-resistant major depression. J Affect Disord. 2009;118(1-3):215-9.

30. Ferrucci R, Bortolomasi M, Brunoni AR, Vergares M, Tadini L, Giacopuzzi M, et al. Comparative benefits of transcranial Direct Current Stimulation (tDCS) treatment in patients with mild/moderate vs. severe depression. Clin Neuropsychiatry. 2009;6(6):246-51.

31. Brunoni AR, Ferrucci R, Bortolomasi M, Vergari M, Tadini L, Boggio PS, et al. Transcranial Direct Current Stimulation (tDCS) in unipolar vs. bipolar depressive disorder. Prog Neuropsychopharmacol Biol Psychiatry. 2011;35(1):96-101.

32. Dell'osso B, Zanoni S, Ferrucci R, Vergari M, Castellano F, D'Urso N, et al. Transcranial direct current stimulation for the outpatient treatment of poor-responder depressed patients. Eur Psychiatry. 2012;27(7):513-7.

33. Martin DM, Alonzo A, Ho KA, Player M, Mitchell PB, Sachdev P, et al. Continuation transcranial direct current stimulation for the prevention of relapse in major depression. J Affect Disord. 2013;144(3):274-8.

34. Chan HN, Alonzo A, Martin DM, Mitchell PB, Sachdev P, Loo CK. Augmenting transcranial direct current stimulation with (D)-cycloserine for depression: a pilot study. J ECT. 2013;29(3):196-200.

35. Pereira Junior BS, Tortella G, Lafer B, Nunes P, Bensenor IM, Lotufo PA, et al. The Bipolar Depression Electrical Treatment Trial (BETTER): design, rationale, and objectives of a randomized, sham-controlled trial and data from the pilot study phase. Neural Plasticity. 2015;2015:684025.

36. Fregni F, Boggio PS, Nitsche MA, Marcolin MA, Rigonatti SP, Pascual-Leone A. Treatment of major depression with transcranial direct current stimulation. Bipolar Disord. 2006;8(2):203-4.

37. Fregni F, Boggio PS, Nitsche MA, Rigonatti SP, Pascual-Leone A. Cognitive effects of repeated sessions of transcranial direct current stimulation in patients with depression. Depress Anxiety. 2006;23(8):482-4.

38. Palm U, Schiller C, Fintescu Z, Obermeier M, Keeser D, Reisinger E, et al. Transcranial direct current stimulation in treatment resistant depression: a randomized double-blind, placebo-controlled study. Brain Stimul. 2012;5(3):242-51.

39. Brunoni AR, Valiengo L, Baccaro A, Zanao TA, de Oliveira JF, Vieira GP, et al. Sertraline vs. ELectrical Current Therapy for Treating Depression Clinical Trial--SELECT TDCS: design, rationale and objectives. Contemp Clin Trials. 2011;32(1):90-8.

40. Bennabi D, Nicolier M, Monnin J, Tio G, Pazart L, Vandel P, et al. Pilot study of feasibility of the effect of treatment with tDCS in patients suffering from treatment-resistant depression treated with escitalopram. Clin Neurophysiol. 2015;126(6):1185-9.

41. Valiengo L, Bensenor IM, Goulart AC, de Oliveira JF, Zanao TA, Boggio PS, et al. The sertraline versus electrical current therapy for treating depression clinical study (SELECT-TDCS): results of the crossover and follow-up phases. Depress Anxiety. 2013;30(7):646-53.

42. Dell'Osso B, Dobrea C, Arici C, Benatti B, Ferrucci R, Vergari M, et al. Augmentative transcranial Direct Current Stimulation (tDCS) in poor responder depressed patients: a follow-up study. CNS Spectr. 2014;19(4):347-54.

43. Kalu UG, Sexton CE, Loo CK, Ebmeier KP. Transcranial direct current stimulation in the treatment of major depression: a meta-analysis. Psychol Med. 2012;42(9):1791-800.

44. Berlim MT, van den Eynde F, Tovar-Perdomo S, Daskalakis ZJ. Response, remission and drop-out rates following high-frequency repetitive transcranial magnetic stimulation (rTMS) for treating major depression: a systematic review and meta-analysis of randomized, double-blind and sham-controlled trials. Psychol Med. 2014;44(2):225-39.

45. Shiozawa P, Fregni F, Bensenor IM, Lotufo PA, Berlim MT, Daskalakis JZ, et al. Transcranial direct current stimulation for major depression: an updated systematic review and meta-analysis. Int J Neuropsychopharmacol. 2014;17(9):1443-52.

46. Arul-Anandam AP, Loo C, Mitchell P. Induction of hypomanic episode with transcranial direct current stimulation. J ECT. 2010;26(1):68-9.

47. Baccaro A, Brunoni AR, Bensenor IM, Fregni F. Hypomanic episode in unipolar depression during transcranial direct current stimulation. Acta Neuropsychiatr. 2010;22(6):316-8.

48. Galvez V, Alonzo A, Martin D, Mitchell PB, Sachdev P, Loo CK. Hypomania induction in a patient with bipolar II disorder by transcranial Direct Current Stimulation (tDCS). J ECT. 2011;27(3):256-8.

49. Brunoni AR, Valiengo L, Zanao T, de Oliveira JF, Bensenor IM, Fregni F. Manic psychosis after sertraline and transcranial direct-current stimulation. J Neuropsychiatry Clin Neurosci. 2011;23(3):E4-5.

50. Valiengo LC, Bensenor IM, Lotufo PA, Fraguas R Jr, Brunoni AR. Transcranial direct current stimulation and repetitive transcranial magnetic stimulation in consultation-liaison psychiatry. Braz J Med Biol Res. 2013;46(10):815-908.

51. Berlim MT, Van den Eynde F, Daskalakis ZJ. Clinical utility of transcranial Direct Current Stimulation (tDCS) for treating major depression: a systematic review and meta-analysis of randomized, double-blind and sham-controlled trials. J Psychiatr Res. 2013;47(1):1-7.

11

ESTIMULAÇÃO MAGNÉTICA TRANSCRANIANA PROFUNDA NA DEPRESSÃO MAIOR UNIPOLAR E BIPOLAR*

MARCELO T. BERLIM, RUBEN MARTINS

▶ DEPRESSÃO MAIOR UNIPOLAR E BIPOLAR

O transtorno depressivo maior (TDM) unipolar é caracterizado por uma combinação de sinais/sintomas clínicos que incluem, por exemplo, humor deprimido e diminuição significativa do interesse ou do prazer na maior parte do tempo por um período superior a duas semanas.[5] Em geral, até 60% dos pacientes deprimidos unipolares sofrem desse transtorno por mais de 12 semanas, e 20%, por mais de um ano.[6] Além disso, o TDM é uma condição prevalente que atinge até 15% da população adulta e é recorrente em cerca de 80% dos casos.[7] Consequentemente, episódios depressivos são, em geral, associados com significativo declínio funcional e com deterioração psicossocial.[7] O TDM também costuma ser acompanhado de outras comorbidades psiquiátricas (como, por exemplo, transtornos de ansiedade e da personalidade) e pode interferir negativamente no prognóstico de outras condições médicas (incluindo, por exemplo, diabetes e doença cardiovascular), além de aumentar o risco de mortalidade (em parte relacionado ao comportamento suicida).[8]

Episódios depressivos não ocorrem exclusivamente no TDM. De fato, indivíduos com transtorno do humor bipolar, o qual afeta 4% da população adulta, também apresentam tais episódios (muitas vezes recorrentes e de difícil tratamento),[9] que se acrescentam períodos distintos de (hipo)mania (caracterizada, por exemplo, por pensamento acelerado, humor eufórico e grandiosidade).[10]

---

* Definições utilizadas ao longo do capítulo:
- Protocolo-padrão da estimulação magnética transcraniana profunda (EMTP): 20 sessões diárias por quatro semanas consecutivas; bobina H1 aplicada sobre o córtex pré-frontal dorsolateral esquerdo com frequência de 18 a 20 Hz e intensidade de 120% do limiar motor em repouso (totalizando 1.680-1.980 pulsos por sessão).[1,2]
- TDM resistente: não resposta a ≥ 2 medicações antidepressivas no episódio depressivo atual.[3]
- Resposta: redução ≥ 50% nos escores da Escala de Avaliação de Depressão de Hamilton (HAM-D).[4]
- Remissão: escore ≤ 9 ou ≤ 10 na HAM-D de 21 e de 24 itens, respectivamente.[4]

Apesar da prevalência e do impacto funcional e psicossocial associados com os episódios depressivos maiores unipolares e bipolares, seu manejo clínico ainda apresenta limitações significativas.[11,12] De fato, cerca de um terço dos pacientes que sofrem de TDM continua significativamente sintomática mesmo após o uso de vários medicamentos.[13] O tratamento da depressão bipolar, por sua vez, pode ser particularmente difícil, pois os antidepressivos convencionais são, por vezes, associados com "viradas" (hipo)maníacas, e as alternativas terapêuticas que costumam ser utilizadas (p. ex., neurolépticos, lítio e/ou anticonvulsivantes) podem ocasionar efeitos neurocognitivos e/ou metabólicos indesejáveis.[9,14] Em consequência, novos tratamentos para a depressão maior são claramente necessários, e, entre estes, a estimulação magnética transcraniana profunda (EMTP) tem-se mostrado bastante promissora, o que levou a sua recente aprovação como alternativa terapêutica para esse transtorno psiquiátrico pela Food and Drug Administration, dos Estados Unidos, e pela Health Canada.[15]

▶ EMTP: PRINCÍPIOS BÁSICOS

A EMTP, que é administrada com o uso das chamadas bobinas H, foi desenvolvida com o objetivo de permitir a neuromodulação direta de regiões cerebrais mais profundas do que aquelas alcançadas pela estimulação magnética transcraniana repetitiva (EMTr) convencional,[16] sem, contudo, aumentar de forma significativa o risco de efeitos adversos (p. ex., dor na região estimulada ou convulsões).[17] As bobinas H são armazenadas dentro de um "capacete" e têm a capacidade de maximizar o campo elétrico em áreas mais profundas do cérebro (minimizando, ao mesmo tempo, a acumulação de cargas elétricas na superfície cranial) por meio da somatória de campos magnéticos projetados a partir de diversos pontos ao redor do crânio.[18] Diferentes configurações da bobina H foram desenvolvidas até o momento, cada uma visando à modulação de regiões cerebrais relativamente específicas (p. ex., a bobina H1 afeta preferencialmente o hemisfério esquerdo; a bobina H2 afeta regiões bilaterais; e a bobina H1L afeta exclusivamente o hemisfério esquerdo).[2]

Em comparação com a bobina tradicional de EMTr (em formato de figura de 8),[19] as bobinas H têm um padrão de estrutura interna mais complexo (p. ex., com elementos orientados ao longo dos eixos anteroposterior e lateral-medial), além de apresentarem focalidade reduzida (i.e., elas estimulam volumes cerebrais maiores)[20] e taxa de declínio do campo magnético em função da distância significativamente inferior.[21] De fato, estudos recentes (utilizando modelos de cabeça humana contendo solução fisiológica) demonstraram que as bobinas H e em formato de figura de 8 são capazes, respectivamente, de induzir campos magnéticos significativos em profundidades de até 5 e 1,5 centímetros.[22]

Até o momento, os estudos clínicos que avaliaram o uso da EMTP na depressão maior (tanto unipolar quanto bipolar) utilizaram predominantemente a bobina H1 aplicada sobre o córtex pré-frontal dorsolateral (CPFDL) esquerdo (geralmente identificado como a área 6 cm anterior ao *hot spot* motor utilizado para a estimativa do limiar motor em repouso individual).[1] As vantagens potenciais da EMTP com relação à EMTr convencional no tratamento da depressão maior resultariam sobretudo da capacidade das bobinas H de modular um volume maior de tecido cerebral localizado mais profundamente.[2] Isso permitiria, pelo menos em teoria, uma estimulação mais consistente e generalizada do CPFDL (incluindo, por exemplo, sub-regiões em geral não afetadas pelas bobinas tradicionais em formato de figura de 8), além de uma modulação mais robusta (direta ou indireta) e relativamente mais profunda de regiões frontolímbicas implicadas na fisiopatologia da depressão maior[1,2,23] (incluindo, por exemplo, os córtices pré-frontais ventromedial e dorsomedial adjacentes ao CPFDL).[24,25]

▶ EMTP NO TRANSTORNO DEPRESSIVO MAIOR

EPISÓDIO DEPRESSIVO MAIOR AGUDO

ENSAIOS CLÍNICOS ABERTOS

Em 2010, Rosenberg e colaboradores[26] publicaram um estudo aberto do qual participaram sete pacientes com TDM resistente que receberam o protocolo-padrão da EMTP em monoterapia. Dois indivíduos abandonaram o estudo, e, dos cinco que o completaram, três apresentaram resposta, e um, remissão. Ainda em 2010, Rosenberg e colaboradores[27] publicaram outro ensaio aberto, do qual participaram seis pacientes (destes, três utilizavam psicotrópicos) com TDM ultrarresistente (i.e., não resposta também à eletroconvulsoterapia), que receberam o protocolo-padrão da EMTP. Após o fim do tratamento, um paciente apresentou resposta, e um, remissão.

Em 2011, Isserles e colaboradores[28] avaliaram a efetividade do protocolo-padrão da EMTP combinada com o uso de estratégias de reativação cognitivo-emocional alternativas. Nesse estudo, 57 pacientes com TDM resistente foram randomizados em três grupos: (1) sem reativação cognitivo-emocional (n = 25), (2) com reativação cognitivo-emocional positiva (i.e., os pacientes liam um texto, antes e durante cada sessão, descrevendo situações nas quais se sentiam bem; n = 17), e (3) com reativação cognitivo-emocional negativa (i.e., os pacientes liam um texto, antes e durante cada sessão, descrevendo pensamentos e emoções negativas associadas com o transtorno depressivo; n = 15). Imediatamente após a EMTP, 46% dos pacientes na amostra global *per-protocol*[29] (n = 46) apresentaram resposta, e 28% apresentaram remissão. As taxas de remissão nos grupos da amostra *per-protocol*[29] sem reativação cognitivo-emocional e com reativação cognitivo-emocional positiva e negativa foram, respectivamente, de 30, 43 e 8%. Além disso, 26,3% dos pacientes da amostra global *intention-to-treat*[29] (n = 57) abandonaram o estudo. Também em 2011, Rosenberg e colaboradores[30] publicaram um ensaio aberto do qual participaram oito pacientes com TDM resistente que haviam melhorado significativamente após receberem o protocolo-padrão da EMTP, mas que, por apresentarem uma recaída depressiva $4 \pm 4,2$ meses depois desse tratamento inicial, foram submetidos à EMTP outra vez. Os resultados demonstraram que tanto o primeiro quanto o segundo curso de tratamento com a EMTP foram associados com melhora significativa dos sintomas depressivos, ainda que a intervenção inicial tenha sido mais eficiente em termos da redução nos escores da HAM-D (i.e., 64,1 vs. 50,7; $p = 0,01$).

Em 2014, Berlim e colaboradores[23] publicaram um ensaio aberto no qual 17 pacientes com TDM resistente receberam um protocolo modificado de EMTP (contendo 3.000 pulsos por sessão) em combinação com medicações antidepressivas em doses estáveis. Quando avaliados após o tratamento, 70,6 e 41,2% dos indivíduos apresentaram resposta e remissão, respectivamente, sendo que dois abandonaram o estudo. Além disso, análises *post hoc* indicaram que a remissão após a EMTP foi associada de modo significativo a escores mais elevados, no período *baseline*, dos traços de personalidade "amabilidade" (*agreeableness*) e "escrupulosidade" (*conscientiousness*).[31] Ainda em 2014, Harel e colaboradores[32] publicaram um ensaio aberto do qual participaram 29 pacientes com TDM resistente que receberam o protocolo-padrão da EMTP em combinação com medicações antidepressivas em doses estáveis. Após o tratamento, as probabilidades estimadas de resposta e de remissão (utilizando a análise de Kaplan-Meier) foram de 46,1 e 26,9%, respectivamente. Três pacientes abandonaram a fase aguda do estudo.

Em 2015, Rapinesi e colaboradores[33] publicaram um ensaio aberto com 23 pacientes com TDM dos quais 11 apresentavam comorbidade com transtorno por uso de álcool (TUA) (mas que estavam abstinentes por ≥ 1 mês). Os participantes receberam o protocolo-padrão da EMTP em combinação com medicações antidepressivas em doses estáveis. Imediatamente após o tratamento, as taxas de remissão dos pacientes deprimidos com e sem o TUA foram, respectivamente, de 27,3 e 0%. Além disso, a intensidade do *craving* por álcool diminuiu de modo significativo no grupo com o TUA ($p = 0,02$).

ENSAIOS CLÍNICOS RANDOMIZADOS

Em 2009, Levkovitz e colaboradores[2] publicaram um ensaio clínico no qual 65 pacientes com TDM resistente foram randomizados para receber, em monoterapia, o protocolo-padrão da EMTP com as bobinas H1, H2, H1L ou H1L com intensidade de 110% do limiar motor. Após o tratamento, a redução percentual do escore da HAM-D e as taxas de remissão nos quatro grupos da amostra *per-protocol*[29] (n = 58) foram, respectivamente, de 52 e 42%, 42 e 10%, 49 e 50% e 12 e 0%. Dez pacientes abandonaram o estudo. Análises *post hoc* também demonstraram que a EMTP administrada com as bobinas H1, H2 e H1L reduziram de forma significativa tanto a apatia (avaliada por quatro itens específicos da HAM-D) quanto os demais sintomas depressivos.[34]

Em 2015, Levkovitz e colaboradores[1] publicaram um ensaio clínico multicêntrico, randomizado, duplo-cego e controlado por intervenção inativa (*sham*) no qual avaliaram a eficácia e a tolerabilidade, em monoterapia, do protocolo-padrão da EMTP em pacientes deprimidos que não haviam respondido a ≥ 1 mas ≤ 4 medicações antidepressivas no episódio atual (n = 212). Os participantes foram randomizados para receber a EMTP ativa ou *sham*. Após o tratamento, as taxas de resposta e de remissão associadas com a EMTP ativa e *sham* (na amostra *intention-to-treat*[29]) foram, respectivamente, de 37 e 27,8% ($p = 0,03$; *number needed to treat*[35] = 12) e de 30,4 e 15,8% ($p = 0,01$; *number needed to treat* = 7). Com relação à redução nos escores da HAM-D, os tamanhos de efeito d[36] observados entre a EMTP ativa e *sham* nas amostras *per-protocol*[29] e *intention-to-treat*[29] foram, respectivamente, de 0,76 ($p = 0,008$) e 0,58 ($p = 0,06$). De forma interessante, a EMTP ativa pareceu ser mais eficaz quando utilizada em pacientes com TDM menos resistente (i.e., não reposta a ≤ 2 vs. ≥ 3 medicações antidepressivas no episódio atual). Além disso, abandonaram o tratamento agudo com a EMTP ativa e *sham* 7,9 e 16,3% dos pacientes, respectivamente. Por fim, a integridade do cegamento (*blinding*) foi confirmada ao término do estudo.

REVISÕES SISTEMÁTICAS E METANÁLISES

Em 2015, Kedzior e colaboradores[37] publicaram uma revisão sistemática e metanálise sobre os efeitos antidepressivos do protocolo-padrão da EMTP nos ensaios clínicos abertos. Os resultados demonstraram que o tratamento agudo com a EMTP foi associado com redução significativa dos escores da HAM-D, correspondendo a um tamanho de efeito d^{36} = 2,04 (n = 150; intervalo de confiança de 95% [IC 95%] = 1,53-2,55; p < 0,0001). Além disso, as taxas médias de resposta, de remissão e de abandono foram, respectivamente, de 60% (n = 150; IC 95% = 49-70%), 29% (n = 124; IC 95% = 17-44%) e 18% (n = 162; IC 95% = 10-33%). Ainda em 2015, Kedzior e colaboradores[38] investigaram os efeitos ansiolíticos do protocolo-padrão da EMTP em pacientes deprimidos por meio de uma revisão sistemática e metanálise dos ensaios clínicos abertos. Os resultados demonstraram que o tratamento agudo com a EMTP foi associado com redução significativa nos escores da Escala de Ansiedade de Hamilton (Hamilton Anxiety Scale), correspondendo a um tamanho de efeito d^{36} = 1,45 (n = 95; IC 95% = 1,10-1,80; p < 0,001). Por fim, em 2016, Kedzior e colaboradores[39] publicaram uma revisão sistemática acerca dos efeitos neurocognitivos do tratamento agudo com o protocolo-padrão da EMTP na depressão maior (n = 158), a qual indicou melhoras significativas em domínios como, por exemplo, memória de trabalho, memória visuoespacial, atenção sustentada, velocidade de processamento cognitivo e psicomotor e flexibilidade mental.

ESTABILIDADE DO EFEITO ANTIDEPRESSIVO

No estudo randomizado de Levkovitz e colaboradores,[2] três meses após o fim do tratamento agudo com o protocolo-padrão da EMTP, as taxas de remissão dos grupos que utilizaram as bobinas H1, H2, H1L e H1L-110% foram, respectivamente, de 52, 25, 50 e 25% (incluindo 52% da amostra inicial). Além disso, no ensaio aberto de Isserles e colaboradores,[28] 10 dos 13 pacientes que haviam inicialmente apresentado uma remissão após o tratamento com o protocolo-padrão da EMTP continuavam em remissão quatro semanas mais tarde. Por fim, Rapinesi e colaboradores[33] descreveram taxas de remissão seis meses após o fim do tratamento agudo com o protocolo convencional da EMTP de 63,6 e 8,3%, respectivamente, entre os pacientes deprimidos com e sem TUA.

TRATAMENTO DE CONTINUAÇÃO/MANUTENÇÃO DO TDM

No estudo de Harel e colaboradores,[32] os pacientes deprimidos que haviam inicialmente completado o protocolo-padrão da EMTP receberam um tratamento de continuação (i.e., duas sessões por semana por até dois meses seguidas de uma sessão por semana por até dois meses e meio). Os resultados demostraram que o tempo mediano para que se obtivesse remissão ou recaída depressiva (i.e., um escore $\geq$ 18 na HAM-D por duas semanas consecutivas) foi, respectivamente, de 6 e 10 semanas. Além disso, ao término do estudo (i.e., na 22ª semana), as probabilidades estimadas de remissão e de "sobrevivência" sem recaída depressiva após remissão (utilizando a análise de Kaplan-Meier) foram, respectivamente, de 71,4 e 68,1%. No total, 11 pacientes abandonaram o estudo antes de completar as 18 semanas do tratamento de continuação com a EMTP.

Rapinesi e colaboradores,[40] por sua vez, publicaram um ensaio aberto do qual participaram 24 pacientes deprimidos graves (dos quais 9 apresentavam TDM e 15 apresentavam depressão bipolar). Os participantes receberam o protocolo-padrão da EMTP em combinação com psicotrópicos em doses estáveis e, após o tratamento agudo, foram randomizados para dois grupos: o primeiro recebeu duas sessões por semana por um mês, seguidas de uma sessão semanal por dois meses, enquanto o segundo não recebeu nenhuma sessão adicional. Os resultados demonstraram que o grupo que recebeu o tratamento de manutenção apresentou, após seis meses, escores da HAM-D significativamente inferiores aos do grupo que não recebeu manutenção (i.e., 9,3 $\pm$ 2,2 vs. 13,7 $\pm$ 5,5; $p = 0,03$); contudo, essa diferença desapareceu após um ano.

Por fim, no estudo multicêntrico de Levkovitz e colaboradores,[1] os pacientes deprimidos que haviam completado inicialmente o protocolo-padrão da EMTP receberam um tratamento de manutenção (i.e., duas sessões de EMTP por semana por até três meses). Os resultados na amostra *intention-to-treat*[29] demonstraram que as taxas de resposta ao término do estudo (i.e., na 16ª semana) foram de 40,6%, no grupo que recebeu a EMTP ativa, e de 26%, naquele que recebeu a EMTP *sham* ($p = 0,03$). Em contrapartida, as taxas de remissão foram de 29,2%, no grupo que recebeu a EMTP ativa, e de 22,1%, naquele que recebeu a EMTP *sham* ($p = 0,25$). Além disso, abandonaram o tratamento de manutenção com a EMTP ativa e *sham* 43,8 e 53,3% dos pacientes, respectivamente.

▶ EMTP NA DEPRESSÃO BIPOLAR

Em 2011, Harel e colaboradores[41] publicaram o único ensaio aberto do qual participaram apenas pacientes com depressão bipolar do tipo I ou II (n = 19) que eram tratados concomitantemente com psicotrópicos. Os participantes receberam o protocolo-padrão da EMTP, e, após o fim do tratamento, 63,2 e 52,6% deles obtiveram resposta e remissão, respectivamente, sendo que nenhum apresentou "virada" (hipo)maníaca. Por fim, no estudo de Rapinesi e colaboradores[40] (que incluiu 15 pacientes com depressão bipolar do tipo I ou II), não houve menção explícita acerca de diferenças significativas entre os pacientes deprimidos bipolares e unipolares em termos de seus desfechos clínicos. Além disso, nenhum caso de "virada" (hipo)maníaca foi observado tanto após o tratamento agudo quanto durante o seguimento de 6 e 12 meses.

▶ EMTP: SEGURANÇA E TOLERABILIDADE

A EMTP é, em geral, um tratamento seguro e relativamente bem tolerado. Seus efeitos adversos mais comuns incluem cefaleia e desconforto ou dor no local da aplicação da estimulação, os quais tendem a diminuir significativamente ao longo do tempo ou, quando necessário, podem ser tratados de com o uso de analgésicos comuns.[15] Além disso, a EMTP não parece estar associada com efeitos adversos cognitivos (pelo contrário, talvez até melhore certas funções cognitivas).[39] Devido ao risco de perda auditiva secundário à exposição aos "cliques" emitidos pelas bobinas H, tanto pacientes quanto membros da equipe médica devem utilizar protetores auriculares (capazes de suportar $\geq$ 30 dB) ao longo das sessões de EMTP.[19]

No ensaio clínico multicêntrico publicado, em 2015, por Levkovitz e colaboradores,[1] os efeitos adversos mais comumente observados entre os pacientes que receberam a EMTP ativa foram cefaleia (26,7%), dor (5%) ou desconforto (3%) no local da aplicação, espasmos musculares (2%), dores nas costas (2%) e/ou insônia (2%); entretanto, apenas dor no local da aplicação foi significativamente mais prevalente no grupo que recebeu a EMTP ativa *versus sham* (p = 0,02).

Em princípio, o maior risco associado com o uso da EMTP é a indução inadvertida de uma convulsão generalizada.[15] Entretanto, apenas cinco episódios convulsivos (autolimitados e não associados com sequelas) foram descritos entre os mais de 3.500 pacientes tratados com a técnica até 2015 (ou seja, $\leq$ 0,001%).[1] De qualquer forma, o risco de convulsão é geralmente maior em indivíduos com doenças neurológicas preexistentes, privação de sono e/ou uso de determinadas medicações (p. ex., antipsicóticos e antidepressivos tricíclicos) ou de álcool/drogas.[19]

História prévia de convulsão isolada ou de epilepsia, além da presença de materiais ferromagnéticos em qualquer lugar da cabeça com exceção da boca (p. ex., implantes cocleares, estimuladores ou eletrodos cerebrais e/ou clipes de aneurisma), são, em geral, contraindicações ao uso da EMTP. Além disso, essa modalidade terapêutica não é rotineiramente recomendada durante a gestação (uma vez que seus efeitos sobre o feto ainda são desconhecidos) ou a indivíduos com marca-passos.

▶ ESTUDOS CLÍNICOS NÃO REVISADOS NESTE CAPÍTULO

Por razões metodológicas e/ou diagnósticas, não foram incluídos neste capítulo relatos de caso sobre o uso da EMTP no TDM[42] e na depressão bipolar do tipo I,[43] além de uma série de casos[44] e de um ensaio clínico aberto[45] sobre o uso da EMTP na distimia. Os leitores interessados são convidados a consultar esses estudos diretamente.

▶ DISCUSSÃO E CONSIDERAÇÕES FINAIS

TRANSTORNO DEPRESSIVO MAIOR

Os estudos clínicos publicados até o momento indicam que a EMTP é, em geral, um tratamento agudo eficaz, seguro e relativamente bem tolerado para o TDM. De fato, suas taxas de resposta, de remissão e de abandono foram, respectivamente, de 60, 29 e 18%, nos ensaios clínicos abertos,[37] e de 37, 30,4 e 7,9%, no estudo multicêntrico randomizado e controlado por *sham*.[1] Em comparação, uma metanálise recente que incluiu 29 ensaios clínicos randomizados e controlados por *sham* (n = 1.371) demonstrou que a EMTr convencional de alta frequência está associada com taxas de resposta, de remissão e de abandono de, respectivamente, 29,3, 18,6 e 7,5%.[46]

Evidências preliminares também sugerem que a EMTP pode ser útil como tratamento de continuação/manutenção do TDM (visando reduzir o risco de recaída depressiva após melhora clínica inicial); que seus efeitos antidepressivos podem durar por até 3 a 6 meses; e que ela também parece aliviar os sintomas ansiosos associados com o TDM, além de ser efetiva quando utilizada tanto em monoterapia quanto em combinação com psicotrópicos (ainda que a metanálise exploratória de Kedzior e colaboradores[37] tenha sugerido que o tratamento combinado possa ser mais efetivo).

Ainda que não haja evidências robustas para determinar, *a priori*, quais pacientes deprimidos se beneficiariam mais significativamente da EMTP, resultados iniciais sugerem que uma intensidade de estimulação de 120% do limiar motor[2,28] e uma não resposta a ≤ 2 medicações antidepressivas no episódio atual[1] parecem estar associadas com melhora clínica mais significativa.

Apesar de promissora, a literatura acerca da utilidade clínica da EMTP no TDM ainda apresenta uma série de limitações. Por exemplo, a maior parte dos estudos publicados até o momento foi de ensaios abertos (i.e., sem grupo-controle ou cegamento na avalição dos desfechos clínicos) e reuniu um número relativamente pequeno de pacientes deprimidos que não necessariamente são representativos da clientela tratada no "mundo real" (p. ex., indivíduos com TDM ultrarresistente e/ou apresentando comorbidades psiquiátricas ou comportamento suicida significativos). Além disso, apenas um ensaio clínico randomizado, duplo-cego e controlado por *sham* avaliou a eficácia da EMTP no TDM[1] (em comparação, cerca de 40 estudos desse tipo foram publicados até 2010 acerca da EMTr convencional).[47] Também existe considerável incerteza com relação a quais seriam a duração e os parâmetros de estimulação ideais da EMTP como tratamento agudo e de continuação/manutenção do TDM, bem como acerca de qual seria sua utilidade clínica, por exemplo, em pacientes idosos e/ou com comorbidades médicas gerais. Por fim, nenhum estudo publicado até o momento comparou diretamente a eficácia e a tolerabilidade da EMTP com outras técnicas de estimulação cerebral não invasiva (p. ex., a EMTr convencional,[48] a estimulação transcraniana por corrente direta [*transcranial direct current stimulation*][49] ou a eletroconvulsoterapia).[50] A ausência de tais estudos é particularmente problemática quando se considera que ainda não está claro se o aumento da profundidade de estimulação e da difusividade do campo elétrico observado com a bobina H[21] está associado, de fato, a efeitos fisiológicos e/ou antidepressivos mais robustos do que aqueles vistos com a bobina tradicional em formato de figura de 8 – premissa essa que sustenta a hipótese de que a EMTP pode ser mais eficaz do que a EMTr convencional no TDM.[2]

Em suma, as evidências atuais indicam que a EMTP pode ser recomendada (em monoterapia ou em combinação com psicotrópicos) a pacientes deprimidos unipolares adultos que não tenham respondido a ≥ 1 medicação antidepressiva no episódio atual e que não apresentem fatores de risco significativos para essa modalidade terapêutica.

DEPRESSÃO BIPOLAR

Não é possível, hoje, chegar-se a uma conclusão sólida acerca da eficácia e da tolerabilidade da EMTP na depressão bipolar. Isso se deve ao fato de a literatura disponível a esse respeito ser ainda extremamente limitada. Dessa forma, estudos adicionais (em particular ensaios randomizados, duplos-cegos e controlados por *sham*) são claramente necessários para que se possa estabelecer a real utilidade clínica da EMTP no tratamento da depressão bipolar. Entretanto, é razoável recomendar-se, no presente momento, o uso dessa modalidade terapêutica para pacientes deprimidos bipolares que continuam muito sintomáticos mesmo após receberem vários tratamentos convencionais.

▶ REFERÊNCIAS

1. Levkovitz Y, Isserles M, Padberg F, Lisanby SH, Bystritsky A, Xia G, et al. Efficacy and safety of deep transcranial magnetic stimulation for major depression: a prospective multicenter randomized controlled trial. World Psychiatry. 2015;14(1):64-73.

2. Levkovitz Y, Harel EV, Roth Y, Braw Y, Most D, Katz LN, et al. Deep transcranial magnetic stimulation over the prefrontal cortex: Evaluation of antidepressant and cognitive effects in depressive patients. Brain Stimul. 2009;2(4):188-200.

3. Berlim MT, Turecki G. Definition, assessment, and staging of treatment-resistant refractory major depression: a review of current concepts and methods. Can J Psychiatry. 2007;52(1):46-54.

4. Rush AJ, Kraemer HC, Sackeim HA, Fava M, Trivedi MH, Frank E, et al. Report by the ACNP Task Force on response and remission in major depressive disorder. Neuropsychopharmacology. 2006;31(9):1841-53.

5. Ebmeier KP, Donaghey C, Steele JD. Recent developments and current controversies in depression. Lancet. 2006;367(9505):153-67.

6. Kupfer DJ, Frank E, Phillips ML. Major depressive disorder: new clinical, neurobiological, and treatment perspectives. Lancet. 2012;379(9820):1045-55.

7. Mann JJ. The medical management of depression. N Engl J Med. 2005;353(17):1819-34.

8. Murray CJ, Lopez AD. Global mortality, disability, and the contribution of risk factors: Global Burden of Disease Study. Lancet. 1997;349(9063):1436-42.

9. Geddes JR, Miklowitz DJ. Treatment of bipolar disorder. Lancet. 2013;381(9878):1672-82.

10. Baldassano CF, Hosey A, Coello J. Bipolar depression: an evidence-based approach. Curr Psychiatry Rep. 2011;13(6):483-7.

11. Fountoulakis KN. An update of evidence-based treatment of bipolar depression: where do we stand? Curr Opin Psychiatry. 2010;23(1):19-24.

12. Vieta E, Colom F. Therapeutic options in treatment-resistant depression. Ann Med. 2011;43(7):512-30.

13. Rush AJ, Trivedi MH, Wisniewski SR, Nierenberg AA, Stewart JW, Warden D, et al. Acute and Longer-Term Outcomes in Depressed Outpatients Requiring One or Several Treatment Steps: A STAR*D Report. Am J Psychiatry. 2006;163(11):1905-17.

14. Nivoli AM, Colom F, Murru A, Pacchiarotti I, Castro-Loli P, González-Pinto A, et al. New treatment guidelines for acute bipolar depression: a systematic review. J Affect Disord. 2011;129(1-3):14-26.

15. Bersani FS, Minichino A, Enticott PG, Mazzarini L, Khan N, Antonacci G, et al. Deep transcranial magnetic stimulation as a treatment for psychiatric disorders: a comprehensive review. Eur Psychiatry. 2013;28(1):30-9.

16. Hoogendam JM, Ramakers GM, Di Lazzaro V. Physiology of repetitive transcranial magnetic stimulation of the human brain. Brain Stimul. 2010;3(2):95-118.

17. Roth Y, Amir A, Levkovitz Y, Zangen A. Three-dimensional distribution of the electric field induced in the brain by transcranial magnetic stimulation using figure-8 and deep H-coils. J Clin Neurophysiol. 2007;24(1):31-8.

18. Zangen A, Roth Y, Voller B, Hallett M. Transcranial magnetic stimulation of deep brain regions: evidence for efficacy of the H-coil. Clin Neurophysiol. 2005;116(4):775-9.

19. Rossi S, Hallett M, Rossini PM, Pascual-Leone A. Safety, ethical considerations, and application guidelines for the use of transcranial magnetic stimulation in clinical practice and research. Clin Neurophysiol. 2009;120(12):2008-39.

20. Roth Y, Zangen A, Hallett M. A coil design for transcranial magnetic stimulation of deep brain regions. J Clin Neurophysiol. 2002;19(4):361-70.

21. Deng ZD, Lisanby SH, Peterchev AV. Electric field depth-focality tradeoff in transcranial magnetic stimulation: simulation comparison of 50 coil designs. Brain Stimul. 2013;6(1):1-13.

22. Levkovitz Y, Roth Y, Harel EV, Braw Y, Sheer A, Zangen A. A randomized controlled feasibility and safety study of deep transcranial magnetic stimulation. Clin Neurophysiol. 2007;118(12):2730-44.

23. Berlim MT, Van den Eynde F, Tovar-Perdomo S, Chachamovich E, Zangen A, Turecki G. Augmenting antidepressants with deep transcranial magnetic stimulation in highly treatment-resistant major depression. World J Biol Psychiatry. 2014;15(7):570-8.

24. Hamilton JP, Etkin A, Furman DJ, Lemus MG, Johnson RF, Gotlib IH. Functional neuroimaging of major depressive disorder: a meta-analysis and new integration of base line activation and neural response data. Am J Psychiatry. 2012;169(7):693-703.

25. Diener C, Kuehner C, Brusniak W, Ubl B, Wessa M, Flor H. A meta-analysis of neurofunctional imaging studies of emotion and cognition in major depression. Neuroimage. 2012;61(3):677-85.

26. Rosenberg O, Shoenfeld N, Zangen A, Kotler M, Dannon PN. Deep TMS in a resistant major depressive disorder: a brief report. Depress Anxiety. 2010;27(5):465-9.

27. Rosenberg O, Zangen A, Stryjer R, Kotler M, Dannon PN. Response to deep TMS in depressive patients with previous electroconvulsive treatment. Brain Stimul. 2010;3(4):211-7.

28. Isserles M, Rosenberg O, Dannon P, Levkovitz Y, Kotler M, Deutsch F, et al. Cognitive-emotional reactivation during deep transcranial magnetic stimulation over the prefrontal cortex of depressive patients affects antidepressant outcome. J Affect Disord. 2011;128(3):235-42.

29. Sedgwick P. Intention to treat analysis versus per protocol analysis of trial data. BMJ. 2015;350:h681.

30. Rosenberg O, Isserles M, Levkovitz Y, Kotler M, Zangen A, Dannon PN. Effectiveness of a second deep TMS in depression: a brief report. Prog Neuropsychopharmacol Biol Psychiatry. 2011;35(4):1041-4.

31. McGirr A, Van den Eynde F, Chachamovich E, Fleck MP, Berlim MT. Personality dimensions and deep repetitive transcranial magnetic stimulation (DTMS) for treatment-resistant depression: a pilot trial on five-factor prediction of antidepressant response. Neurosci Lett. 2014;563:144-8.

32. Harel EV, Rabany L, Deutsch L, Bloch Y, Zangen A, Levkovitz Y. H-coil repetitive transcranial magnetic stimulation for treatment resistant major depressive disorder: an 18-week continuation safety and feasibility study. World J Biol Psychiatry. 2014;15(4):298-306.

33. Rapinesi C, Curto M, Kotzalidis GD, Del Casale A, Serata D, Ferri VR, et al. Antidepressant effectiveness of deep Transcranial Magnetic Stimulation (dTMS) in patients with Major Depressive Disorder (MDD) with or without Alcohol Use Disorders (AUDs): a 6-month, open label, follow-up study. J Affect Disord. 2015;174:57-63.

34. Levkovitz Y, Sheer A, Harel EV, et al. Differential effects of deep TMS of the prefrontal cortex on apathy and depression. Brain Stimul 2011;4:266-74.

35. Citrome L. Number needed to treat: what it is and what it isn't, and why every clinician should know how to calculate it. J Clin Psychiatry. 2011;72(3):412-3.

36. Fritz CO, Morris PE, Richler JJ. Effect size estimates: current use, calculations, and interpretation. J Exp Psychol Gen. 2012;141(1):2-18.

37. Kedzior KK, Gellersen HM, Brachetti AK, Berlim MT. Deep transcranial magnetic stimulation (DTMS) in the treatment of major depression: An exploratory systematic review and meta-analysis. J Affect Disord. 2015;187:73-83.

38. Kedzior KK, Gellersen HM, Roth Y, Zangen A. Acute reduction in anxiety after deep transcranial magnetic stimulation (DTMS) in unipolar major depression- a systematic review and meta-analysis. Psychiatry Res. 2015;230(3):971-4.

39. Kedzior KK, Gierke L, Gellersen HM, Berlim MT. Cognitive functioning and deep transcranial magnetic stimulation (DTMS) in major psychiatric disorders: A systematic review. J Psychiatr Res. 2016;75:107-15.

40. Rapinesi C, Bersani FS, Kotzalidis GD, Imperatori C, Del Casale A, Di Pietro S, et al. Maintenance deep transcranial magnetic stimulation sessions are associated with reduced depressive relapses in patients with unipolar or bipolar depression. Front Neurol 2015;6:16.

41. Harel EV, Zangen A, Roth Y, Reti I, Braw Y, Levkovitz Y. H-coil repetitive transcranial magnetic stimulation for the treatment of bipolar depression: an add-on, safety and feasibility study. World J Biol Psychiatry. 2011;12(2):119-26.

42. Harvey PO, Van den Eynde F, Zangen A, Berlim MT. Neural correlates of clinical improvement after deep transcranial magnetic stimulation (DTMS) for treatment-resistant depression: a case report using functional magnetic resonance imaging. Neurocase. 2015;21(1):16-22.

43. Bersani FS, Girardi N, Sanna L, Mazzarini L, Santucci C, Kotzalidis GD, et al. Deep Transcranial Magnetic Stimulation for treatment-resistant bipolar depression: A case report of acute and maintenance efficacy. Neurocase. 2013;19(5):451-7.

44. Rapinesi C, Kotzalidis GD, Serata D, Del Casale A, Bersani FS, Solfanelli A, et al. Efficacy of add-on deep transcranial magnetic stimulation in comorbid alcohol dependence and dysthymic disorder: three case reports. Prim Care Companion CNS Disord. 2013;15(1). pii: PCC.12m01438.

45. Girardi P, Rapinesi C, Chiarotti F, Kotzalidis GD, Piacentino D, Serata D, et al. Add-on deep transcranial magnetic stimulation (dTMS) in patients with dysthymic disorder comorbid with alcohol use disorder: a comparison with standard treatment. World J Biol Psychiatry. 2015;16(1):66-73.

46. Berlim MT, Van den Eynde F, Perdomo ST, Daskalakis ZJ. Response, remission and dropout rates following high frequency repetitive transcranial magnetic stimulation (rTMS) for treating major

depression: a systematic review and meta-analysis of randomized, double-blind and sham-controlled trials. Psychol Med 2014;44:225-39.

47. Kedzior KK, Reitz SK. Short-term efficacy of repetitive transcranial magnetic stimulation (rTMS) in depression- reanalysis of data from meta-analyses up to 2010. BMC Psychol. 2014;2(1):39.

48. Fitzgerald PB, Daskalakis ZJ. A practical guide to the use of repetitive transcranial magnetic stimulation in the treatment of depression. Brain Stimul. 2012;5(3):287-96.

49. Brunoni AR, Ferrucci R, Fregni F, Boggio PS, Priori A. Transcranial direct current stimulation for the treatment of major depressive disorder: a summary of preclinical, clinical and translational findings. Prog Neuropsychopharmacol Biol Psychiatry. 2012;39(1):9-16.

50. Lisanby SH. Electroconvulsive therapy for depression. N Engl J Med. 2007;357(19):1939-45.

12

DEPRESSÃO E TRANSTORNOS DO HUMOR: ESTIMULAÇÃO MAGNÉTICA TRANSCRANIANA

BERNARDO DE SAMPAIO, ANDRE RUSSOWSKY BRUNONI

▶ VISÃO GERAL

Apesar de o uso da eletricidade como ferramenta terapêutica na medicina ser antigo, com relatos de 43-48 d.C., seu avanço ocorreu na psiquiatria no século XX, com o desenvolvimento da eletroconvulsoterapia (ECT), por Ugo Cerletti e Lucino Bini. A ECT surgiu como uma forma mais segura de induzir convulsão em pacientes com transtornos psiquiátricos graves em comparação às alternativas vigentes na época, como injeção intramuscular de óleo de cânfora ou choque insulínico.[1] Quase 50 anos mais tarde, o desenvolvimento da estimulação magnética transcraniana (EMT), em 1985, por Barker, trouxe a importância da neuromodulação como modalidade terapêutica.

Por mais de 60 anos, a ECT foi o único tratamento biológico amplamente utilizado nos transtornos psiquiátricos.[2] Entretanto, a ampliação do entendimento sobre o funcionamento do sistema nervoso central (SNC) permitiu que fossem desenvolvidos diversos tipos de aparelhos biomédicos com diferentes propostas terapêuticas, como a EMT. Nesse sentido, a aprovação do uso clínico da estimulação magnética transcraniana repetitiva (EMTr) em vários países, inclusive no Brasil, abriu alternativas para o tratamento de diversos transtornos psiquiátricos crônicos e com altas taxas de refratariedade. Destaca-se, neste capítulo, o tratamento dos transtornos do humor – o transtorno depressivo maior (TDM) e o transtorno bipolar (TB).

▶ TRANSTORNO DEPRESSIVO MAIOR

EPIDEMIOLOGIA E RACIONAL FISIOPATOLÓGICO

O TDM é um transtorno psiquiátrico crônico e prevalente, com estudos mostrando a prevalência ao longo da vida entre 6 e 12%, e anual entre 3 e 11%, em todo o mundo.[3] Além disso, aproximadamente 80% dos pacientes recaem após um ano de tratamento com antidepressivos, e até 33% não atingem remissão completa após o uso de dois ou três desses psicofármacos, o que caracteriza depressão resistente ao tratamento.[4] Tendo em vista sua complexidade e heterogeneidade, com variações na etiologia, sintomas, curso e resposta ao tratamento, é fundamental aprofundar as investigações que visam ao refinamento da compreensão da neurobiologia subjacente, com o objetivo de identificar circuitos e regiões cerebrais mais intimamente ligados a essa patologia.

Um grande corpo de evidências a partir de estudos de neuroimagem sugere que a depressão é o resultado de interrupções de circuitos neurais abrangendo grande parte do córtex pré-frontal, o sistema límbico e outras estruturas subcorticais.[5] Os modelos neurais atuais da depressão propõem que a desregulação emocional seja decorrente de anormalidades no funcionamento do sistema neural dorsal (sistema de controle cognitivo) e do sistema neural ventral (sistema de avaliação emocional).[6] O sistema dorsal, que compreende o córtex pré-frontal dorsolateral (CPFDL), o córtex pré-frontal dorsomedial, o giro do cíngulo dorso-anterior e o hipocampo, está envolvido tanto no processamento cognitivo de entrada das emoções quanto na regulação das emoções voluntárias. O sistema ventral, que compreende a amígdala, a ínsula, o estriado ventral, o giro do cíngulo dorsal e o córtex pré-frontal ventral, é crítico para a identificação do significado emocional dos estímulos internos ou externos, para a geração e a regulação automática (regulação sem qualquer esforço consciente) de estados afetivos, a mediação de respostas autonômicas, dependendo dos estímulos e do contexto, resultando na produção de estados afetivos. Foi proposto que o aumento da atividade do sistema neural ventral e a diminuição da atividade do sistema neural dorsal podem resultar principalmente em prejuízo na atenção, na identificação de emoções negativas e em outros sintomas cognitivos e vegetativos do transtorno depressivo.[7]

Outro modelo atual para explicar a depressão maior é o da assimetria cortical inter-hemisférica. Este entende a depressão como uma disfunção em diversas áreas corticais e subcorticais, especialmente (como mostrado em estudos de neuroimagem e de eletrencefalografia [EEG]) nos córtices dorsolateral pré-frontal e ventral-medial, na amígdala e no hipocampo, áreas estas associadas com sintomas de retardo psicomotor, disfunção executiva, anedonia, sentimento de culpa e desesperança. Além disso, pacientes com depressão apresentam um "desbalanço" entre os hemisférios, com aumento da excitabilidade cortical no lado direito e diminuição no esquerdo. Supostamente, essa alteração está ligada ao julgamento emocional alterado para aspectos negativos.

EMTr NO TRANSTORNO DEPRESSIVO MAIOR

Os efeitos da EMT sobre o humor foram descobertos "acidentalmente" em estudos sobre fisiologia.[8] A partir de 1996, iniciaram-se ensaios direcionados ao tratamento da depressão, usando como alvos corticais as regiões que tinham relação fisiopatológica com a doença, como o CPFDL esquerdo (hipoativo) e direito (hiperativo), que são acessíveis à técnica de EMT e apresentam conexões

PRINCÍPIOS E PRÁTICAS DO USO DA NEUROMODULAÇÃO NÃO INVASIVA EM PSIQUIATRIA ◀ **185**

com regiões do sistema límbico envolvidas na regulação do humor (estriado, tálamo e giro do cíngulo anterior).[9] Com base na teoria da assimetria cortical na depressão, surgiram duas principais linhas de pesquisa com EMTr: estimulação em alta frequência no CPFDL esquerdo (efeito excitatório) e em baixa frequência no CPFDL direito (efeito inibitório), ou mesmo a combinação de ambas.

Existe, no entanto, grande heterogeneidade entre os estudos em relação aos parâmetros e objetivos principais. Enquanto uns se atêm a comparações entre dadas frequências em determinados alvos corticais com estimulação simulada (*sham*), outros testam diversos parâmetros de estimulação que podem influenciar nos resultados finais, como intensidade, frequência, lateralização e potencial adjuvante à psicofarmacologia. Observando a evolução dos estudos ao longo do tempo, nota-se que os ensaios posteriores a 2000 são mais homogêneos, quer em relação aos parâmetros utilizados, quer quanto às populações-alvo, e obtiveram, portanto, resultados mais expressivos em relação à eficácia terapêutica.[10]

RESULTADOS GERAIS E INFLUÊNCIA DO LADO ESTIMULADO

Até o momento, mais de 50 ensaios clínicos, duplos-cegos, randomizados e placebo-controlados foram realizados em todo o mundo,[11] com a grande maioria usando protocolos de estimulação à esquerda. Pascual-Leone e colaboradores[12] conduziram um dos primeiros ensaios clínicos randomizados para avaliar o uso da EMTr no tratamento da depressão. Os autores estimularam diferentes áreas corticais, obtendo resposta clínica apenas quando a EMTr de alta frequência era aplicada sobre o CPFDL esquerdo.

Dois estudos multicêntricos, ambos com notáveis valor metodológico, são dignos de menção. Um deles é o estudo de O'Reardon e colaboradores,[13] que avaliou 301 pacientes com TDM sem uso concomitante de antidepressivos. A aplicação da EMTr foi realizada sobre o CPFDL esquerdo na frequência de 10 Hz (120% do limiar motor), 3.000 pulsos por sessão, de 4 a 6 semanas. A EMTr ativa foi estatisticamente superior à estimulação simulada para a melhora de sintomas depressivos nas semanas 4 e 6, avaliado com a Montgomery-Asberg Depression Rating Scale (MADRS). O outro estudo, realizado por George e colaboradores,[14] avaliou a eficácia desse mesmo protocolo em 199 pacientes deprimidos sem o uso concomitante de medicamentos. O desfecho primário revelou um efeito significativo da EMTr ativa em relação ao placebo, considerando as taxas de remissão clínica (14,1% EMTr ativa e 5,1% placebo, p = 0,02). O tamanho de efeito calculado para ambos os estudos foi de 0,87.

Levando em conta ensaios controlados por placebo que estimularam o CPFDL esquerdo, uma metanálise recente[15] avaliou 29 estudos, totalizando 1.371 indivíduos. A taxa média de resposta foi de 29 e 10% para pacientes que receberam EMT à esquerda e *sham*, respectivamente. Com base nesses resultados e em outras metanálises, o uso de EMTr à esquerda no tratamento do TDM apresenta nível A de evidência, portanto, eficácia definitiva.[10]

A quantidade de estudos controlados com placebo para EMTr à direita é três vezes menor que aqueles para EMTr à esquerda. Foram encontrados oito estudos, totalizando 263 pacientes, em uma metanálise com EMTr à direita.[16] As taxas médias de resposta foram de 38 e 15% para pacientes com EMTr à direita e *sham*, respectivamente. Devido ao pequeno número de pacientes, tal modalidade apresenta nível B de evidência no tratamento do TDM.

Apesar dessa diferença, vários estudos fizeram comparações diretas entre as duas modalidades de EMTr dentro da mesma série de pacientes, demonstrando que ambos os protocolos (direita e esquerda) têm eficácia similar.[17-19] Em recente metanálise,[20] com sete estudos controlados, totalizando 279 pacientes, foram comparadas as estimulações à esquerda e à direta com a bilateral (estímulo de ambos os lados na mesma sessão), mas os resultados foram conflitantes.

FREQUÊNCIA DOS PULSOS

A escolha da frequência da estimulação no TDM tem relação direta com o lado sobre o qual se deseja aplicar a técnica. Assim, para estimulação à esquerda, usa-se alta frequência (5-20 Hz), e, para à direita, baixa frequência (< 5 Hz). Poucos estudos realizaram as frequências de 5 e 15 Hz,[21] não tendo sido encontrado qual das duas é mais eficaz.

Com base em boa parte dos protocolos de estudo e na experiência dos investigadores, parece mais racional usar 1 Hz à direita (baixa frequência) e 10 ou 20 Hz à esquerda (alta frequência).

NÚMERO DE PULSOS E DE SESSÕES

Existe grande heterogeneidade nesses parâmetros, variando de 120 a 3.000 pulsos por sessão e de 10 a 30 sessões. Esse é um aspecto importante, uma vez que os melhores resultados clínicos estão ligados a maiores números de sessões e quantidade de pulsos/sessão. Gershon e colaboradores[22] demonstraram que a maior taxa de respondedores, com estimulação à esquerda, é obtida com mais de 1.000 pulsos/sessão e mais de 10 sessões. Berlim e colaboradores[16] demonstraram, recentemente, que, para EMTr à direta, as melhores respostas são obtidas com mais de 1.200 pulsos/sessão.

MÉTODOS PARA LOCALIZAR O CPFDL

A grande maioria dos estudos utiliza um "método-padrão" para a localização do CPFDL direito ou esquerdo. Esse método, chamado de regra dos "5 centímetros", consiste em identificar o *hotspot* relacionado ao limiar motor e, a partir desse ponto, deslizar 5 cm anteriormente, seguindo o plano parassagital. Um viés importante dessa técnica heurística relaciona-se às variações anatômicas individuais, o que pode gerar estimulações indevidas nas áreas pré-motoras ou frontais. Ahdab e colaboradores[23] "corrigiram" essa discrepância em um estudo no qual utilizaram 7 cm em vez de 5 cm, notando que as áreas de Brodman 9 e 46, referentes ao CPFDL, foram mais precisamente alvejadas.

Outro método é baseado no sistema 10-20 do eletrencefalograma para localizar pontos F3 e F4, que foi facilitado mediante um simples cálculo por meio de um *software* chamado *Beam*.[24] Entretanto, a forma com maior acurácia em determinar essa região é a neuronavegação,[25-26] que utiliza neuroimagem na localização das regiões-alvo.

Apesar da hierarquização dos métodos, na prática clínica, não se pode negligenciar questões como custo, logística e praticidade, o que põe a neuronavegação em posição desvantajosa em relação aos outros métodos.

EMTr ADJUVANTE AOS PSICOFÁRMACOS

Grande parte dos estudos com EMTr no TDM mantém o uso estável de antidepressivos (potencialização) ao longo do ensaio, enquanto outros apostam no uso combinado, quando ambos se iniciam ao mesmo tempo. Com base nos resultados, o método de potencialização é posto com nível C de evidência, enquanto o uso combinado é posto com nível B.

Corroborando o uso combinado, uma metanálise recente, conduzida por Berlim e colaboradores,[27] revisou ensaios clínicos, randomizados, duplos-cegos, para EMTr de alta frequência empregada como estratégia aditiva para antidepressivos no TDM. Os autores encontraram taxas significativamente mais elevadas de resposta para EMTr ativa (43,3%; 84/194) em comparação à EMTr placebo (26,8%; 53/198) (OR = 2,5; IC 95%; 1,12-5,56; p = 0,025), porém, as taxas de remissão não diferiram de modo significativo entre os grupos (p = 0,33).

TRATAMENTO DE MANUTENÇÃO

O objetivo do tratamento de manutenção no TDM é, prioritariamente, manter os resultados obtidos na fase aguda e prevenir recaídas e recidivas. Estima-se que até 40% dos pacientes com TDM não se beneficiam ou não toleram os efeitos adversos dos antidepressivos, mesmo após diversas tentativas.[28] Além disso, 40,1% dos indivíduos que remitem, após tratamento antidepressivo prévio falho, têm recidiva do quadro depressivo nos 12 meses seguintes (em média 4,1 meses após se atingir a remissão).[29]

À medida que os estudos de longa duração avançam, a EMTr passa a se destacar como uma ferramenta alternativa no manejo da manutenção, sobretudo dos quadros depressivos resistentes ao tratamento. Alguns estudos, parte dos quais listada na Tabela 12.1, tentaram avaliar quão duráveis são os efeitos da EMT após a fase aguda do tratamento.

Embora o tratamento com antidepressivos (ADs) seja a forma mais difundida no manejo clínico das diversas fases do tratamento dessa patologia, inúmeros estudos têm avaliado o papel da EMT como terapia combinada ou potencializador de tais medicamentos quando estes não obtêm os efeitos desejados. Nessa linha, Charnsil e colaboradores[36] realizaram um estudo aberto, com duração de 12 meses, com pacientes que responderam ao tratamento com ADs em oito semanas, mas não tiveram remissão. A mudança na média dos escores na Escala de Avaliação de Depressão de Hamilton (HAM-D), medidos no início e no fim do estudo, foi de 12,89 ± 2,15 para 6,45 ± 1,67 (p < 0,001). Um estudo de *follow up*,[37] com duração de 20 semanas, dividiu 59 pacientes com TDM resistentes ao tratamento medicamentoso em dois grupos, manutenção com EMT e sem EMT. Foram incluídos os pacientes que tiveram resposta após 10 sessões de técnica eletromagnética. A taxa de recaída no grupo com EMT foi estatisticamente inferior (p = 0,004) à do grupo sem ela. Todos os pacientes estavam em doses estáveis de antidepressivo, sem alteração de dosagem durante o curso do estudo.

Em recente metanálise, Kedzior e colaboradores[38] avaliaram, em 16 estudos duplos-cegos, randomizados e controlados por placebo, fatores preditores de durabilidade dos efeitos positivos da EMT após fase aguda do tratamento na ausência de manutenção. Severidade da doença e o tempo após o término da fase

188 ▶ DEPRESSÃO E TRANSTORNOS DO HUMOR: ESTIMULAÇÃO MAGNÉTICA TRANSCRANIANA

TABELA 12.1 **ESTUDOS AVALIANDO A DURAÇÃO DOS EFEITOS DA EMT APÓS A FASE AGUDA DO TRATAMENTO**

ESTUDO	DESENHO	RESULTADO
Dannon e colaboradores[30]	EMT vs. ECT em 6 meses de seguimento	• 20% de recaída em ambos os grupos
O'Reardon e colaboradores[31]	EMT em 6 meses de seguimento	• 70% notaram bom ou excelente benefício
Fitzgerald e colaboradores[32]	Reintrodução da EMT em caso de recaída após resposta	• Recaídas entre 6 e 12 meses
Demirtas-Tatlidede e colaboradores[33]	16 pacientes respondedores na fase aguda com EMT por 4 anos	• 50% se beneficiaram com a reintrodução • Média de recaída em 4,9 meses
Cohen e colaboradores[34]	Seguimento naturalístico de 204 pacientes remitidos após EMT	• Tempo médio para recaídas de 120 dias • Baixa idade e boa resposta inicial como preditores de efeitos de longo prazo
Janicak PG e colaboradores[35]	300 pacientes em 36 semanas 3 fases: 1 randomizada, duplo-cego; 2 e 3 naturalístico Dose estável de AD na fase 3	• 38,4% tiveram piora nas últimas 24 semanas • 84,2% remitiram novamente após nova série de EMT

EMT, estimulação magnética transcraniana; ECT, eletroconvulsoterapia; AD, antidepressivo.

aguda foram os principais fatores responsáveis por menor durabilidade. Por sua vez, o uso concomitante de ADs parece ter aumentado a durabilidade dos efeitos.

Também com o intuito de avaliar o tempo sem recaídas após resposta na fase aguda, um elegante ensaio clínico, conduzido por Fitzgerald e colaboradores,[32] optou pela aplicação agrupada de sessões de EMT na fase de manutenção. Neste, 35 pacientes foram inscritos e submetidos a dois ciclos de EMT. Tais sujeitos repetiam um segundo ciclo, após remissão no primeiro, caso houvesse recaída em intervalo igual ou inferior a três meses. A fase de manutenção foi realizada mensalmente, com cinco sessões agrupadas em dois dias (fim de semana). O tempo médio de recaída foi de 10,2 +/- 9,6 meses, superior aos três meses anteriores.

Vale lembrar que outras ferramentas de neuromodulação clínica também são empregadas com a mesma finalidade, ressaltando-se, aqui, o papel marcante ECT. Alguns ensaios têm comparado a eficácia e a segurança da ECT às da EMT. Um deles comparou diretamente o uso da ECT e da EMT durante as fases aguda e de manutenção do tratamento, mostrando resultado estatisticamente superior para a primeira na fase aguda, mas sem apresentar diferenças entre os resultados da Hamilton-D após seis meses de manutenção.[39]

PREDITORES DE RESPOSTA CLÍNICA

Apesar de ainda pouco explorados, os principais preditores de resposta clínica para EMT parecem ser idade e refratariedade a tratamentos antidepressivos, sendo que maior idade e maior número de tratamentos falhos são preditores de má resposta clínica na depressão unipolar e de maior número de tratamentos falhos na depressão bipolar.[40,41]

▶ TRANSTORNO BIPOLAR (TB)

EPIDEMIOLOGIA E RACIONAL FISIOPATOLÓGICO

O TB é uma doença psiquiátrica grave, crônica e potencialmente incapacitante, figurando entre as 10 maiores causas de incapacidade entre adultos jovens. Sua prevalência ao longo da vida varia de 1 a 2% na população mundial, com distribuição similar entre os sexos.[42] Cursa com diversas apresentações ao longo de sua evolução, variando entre episódios depressivos, (hipo)maníacos ou mistos. O impacto negativo sobre as vidas das pessoas acometidas envolve desde prejuízo nas relações sociofamiliares, dificuldade em se manter empregado, menores índices de escolaridade, até risco aumentado para o desfecho mais trágico nas doenças mentais, o suicídio.[43]

O tratamento com psicofármacos é a primeira escolha em todas as fases da doença, com classes que vão de antipsicóticos e anticonvulsivantes a antidepressivos. Apesar dos esforços, os altos índices de recuperação interepisódica pobre e de recaída são um grande desafio no seu manejo, o que, via de regra, cursa com a prática da polifarmácia, gerando maiores efeitos adversos e menor adesão ao tratamento.[42]

A hereditariedade parece ser um fator fundamental no desenvolvimento da doença. Enquanto o risco de desenvolver TB para a população em geral é de 1 a 2%, ele sobe para 9% em parentes de primeiro grau de pacientes com a doença. A concordância entre gêmeos homozigóticos varia de 40 a 45%, e a herdabilidade (proporção de risco da doença na população atribuível à variação genética) pode chegar a 80 a 85%.[44]

Sob o ponto de vista neuroanatômico, vários estudos de neuroimagem indicam comprometimento de estruturas envolvidas na regulação afetiva, tais como córtex pré-frontal, giro do cíngulo anterior e amígdala. Estudos em neuropsicologia com pacientes bipolares, por sua vez, indicam déficits executivos e atencionais, corroborando a ideia de comprometimento do córtex pré-frontal.[45]

O racional fisiopatológico no uso da EMTr para depressão bipolar é o mesmo utilizado na depressão unipolar. Por exemplo, estudos com animais mostram que a EMT está relacionada com aumento de liberação prosencefálica de serotonina e com a modulação da função de seu receptor. Em humanos, há aumento da liberação de TSH em deprimidos estimulados com EMTr de 10 Hz no CPFDL esquerdo, quando comparados àqueles em que se aplica estimulação simulada.[46] A normalização do teste de supressão com dexametasona, alterado em pacientes deprimidos, também foi relatada após o uso de EMTr.[47] Em uma abordagem anatomofuncional, entende-se que a depressão é uma condição com hipoatividade pré-frontal, mais acentuada à esquerda, e, por isso, utiliza-se EMTr de alta frequência sobre essa área ou, alternativamente, EMTr de baixa frequência sobre o córtex pré-frontal direito (que promoveria a estimulação transcalosa do córtex pré-frontal esquerdo e restauraria o "desbalanço" inter-hemisférico observado nessa doença).[48]

EMTr NO TB

Os poucos ensaios clínicos com EMTr no TB procuraram se basear nos modelos referidos anteriormente. Dessa maneira, estudos com depressão bipolar foram realizados utilizando-se os mesmos protocolos de estimulação de depressão unipolar, enquanto naqueles que abordaram a mania foi feita a intervenção contrária, ou seja, EMTr de baixa frequência sobre o córtex pré-frontal esquerdo ou EMTr de alta frequência sobre o córtex pré-frontal direito.

EMTr NA MANIA

Foram publicados, até o momento, cinco ensaios clínicos utilizando a EMTr. Todos esses estudos têm em comum o tamanho pequeno da amostra e o uso concomitante de estabilizadores do humor. Além disso, a maioria foi composta de estudos abertos, havendo apenas dois estudos randomizados e controlados por *sham*. Dessa maneira, os estudos realizados até o momento apresentam baixa qualidade metodológica e foram essencialmente exploratórios.

O primeiro estudo foi realizado em 1998, por Grisaru e colaboradores.[49] Nesse estudo "parcialmente" duplo-cego (o estudo teve uma fase inicial não cegada), com estimulação de 20 Hz (sequências de 2 segundos de duração, 20 sequências por dia, por 10 dias seguidos), 16 pacientes em mania foram randomizados para receber estimulação no córtex pré-frontal direito ou esquerdo, sendo que a estimulação à direita foi mais efetiva em diminuir os sintomas de mania (embora a estimulação à esquerda também fora eficaz).[49] Alguns anos depois, o mesmo grupo[50] fez um estudo randomizado, duplo-cego, controlado por estimulação simulada, com pacientes em mania.[51] Os resultados não mostraram diferença entre grupos.

Em 2004, foram publicados dois estudos abertos que utilizaram estimulação de alta frequência em córtex pré-frontal direito em oito[51] e nove[52] pacientes em mania, com resultados favoráveis para essa modalidade de intervenção.

Em 2009, Praharaj e colaboradores,[53] em um estudo randomizado, placebo-controlado, duplo-cego, investigaram a eficácia da EMTr em alta frequência (20 Hz, 110% do limiar motor, 20 sequências, 10 segundos de intervalo entre as sequências) no CPFDL direito em 41 pacientes em mania. Houve redução dos sintomas maníacos em 72% no grupo de estimulação ativa contra 43% no grupo-controle, sendo estatisticamente significativa (Tab. 12.2).

TABELA 12.2 ENSAIOS CLÍNICOS UTILIZANDO A EMTr

ESTUDO	N	LOCAL DA ESTIMULAÇÃO	FREQUÊNCIA	PULSOS	RESULTADOS
Grisaru e colaboradores[49]	16	CPFDL direito e esquerdo (randomizado)	20 Hz	8.000	Estimulação à direta foi superior à esquerda
Kaptsan e colaboradores[50]	25	CPFDL direito	20 Hz	8.000	Sem efetividade
Saba e colaboradores[51]	8	CPFDL direito	10 Hz	7.500	Apenas um paciente não teve melhora
Michael e colaboradores[52]	9	CPFDL direito	20 Hz	12.800	Redução dos sintomas maníacos em todos os pacientes
Praharaj e colaboradores[53]	41	CPFDL direito	20 Hz	8.000	Redução dos sintomas maníacos em 72% no grupo ativo (p = 0,016)

EMTr NA DEPRESSÃO BIPOLAR

A justificativa para o uso de EMTr no tratamento da depressão bipolar é semelhante à da depressão unipolar, apesar de apresentarem fisiopatologias e tratamentos distintos. A avaliação da eficácia da EMTr na depressão bipolar é delicada, já que a maioria dos estudos inclui populações de unipolares e bipolares sem posterior diferenciação nas avaliações dos resultados. Nesse âmbito, uma metanálise recente[15] não encontrou diferença na eficácia da EMTr de alta frequência entre estudos com pacientes unipolares exclusivamente e aqueles com populações de unipolares e de bipolares.

Vale conhecer, no entanto, os estudos que envolveram apenas pacientes com depressão bipolar, pois, apesar de escassos, são focados na doença em questão. O primeiro ensaio clínico relevante sobre depressão bipolar foi realizado com 20 pacientes alocados aleatoriamente para EMTr ativos ou placebo, com resultados que favorecem o grupo ativo. No entanto, um estudo semelhante com o mesmo projeto não conseguiu demonstrar efeitos de EMTr sobre os sintomas depressivos para pacientes com TB.[54]

Nahas e colaboradores,[21] em um estudo de mesmo desenho e com 23 pacientes, não demonstraram eficácia da técnica. O estudo também utilizou escalas para avaliação de mania e não mostrou indução maníaca nos pacientes. Tamas e colaboradores[54] realizaram um pequeno estudo com cinco pacientes diagnosticados com TB tipo I que estavam em episódio de depressão, com humor estabilizado sem uso de antidepressivos, mas com a manutenção de outros medicamentos, tais como lítio, risperidona, valproato, entre outros. O estudo teve baixo rigor metodológico, mas foram demonstrados resultados positivos após seis semanas de seguimento, sem relato de efeitos adversos graves, como indução de mania.

Um estudo recente, aberto, envolveu 11 participantes com depressão bipolar resistentes ao tratamento. Os autores encontraram melhora dos sintomas depressivos com a EMTr de baixa frequência sobre o CPFDL direito.[55] O mesmo grupo também informou que a remissão imediata (ou seja, a resposta clínica ideal para o tratamento da depressão bipolar com EMTr) previu benefícios sustentados para um seguimento de um ano de duração.[56] Também são dignos de nota alguns estudos de EMTr com participantes inscritos com episódios depressivos tanto unipolar e bipolar. Em geral, não foram observadas diferenças significativas quanto à eficácia clínica nesses subgrupos.

Dell'Osso e colaboradores[56] estudaram 11 pacientes resistentes a tratamento medicamentoso com TB tipo I ou II durante episódio depressivo. Nesse estudo aberto, utilizou-se EMTr de baixa frequência no CPFDL direito durante três semanas. Observou-se que a técnica foi efetiva e bem tolerada pelos pacientes.

EMTR NO ESTADO MISTO

Os estados mistos ocorrem em até 40% das admissões de pacientes com TB, apresentando psicopatologia severa, altos índices de suicídio e resposta pobre aos tratamentos disponíveis.[57] Apesar dessas implicações, pouco se estudou sobre aplicação de EMTr nessa fase da doença.

Zeeuws e colaboradores[58] relataram um caso de paciente bipolar tipo I em estado misto refratário a 14 sessões bilaterais de ECT. Após ser submetido a 20 sessões de EMTr, à esquerda, 20 Hz, em quatro dias, totalizando 31.200 pulsos, o indivíduo teve diminuição de 55% em seu escore na escala HAM-D, mas nenhuma alteração significativa na Escala de Mania de Young. Clinicamente, foi observada melhora dos sintomas depressivos e maníacos.

Um estudo aberto incluiu 40 pacientes em estado misto.[59] A proposta foi realizar 15 sessões de EMTr à direita, durante três semanas, a 1 Hz, totalizando 4.200 pulsos, em indivíds já em uso de ácido valproico, introduzido quatro semanas antes do início do protocolo. As taxas de respostas baseadas nas escalas de HDRS e YMRS foram de, respectivamente, 46 e 15% após três semanas de estimulação, demonstrando bons resultados, apesar das limitações intrínsecas ao desenho do estudo.

▶ EFEITOS ADVERSOS E RISCO DE VIRADA (HIPO)MANÍACA

A EMTr, especialmente em altas frequência e intensidade, é mais passível de causar efeitos colaterais. Entre eles, o mais grave é a indução de crises epilépticas, apesar de bastante raro. Não há relato de crises convulsivas nos estudos publicados com EMT em depressão, tampouco de a EMT ter causado ou agravado a epilepsia. Em contrapartida, os efeitos colaterais mais comuns dessa técnica são náuseas, cefaleia[60] e perda auditiva por exposição aos ruídos produzidos pelo aparelho, o que é evitado com o uso de tampões auditivos.

Vale ressaltar que, em se tratando de qualquer abordagem terapêutica para depressão, unipolar ou bipolar, o risco de indução de sintomas, ou episódios (hipo)maníacos, precisa ser avaliado e mensurado. Em uma metanálise conduzida por Xia e colaboradores,[61] não foram observadas diferenças estatisticamente significativas entre os grupos ativo e *sham* (0,84 vs. 0,73%), revelando, inclusive, risco menor que os antidepressivos (3-7%). Nessa revisão, 9 dos 14 pacientes que fizeram (hipo)mania induzida tinham o diagnóstico prévio de TB.

▶ CONSIDERAÇÕES FINAIS

As técnicas de neuromodulação não invasivas surgem como promissoras opções terapêuticas na psiquiatria, notadamente a EMTr no transtorno depressivo maior. Apesar de haver várias incertezas sobre os melhores parâmetros de uso, tanto em termos metodológicos quanto em termos clínicos, a EMTr apresenta inúmeras vantagens, como a quase ausência de efeitos colaterais e interações farmacológicas, podendo ser usada como substituto ou, preferencialmente, como terapia adjuvante (combinada ou potencialização) aos psicofármacos.

Portanto, são necessárias mais pesquisas randomizadas, duplo-cegas e placebo-controladas para expandir e sedimentar o uso da EMT nos transtornos do humor, sobretudo nos resistentes ao tratamento.

▶ REFERÊNCIAS

1. Abrams R. Electroconvulsive therapy. 4th ed. New York: Oxford; 2002.

2. Lisanby SH. Electroconvulsive therapy for depression. N Engl J Med. 2007;357(19):1939-45.

3. Kessler RC, Birnbaum H, Bromet E, Hwang I, Sampson N, Shahly V. Age differences in major depression: results from the National Comorbidity Survey Replication (NCS-R). Psychol Med. 2010;40(2):225-37.

4. Nemeroff CB. Prevalence and management of treatment-resistant depression. J Clin Psychiatry. 2007;68 Suppl 8:17-25.

5. Price JL, Drevets WC. Neurocircuitry of mood disorders. Neuropsychopharmacology. 2010;35(1):192-216.

6. Ochsner KN, Silvers JA, Buhle JT. Functional imaging studies of emotion regulation: a synthetic review and evolving model of the cognitive control of emotion. Ann N Y Acad Sci. 2012;1251:E1-24.

7. Phillips ML, Drevets WC, Rauch SL, Lane R. Neurobiology of emotion perception I: the neural basis of normal emotion perception. Biol Psychiatry. 2003;54(5):504-14.

8. Bickford RG, Guidi M, Fortesque P, Swenson M. Magnetic stimulation of human peripheral nerve and brain: response enhancement by combined magnetoelectrical technique. Neurosurgery. 1987;20(1):110-6.

9. Paus T, Castro-Alamancos MA, Petrides M. Corticocortical connectivity of the human mid-dorsolateral frontal cortex and its modulation by repetitive transcranial magnetic stimulation. Eur J Neurosci. 2001;14(8):1405-11.

10. Lefaucheur JP, André-Obadia N, Antal A, Ayache SS, Baeken C, Benninger DH, et al. Evidence-based guidelines on the therapeutic use of repetitive transcranial magnetic stimulation (rTMS). Clin Neurophysiol. 2014;125(11):2150-206.

11. Kedzior KK, Reitz SK. Short-term efficacy of repetitive transcranial magnetic stimulation (rTMS) in depression- reanalysis of data from meta-analyses up to 2010. BMC Psychol. 2014;2(1):39.

12. Pascual-Leone A, Rubio B, Pallardo F, Catala MD. Rapid-rate transcranial magnetic stimulation of left dorsolateral prefrontal cortex in drug-resistant depression. Lancet. 1996;348(9022):233-7.

13. O'Reardon JP, Solvason HB, Janicak PG, Sampson S, Isenberg KE, Nahas Z, et al. Efficacy and safety of transcranial magnetic stimulation in the acute treatment of major depression: a multisite randomized controlled trial. Biol Psychiatry. 2007;62(11):1208-16.

14. George MS, Lisanby SH, Avery D, McDonald WM, Durkalski V, Pavlicova M, et al. Daily left prefrontal transcranial magnetic stimulation therapy for major depressive disorder: a sham-controlled randomized trial. Arch Gen Psychiatry. 2010;67(5):507-16.

15. Berlim MT, van den Eynde F, Tovar-Perdomo S, Daskalakis ZJ. Response, remission and drop-out rates following high-frequency repetitive transcranial magnetic stimulation (rTMS) for treating major depression: a systematic review and meta-analysis of randomized, double-blind and sham-controlled trials. Psychol Med. 2014;44(2):225-39.

16. Berlim MT, Van den Eynde F, Jeff Daskalakis Z. Clinically meaningful efficacy and acceptability of low-frequency repetitive transcranial magnetic stimulation (rTMS) for treating primary major depression: a meta-analysis of randomized, double-blind and sham-controlled trials. Neuropsychopharmacology. 2013;38(4):543-51.

17. Been G, Ngo TT, Miller SM, Fitzgerald PB. The use of tDCS and CVS as methods of non-invasive brain stimulation. Brain Res Rev. 2007;56(2):346-61.

18. Hoppner J, Schulz M, Irmisch G, Mau R, Schlafke D, Richter J. Antidepressant efficacy of two different rTMS procedures. High frequency over left versus low frequency over right prefrontal cortex compared with sham stimulation. Eur Arch Psychiatry Clin Neurosci. 2003;253(2):103-9.

19. Rossini D, Lucca A, Magri L, Malaguti A, Smeraldi E, Colombo C, et al. A symptom-specific analysis of the effect of high-frequency left or low-frequency right transcranial magnetic stimulation over the dorsolateral prefrontal cortex in major depression. Neuropsychobiology. 2010;62(2):91-7.

20. Chen J, Zhou C, Wu B, Wang Y, Li Q, Wei Y, et al. Left versus right repetitive transcranial magnetic stimulation in treating major depression: a meta-analysis of randomised controlled trials. Psychiatry Res. 2013;210(3):1260-4.

21. Nahas Z, Kozel FA, Li X, Anderson B, George MS. Left prefrontal transcranial magnetic stimulation (TMS) treatment of depression in bipolar affective disorder: a pilot study of acute safety and efficacy. Bipolar Disord. 2003;5(1):40-7.

22. Gershon AA, Dannon PN, Grunhaus L. Transcranial magnetic stimulation in the treatment of depression. Am J Psychiatry. 2003;160(5):835-45.

23. Ahdab R, Ayache SS, Brugieres P, Goujon C, Lefaucheur JP. Comparison of "standard" and "navigated" procedures of TMS coil positioning over motor, premotor and prefrontal targets in patients with chronic pain and depression. Neurophysiol Clin. 2010;40(1):27-36.

24. Beam W, Borckardt JJ, Reeves ST, George MS. An efficient and accurate new method for locating the F3 position for prefrontal TMS applications. Brain Stimul. 2009;2(1):50-4.

25. Lefaucheur JP, Brugieres P, Menard-Lefaucheur I, Wendling S, Pommier M, Bellivier F. The value of navigation-guided rTMS for the treatment of depression: an illustrative case. Neurophysiol Clin. 2007;37(4):265-71.

26. Ruohonen J, Karhu J. Navigated transcranial magnetic stimulation. Neurophysiol Clin. 2010;40(1):7-17.

27. Berlim MT, Van den Eynde F, Daskalakis ZJ. High-frequency repetitive transcranial magnetic stimulation accelerates and enhances the clinical response to antidepressants in major depression: a meta-analysis of randomized, double-blind, and sham-controlled trials. J Clin Psychiatry. 2013;74(2):e122-9.

28. Kessler RC, Bromet EJ. The epidemiology of depression across cultures. Annu Rev Public Health. 2013;34:119-38.

29. Rush AJ, Trivedi MH, Wisniewski SR, Nierenberg AA, Stewart JW, Warden D, et al. Acute and longer-term outcomes in depressed outpatients requiring one or several treatment steps: a STAR*D report. Am J Psychiatry. 2006;163(11):1905-17.

30. Dannon PN, Dolberg OT, Schreiber S, Grunhaus L. Three and six-month outcome following courses of either ECT or rTMS in a population of severely depressed individuals: preliminary report. Biol Psychiatry. 2002;51(8):687-90.

31. O'Reardon JP, Blumner KH, Peshek AD, Pradilla RR, Pimiento PC. Long-term maintenance therapy for major depressive disorder with rTMS. J Clin Psychiatry. 2005;66(12):1524-8.

32. Fitzgerald PB, Grace N, Hoy KE, Bailey M, Daskalakis ZJ. An open label trial of clustered maintenance rTMS for patients with refractory depression. Brain Stimul. 2013;6(3):292-7.

33. Demirtas-Tatlidede A, Mechanic-Hamilton D, Press DZ, Pearlman C, Stern WM, Thall M, et al. An open-label, prospective study of repetitive transcranial magnetic stimulation (rTMS) inthe long--term treatment of refractory depression: reproducibility and duration of the antidepressant effect in medication-free patients. J Clin Psychiatry. 2008;69(6):930-4.

34. Cohen RB, Boggio PS, Fregni F. Risk factors for relapse after remission with repetitive transcranial magnetic stimulation for the treatment of depression. Depress Anxiety. 2009;26(7):682-8.

35. Janicak PG, Nahas Z, Lisanby SH, Solvason HB, Sampson SM, McDonald WM, et al. Durability of clinical benefit with transcranial magnetic stimulation (TMS) in the treatment of pharmacoresistant major depression: assessment of relapse during a 6-month, multisite, open-label study. Brain Stimul. 2010;3(4):187-99.

36. Charnsil C, Suttajit S, Boonyanaruthee V, Leelarphat S. An open-label study of adjunctive repetitive transcranial magnetic stimulation (rTMS) for partial remission in major depressive disorder. Int J Psychiatry Clin Pract. 2012;16(2):98-102.

37. Richieri R, Guedj E, Michel P, et al. Maintenance transcranial magnetic stimulation reduces depression relapse: a propensity-adjusted analysis. J Affect Disord. 2013;151(1):129-35.

38. Kedzior KK, Reitz SK, Azorina V, Loo C. Durability OF the antidepressant effect of the high-frequency repetitive transcranial magnetic stimulation (rTMS) In the absence of maintenance treatment in major depression: a systematic review and meta-analysis of 16 double-blind, randomized, sham-controlled trials. Depress Anxiety. 2015;32(3):193-203.

39. Eranti S, Mogg A, Pluck G, Landau S, Purvis R, Brown RG, et al. A randomized, controlled trial with 6-month follow-up of repetitive transcranial magnetic stimulation and electroconvulsive therapy for severe depression. Am J Psychiatry. 2007;164(1):73-81.

40. Fregni F, Marcolin MA, Myczkowski M, Amiaz R, Hasey G, Rumi DO, et al. Predictors of antidepressant response in clinical trials of transcranial magnetic stimulation. Int J Neuropsychopharmacol. 2006;9(6):641-54.

41. Cohen RB, Brunoni AR, Boggio PS, Fregni F. Clinical predictors associated with duration of repetitive transcranial magnetic stimulation treatment for remission in bipolar depression: a naturalistic study. J Nerv Ment Dis. 2010;198(9):679-81.

42. National Institute for Health and Care Excellence. Bipolar disorder: assessment and management [Internet]. London: NICE; 2014[capturado em 30 mar. 2016]. Disponível em: https://www.nice.org.uk/guidance/cg185.

43. Yatham LN, Kennedy SH, Parikh SV, Schaffer A, Beaulieu S, Alda M, O'Donovan C, et al. Canadian Network for Mood and Anxiety Treatments (CANMAT) and International Society for Bipolar Disorders (ISBD) collaborative update of CANMAT guidelines for the management of patients with bipolar disorder: update 2013. Bipolar Disord. 2013;15(1):1-44.

44. van der Schot AC, Vonk R, Brans RG, van Haren NE, Koolschijn PC, Nuboer V, et al. Influence of genes and environment on brain volumes in twin pairs concordant and discordant for bipolar disorder. Arch Gen Psychiatry. 2009;66(2):142-51.

45. Newberg AR, Catapano LA, Zarate CA, Manji HK. Neurobiology of bipolar disorder. Expert Rev Neurother. 2008;8(1):93-110.

46. Szuba MP, O'Reardon JP, Evans DL. Physiological effects of electroconvulsive therapy and transcranial magnetic stimulation in major depression. Depress Anxiety. 2000;12(3):170-7.

47. Pridmore S, Belmaker R. Transcranial magnetic stimulation in the treatment of psychiatric disorders. Arch Gen Psychiatry. 2009;66(2):142-51.

48. Brunoni AR, Teng CT, Correa C, Imamura M, Brasil-Neto JP, Boechat R, et al. Neuromodulation approaches for the treatment of major depression: challenges and recommendations from a working group meeting. Arq Neuropsiquiatr. 2010;68(3):433-51.

49. Grisaru N, Chudakov B, Yaroslavsky Y, Belmaker RH. Transcranial magnetic stimulation in mania: a controlled study. Am J Psychiatry. 1998;155(11):1608-10.

50. Kaptsan A, Yaroslavsky Y, Applebaum J, Belmaker RH, Grisaru N. Right prefrontal TMS versus sham treatment of mania: a controlled study. Bipolar Disord. 2003;5(1):36-9.

51. Saba G, Rocamora JF, Kalalou K, Benadhira R, Plaze M, Lipski H, et al. Repetitive transcranial magnetic stimulation as an add-on therapy in the treatment of mania: a case series of eight patients. Psychiatry Res. 2004;128(2):199-202.

52. Michael N, Erfurth A. Treatment of bipolar mania with right prefrontal rapid transcranial magnetic stimulation. J Affect Disord. 2004;78(3):253-7.

53. Praharaj SK, Ram D, Arora M. Efficacy of high frequency (rapid) suprathreshold repetitive transcranial magnetic stimulation of right prefrontal cortex in bipolar mania: a randomized sham controlled study. J Affect Disord. 2009;117(3):146-50.

54. Tamas RL, Menkes D, El-Mallakh RS. Stimulating research: a prospective, randomized, double-blind, sham-controlled study of slow transcranial magnetic stimulation in depressed bipolar patients. J Neuropsychiatry Clin Neurosci. 2007;19(2):198-9.

55. Huang CC, Wei IH, Chou YH, Su TP. Effect of age, gender, menopausal status, and ovarian hormonal level on rTMS in treatment-resistant depression. Psychoneuroendocrinology. 2008;33(6):821-31.

56. Dell'Osso B, Mundo E, D'Urso N, Pozzoli S, Buoli M, Ciabatti M, et al. Augmentative repetitive navigated transcranial magnetic stimulation (rTMS) in drug-resistant bipolar depression. Bipolar Disord. 2009;11(1):76-81.

57. Benazzi F. Bipolar disorder-focus on bipolar II disorder and mixed depression. Lancet. 2007;369(9565):935-45.

58. Zeeuws D, De Rycker K, De Raedt R, De Beyne M, Baeken C, Vanderbruggen N. Intensive high--frequency repetitive transcranial magnetic stimulation treatment in an electroconvulsive shock therapy-resistant bipolar I patient with mixed episode. Brain Stimul. 2011;4(1):46-9.

59. Pallanti S, Grassi G, Antonini S, Quercioli L, Salvadori E, Hollander E. rTMS in resistant mixed states: an exploratory study. J Affect Disord. 2014;157:66-71.

60. Wassermann EM. Side effects of repetitive transcranial magnetic stimulation. Depress Anxiety. 2000;12(3):124-9.

61. Xia G, Gajwani P, Muzina DJ, Kemp DE, Gao K, Ganocy SJ, et al. Treatment-emergent mania in unipolar and bipolar depression: focus on repetitive transcranial magnetic stimulation. Int J Neuropsychopharmacol. 2008;11(1):119-30.

13

ESQUIZOFRENIA: ALUCINAÇÕES AUDITIVAS

RENATA DE MELO FELIPE, ROBERTO GANDOLFI LIEBERKNECHT, YGOR ARZENO FERRÃO

Alucinações (falsas percepções) formam um dos alicerces psicopatológicos do diagnóstico da esquizofrenia, em conjunto com delírios (falsas crenças). Elas acometem cerca de 70% dos pacientes com esse diagnóstico,[1] embora o fenômeno alucinatório possa estar presente em outros transtornos psiquiátricos, como episódios depressivos psicóticos ou episódios maníacos do transtorno afetivo bipolar, e até mesmo no luto. Do ponto de vista psicopatológico, as alucinações presentes na esquizofrenia têm particularidades qualitativas que auxiliam no diagnóstico diferencial, sendo a realização do diagnóstico preciso quesito fundamental para a elaboração do tratamento adequado.

Alucinações são alterações qualitativas da sensopercepção e são fenômenos extremamente importantes em psicopatologia. Diferenciar alucinações de ilusões (percepção deformada, alterada, de um objeto ou estímulo real e presente, sendo a mais frequente a visual), de alucinoses (fenômenos em que o paciente percebe uma alucinação como estranha a sua pessoa, ou seja, com crítica clara do aspecto patológico do fenômeno em pauta) e de pseudoalucinações (fenômeno semelhante à alucinação, mas sem apresentar aspectos vivos e corpóreos de uma imagem ou som perceptivo real, com dificuldade na identificação nítida ou precisa do estímulo) é, por vezes, tarefa difícil, mas passo fundamental para o diagnóstico e plano terapêutico. As alucinações auditivas são o tipo de alucinação mais frequente nos transtornos mentais, podendo ser divididas em simples (ruídos primários) ou complexas (vozes, comandos, músicas, etc.).[1]

Nas alucinações auditivas verbais complexas, o paciente ouve vozes ameaçadoras ou que insultam, gerando distorções do pensamento, geralmente de conteúdo persecutório. Essas "vozes" também podem fazer comentários ou dar ordens, levando o paciente a adotar comportamentos que, aos olhos dos outros, são bizarros ou sem sentido. As alucinações formam um grupo de sintomas denominado "sintomas de primeira ordem" da esquizofrenia, especialmente as alucinações auditivas de comando ou aquelas que comentam as ações, uma vez que são sintomas nucleares nesse diagnóstico.

As bases etiológicas das alucinações envolvem teorias psicodinâmicas (alucinações como consequência de necessidades e tendências afetivas, desejos e conflitos inconscientes), teoria irritativa cortical (alucinações como consequência de lesões irritativas ou disfuncionais em áreas cerebrais corticais, especialmente aquelas associadas à percepção complexa), teorias neuroquímicas (alucinações como consequência de desequilíbrio funcional de neurotransmissores como serotonina, dopamina e acetilcolina), teoria da deaferentação/liberação cortical (alucinações como consequência da privação de estímulos externos) (redução das aferências ao sistema nervoso central, uma vez que este produziria, ele próprio, o fenômeno sensorial para manter a homeostase, certo nível básico de ativação cerebral),[2] e a teoria da desordem da linguagem (alucinação como consequência de incapacidade do paciente de discriminar e monitorar suas próprias produções mentais [pensamentos], entendendo sua "linguagem interna" como de origem externa).

O tratamento geralmente consiste em psicoeducação, medicações, intervenções psicossociais, psicoterapia e, em alguns casos, estimulação magnética transcraniana (EMT) ou eletroconvulsoterapia.[1] Cerca de 20 a 30% dos pacientes com esquizofrenia não respondem adequadamente aos tratamentos convencionais existentes.[3] Em termos de psicopatologia, não há diferenças entre os pacientes com esquizofrenia refratária e não refratária em relação à presença de algum tipo de sintomatologia específica, ou seja, não há maior frequência de alucinações ou delírios em pacientes refratários.[4] Os tratamentos farmacológicos atuais sugerem os antipsicóticos atípicos (p. ex., amissulprida, aripiprazol, olanzapina, quetiapina, risperidona e ziprasidona) como terapêuticas de primeira linha, os antipsicóticos mais antigos (p. ex., haloperidol, clorpromazina) como de segunda linha, e a clozapina como alternativa para os casos resistentes.[3] Ainda assim, alguns pacientes seguirão apresentando sintomas residuais, sendo que a alucinação auditiva pode ser um desses sintomas, aumentando a chance de não engajamento ao tratamento e de reagudização do quadro como um todo.[1,3] Nesses casos, alternativas não farmacológicas parecem ser necessárias (e até promissoras) não apenas para o tratamento do sintoma alucinatório residual, mas possivelmente para potencialização por adição ao efeito dos fármacos convencionais.[1,5]

Dessa forma, este capítulo descreverá as abordagens neuromodulatórias não invasivas (especialmente a estimulação magnética transcraniana repetitiva [EMTr] e a estimulação transcraniana por corrente contínua [ETCC]) que apresentam algum grau de evidência no tratamento das alucinações auditivas na esquizofrenia e outras técnicas potencialmente terapêuticas. Antes disso, serão revisados aspectos neurobiológicos, sobretudo dos neurocircuitos e das bases neuroanatômicas das alucinações auditivas, que justifiquem o uso dos métodos de neuromodulação para seu tratamento.

▶ NEUROBIOLOGIA DAS ALUCINAÇÕES AUDITIVAS

Os sintomas positivos da esquizofrenia (e entre eles as alucinações auditivas) têm sido associados a um distúrbio no funcionamento dopaminérgico mesolímbico, fazendo o paciente adotar uma interpretação distorcida de estímulos internos ou externos.[6] Dentro do sistema mesolímbico, a amígdala desempenha um papel importante para o reconhecimento de eventos com significado emocional e realiza a associação desses eventos com sentimentos, podendo levar ao condicionamento emocional, como o condicionamento proporcionado pelo medo.[7,8] Alguns núcleos amigdalianos interagem com estruturas corticais ou subcorticais, como o estriado e o córtex pré-frontal (especialmente as porções mediais e orbitofrontais), modulando, dessa forma, o processamento de gratificações.[9] A percepção de "gratificação" é continuamente atualizada por esse neurocircuito, de acordo com interesses e valorização dos estímulos.[10] A atualização fisiológica continuada dessas associações entre estímulos e gratificações permite que se realizem predições sobre o ambiente (interno ou externo), sendo seu funcionamento desequilibrado ou errôneo sugerido como causa neurobiológica de delírios e alucinações.[11] Estudos moleculares e de neuroimagem na esquizofrenia evidenciam anomalias nesses constituintes mesolímbicos, incluindo algumas metanálises que confirmam redução do volume da amígdala e de outras estruturas límbicas já no início do quadro psicopatológico.[12,13]

Estudos com pacientes com esquizofrenia que pretendem mimetizar os estímulos aversivos, especialmente com estímulos auditivos com conteúdo emocional semelhante às alucinações, tentam investigar a associação entre a percepção do estímulo (sensopercepção) e seu significado emocional. Esses estudos conseguiram evidenciar aumento do fluxo hemodinâmico em regiões límbicas e paralímbicas (amígdala, córtex orbitofrontal e giro do cíngulo) a palavras emotivas em pacientes com alucinações crônicas.[14,15] Horga e colaboradores[10] compararam pacientes com esquizofrenia que haviam apresentado alucinações auditivo-verbais graves em episódios prévios, mas que estavam em remissão no momento, com oito controles saudáveis, usando estímulos auditivos mimetizadores de alucinações e FDG-PET (*fluorodeoxyglucose positron emission tomography*). Os autores encontraram resposta exagerada aos estímulos auditivos em pacientes com esquizofrenia, especialmente na amígdala esquerda. As conexões entre núcleos amigdalianos e córtices auditivos foram mais robustas, com conexões mais fracas entre os núcleos amigdalianos e o córtex pré-frontal medial,[10] confirmando estudos anteriores. No maior estudo com *voxel based morphometry* (VBM), que envolveu 99 pacientes com esquizofrenia com alucinações auditivas, Nenadic e colaboradores[16] relataram associação entre a intensidade da alucinação auditiva e a redução do volume da matéria cinzenta no giro pós-central esquerdo e no cíngulo posterior, uma região que facilita a integração de estímulos autorreferenciados.

Catani e colaboradores,[17] ao realizarem uma metanálise sobre a atividade cerebral no momento exato de ocorrência da alucinação auditiva, identificaram um neurocircuito que incluía a área de Broca (e de seu equivalente no córtex direito), a área de Wernicke e a de Geschwind. Esse circuito foi complementado por Jardri e colaboradores,[18] com o hipocampo, o giro para-hipocampal, a ínsula anterior bilateralmente e os núcleos da base à direita, bem como por Ikuta e colaboradores,[19] com o globo pálido bilateralmente. Estudos de neuroimagem em pacientes com esquizofrenia (adultos ou adolescentes) com alucinações multimodais simultâneas encontraram hiperatividade de um neurocircuito que incluía a junção temporoparietal, o pré-cúneo, o cíngulo posterior e giro para-hipocampal.[20,21] A Figura 13.1, adaptada de Silbersweig e colaboradores,[20] resume os achados de hiperativação encontrados em estudos de neuroimagem em pacientes com alucinações.

Em resumo, atualmente há evidência de neuroimagem insuficiente para que se tenha um amplo entendimento do substrato neurobiológico das alucinações auditivas. Entretanto, há indícios de que estamos no caminho da compreensão de aspectos anatômicos, fisiológicos e neuroquímicos desse fenômeno. Estudos volumétricos e funcionais vêm reportando de forma consistente estruturas e funcionamentos alterados em regiões sensoriais do cérebro de pacientes com alucinações, especialmente dos giros temporais superiores e mediais, o que já foi confirmado por duas metanálises.[18,22] As alterações volumétricas e funcionais descritas em regiões não sensoriais (regiões pré-frontal, pré-motora, cíngulo, temporal e subcorticais) sustentam as evidências do comprometimento da linguagem e do processamento de informações somatossensoriais e emocionais. Contudo, o papel exato dessas regiões na fenomenologia das alucinações auditivas ainda necessita de abordagens cognitivas mais sofisticadas para a compreensão plena das experiências alucinatórias, que expliquem o papel da sonoridade, da realidade subjetiva e da localização espacial das "vozes" alucinatórias.

Essas evidências iniciais, embora não robustas, servem de base neurofisiológica para que tratamentos não farmacológicos tenham espaço no arsenal terapêutico, uma vez que subsidiam intervenções precisas, mas que precisam ser

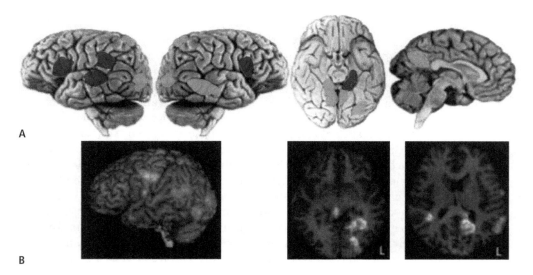

▲ **FIGURA 13.1**
Neurocircuitaria das alucinações na esquizofrenia. A. Resumo da ativação cerebral durante alucinações auditivas verbais (manchas escuras) ou alucinações visuais (manchas cinzas) (a ínsula e os núcleos da base não estão representados). B. Ativação cerebral durante alucinações multimodais simultâneas (conteúdo visual e auditivo).
Fonte: Silbersweig e colaboradores;[20] Jardri e colaboradores.[21]

exaustivamente exploradas para construir evidências suficientes de sua eficácia. As abordagens neuromodulatórias nas alucinações auditivas na esquizofrenia tomam esses estudos como base, e o corpo de evidências existente passa a ser discutido a seguir.

▶ EMT E AS ALUCINAÇÕES NA ESQUIZOFRENIA

Desde que Hoffmann e colaboradores[23] descreveram uma redução significativa de alucinações auditivas residuais em três pacientes com esquizofrenia com EMT, essa técnica tem sido alvo de alguns ensaios clínicos que comprovam tal efeito do campo magnético em determinadas regiões corticais.[24] A região escolhida foi a temporoparietal esquerda (Fig. 13.2), uma vez que a neurobiologia apontava para áreas associadas à percepção da linguagem, e a frequência escolhida foi de 1 Hz, pois havia alguma evidência de hiperativação dessas regiões corticais. Foi solicitado que os pacientes mantivessem as dosagens das medicações estáveis por pelo menos quatro semanas antes do estudo. Após nove dias, utilizando 90% do limiar motor (LM) em uma bobina "figura de 8", 52%

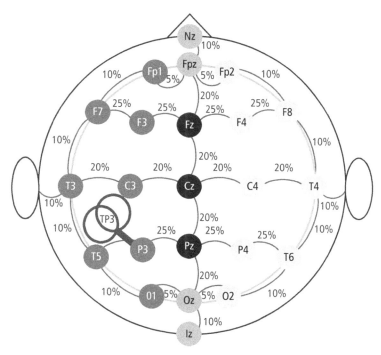

▲ FIGURA 13.2
Esquema ilustrativo de onde (região temporoparietal esquerda – TP3) e como posicionar a bobina em figura de 8 para aplicação de EMTr para alucinações auditivas.
Fonte: Adaptada de www.trans-cranial.com/local/manuals/10_20_pos_man_v1_0_pdf.pdf

dos pacientes que realizaram o procedimento real mostraram resposta satisfatória (contra 17,4% dos controles, com procedimento placebo). No sexto dia, o efeito já era diferente entre os dois grupos, mas a diferença ganhou magnitude no nono dia. A frequência e a saliência das alucinações auditivas foram os aspectos das experiências alucinatórias em que o efeito se mostrou mais importante. Nos pacientes respondedores, o efeito foi mantido, em média, por 15 semanas. Somente cefaleia transitória e responsiva a paracetamol foi observada com maior frequência no grupo com procedimento ativo, em comparação ao grupo-controle. Tontura também foi relatada. O desempenho dos pacientes em diversos testes neurocognitivos não foi estatisticamente diferente entre os grupos. Esses resultados foram confirmados por d'Alfonso e colaboradores[25] e Chibbaro e colaboradores[26] em pacientes com alucinações auditivas resistentes às medicações, sendo que os efeitos perduraram por cerca de 10 dias. Contudo, outros autores não conseguiram obter os mesmos resultados,[27] o que pode ser explicado pelo uso de LM menor (80%) por menos dias de aplicação. McIntosh e colaboradores[27] também introduziram um período de 15 segundos de repouso entre cada minuto de aplicação (para melhorar o engajamento ao tratamento e verificar o posicionamento da bobina), mas admitem que esse intervalo pode ter influenciado na eficácia da estimulação.

Após revisões da literatura sobre a EMT na esquizofrenia sugerirem um potencial favorável a seu uso, embora afirmassem que ainda não haviam sido conduzidos estudos metodologicamente adequados, Lee e colaboradores[28] conduziram um dos primeiros ensaios clínicos duplos-cegos randomizados com tamanhos amostrais apropriados. Foram alocados randomicamente 39 pacientes com esquizofrenia com alucinações auditivas refratárias à medicação em um de três grupos possíveis: EMT à esquerda, EMT à direita ou grupo-placebo. A EMT foi aplicada em TP3 de acordo com o sistema internacional 10-20 de eletrencefalografia, com frequência de 1 Hz, 20 minutos por dia, por 10 dias. A EMT, tanto do lado direito como do lado esquerdo, foi significativamente mais eficaz do que o grupo-placebo.

Posteriormente, Poulet e colaboradores[29] e Hoffman e colaboradores[30] realizaram ensaios adequados e também confirmaram resultados promissores, com até 70% dos pacientes atingindo 56% de melhora dos sintomas, ou seja, considerados como respondedores (mais de 20% de redução dos sintomas). Esse efeito durou cerca de dois meses em aproximadamente 30% dos indivíduos.[29] Vários outros estudos e relatos de caso se seguiram a esses iniciais, a ponto de, em 2007, Aleman e colaboradores[31] conduzirem a primeira metanálise sobre EMT em alucinações auditivas na esquizofrenia. Conseguiram observar um tamanho de efeito (variando de 0,76 a 0,88) a favor da EMT (*versus* procedimento placebo) em 10 estudos que envolveram 212 pacientes. Freitas e colaboradores,[32] que também conduziram uma metanálise com 12 estudos e 232 sujeitos, observaram que o número de sessões variou de 4 a 15, com uma frequência de 1 Hz, em um total de 2.400 a 18.000 estímulos, usando de 80 a 100% do LM, com a bobina em "figura de 8". Assim, os tamanhos de efeitos da EMT ativa, quando comparada ao procedimento placebo, foram de 0,96 a 1,04, o que pode ser considerado como um efeito significativo e robusto, mesmo que os estudos tenham sido bastante heterogêneos.[32] Ainda assim, utilizando protocolos semelhantes aos anteriores,

Slotema e colaboradores[33] não conseguiram diferenciar o efeito da EMT do placebo em pacientes com condições semelhantes. Rosa e colaboradores[34] tentaram utilizar um protocolo semelhante em pacientes com esquizofrenia resistentes à clozapina, e, apesar de não terem encontrado reações adversas, os efeitos foram mínimos quando controlados para a multiplicidade de variáveis. Contudo, observou-se efeito após quatro semanas de tratamento, o que sugere um possível efeito retardado da EMT como potencialização da clozapina no tratamento das alucinações auditivas.

Em 2012, Slotema e colaboradores[35] conduziram uma nova metanálise, a qual incluiu 17 estudos. Os autores concluíram que o tamanho do efeito, apesar de ter caído com a inclusão de estudos com tamanhos amostrais maiores, manteve-se satisfatório (d = 0,44), embora os cinco estudos de seguimento não tenham demonstrado manutenção do efeito por mais de 30 dias. Posteriormente, o mesmo grupo mostrou, em outro trabalho, com 19 artigos (n = 548), que a EMTr aplicada na região temporoparietal esquerda com frequência de 1 Hz, quando comparada a protocolos placebo, manteve tamanho de efeito satisfatório (d = 0,44) e que, em 357 pacientes resistentes às medicações (oriundos de 10 ensaios clínicos), a EMTr apresentava tamanho de feito ainda significativo (d = 0,45). Quando o objetivo foi verificar se houve redução da gravidade das alucinações auditivas, o tamanho de efeito subiu para 0,63 (15 estudos, 338 pacientes). Esses autores relataram também que o mesmo paradigma aplicado na região temporoparietal direita ou a EMTr de alta frequência (5 a 50 Hz) não se mostraram eficazes (d = 0,25 e 0,19, respectivamente).[36] Os pacientes potencialmente respondedores parecem ser aqueles que, antes da EMT, já apresentam hiperperfusão do giro temporal superior e que conseguiram ter redução de perfusão nessas áreas ligadas à linguagem.[37]

Em resumo, a EMT com 1 Hz em TP3, em sessões de 20 minutos diários, por pelo menos 10 dias, com estímulos de 90 a 100% do LM, utilizando bobinas em "figura de 8", em um total de 12.000 pulsos, parece ser o protocolo a ser desdobrado ou melhorado para que se atinja maior tamanho de efeito e maior duração do efeito na neuroplasticidade cortical. Embora tenha sido aprovado pelo Conselho Federal de Medicina, esse protocolo apresenta nível de evidência "C", de acordo com Lefaucher e colaboradores.[38] Contudo, maior número de pulsos por sessão ou maior número de sessões, bem como protocolos de manutenção, ainda precisam ser devidamente testados para que se evidencie maior magnitude de efeito da EMT nas alucinações auditivas residuais em pacientes com esquizofrenia.

As bobinas em duplo-cone ou em "H" (EMT profunda, ou *deep* TMS, em inglês) poderão ser novas alternativas às atuais boninas em "8" utilizadas nos estudos anteriormente mencionados, uma vez que parecem "penetrar" mais no córtex, embora percam a especificidade focal. Rosenberg e colaboradores[39] realizaram o primeiro estudo aberto utilizando bobinas H1 em oito pacientes com esquizofrenia, usando frequência de 1 Hz, em um total de 600 pulsos por sessão (10 minutos), por 10 a 20 sessões, com 110% do LM, em TP3. Obtiveram uma média de aproximadamente 30% da redução nas alucinações auditivas. Porém, quando aumentaram o tamanho amostral e introduziram um grupo-controle, não obtiveram resultados significativos.[40] A forma padronizada de aplicação dos pulsos, chamada de *theta burst* (TBS), parece promissora, uma vez que é mais breve, tornando as sessões mais facilmente toleráveis.[41] Sidhoumi e colaboradores[42] descreveram o primeiro caso, quando usaram TBS contínuo em um paciente de 52 anos (600 pulsos por sessão, em trens contínuos de 40 segundos, com 3 pulsos por *burst* em uma frequência de 50 Hz, com 80% do LM), que obteve redução de 90% das alucinações auditivas por até dois meses, sem relato de efeitos colaterais, nem mesmo nos aspectos cognitivos. Estudos controlados e randomizados posteriores mostraram ou efeito semelhante aos da EMTr,[43] ou efeitos semelhantes ao placebo.[44]

▶ ETCC E ALUCINAÇÕES AUDITIVAS NA ESQUIZOFRENIA

A ETCC é uma técnica de neuroestimulação focal não invasiva que envolve a aplicação de uma corrente elétrica de baixa intensidade entre dois eletrodos superficiais: ânodo e cátodo.[45] O uso da ETCC na esquizofrenia parte do pressuposto de que existem alterações em funções cerebrais durante as alucinações auditivas que poderiam ser moduladas por essa técnica, embora o mecanismo de ação ainda não tenha sido completamente elucidado. A hipótese mais aceita é a de que a corrente elétrica do estímulo provoque modulação da excitabilidade cortical e também modificações nos receptores NMDA (N-metil-D-aspartato),[45,46] que também vêm sendo relacionados com a fisiopatologia da esquizofrenia. Parece haver anormalidades na conexão entre as áreas frontal e temporal e hiperatividade da região temporoparietal esquerda durante as alucinações auditivas.[47]

Com base nisso, os protocolos de ETCC para alucinações auditivas posicionam os eletrodos da seguinte forma: o ânodo localiza-se sobre o córtex pré-frontal dorsolateral esquerdo, e o cátodo, sobre a junção temporoparietal esquerda.[48,49] Apesar de um relato de caso com resultado positivo,[50] a colocação do cátodo no córtex pré-frontal esquerdo e do ânodo na região supraorbital direita não se mostrou eficaz.

Inicialmente, alguns relatos de caso que utilizaram ETCC em sujeitos com esquizofrenia e alucinações refratárias ao tratamento farmacológico foram publicados de forma experimental. A maioria utilizou o cátodo no córtex temporoparietal esquerdo e o ânodo no córtex pré-frontal dorsolateral esquerdo, embora exista relato utilizando a variação do ânodo na região supraorbitária.[50] A corrente elétrica utilizada nos relatos de caso variou de 1 a 3 mA, com sessões que variaram de 15 a 30 minutos e de 3 a 10 dias de tratamento, sendo que na maioria dos casos houve melhora ou remissão das alucinações auditivas.

O primeiro estudo duplo-cego controlado com ETCC que visou ao tratamento de alucinações auditivas refratárias ao tratamento farmacológico foi o de Brunelin e colaboradores,[51] realizado em 2012. A posição dos eletrodos e a corrente utilizada foram: cátodo no córtex temporoparietal esquerdo, ânodo no córtex pré-frontal dorsolateral esquerdo e corrente de 2 mA. O estudo demonstrou redução de 30% dos sintomas dos 30 pacientes quando comparados ao grupo que recebeu placebo (ETCC simulada). Esse efeito já foi percebido no quinto dia de tratamento (31 vs. 8% de resposta no grupo-controle), mas perdurou por pelo menos três meses (38 vs. 5% de melhora no grupo-placebo). Contudo, não houve remissão das alucinações auditivas em nenhum indivíduo. Já Mondino e colaboradores,[52] em 2014, também em estudo duplo-cego controlado, com amostra de 28 pacientes e parâmetros do tratamento iguais aos do estudo anterior, demonstraram melhora de 46% nas alucinações auditivas (especialmente na frequência das alucinações auditivas) no grupo que recebeu a intervenção, mas não observaram efeitos no grupo-placebo.

Apesar de tais resultados positivos, Fitzgerald e colaboradores,[53] em 2014, em estudo duplo-cego controlado com placebo envolvendo pacientes com esquizofrenia ou transtorno esquizoafetivo e alucinações auditivas refratárias ao tratamento com ETCC, não encontraram melhora nas alucinações auditivas ou diferenças entre o grupo-controle e aquele que recebeu o tratamento, nem quando as aplicações foram unilaterais, nem quando foram bilaterais (Fig. 13.3).

Diferentemente de Brunelin e colaboradores,[51] Fitzgerald e colaboradores aplicaram uma sessão ao dia por três semanas, em vez de duas sessões diárias, o que pode indicar que as aplicações de modo mais intenso tenham efeitos melhores e que os intervalos entre as sessões precisam ser menores. A heterogeneidade de apresentações clínicas dessa amostra também foi citada pelos autores como um possível fator limitante de seus resultados, inferindo que as alucinações auditivas podem ter diferentes esquemas neurobiológicos de acordo com a fenomenologia sintomatológica e diagnósticos comórbidos. Soma-se a isso o fato de que, nos estudos em que há resultados positivos, a taxa de resposta é bastante variada. Isso apenas reforça a hipótese de que existem fatores intrínsecos dos pacientes ou características da manifestação da doença que podem realmente influenciar na resposta ao estímulo elétrico. Por exemplo, Brunelin e colaboradores[48] relatam que é possível que exista interferência da nicotina nos efeitos da ETCC. A partir disso, conduziram um estudo aberto com 16 pacientes com esquizofrenia, sendo

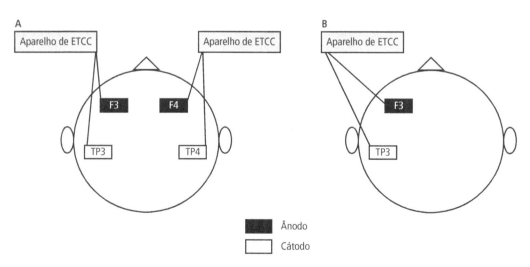

▲ FIGURA 13.3
Esquema da colocação dos eletrodos para ETCC: A. esquema bilateral; B. esquema unilateral.
Fonte: Fitzgerald e colaboradores.[53]

10 tabagistas e 6 não tabagistas, que receberam ETCC para alucinações auditivas resistentes ao tratamento. Na amostra como um todo, houve melhora de 20% dos sintomas; contudo, entre os não fumantes, houve uma redução significativa de 46% nos escores da Auditory Hallucinations Rating Scale (AHRS). Já entre os fumantes, nenhum efeito foi observado. Definido o critério de resposta como redução de 25% do sintoma, entre os fumantes, houve 20% de respondedores, e, entre os não fumantes, 83% de respondedores (p = 0,03). Brunelin e colaboradores sugerem que os pacientes com esquizofrenia e fumantes são menos responsivos ao efeito da ETCC. Entretanto, por se tratar de um estudo aberto e com baixa amostragem, são necessários estudos controlados para compreender mais amplamente a interferência do tabaco no efeito da ETCC. McCarthy-Jones e colaboradores[54] sugerem que as alucinações auditivas podem ser identificadas e divididas em subtipos de acordo com aspectos fenomenológicos, cognitivos, neurológicos, etiológicos, de resposta ao tratamento. Cogitam, ainda, que esses subtipos poderiam ter implicações no tratamento, resultando em abordagens terapêuticas distintas. Assim, alguns subtipos, com base em sua fisiopatologia, poderiam ser mais responsivos a terapias focais, como a ETCC.

Agarwal e colaboradores,[55] por exemplo, dividiram 36 pacientes com esquizofrenia em três grupos, de acordo com a intensidade da afinidade do antipsicótico em uso pelos receptores D2, e observaram que aqueles tratados com antipsicóticos com maior afinidade pelos receptores D2 (n = 11) (p. ex., haloperidol, clorpromazina, trifluoperazina, risperidona e amissulprida) tiveram menor resposta ao tratamento com ETCC quando comparados aos tratados com antipsicóticos de menor afinidade por tais receptores (n = 12) (p. ex., clozapina, olanzapina, iloperidona, quetiapina e aripiprazol). A dose do antipsicótico (traduzida em equivalentes de clorpromazina) não teve efeito na resposta à ETCC. Os autores também controlaram o possível efeito de outras medicações concomitantes, como anticolinérgicos, inibidores seletivos da recaptação de serotonina e benzodiazepínicos, mas nenhuma teve influência na eficácia da ETCC. De maneira interessante, o efeito foi maior em mulheres, possivelmente devido ao efeito estrogênico modulatório nos receptores dopaminérgicos.[55] Assim, é possível que, dentro do universo de pacientes com esquizofrenia com alucinações auditivas refratárias, existam ainda subgrupos que se beneficiariam mais ou menos da intervenção. Especial atenção deve ser dada aos sintomas comórbidos (como delírios persistentes, sintomas depressivos, ansiosos e/ou obsessivos) ou aos antipsicóticos em uso, que podem modificar ou interferir na neurocircuitaria das alucinações auditivas, servindo como fatores de risco para a causa ou manutenção da fenomenologia alucinatória.

Desse modo, a ETCC mostrou eficácia em relatos de caso e em alguns ensaios clínicos para o tratamento de alucinações auditivas refratárias na esquizofrenia. No entanto, devido aos poucos estudos e a alguns resultados ainda controversos, a evidência atual não é robusta o suficiente, embora a técnica seja promissora. São necessários mais ensaios clínicos com maior amostragem, bem como o entendimento de fatores fenomenológicos da própria doença e do paciente que possam influenciar na magnitude da resposta à ETCC.

▶ OUTRAS TÉCNICAS DE NEUROMODULAÇÃO EM ALUCINAÇÕES AUDITIVAS NA ESQUIZOFRENIA

Embora estejam fora do escopo deste capítulo, serão descritas a seguir, de modo sucinto, técnicas de neuroestimulação que estão em pesquisa e que merecerão atenção no futuro, especialmente porque são possíveis potencializadoras dos efeitos da EMTr e da ETCC.

INFUSÃO INTRAVENOSA DE NITROPRUSSIATO DE SÓDIO

O nitroprussiato de sódio parece modular a atividade dos receptores NMDA e alteraria o GMPc (*glutamate-nitric oxide-cyclic guanosine monophosphate*) – que estão sendo estudados como parte da fisiopatologia da esquizofrenia, em conjunto com a já bem estabelecida teoria dopaminérgica. Hallak e colaboradores[56] realizaram um ensaio clínico para avaliar a efetividade e a segurança de uma infusão única de nitroprussiato de sódio nos sintomas positivos, negativos, depressivos e ansiosos de pacientes com esquizofrenia. Houve melhora global dos sintomas avaliados pela Brief Psychiatric Rating Scale de 18-itens (BPRS) e nos subitens de transtornos do pensamento e isolamento. O objetivo do estudo não envolvia a avaliação direta das alucinações auditivas; porém, é possível que a melhora na escala geral e nos subitens deva-se à melhora desse sintoma. São necessários mais estudos com a substância para estabelecer seu papel na terapêutica da esquizofrenia.

ESTIMULAÇÃO TRANSCUTÂNEA DO NERVO VAGO

Desde que Axer e colaboradores[57] descreveram que o núcleo motor dorsal do nervo vago estava aumentado em pacientes com esquizofrenia, ele se tornou alvo de estudo para neuromodulação superficial. Em 2014, Perez e colaboradores[58] conseguiram reverter o que seria o equivalente a sintomas positivos de esquizofrenia em animais de laboratório, principalmente pela reversão da hiperatividade dopaminérgica em regiões ventrais do hipocampo e do circuito mesolímbico. Com base nisso, Hasan e colaboradores[59] conduziram um ensaio clínico duplo-cego randomizado em pacientes com esquizofrenia, mas não conseguiram evidenciar melhora em nenhum sintoma psicopatológico nas 26 semanas de tratamento.

▶ OUTRAS MODALIDADES EM NEUROMODULAÇÃO

Não existem relatos ou estudos consistentes que utilizaram outras modalidades em neuromodulação superficial (estimulação transcraniana com corrente alternada, por exemplo) para o tratamento de alucinações na esquizofrenia. Por sua vez, existem técnicas que podem ocasionar piora dos sintomas psicóticos, como a infusão de quetamina. O uso recreativo da substância pode ocasionar uma síndrome esquizofreniforme em indivíduos saudáveis,[60] e sua infusão intravenosa em doses subanestésicas pode induzir alucinações.[61] Há relatos de tentativas de tratamento com técnicas de neuromodulação invasiva (estimulação cerebral profunda) para casos de alucinações auditivas refratárias aos demais tipos de tratamento, mas os resultados ainda carecem de maior robustez de evidências.

▶ CONSIDERAÇÕES FINAIS

A neuromodulação superficial no tratamento das alucinações auditivas na esquizofrenia (ou em outros transtornos psicóticos) parece uma terapêutica promissora, pois, em se tratando de técnicas recentemente usadas com esse propósito, ainda não tem corpo de evidência suficiente para respaldar com evidência A, mas já apresenta alguns resultados interessantes. Cabe lembrar que a maior parte dos estudos e casos descritos com as técnicas se trata de casos resistentes aos tratamentos convencionais, especialmente os farmacológicos, o que torna a resposta à neuromodulação de menor tamanho de efeito. Esse tamanho de efeito poderia ser revertido com estudos em pacientes sem história de tratamento e que recebessem a neuromodulação como primeira alternativa terapêutica. Outra vantagem dessas técnicas parece ser a reduzida taxa de efeitos colaterais durante ou após o tratamento. Embora não haja estudos de farmacoeconomia comparando o uso de neuromodulação ao de medicações nas alucinações auditivas da esquizofrenia, por exemplo, a redução da prevalência de efeitos colaterais pode colaborar para melhor qualidade de vida e, dessa forma, reduzir "custos" adicionais ao tratamento. As diversas técnicas de neuromodulação, portanto, parecem ser campo fértil de investigação, e estudos com amostras maiores, com metodologias adequadas e que comparem as diversas estratégias terapêuticas disponíveis (ou a adição dessas várias técnicas) ainda precisam ser conduzidos para que a neuromodulação possa ser indicada com evidência A para alucinações auditivas na esquizofrenia.

▶ REFERÊNCIAS

1. Sommer IE, Slotema CW, Daskalakis CJ, Derks EM, Blom JD, der Gaag M. The treatment of hallucinations in schizophrenia spectrum disorders. Schizophrenia Bulletin. 2012;38(4):704-14.

2. Fénelon G, Marie S, Ferroir JP, Guillard A. Musical hallucinations: 7 cases. Rev Neurol (Paris). 1993;149(8-9):462-7.

3. Elkis H, Meltzer HY. Refractory schizophrenia. Rev Bras Psiquitr. 2007;29(Suppl 2):S41-7.

4. Alves T, Pereira JR, Elkis H. The psychopathological factors of refractory schizophrenia. Rev Bras Psiq. 2005;27(2):108-12.

5. Lehman AF, Lieberman JA, Dixon LB, McGlashan TH, Miller AL, Perkins DO, et al. American Psychiatry Association; Steering Committee on Practice Guidelines. Practice guideline for the treatment of patients with schizophrenia, second edition. Am J Psychiatry. 2004;161(2 Suppl):1-56.

6. Kapur S. Psychosis as a state of aberrant salience: a framework linking biology, phenomenology, and pharmacology in schizophrenia. Am J Psychiatry. 2003;160(1):13-23.

7. Calder AJ, Lawrence AD, Young AW. Neuropsychology of fear and loathing. Nat Rev Neurosci. 2001;2(5):352-63.

8. Benes FM. Amygdalocortical circuitry in schizophrenia: from circuits to molecules. Neuropsychopharmacology. 2010;35(1):239-57.

9. Baxter MG, Murray EA. The amygdala and reward. Nat Rev Neurosci. 2002;3(7):563-73.

10. Horga G, Fernandez-Egea E, Mane A, Font M, Schatz KC, Falcon C, et al. Brain metabolism during hallucination-like auditory stimulation in schizophrenia. PLoS One. 2014;9(1):e84987.

11. Fletcher PC, Frith CD. Perceiving is believing: a Bayesian approach to explaining the positive symptoms of schizophrenia. Nat Rev Neurosci. 2009;10(1):48-58.

12. Ellison-Wright I, Glahn DC, Laird AR, Thelen SM, Bullmore E. The anatomy of first-episode and chronic schizophrenia: an anatomical likelihood estimation meta-analysis. Am J Psychiatry. 2008;165(8):1015-23.

13. Wright IC, Rabe-Hesketh S, Woodruff PW, David AS, Murray RM, Bullmore ET. Meta-analysis of regional brain volumes in schizophrenia. Am J Psychiatry. 2000;157(1):16-25.

14. Sanjuan J, Lull JJ, Aguilar EJ, Marti-Bonmati L, Moratal D, Gonzalez JC, et al. Emotional words induce enhanced brain activity in schizophrenic patients with auditory hallucinations. Psychiatry Res. 2007;154(1):21-9.

15. Ait Bentaleb L, Stip E, Mendrek A, Mensour B, Beauregard M. Effects of listening to previously hallucinated words by schizophrenia patients in remission: a functional magnetic resonance imaging study of six cases. Encephale. 2006;32(1 Pt 1):27-40.

16. Nenadic I, Smesny S, Schlosser RG, Sauer H, Gaser C. Auditory hallucinations and brain structure in schizophrenia: voxel-based morphometric study. Br J Psychiatry. 2010;196(5):412-3.

17. Catani M, Jones DK, Ffytche DH Perisylvian language networks of the human brain. Ann Neurol. 2005;57(1):8-16.

18. Jardri R, Pouchet A, Pins D, Thomas P. Cortical activations during auditory verbal hallucinations in schizophrenia: a coordinate-based meta-analysis. Am J Psychiatry. 2011;168(1):73-81.

19. Ikuta T, DeRosse P, Argyelan M, Karlsgodt K, Kingsley P, Szeszko P, Malhotra A. Subcortical modulation in auditory processing and auditory hallucinations. Behav Brain Res. 2015;295:78-81.

20. Silbersweig DA, Stern E, Frith C, et al. A functional neuroanatomy of hallucinations in schizophrenia. Nature. 1995;378(6553):176-9.

21. Jardri R, Thomas P, Delmaire C, Delion P, Pins D. The neurodynamic organization of modality-dependent hallucinations. Cereb Cortex. 2013;23(5):1108-17.

22. Modinos G, Costafreda SG, van Tol MJ, McGuire PK,Aleman A, Allen P. Neuroanatomy of auditory verbal hallucinations in schizophrenia: a quantitative meta-analysis of voxel-based morphometry studies. Cortex. 2013;49(4):1046-55.

23. Hoffman RE, Boutros NN, Berman RM, Roessler E, Belger A, Krystal JH, et al. Transcranial magnetic stimulation of left temporoparietal cortex in three patients reporting hallucinated "voices". Biol Psychiatry. 1999;46(1):130-2.

24. Hoffman RE, Hawkins KA, Gueorguieva R, Boutros NN, Rachid F, Carroll K, Krystal JH. Transcranial magnetic stimulation of left temporoparietal cortex and medication-resistant auditory hallucinations. Arch Gen Psychiatry. 2003;60(1):49-56.

25. d'Alfonso AA, Aleman A, Kessels RP, Schouten EA, Postma A, van Der Linden JA, et al. Transcranial magnetic stimulation of left auditory cortex in patientes with schizophrenia: effects on hallucinations and neurocognition. J Neuropsychiatry Clin Neurosci. 2002;14(1):77-9.

26. Chibbaro G, Daniele M, Alagona G, Di Pasquale C, Cannavò M, Rapisarda V, et al. Repetitive transcranial magnetic stimulation in schizophrenic patients reporting auditory hallucinations. Neurosci Lett. 2005;383(1-2):54-7.

27. McIntosh AM, Semple D, Tasker K, Harrison LK, Owens DG, Johnstone EC, et al. Transcranial magnetic stimulation for auditory hallucinations in schizophrenia. Psychiatry Res. 2004;127(1-2):9-17.

28. Lee SH, Kim W, Chung YC, Jung KH, Bahk WM, Jun TY, et al. A double blind study showing that two weeks of daily repetitive TMS over the left or right temporoparietal cortex reduces symptoms in patients with schizophrenia who are having treatment-refractory auditory hallucinations. Neurosci Lett. 2005;376(3):177-81.

29. Poulet E, Brunelin J, Bediou B, Bation R, Forgeard L, Dalery J, et al. Slow transcranial magnetic stimulation can rapidly reduce resistant auditory hallucinations in schizophrenia. Biol Psychiatry. 2005;57(2):188-91.

30. Hoffman RE, Gueorguieva R, Hawkins KA, Varanko M, Boutros NN, Wu Y, et al. Temporoparietal transcranial magnetic stimulation for auditory hallucinations: safety, efficacy and moderators in a fifty patient sample. Biol Psychiatry. 2005;58(2):97-104.

31. Aleman A, Sommer IE, Kahn RS. Efficacy of slow repetitive transcranial magnetic stimulation in the treatment of resistant auditory hallucinations in schizophrenia: a meta-analysis. J Clin Psychiatry. 2007;68(3):416-21.

32. Freitas C, Fregni F, Pascual-Leone A. Meta-analysis of the effects of repetitive transcranial magnetic stimulation (rTMS) on negative and positive symptoms in schizophrenia. Schizophr Res. 2009;108(1-3):11-24.

33. Slotema CW, Blom JD, de Weijer AD, Diederen KM, Goekoop R, Looijestijn J, et al. Can low-frequency repetitive transcranial magnetic stimulation really relieve medication-resistant auditory verbal hallucinations? Negative results from a large randomized controlled trial. Biol Psychiatry. 2011;69(5):450-6.

34. Rosa MO, Gattaz FW, Rosa MA, Rumi DO, Tavares H, Myczkowski M, et al. Effects of repetitive transcranial magnetic stimulation on auditory hallucinations refractory to clozapine. J Clin Psychiatry. 2007;68(10):1528-32.

35. Slotema CW, Aleman A, Daskalakis ZJ, Sommer IE. Meta-analysis of repetitive transcranial magnetic stimulation in the treatment of auditory verbal hallucinations: update and effects after one month. Schizophr Res. 2012;142(1-3):40-5.

36. Slotema CW, Blom JD, van Lutterveld R, Hoek HW, Sommer IE. Review of the efficacy of transcranial magnetic stimulation for auditory verbal hallucinations. Biol Psychiatry. 2014;76(2):101-10.

37. Kindler J, Homan P, Jann K, Federspiel A, Flury R, Hauf M, et al. Reduced neuronal activity in language-related regions after transcranial magnetic stimulation therapy for auditory verbal hallucinations. Biol Psychiatr. 2013;73(6): 518-24.

38. Lefaucheur JP, André-Obadia N, Antal A, Ayache SS, Baeken C, Benninger DH, et al. Evidence-based guidelines on the therapeutic use of repetitive transcranial magnetic stimulation (rTMS). Clin Neurophysiol. 2014;125(11):2150-206.

39. Rosenberg O, Roth Y, Kotler M, Zangen A, Dannon P. Deep transcranial magnetic stimulation for the treatment of auditory hallucinations: a preliminary open-label study. Ann Gen Psychiatry. 2011;10(1):3.

40. Rosenberg O, Gersner R, Klein LD, Kotler M, Zangen A, Dannon P. Deep transcranial magnetic stimulation add-on for the treatment of auditory hallucinations: a double-blind study. Ann Gen Psychiatry. 2012;11:13

41. Plewnia C, Zwissler B, Wasserka B, Fallgatter AJ, Klingberg S. Treatment of auditory hallucinations with bilateral theta burst stimulation: a randomized controlled pilot trial. Brain Stimul. 2014;7(2):340-1.

42. Sidhoumi D, Braha S, Bouaziz N, Brunelin J, Benadhira R, Januel D. Evaluation of the therapeutic effect of theta burst stimulation on drug-resistant auditory hallucinations in a schizophrenic patient and its impact on cognitive function and neuronal excitability: a case study. Clin Neurophysiol. 2010;121(5):802.

43. Kindler J, Homan P, Flury R, Strik W, Dierks T, Hubl D. Theta burst transcranial magnetic stimulation for the treatment of auditory verbal hallucinations: results of a randomized controlled study. Psychiatry Res. 2013;209(1):114-7.

44. Koops S, Dellen EV, Schutte MJ, Nieuwdorp W, Neggers SF, Sommer IE. Theta burst transcranial magnetic stimulation for auditory verbal hallucinations: negative findings from a double-blind-randomized trial. Schizophr Bull. 2016;42(1):250-7.

45. Nitsche MA, Cohen LG, Wassermann EM, Priori A, Lang N, Antal A, et al. Transcranial direct current stimulation: state of theart 2008. Brain Stimul. 2008;1(3):206-23.

46. Miranda PC, Lomarev M, Hallett M. Modeling the current distribution during transcranial direct current stimulation. Clin Neurophysiol. 2006;117(7):1623-9.

47. Mondino M, Brunelin J, Palm U, Brunoni AR, Poulet E, Fecteau S. Transcranial direct current stimulation for the treatment of refractory symptoms of schizophrenia. Curr Pharm Des. 2015;21(23):3373-83.

48. Brunelin J, Hasan A, Haesebaert F, Nitsche MA, Poulet E. Nicotine smoking prevents the effects of frontotemporal transcranial direct current stimulation (tDCS) in hallucinating patients with schizophrenia. Brain Stimul. 2015;8(6):1225-7.

49. Bose A, Shivakumar V, Narayanaswamy JC, Nawani H, Subramaniam A, Agarwal SM, et al. Insight facilitation with add -on tDCS in schizophrenia. Schizophr Res. 2014;156(1):63-5.

50. Homan P, Kindler J, Federspiel A, Flury R, Hubl D, Hauf M, et al. Muting the voice: a case of arterial spin labeling-monitored transcranial direct current stimulation treatment of auditory verbal hallucinations. Am J Psychiatry. 2011;168(8):853-4.

51. Brunelin J, Mondino M, Gassab L, Haesebaert F ,Gaha L, Suaud-Chagny MF et al. Examining transcranial direct-current stimulation (tDCS) as a treatment for hallucinations in schizophrenia. Am J Psychiatry. 2012;169(7):719-24.

52. Mondino M, Haesebaert F, Poulet E, Suaud-Chagny MF, Brunelin J. Fronto-temporal transcranial direct current stimulation (tDCS) reduces source-monitoring deficits and auditory hallucinations in patients with schizophrenia. Schizophr Res. 2015;161(2-3):515-6.

53. Fitzgerald PB, Mcqueen S, Daskalakis ZJ, Hoy KE. A negative pilot study of daily bimodal transcranial direct current stimulation in schizophrenia. Brain Stimul. 2014;7(6),813-6.

54. McCarthy-Jones S, Trauer T, Mackinnon A, Sims E, Thomas N, Copolov DL. A new phenomenological survey of auditory hallucinations: evidence for subtypes and implications for theory and practice. Schizophr Bull. 2014;40(1):231-5.

55. Agarwal SM, Bose A, Shivakumar V, Narayanaswamy JC, Chhabra H, Kalmady SV, Varambally S et al. Impact of antipsychotic medication on transcranial direct current stimulation (tDCS) effects in schizophrenia patients. Psychiatry Res. 2016;235:97-103.

56. Hallak JEC, Maia-de-Oliveira JP, Abrao J, Evora PR, Zuardi AW, Crippa JA et al. Rapid improvement of acute schizophrenia symptoms after intravenous sodium nitroprusside: a randomized, double-blind, placebo-controlled trial. JAMA Psychiatry. 2013;70(7):668-76.

57. Axer H, Bernstein HG, Keiner S, Heronimus P, Sauer H, Witte OW et al. Increased neuronal cell number in the dorsal motor nucleus of the vagus in schizophrenia. Acta Neuropsychiatr. 2010;22(1):26-34.

58. Perez SM, Carreno FR, Frazer A, Lodge DJ. Vagal nerve stimulation reverses aberrant dopamine system function in the methylazoxymethanol acetate rodent model of schizophrenia. J Neurosci. 2014;34(28):9261-7.

59. Hasan A, Wolff-Menzler C, Pfeiffer S, Falkai P, Weidinger E, Jobst A, et al. Transcutaneous noninvasive vagus nerve stimulation (tVNS) in the treatment of schizophrenia: a bicentric randomized controlled pilot study. Eur Arch Psychiatry Clin Neurosci. 2015;265(7):589-600.

60. Kalsi SS, Wood DM, Dargan PI. The epidemiology and patterns of acute and chronic toxicity associated with recreational ketamine use. Emerg Health Threats J. 2011;4:7107.

61. Powers 3rd AR, Gancsos MG, Finn ES, Morgan PT, Corlett PR. Ketamine-induced hallucinations. Psychopathology. 2015;48(6):376-85.

14

NEUROMODULAÇÃO EM SINTOMAS NEGATIVOS DA ESQUIZOFRENIA

LEANDRO DA COSTA LANE VALIENGO, STEPHANIE KOEBE SILVEIRA,
JULIANA BARBOSA DE CARVALHO

A esquizofrenia é um transtorno mental grave que causa grande impacto tanto na vida dos pacientes como na sociedade, apresentando prevalência de 1% na população em geral.[1] Mais de metade dos indivíduos com essa doença tem problemas psiquiátricos em longo prazo; o desemprego atinge 80 a 90% dessa população; e a expectativa de vida é reduzida em 10 a 20 anos naqueles que sofrem do transtorno.[1] Pacientes com esquizofrenia têm baixa funcionalidade para realizar atividades da vida diária, menor qualidade de vida e maior incidência de comorbidades, como sintomas depressivos, transtornos relacionados a substâncias, comportamento suicida e risco cardiovascular.[2] O transtorno é caracterizado por apresentação variável de: a) sintomas positivos, b) sintomas negativos e c) disfunção cognitiva.[3] Os sintomas positivos são aqueles que consistem no aparecimento de manifestações nos pacientes, sendo constituídos por delírios, alucinações e desorganização do pensamento. Já os sintomas negativos, chamados de "deficitários" pelo fato de os pacientes perderem funções, incluem: afeto embotado, apatia, isolamento social, passividade, falta de vontade e de iniciativa. Os sintomas negativos são independentes das alucinações, delírios e comportamento desorganizado; além disso, são um importante preditor de qualidade de vida e funcionamento social e ocupacional.[4]

Cerca de 25% dos pacientes com esquizofrenia não respondem ao tratamento medicamentoso convencional, tendo pouca adesão e muitos efeitos colaterais.[5] Os antipsicóticos conseguem reduzir bastante os sintomas positivos da doença,[6] principalmente os delírios e as alucinações. Entretanto, não apresentam efeitos sobre os sintomas negativos do transtorno, exceto, talvez, pela clozapina, que pode ter um papel na redução de tais sintomas.[6]

Algumas técnicas de neuromodulação não invasiva têm sido utilizadas para tratar determinados sintomas da esquizofrenia. A eletroconvulsoterapia foi a primeira técnica de neuromodulação usada para tratar quadros psicóticos, mas não apresenta bons resultados no tratamento dos sintomas negativos da doença. Nos últimos anos, técnicas não invasivas de neuromodulação, como estimulação magnética transcraniana (EMT) e estimulação transcraniana por corrente contínua (ETCC), têm sido utilizadas no tratamento da esquizofrenia. Elas costumam ser utilizadas para tratar alucinações auditivas e sintomas negativos. Neste capítulo, será abordado especificamente o tratamento dos sintomas negativos da doença.

▶ NEUROBIOLOGIA DOS SINTOMAS NEGATIVOS

Os sintomas negativos da esquizofrenia incluem afeto embotado, apatia e anedonia.[7] Vários estudos mostram que esses sintomas estão relacionados a um funcionamento global pré-mórbido baixo, QI baixo[8] e pior prognóstico clínico.[9] Também tem sido sugerido que são independentes dos positivos, já que aumentam no decorrer do tempo em gravidade e prognóstico, sem associação com os sintomas positivos.[10] Apesar de as medicações antipsicóticas serem efetivas no manejo dos sintomas positivos, os negativos geralmente persistem ou até pioram, em alguns casos, com esses tratamentos.[11]

Alguns estudos têm sugerido de maneira consistente que a disfunção pré-frontal, particularmente no córtex pré-frontal dorsolateral (CPFDL) bilateral, estaria envolvida na fisiopatologia dos sintomas negativos.[12] Pesquisas de neuroimagem têm demonstrado redução no metabolismo no córtex pré-frontal em pacientes com esquizofrenia, tanto medicados como não medicados,[13] e a disfunção pré-frontal não parece se relacionar com a *performance* na tarefa durante a aquisição das imagens ou com a duração do transtorno. Além disso, alguns estudos têm sugerido uma correlação inversa envolvendo a gravidade dos sintomas negativos e o fluxo sanguíneo cerebral na região frontal,[14] bem como perfusão cerebral como um todo.[15] Assim, quanto mais graves os sintomas negativos, menor o fluxo no córtex pré-frontal bilateral.

Em um estudo, foi demonstrado que a estimulação magnética transcraniana repetitiva (EMTr) induz mudanças da dopamina nas regiões corticais pré-frontais ipsilaterais em pessoas saudáveis. Em uma pesquisa com EMT e tomografia por emissão de pósitrons (PET), foi demonstrado que a EMT de 10 Hz no CPFDL resultou em aumento dos níveis extracelulares de dopamina durante 9 minutos após uma aplicação.[16]

▶ REVISÃO DA LITERATURA

ESTIMULAÇÃO MAGNÉTICA TRANSCRANIANA

A estimulação magnética transcraniana repetitiva (EMTr) usa campos magnéticos alternantes aplicados na mesma frequência para induzir correntes elétricas no tecido cortical, e sua forma repetitiva tem sido usada nos últimos anos para o tratamento de várias condições neuropsiquiátricas.[17] Os protocolos com EMTr para o tratamento da esquizofrenia têm sido usados em duas áreas cerebrais principais, o córtex pré-frontal e o temporoparietal.[18-23] Há estudos que indicam que a hipoativação nas regiões pré-frontais está relacionada com a presença

PRINCÍPIOS E PRÁTICAS DO USO DA NEUROMODULAÇÃO NÃO INVASIVA EM PSIQUIATRIA ◀ **215**

de sintomas negativos na esquizofrenia.[24] Assim, hipotetizou-se que, se fosse aumentada a atividade no CPFDL com EMT de alta frequência, os sintomas negativos poderiam melhorar.[23] Outros estudos sugerem que a hiperativação do córtex temporoparietal esquerdo, área do cérebro referente à audição, está relacionada à presença de alucinações auditivas,[25] e uma EMT de baixa frequência aplicada à região pode reduzir o sintoma.

Metanálises recentes avaliaram a eficácia da EMT em ensaios clínicos randomizados e mostraram ou uma eficácia, ou uma tendência[26] de efeitos pequenos a médios nos sintomas negativos, com resultados estatisticamente significativos[27] quando realizada EMTr de alta frequência no CPFDL esquerdo.

Um estudo[28] comparou quatro protocolos diferentes para o tratamento de sintomas negativos em 96 sujeitos: EMTr a uma frequência de 10 Hz, a uma frequência de 20 Hz, com *theta burst* e o grupo simulado. Comparados ao grupo-controle, os outros três protocolos mostraram melhora significativa nos sintomas negativos, sendo o *theta burst* o tratamento que se mostrou mais eficiente.

Em um ensaio randomizado, duplo-cego e *sham*-controlado de Quan e colaboradores,[29] 117 sujeitos foram avaliados. O grupo ativo obteve melhoras significativamente maiores em seus sintomas negativos do que o grupo *sham*, e o efeito persistiu ao longo do seguimento de 24 semanas, indicando que a estimulação pode provocar mudanças em longo prazo. Em pesquisa de Dablac-de Lange e colaboradores,[30] 32 pacientes foram submetidos a três semanas de EMT em um estudo também randomizado, duplo-cego e *sham*-controlado. A Scale for Assessment of Negative Symptoms (SANS) apresentou melhora significativa dos sintomas negativos do grupo ativo em relação ao placebo, mas não houve diferença entre os dois grupos pela avaliação da Escala para Avaliação da Síndrome Positiva e Negativa PANSS.[30]

Outro estudo recente duplo-cego, *sham*-controlado e randomizado com EMTr a 10 Hz procurou observar a melhora de sintomas cognitivos em pacientes com esquizofrenia com sintomas negativos predominantes. Ambos os grupos mostraram melhora em múltiplas áreas cognitivas ao longo do estudo, mas não houve uma superioridade significativa do grupo com EMT ativa.[31] Um estudo[32] com ressonância magnética nucelar funcional (RMNf) comparou dois grupos de pacientes com esquizofrenia – um *sham* e outro passando por EMT de 10 Hz no CPFDL –, antes e depois da realização do protocolo, em uma tarefa de Torre de Londres. Como resultado, foi detectado aumento na ativação cerebral do CPFDL do grupo ativo.

Uma metanálise ajuda a interpretar o resultado de todos esses estudos.[33] Ela acabou incorporando o resultado de estudos de EMT para o tratamento de sintomas negativos da esquizofrenia. Os resultados demonstraram que a EMT é efetiva em aliviar sintomas negativos da esquizofrenia com tamanhos de efeitos moderados. Além disso, maior duração da doença foi associada com pior resposta clínica e que o uso de pelo menos três semanas consecutivas de tratamento, tratamento no CPFDL esquerdo, uso de frequência de 10 Hz e o uso de 110% do limiar motor foram os parâmetros mais associados a melhora dos sintomas negativos.

Em relação à EMT profunda, um estudo aberto com 15 pacientes, em 2011,[34] relatou haver obtido melhora significativa dos sintomas negativos e da cognição de 70% dos indivíduos, a 20 Hz, no CPFDL esquerdo. Não havia grupo *sham* para avaliar o efeito placebo. Um ensaio clínico posterior, com 30 pacientes, randomizado, *sham*-controlado, demonstrou melhora dos sintomas negativos a 20 Hz no CPFDL esquerdo do grupo ativo, mas a diferença entre os grupos ativo e *sham* não foi estatisticamente relevante.[35] Já outro trabalho com EMT profunda realizou um ensaio clínico randomizado, *sham*-controlado, para verificar a eficácia da técnica para o tratamento dos sintomas negativos.[35] Os 30 participantes do estudo foram submetidos a 20 sessões, uma por dia, a 20 Hz e a 120% do limiar motor. No fim do estudo, houve redução de 7,7 pontos no grupo ativo e de apenas 1,9 ponto no grupo *sham* de acordo com a escala SANS, mas esse resultado não foi estatisticamente diferente.

Apesar de todos esses estudos internacionais (Tab. 14.1) apontarem para uma possível eficácia da EMT no tratamento dos sintomas negativos da esquizofrenia, não há recomendação do Conselho Federal de Medicina para uso da técnica com esse fim.

ESTIMULAÇÃO TRANSCRANIANA POR CORRENTE CONTÍNUA

A ETCC é outro método de estimulação cerebral não invasiva que vem sendo usado nos últimos anos para tratamento de condições neuropsiquiátricas.[50-52] Consiste na aplicação de uma corrente elétrica direta que flui entre dois eletrodos relativamente grandes (cátodo e ânodo). Na ETCC, uma corrente elétrica de baixa intensidade, aplicada através do couro cabeludo, penetra o crânio e chega ao córtex cerebral. Pode, assim, modificar o potencial de repouso da membrana neuronal[53,54] e modular a taxa de disparo neuronal. É importante salientar que os efeitos da ETCC são polaridade-dependentes, havendo, com estimulação anódica, aumento da atividade cortical e, com estimulação catódica, diminuição dessa atividade.[55] Essa técnica aumenta a excitabilidade cortical, mas não induz potencial de ação. Nesse modelo, a estimulação do CPFDL esquerdo pode levar a aumento da atividade dessa área, provocando melhora dos sintomas negativos. Alguns estudos usaram a ETCC para depressão com resultados positivos,[56] o que sugere que ela pode funcionar para outros transtornos psiquiátricos. Assim, a ETCC é um método não invasivo que pode ser usado para estimular o CPFDL, onde há evidências de hipoatividade relacionada à origem dos sintomas negativos da esquizofrenia. Além disso, ela é uma técnica que permite estimular uma área do córtex ao mesmo tempo em que se inibe outra.

Até hoje, poucos estudos avaliaram a eficácia da ETCC no tratamento dos sintomas negativos da esquizofrenia. O primeiro estudo foi o de Brunelin e colaboradores,[57] que avaliou 30 pacientes, divididos em grupos ativo e *sham* de 15 pessoas cada, com o principal objetivo de testar a eficácia da ETCC em alucinação auditiva. O ânodo foi colocado no CPFDL esquerdo, e o cátodo, na junção temporoparietal esquerda. A estimulação foi de 2 mA durante 20 minutos, e as sessões foram conduzidas duas vezes ao dia por cinco dias consecutivos. Como desfecho secundário, houve melhora de sintomas negativos da esquizofrenia, com uma diminuição da PANSS total de 76,9 para 66,9 no grupo ativo em relação ao grupo *sham* (que variou de 82,8 para 80,5). A dimensão da PANSS que se modificou com o tratamento foi apenas a de sintomas negativos (d = 1,07;

TABELA 14.1 PRINCIPAIS ESTUDOS SOBRE EMT E SINTOMAS NEGATIVOS DA ESQUIZOFRENIA

ESTUDO	N	ÁREA/FREQUÊNCIA	N° DE SESSÕES	PLACEBO-CONTROLADO	RESPOSTAS
Cohen e colaboradores[23]	6	CPF 20 Hz	10	Não	Melhora de 12%
Klein e colaboradores[36]	35	CPFDLD 1 Hz	10	Sim	Sem diferença entre os grupos
Hajak e colaboradores[21]	20	CPFDLE 10 Hz	10	Sim	Ativo melhor que placebo-controlado
Holi e colaboradores[37]	22	CPFDLE 10 Hz	10	Sim	Sem diferença entre os grupos
Jandl e colaboradores[38]	10	CPFDLE 10 Hz	5	Não	Melhora de 7%
Novak e colaboradores[39]	16	CPFDLE 20 Hz	10	Sim	Sem diferença entre os grupos
Sachdev e colaboradores[40]	4	CPFDLE 15 Hz	20	Não	Melhora de 33%
Saba e colaboradores[41]	18	CTE 1 Hz	10	Sim	Sem diferença entre os grupos
Goyal e colaboradores[42]	10	CPFDLE 10 Hz	10	Sim	Ativo melhor que placebo-controlado
Mogg e colaboradores[43]	17	CPFDLE 10 Hz	10	Sim	Sem diferença entre os grupos
Prikryl e colaboradores[44]	22	CPFDLE 10 Hz	15	Sim	Ativo melhor que placebo-controlado
Fitzgerald e colaboradores[45]	20	CPFDL 10 Hz	15	Sim	Sem diferença entre os grupos
Schneider e colaboradores[11]	51	CPFDLE 1 Hz/10 Hz	20	Sim	Ativo melhor que placebo-controlado
Cordes e colaboradores[46]	32	CPFDLE 10 Hz	10	Sim	Sem diferença entre os grupos
Levkovitz e colaboradores[34]	15	CPF 20 Hz	20	Não	Melhora de 7%
Barr e colaboradores[47]	25	CPFDL 20 Hz	20	Sim	Ativo melhor que placebo-controlado
Prikryl e colaboradores[48]	40	CPFDLE 10 Hz	15	Sim	Ativo melhor que placebo-controlado
Zhao e colaboradores[28]	96	CPFDLE 10 Hz/20 Hz/*Theta burst*	20	Sim	Ativo melhor que placebo-controlado

TABELA 14.1 PRINCIPAIS ESTUDOS SOBRE EMT E SINTOMAS NEGATIVOS DA ESQUIZOFRENIA

ESTUDO	N	ÁREA/FREQUÊNCIA	N° DE SESSÕES	PLACEBO--CONTROLADO	RESPOSTAS
Rabany e colaboradores[35]	30	CPFDLE 20 Hz (CPFDLD em menor intensidade)	20	Sim	Sem diferença entre os grupos
Quan e colaboradores[29]	117	CPFDL 10 Hz	20	Sim	Ativo melhor que placebo-controlado
Dlabac-de--Lange e colaboradores[30]	32	CPFDL 10 Hz	10	Sim	Ativo melhor que placebo-controlado
Wobrock e colaboradores[49]	175	CPFDLE 10 Hz	5	Sim	Sem diferença entre os grupos

CPFDL, córtex pré-frontal dorsolateral; CPF, córtex pré-frontal; CTE, córtex temporal; D, direito; E, esquerdo.

IC 95% = 0,30-1,84, p = 0,01), sendo que as dimensões positivas e depressivas não mostraram diferenças entre os tratamentos *sham* e ativo. Foi observada melhora a partir de cinco dias até três meses após o início da estimulação.

Outro estudo não encontrou resultados significativos de melhora em sintomas negativos ao avaliar ETCC bilateral. Nesse estudo, em um grupo, a ETCC foi aplicada no lado esquerdo, e, no outro, a aplicação foi bilateral.[58] O cátodo foi colocado no córtex temporoparietal, e o ânodo, no CPFDL esquerdo. A estimulação foi de 2 mA durante 20 minutos, em 15 sessões diárias, por três semanas. Foram avaliados 24 pacientes, sendo que 11 receberam estimulação bilateral, e 13, estimulação unilateral. Não houve diferenças no total da PANSS para nenhum dos grupos.[58]

Em um estudo,[59] houve melhora significativa de sintomas negativos avaliados por meio da PANSS, que diminuiu na pontuação total de 90,43 para 79 no grupo ativo em relação ao *sham*. Contudo, os resultados não foram estatisticamente significativos. O estudo foi conduzido em 15 pacientes, sendo sete do grupo ativo e oito do grupo *sham*. O cátodo foi colocado na área contralateral direita, e o ânodo, no CPFDL esquerdo. A intensidade da corrente foi de 2 mA por 20 minutos, sendo feitas sessões de ETCC uma vez ao dia durante 10 dias. Não houve diferenças nas escalas de depressão e de sintomas positivos.[59]

Palm e colaboradores[60] relataram que a ETCC diminuiu sintomas negativos em uma paciente com esquizofrenia. O ânodo foi colocado no córtex pré-frontal esquerdo, e o cátodo, na região supraorbital direita. A estimulação foi de 2 mA por 20 minutos diários, durante 10 dias. Houve redução de 25% dos sintomas negativos, medidos por meio da PANSS.[61]

A boa tolerância da ETCC em crianças foi demonstrada no estudo de Mattai e colaboradores.[62] Doze crianças com esquizofrenia precoce foram submetidas a 2 mA durante 20 minutos por 10 dias, tendo sido alocadas no grupo ativo ou no grupo *sham*. O ânodo foi colocado no CPFDL bilateral, e o cátodo, no giro temporal superior bilateral. Nenhum efeito colateral foi observado nesse estudo.[62]

Com o objetivo de avaliar a cognição social, um estudo observou melhora significativa na identificação de emoção seguida de estimulação anódica. Foram divididos aleatoriamente 36 pacientes em três grupos, que receberam ETCC em ânodo, ETCC em cátodo ou *sham*. Os eletrodos foram colocados bilateralmente no CPFDL. A intensidade da corrente foi de 2 mA em uma sessão de 20 minutos. Foi demonstrado que os pacientes obtiveram melhora em uma das quatro funções cognitivas estudadas, a identificação de emoções.[63]

O estudo aberto de Kurimori e colaboradores[64] encontrou redução de sintomas negativos de 6,77 pontos por meio da PANSS. Foram estimulados nove pacientes em um protocolo de 10 dias em um estudo aberto, consistindo em sessões de 2 mA durante 20 minutos. O ânodo foi colocado no CPFDL esquerdo, e o cátodo, na área do deltoide contralateral. Os pacientes obtiveram melhora com redução de 6,8 pontos na escala de sintomas negativos da PANSS.[64]

▶ DISCUSSÃO

Enquanto os fármacos antipsicóticos reduzem os sintomas positivos da esquizofrenia, a má adesão aos tratamentos e o grande impacto dos sintomas negativos e cognitivos fazem a maioria dos indivíduos que sofrem desse transtorno continuar disfuncionais e perder muita qualidade de vida, muitas vezes necessitando de supervisão constante por parte de familiares ou cuidadores. Em relação ao

TABELA 14.2 **PRINCIPAIS ESTUDOS SOBRE ETCC E SINTOMAS NEGATIVOS DA ESQUIZOFRENIA**

ESTUDO	N	ÁREA/ POLARIDADE	Nº DE SESSÕES	CORRENTE	PLACEBO--CONTROLADO	RESPOSTAS
Brunelin, e colaboradores[57]	30	CPFDLE – ânodo TP3 – cátodo	10	2mA	Sim	Ativo melhor que placebo
Fitzgerald e colaboradores[58]	24	CPFDLE – ânodo TP3 – cátodo	15	2mA	Sim	Não houve diferença entre os grupos
Gomes e colaboradores[59]	15	CPFDLE – ânodo Área contralateral direita – cátodo	10	2mA	Sim	Ativo melhor que placebo
Palm e colaboradores[60]	1	CPFDLE – ânodo Supraorbital direita – cátodo	10	2mA	Não	25% de melhora

CPFDLE, córtex pré-frontal dorsolateral esquerdo; CPF, córtex pré frontal; TP3, córtex temporoparietal esquerdo.

tratamento dos sintomas negativos da esquizofrenia, a clozapina parece desempenhar um papel, e alguns estudos experimentais com várias medicações têm tido alguns resultados positivos, mas com efeitos clínicos pequenos e com poucos estudos.[1] Ensaios clínicos com novas medicações, como agentes que modulam receptores N-metil-D-aspartato (NMDA), incluindo glicina, D-serina, D-ciclosporina, entre outros, têm tido resultados positivos. Contudo, existem poucos estudos a respeito disso.

Devido à falta de tratamento adequado para esses sintomas da esquizofrenia, nos últimos anos começaram a ser utilizadas técnicas não invasivas de neuromodulação para o tratamento do transtorno. A princípio, utilizaram-se técnicas de EMT para o tratamento de alucinações auditivas, e, posteriormente, começaram a ser utilizadas técnicas para o tratamento de sintomas negativos. Depois de um tempo, a ETCC começou a ser testada também para esquizofrenia.

Após análise dos estudos da literatura em relação a EMT e ETCC para o tratamento dos sintomas negativos da esquizofrenia, alguns pontos interessantes começam a ser notados. O primeiro é que diversos dos ensaios clínicos com EMT apresentam resultados conflitantes, sendo que uma metanálise mostra tamanhos de efeitos moderados e significativos. Além disso, alguns desses resultados conflitantes acabam sendo decorrentes do uso de diferentes protocolos de estimulação. Os estudos com resultados negativos geralmente apresentam estimulação bilateral ou à direita do CPFDL e menos de 10 dias de estimulação, enquanto os estudos com pelo menos 15 dias de estimulação e à esquerda costumam apresentar resultados positivos. Já em relação à ETCC, há muito menos estudos, mas aqueles com números maiores de pacientes demonstraram melhora quando há estimulação anódica no CPFDL esquerdo.

Todavia, em relação à ETCC e à EMT profunda para tratamento dos sintomas negativos do transtorno, são necessários mais estudos para avaliar a real eficácia desses tratamentos, apesar de os resultados iniciais serem promissores.

▶ CONSIDERAÇÕES FINAIS

A esquizofrenia é um transtorno mental grave, crônico e incapacitante. Os fármacos antipsicóticos têm sido usados com relativo sucesso no tratamento dos sintomas positivos da doença, mas têm pouca eficácia nos negativos. As técnicas de neuromodulação são muito promissoras para o tratamento de vários sintomas do transtorno, incluindo os negativos. A EMT apresenta vários estudos positivos para o tratamento dos sintomas negativos, com mais evidência quando usada EMTr excitatória no CPFDL esquerdo em pelo menos 15 sessões. Já a ETCC e a EMT profunda apresentam um grande potencial de uso na prática clínica, sendo necessários novos estudos para que se possa afirmar sua contribuição para o tratamento dos sintomas negativos da esquizofrenia.

▶ REFERÊNCIAS

1. Owen MJ, Sawa A, Mortensen PB. Schizophrenia. Lancet. No prelo 2016.

2. Conley RR. The burden of depressive symptoms in people with schizophrenia. Psychiatr Clin North Am. 2009;32(4):853-61.

3. Andreasen NC, Arndt S, Alliger R, Miller D, Flaum M. Symptoms of schizophrenia. Methods, meanings, and mechanisms. Arch Gen Psychiatry. 1995;52(5):341-51.

4. Carpenter WT, Buchanan RW. Schizophrenia. N Engl J Med. 1994;330(10):681-90.

5. Bressan RA, Chaves AC, Pilowsky LS, Shirakawa I, Mari JJ. Depressive episodes in stable schizophrenia: critical evaluation of the DSM-IV and ICD-10 diagnostic criteria. Psychiatry Res. 2003;117(1):47-56.

6. McEvoy JP, Lieberman JA, Stroup TS, Davis SM, Meltzer HY, Rosenheck RA, et al. Effectiveness of clozapine versus olanzapine, quetiapine, and risperidone in patients with chronic schizophrenia who did not respond to prior atypical antipsychotic treatment. Am J Psychiatry. 2006;163(4):600-10.

7. Andreasen NC, Olsen S. Negative v positive schizophrenia. Definition and validation. Archives of general psychiatry. 1982;39(7):789-94.

8. Tamminga CA, Buchanan RW, Gold JM. The role of negative symptoms and cognitive dysfunction in schizophrenia outcome. International clinical psychopharmacology. 1998;13 Suppl 3:S21-6.

9. Gasquet I, Haro JM, Novick D, Edgell ET, Kennedy L, Lepine JP. Pharmacological treatment and other predictors of treatment outcomes in previously untreated patients with schizophrenia: results from the European Schizophrenia Outpatient Health Outcomes (SOHO) study. International clinical psychopharmacology. 2005;20(4):199-205.

10. Fenton WS, McGlashan TH. Antecedents, symptom progression, and long-term outcome of the deficit syndrome in schizophrenia. Am J Psychiatry. 1994;151(3):351-6.

11. Schneider AL, Schneider TL, Stark H. Repetitive transcranial magnetic stimulation (rTMS) as an augmentation treatment for the negative symptoms of schizophrenia: a 4-week randomized placebo controlled study. Brain Stimul. 2008;1(2):106-11.

12. Hill K, Mann L, Laws KR, Stephenson CM, Nimmo-Smith I, McKenna PJ. Hypofrontality in schizophrenia: a meta-analysis of functional imaging studies. Acta Psychiatr Scand. 2004;110(4):243-56.

13. Kishimoto H, Yamada K, Iseki E, Kosaka K, Okoshi T. Brain imaging of affective disorders and schizophrenia. Psychiatry Clin Neurosci. 1998;52 Suppl:S212-4.

14. Sabri O, Erkwoh R, Schreckenberger M, Cremerius U, Schulz G, Dickmann C, et al. Regional cerebral blood flow and negative/positive symptoms in 24 drug-naive schizophrenics. J Nucl Med. 1997;38(2):181-8.

15. Molina Rodriguez V, Montz Andree R, Perez Castejon MJ, Gutierrez Labrador R, Ferre Navarrete F, Carreas Delgado JL, et al. Cerebral perfusion correlates of negative symptomatology and parkinsonism in a sample of treatment-refractory schizophrenics: an exploratory 99mTc-HMPAO SPET study. Schizophr Res. 1997;25(1):11-20.

16. Eisenegger C, Treyer V, Fehr E, Knoch D. Time-course of "off-line" prefrontal rTMS effects: a PET study. Neuroimage. 2008;42(1):379-84.

17. Burt T, Lisanby SH, Sackeim HA. Neuropsychiatric applications of transcranial magnetic stimulation: a meta analysis. Int J Neuropsychopharmacol. 2002;5(1):73-103.

18. Rollnik JD, Huber TJ, Mogk H, Siggelkow S, Kropp S, Dengler R, et al. High frequency repetitive transcranial magnetic stimulation (rTMS) of the dorsolateral prefrontal cortex in schizophrenic patients. Neuroreport. 2000;11(18):4013-5.

19. Poulet E, Brunelin J, Bediou B, Bation R, Forgeard L, Dalery J, et al. Slow transcranial magnetic stimulation can rapidly reduce resistant auditory hallucinations in schizophrenia. Biol Psychiatry. 2005;57(2):188-91.

20. Lee SH, Kim W, Chung YC, Jung KH, Bahk WM, Jun TY, et al. A double blind study showing that two weeks of daily repetitive TMS over the left or right temporoparietal cortex reduces symptoms in patients with schizophrenia who are having treatment-refractory auditory hallucinations. Neurosci Lett. 2005;376(3):177-81.

21. Hajak G, Marienhagen J, Langguth B, Werner S, Binder H, Eichhammer P. High-frequency repetitive transcranial magnetic stimulation in schizophrenia: a combined treatment and neuroimaging study. Psychol Med. 2004;34(7):1157-63.

22. Blumberger DM, Fitzgerald PB, Mulsant BH, Daskalakis ZJ. Repetitive transcranial magnetic stimulation for refractory symptoms in schizophrenia. Curr Opin Psychiatry. 2010;23(2):85-90.

23. Cohen E, Bernardo M, Masana J, Arrufat FJ, Navarro V, Valls S, et al. Repetitive transcranial magnetic stimulation in the treatment of chronic negative schizophrenia: a pilot study. J Neurol Neurosurg Psychiatry. 1999;67(1):129-30.

24. Andreasen NC, O'Leary DS, Flaum M, Nopoulos P, Watkins GL, Boles Ponto LL, et al. Hypofrontality in schizophrenia: distributed dysfunctional circuits in neuroleptic-naive patients. Lancet. 1997;349(9067):1730-4.

25. Shergill SS, Brammer MJ, Williams SC, Murray RM, McGuire PK. Mapping auditory hallucinations in schizophrenia using functional magnetic resonance imaging. Archives of general psychiatry. 2000;57(11):1033-8.

26. Slotema CW, Blom JD, Hoek HW, Sommer IE. Should we expand the toolbox of psychiatric treatment methods to include Repetitive Transcranial Magnetic Stimulation (rTMS)? A meta-analysis of the efficacy of rTMS in psychiatric disorders. J Clin Psychiatry. 2010;71(7):873-84.

27. Dlabac-de Lange JJ, Knegtering R, Aleman A. Repetitive transcranial magnetic stimulation for negative symptoms of schizophrenia: review and meta-analysis. J Clin Psychiatry. 2010;71(4):411-8.

28. Zhao S, Kong J, Li S, Tong Z, Yang C, Zhong H. Randomized controlled trial of four protocols of repetitive transcranial magnetic stimulation for treating the negative symptoms of schizophrenia. Shanghai Arch Psychiatry. 2014;26(1):15-21.

29. Quan WX, Zhu XL, Qiao H, Zhang WF, Tan SP, Zhou DF, et al. The effects of high-frequency repetitive transcranial magnetic stimulation (rTMS) on negative symptoms of schizophrenia and the follow-up study. Neurosci Lett. 2015;584:197-201.

30. Dlabac-de Lange JJ, Bais L, van Es FD, Visser BG, Reinink E, Bakker B, et al. Efficacy of bilateral repetitive transcranial magnetic stimulation for negative symptoms of schizophrenia: results of a multicenter double-blind randomized controlled trial. Psychol Med. 2015;45(6):1263-75.

31. Hasan A, Guse B, Cordes J, Wölwer W, Winterer G, Gaebel W, et al. Cognitive effects of high-frequency rTMS in schizophrenia patients with predominant negative symptoms: results from a multicenter randomized sham-controlled trial. Schizophr Bull. 2015.

32. Dlabac-de Lange JJ, Liemburg EJ, Bais L, Renken RJ, Knegtering H, Aleman A. Effect of rTMS on brain activation in schizophrenia with negative symptoms: a proof-of-principle study. Schizophr Res. 2015;168(1-2):475-82.

33. Shi C, Yu X, Cheung EF, Shum DH, Chan RC. Revisiting the therapeutic effect of rTMS on negative symptoms in schizophrenia: a meta-analysis. Psychiatry Res. 2014;215(3):505-13.

34. Levkovitz Y, Rabany L, Harel EV, Zangen A. Deep transcranial magnetic stimulation add-on for treatment of negative symptoms and cognitive deficits of schizophrenia: a feasibility study. Int J Neuropsychopharmacol. 2011;14(7):991-6.

35. Rabany L, Deutsch L, Levkovitz Y. Double-blind, randomized sham controlled study of deep-TMS add-on treatment for negative symptoms and cognitive deficits in schizophrenia. J Psychopharmacol. 2014;28(7):686-90.

36. Klein E, Kolsky Y, Puyerovsky M, Koren D, Chistyakov A, Feinsod M. Right prefrontal slow repetitive transcranial magnetic stimulation in schizophrenia: a double-blind sham-controlled pilot study. Biol Psychiatry. 1999;46(10):1451-4.

37. Holi MM, Eronen M, Toivonen K, Toivonen P, Marttunen M, Naukkarinen H. Left prefrontal repetitive transcranial magnetic stimulation in schizophrenia. Schizophr Bull. 2004;30(2):429-34.

38. Jandl M, Bittner R, Sack A, Weber B, Gunther T, Pieschl D, et al. Changes in negative symptoms and EEG in schizophrenic patients after repetitive transcranial magnetic stimulation (rTMS): an open-label pilot study. J Neural Transm (Vienna). 2005;112(7):955-67.

39. Novak T, Horacek J, Mohr P, Kopecek M, Skrdlantova L, Klirova M, et al. The double-blind sham--controlled study of high-frequency rTMS (20 Hz) for negative symptoms in schizophrenia: negative results. Neuro Endocrinol Lett. 2006;27(1-2):209-13.

40. Sachdev P, Loo C, Mitchell P, Malhi G. Transcranial magnetic stimulation for the deficit syndrome of schizophrenia: a pilot investigation. Psychiatry Clin Neurosci. 2005;59(3):354-7.

41. Saba G, Verdon CM, Kalalou K, Rocamora JF, Dumortier G, Benadhira R, et al. Transcranial magnetic stimulation in the treatment of schizophrenic symptoms: a double blind sham controlled study. J Psychiatr Res. 2006;40(2):147-52.

42. Goyal N, Nizamie SH, Desarkar P. Efficacy of adjuvant high frequency repetitive transcranial magnetic stimulation on negative and positive symptoms of schizophrenia: preliminary results of a double-blind sham-controlled study. J Neuropsychiatry Clin Neurosci. 2007;19(4):464-7.

43. Mogg A, Purvis R, Eranti S, Contell F, Taylor JP, Nicholson T, et al. Repetitive transcranial magnetic stimulation for negative symptoms of schizophrenia: a randomized controlled pilot study. Schizophr Res. 2007;93(1-3):221-8.

44. Prikryl R, Kasparek T, Skotakova S, Ustohal L, Kucerova H, Ceskova E. Treatment of negative symptoms of schizophrenia using repetitive transcranial magnetic stimulation in a double-blind, randomized controlled study. Schizophr Res. 2007;95(1-3):151-7.

45. Fitzgerald PB, Herring S, Hoy K, McQueen S, Segrave R, Kulkarni J , et al. A study of the effectiveness of bilateral transcranial magnetic stimulation in the treatment of the negative symptoms of schizophrenia. Brain Stimul. 2008;1(1):27-32.

46. Cordes J, Thunker J, Agelink MW, Arends M, Mobascher A, Wobrock T, et al. Effects of 10 Hz repetitive transcranial magnetic stimulation (rTMS) on clinical global impression in chronic schizophrenia. Psychiatry Res. 2010;177(1-2):32-6.

47. Barr MS, Farzan F, Tran LC, Fitzgerald PB, Daskalakis ZJ. A randomized controlled trial of sequentially bilateral prefrontal cortex repetitive transcranial magnetic stimulation in the treatment of negative symptoms in schizophrenia. Brain Stimul. 2012;5(3):337-46.

48. Prikryl R, Ustohal L, Prikrylova Kucerova H, Kasparek T, Venclikova S, et al. A detailed analysis of the effect of repetitive transcranial magnetic stimulation on negative symptoms of schizophrenia: a double-blind trial. Schizophr Res. 2013;149(1-3):167-73.

49. Wobrock T, Guse B, Cordes J, Wolwer W, Winterer G, Gaebel W, et al. Left prefrontal high--frequency repetitive transcranial magnetic stimulation for the treatment of schizophrenia with predominant negative symptoms: a sham-controlled, randomized multicenter trial. Biol Psychiatry. 2015;77(11):979-88.

50. Fregni F, Pascual-Leone A. Technology insight: noninvasive brain stimulation in neurology-perspectives on the therapeutic potential of rTMS and tDCS. Nat Clin Pract Neurol. 2007;3(7):383-93.

51. Nitsche MA, Boggio PS, Fregni F, Pascual-Leone A. Treatment of depression with transcranial direct current stimulation (tDCS): a review. Exp Neurol. 2009;219(1):14-9.

52. Boggio PS, Rigonatti SP, Ribeiro RB, Myczkowski ML, Nitsche MA, Pascual-Leone A, et al. A randomized, double-blind clinical trial on the efficacy of cortical direct current stimulation for the treatment of major depression. Int J Neuropsychopharmacol. 2008;11(2):249-54.

53. Miranda PC, Lomarev M, Hallett M. Modeling the current distribution during transcranial direct current stimulation. Clin Neurophysiol. 2006;117(7):1623-9.

54. Wagner T, Fregni F, Fecteau S, Grodzinsky A, Zahn M, Pascual-Leone A. Transcranial direct current stimulation: a computer-based human model study. Neuroimage. 2007;35(3):1113-24.

55. Bindman LJ, Lippold OC, Redfearn JW. The Action of Brief Polarizing Currents on the Cerebral Cortex of the Rat (1) during Current Flow and (2) in the Production of Long-Lasting after-Effects. J Physiol. 1964;172:369-82.

56. Kalu UG, Sexton CE, Loo CK, Ebmeier KP. Transcranial direct current stimulation in the treatment of major depression: a meta-analysis. Psychol Med. 2012:1-10.

57. Brunelin J, Mondino M, Gassab L, Haesebaert F, Gaha L, Suaud-Chagny MF, et al. Examining transcranial direct-current stimulation (tDCS) as a treatment for hallucinations in schizophrenia. Am J Psychiatry. 2012;169(7):719-24.

58. Fitzgerald PB, McQueen S, Daskalakis ZJ, Hoy KE. A negative pilot study of daily bimodal transcranial direct current stimulation in schizophrenia. Brain Stimul. 2014;7(6):813-6.

59. Gomes JS, Shiozawa P, Dias Á, Valverde Ducos D, Akiba H, Trevizol AP, et al. Left dorsolateral prefrontal cortex anodal tDCS effects on negative symptoms in schizophrenia. Brain Stimul. 2015;8(5):989-91.

60. Palm U, Keeser D, Blautzik J, Pogarell O, Ertl-Wagner B, Kupka MJ, et al. Prefrontal transcranial direct current stimulation (tDCS) changes negative symptoms and functional connectivity MRI (fcMRI) in a single case of treatment-resistant schizophrenia. Schizophr Res. 2013;150(2-3):583-5.

61. Bunse T, Wobrock T, Strube W, Padberg F, Palm U, Falkai P, et al. Motor cortical excitability assessed by transcranial magnetic stimulation in psychiatric disorders: a systematic review. Brain Stimul. 2014;7(2):158-69.

62. Mattai A, Miller R, Weisinger B, Greenstein D, Bakalar J, Tossell J, et al. Tolerability of transcranial direct current stimulation in childhood-onset schizophrenia. Brain Stimul. 2011;4(4):275-80.

63. Rassovsky Y, Dunn W, Wynn J, Wu AD, Iacoboni M, Hellemann G, et al. The effect of transcranial direct current stimulation on social cognition in schizophrenia: A preliminary study. Schizophr Res. 2015;165(2-3):171-4.

64. Kurimori M, Shiozawa P, Bikson M, Aboseria M, Cordeiro Q. Targeting negative symptoms in schizophrenia: results from a proof-of-concept trial assessing prefrontal anodic tDCS protocol. Schizophr Res. 2015;166(1-3):362-3.

15

TRANSTORNO OBSESSIVO-COMPULSIVO: TRATAMENTO COM NEUROMODULAÇÃO

SANDRA CARVALHO, JORGE LEITE

O transtorno obsessivo-compulsivo (TOC) é um dos transtornos psiquiátricos mais incapacitantes, interferindo significativamente na vida do paciente, tanto na esfera pessoal como nas esferas profissional, acadêmica, econômica e social. Estima-se que o TOC tenha uma prevalência a 12 meses de 1,2% nos Estados Unidos,[1] sendo que a maioria dos estudos de todo o mundo converge no sentido de apontar prevalências semelhantes (de 1,1 a 1,8%).[2] Estima-se, ainda, uma prevalência transcultural ao longo da vida de cerca de 2,5%.[3,4] Apesar de o uso de inibidores seletivos da recaptação de serotonina ter aumentado significativamente a eficácia do tratamento desse transtorno, uma porcentagem considerável desses pacientes (de 40 a 60%) não responde às terapias convencionais, e os que respondem podem ver adiadas as melhorias entre 4 e 8 semanas.[5] Essa baixa porcentagem de resposta aos tratamentos de primeira linha tem levado ao desenvolvimento de novas estratégias farmacológicas e não farmacológicas, tais como a terapia cognitivo-comportamental, o uso de clomipramina, de antipsicóticos atípicos em dosagens baixas, de estimulação cerebral profunda, de neurocirurgia funcional e de técnicas de estimulação cerebral não invasiva (ECNI).

Apesar de os pacientes com TOC apresentarem um perfil heterogêneo, tanto no contexto clínico (sintomatologia) como nos da etiologia e da resposta ao tratamento, as obsessões e/ou compulsões são os sintomas transversais a todos os indivíduos com TOC (Quadro 15.1).

As obsessões podem ocorrer espontaneamente ou ser evocadas por estímulos ou eventos presentes no ambiente. As compulsões, também conhecidas como rituais, são executadas de maneira repetitiva e excessiva e geralmente de acordo com regras específicas e rígidas. Compulsões mentais costumam surgir em forma de operações aritméticas, rezas, revisão de ações, conversas ou repetição de listas e são iniciadas pelo paciente com o objetivo de se sentir mais seguro, reduzindo a ativação e a ansiedade provocadas pelas obsessões.

Esse ciclo patológico entre obsessão e compulsão costuma estar associado à manutenção do quadro clínico, uma vez que a redução temporária dos sintomas

QUADRO 15.1 DEFINIÇÃO DO TRANSTORNO OBSESSIVO-COMPULSIVO DE ACORDO COM O *MANUAL DIAGNÓSTICO E ESTATÍSTICO DE TRANSTORNOS MENTAIS* (DSM-5)

Transtorno obsessivo-compulsivo
A. Presença de obsessões, compulsões ou ambas.

Obsessões são definidas por (1) e (2)
1. Pensamentos recorrentes, impulsos ou imagens que são experimentados como intrusivos e indesejáveis, causadores de acentuada ansiedade ou sofrimento.
2. Tentativa de ignorar ou suprir esses pensamentos, impulsos ou imagens, ou de neutralizá-los com outra ação (i.e., compulsão).

Compulsões definidas por (1) e (2)
1. Comportamentos repetitivos ou atos mentais que o paciente se sente compelido a executar em resposta a uma obsessão, ou aplicado de forma rígida.
2. Os comportamentos ou atos mentais almejam prevenir ou reduzir a ansiedade ou sofrimento de forma a prevenir um resultado temido; contudo, não estão ligados de forma realista com o que tentam prevenir, ou são claramente excessivos.

B. As obsessões e/ou compulsões consomem muito tempo do paciente e causam marcada disfunção na sua vida.
C. Os sintomas não são atribuíveis aos efeitos fisiológicos do consumo de uma substância ou a uma outra condição médica.
D. O transtorno não é mais bem explicado pelos sintomas de um outro transtorno mental.

Fonte: Adaptado de American Psychiatric Association.[6]

---

negativos associados às obsessões tende a reforçar o uso das compulsões como forma de "neutralizar" os receios, aumentando, desse modo, a frequência e intensidade das obsessões.

Recentemente, com a nova edição do *Manual diagnóstico e estatístico de transtornos mentais* (DSM-5),[6] o TOC deixou de ser considerado um transtorno de ansiedade, sendo inserido em uma taxonomia própria – espectro obsessivo--compulsivo –, em conjunto com transtorno dismórfico corporal, transtorno de escoriação, tricotilomania, transtorno de acumulação, bem como outros transtornos obsessivos induzidos por condições médicas, substâncias e sem outra especificação (SOE).

O DSM-5[6] inclui, ainda, especificadores que devem ser atribuídos, quando do diagnóstico, nomeadamente ao nível do *insight*: com *insight* bom ou razoável, com *insight* pobre ou com *insight* ausente/crenças delirantes. Além disso, especifica-se, ainda, se existe história atual ou passada relacionada com tiques, dada a elevada comorbidade entre o TOC e os transtornos de tiques.

Para além dos sintomas obsessivos e compulsivos, pessoas diagnosticadas com TOC tendem a apresentar certas características de personalidade, denominadas, em uma perspectiva cognitivista, como constituintes formais do pensamento obsessivo.[7] Apesar de, na prática clínica, serem identificadas características como intolerância à incerteza, dúvida patológica, dificuldade em decidir/escolher, procrastinação e perfeccionismo, permanece sem suporte empírico o conceito de *continuum* entre personalidade obsessiva e TOC.

Apesar de o TOC ser um dos transtornos neuropsiquiátricos com o maior número de correlatos neuroimunológicos,[8-10] neuroquímicos[11,12] e neuroanatômicos[13-15] estudados, sua fisiopatologia subjacente ainda não se encontra totalmente estabelecida. Contudo, a maioria dos estudos converge na identificação de falhas no circuito córtico-estriado-tálamo-cortical (C-E-T-C, Fig. 15.1) como as responsáveis pela sintomatologia no TOC.

Diversos estudos têm apontado, com alguma consistência, áreas cerebrais que se encontram disfuncionais no TOC, tais como o córtex pré-frontal (orbital [COF] e medial), os gânglios da base (essencialmente o putâme, o caudado e o globo pálido), o tálamo e estruturas paralímbicas (ínsula, córtex do cingulado anterior [CCA] e posterior, bem como a região para-hipocampal) (Fig. 15.1).[18,19]

O envolvimento do COF no TOC tem sido amplamente demonstrado em estudos que utilizam tomografia por emissão de pósitrons (PET), em que pacientes com o transtorno apresentam aumento significativo do metabolismo basal quando comparados a controles saudáveis.[20,21] Aumento na atividade BOLD (*blood-oxygen-level dependent*) nessa região foi também descrito em paradigmas de provocação de sintomas durante ressonância magnética nuclear funcional (RMNf).[22,23] Por sua vez, melhoras das obsessões e compulsões parecem estar relacionadas com diminuição metabólica no COF após tratamento farmacológico nesses pacientes.[24]

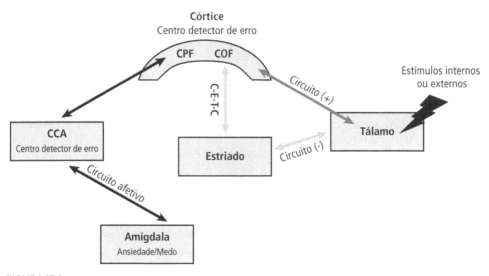

▲ **FIGURA 15.1**
Circuitos direto, indireto e afetivo no TOC. Estímulos internos (p. ex., pensamentos automáticos; cognições disfuncionais) e externos (desencadeados pelo ambiente) ativam dois circuitos: circuito direto (representado em preto, envolvendo o COF e o tálamo) e indireto (representado em cinza escuro, envolvendo o COF, o estriado e o tálamo) e afetivo (representado em cinza claro, envolvendo o CCA e a amígdala) implicados no TOC.
CPF, córtex pré-frontal; COF, córtex orbitofrontal; C-E-T-C, *loop* córtico-estriado-tálamo-cortical; CCA, córtex do cingulado anterior.
Fonte: Adaptada de Shah e colaboradores[16] e Pauls e colaboradores.[17]

Existem, ainda, dados que suportam a existência de papéis específicos para as porções mediais e laterais do COF no TOC. Pensa-se que o COF medial pode estar relacionado com a regulação emocional e o processamento de estímulos de valência positiva, enquanto o lateral pode estar relacionado com o processamento de reforços negativos e com as respostas de medo.[25] Dessa forma, levantou-se a hipótese de que no TOC existe aumento da atividade no COF lateral, com diminuição da função do COF medial.[26] Esses dados precisam de confirmação empírica, dado que não é um achado consistentemente encontrado nesses pacientes.[27] De qualquer forma, isso poderá ser compatível com um processamento diferencial de estímulos emocionais sugerido para essa população. Por exemplo, em um estudo que utilizou RMNf, verificou-se que os pacientes, em comparação a participantes saudáveis, apresentaram aumento da resposta BOLD em áreas neuronais comumente identificadas como o sistema defensivo cerebral quando confrontados com estímulos ameaçadores (de afastamento/negativos), ao mesmo tempo em que bloqueavam a ativação para estímulos apetitivos (de aproximação/positivos).[28]

É de se ressaltar, ainda, a ideia de que o COF esteja envolvido em planejamento comportamental e antecipação da recompensa, sendo que disfunções nesses dois processos cognitivos parecem estar relacionadas com os comportamentos repetitivos observados nos pacientes com TOC.[29]

Em conjunto com o COF, o CCA também tem sido identificado como uma das regiões centrais no TOC, dado seu papel na motivação e na monitoração de conflitos, assim como na detecção de discrepância entre o estado desejado e o antecipado.[30] Diversos estudos têm apontado disfunção no CCA em pacientes com TOC, demonstrando aumento da atividade nessa região, quer em repouso,[31] quer em resposta a estímulos em paradigmas de provocação de sintomas.[23] Tal como para o COF, existem, ainda, evidências de que o metabolismo no CCA diminui após tratamento farmacológico, sendo que tal redução se correlaciona positivamente com a diminuição das obsessões e compulsões.[31]

Outra área que tem sido implicada nos déficits de inibição no TOC é o giro frontal inferior direito, no qual pacientes apresentam diversas anomalias na área da substância branca. É importante ressaltar que o giro frontal inferior direito é uma das mais importantes áreas relacionadas com a inibição cognitiva em geral[32] e que pode, dessa forma, contribuir para os déficits de inibição encontrados nesses indivíduos. Em um de nossos estudos, observamos que os pacientes com TOC, em comparação a controles saudáveis, apresentaram anomalias significativas na substância branca do giro frontal inferior e alterações na conectividade estrutural que estão potencialmente associadas a anomalias axonais e de mielinização.[32]

Os gânglios basais também têm sido identificados como estruturas fundamentais, participando em múltiplos circuitos corticoestriatais de forma paralela. O núcleo caudado está envolvido na aprendizagem procedimental, e pensa-se que seja responsável pelo processamento disfuncional de sequências comportamentais geradas nos circuitos frontossubcorticais no TOC. Estudos de neuroimagem estrutural encontraram volumes do caudado alterados em pessoas com o transtorno se comparadas a indivíduos saudáveis.[33,34] Do ponto de vista funcional, estudos têm reportado aumento da atividade no caudado em pessoas com TOC em descanso[35] e durante paradigmas de provocação de sintomas,[36] sendo que essa ativação se correlaciona com a intensidade da sintomatologia.[22] Melhoras nos sintomas após tratamento farmacológico[37] ou terapia comportamental[38] também têm sido associadas a diminuição da atividade no caudado.

Mais do que alterações em regiões específicas, pensa-se que, associadas ao TOC, existam macroalterações em sistemas corticobasais, os quais se encontram disfuncionais no transtorno. Esses circuitos corticobasais têm um papel fundamental no início e na inibição da atividade motora, assim como em circuitos cognitivos específicos que ocorrem em paralelo com os circuitos motores. Pensa-se que indivíduos com TOC apresentem déficits em dois sistemas inibitórios essenciais – o cognitivo, responsável pelas obsessões, e o comportamental, responsável pelas compulsões.[39,40] Esses déficits de inibição têm sido associados a dois circuitos corticossubcorticais distintos, nomeadamente o orbitofrontal e o frontoestriatal (Fig. 15.2).[19]

O circuito orbitofrontal, que envolve os córtices orbitofrontal, pré-frontal medial e do cingulado, parece ser o responsável pelas falhas nos processos de inibição cognitiva (obsessões), ao passo que o circuito frontoestriatal, que envolve o córtex pré-frontal dorsolateral (CPFDL), o caudado, o estriado e o tálamo, parece responsável pelos déficits de inibição comportamental.[19]

A hipótese de déficits de inibição no TOC tem ganhado algum suporte, sobretudo porque pacientes com TOC em nível neurofisiológico apresentam marcada diminuição da inibição intracortical (ICI).[41] Nomeadamente, parece existir uma diminuição da ICI e redução do limiar motor em descanso e ativo (RMT e AMT) nesses indivíduos, quando comparados ao grupo-controle sem patologia.[41] Ademais, pacientes com TOC exibem também decréscimo na inibição aferente de latência curta (IALC; *short afferent inhibition* – SAI) em comparação a controles saudáveis.[42] Isso tem sido interpretado como disfunção na integração sensório-motora, que pode estar relacionada com as dificuldades inibitórias em suprir os pensamentos intrusivos e os movimentos e pensamentos repetitivos.[42]

Dados de neuroimagem desde a década de 1980 já sugeriam a relação entre hiperatividade nos circuitos fronto-ganglial e baso-talâmico e os sintomas do TOC.[14,39] Essa mesma premissa tem sido utilizada pelos procedimentos de lesão neurocirúrgica estereotáxica, tais como a cingulotomia e a capsulotomia anterio-

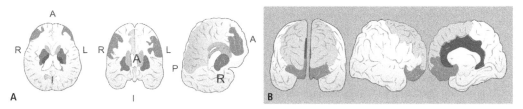

▲ FIGURA 15.2
Circuitos inibitórios disfuncionais responsáveis pela manutenção do TOC. A. Circuito orbitofrontal: envolvendo o córtex pré-frontal medial e o cingulado. B. Circuito frontoestriatal: envolvendo o córtex dorsolateral, o caudado, o estriado e o tálamo.
Fonte: Com base em Chamberlain e colaboradores.[19]

res, visando à normalização dessa hiperexcitabilidade corticossubcortical – que conduzia a melhora sintomática significativa desses pacientes.[43] Por fim, estudos com estimulação cerebral profunda (ECP) levados a cabo no TOC[44-46] têm demonstrado consistentemente uma alteração na atividade corticobasal, quer de forma aguda,[47] quer de forma continuada,[48] associada a melhora dos sintomas.

Essa associação fisiopatológica do TOC a um circuito fronto-estriado-tálamo-cortical presume, em teoria, que qualquer estrutura ao longo desse circuito poderá ter implicações na sintomatologia obsessivo-compulsiva.

Outra estrutura implicada nesses circuitos é o tálamo, que tem sido identificado como uma estrutura essencial na etiologia do TOC. Diversos estudos têm encontrado aumento significativo da atividade no tálamo em descanso,[24,31] a qual se correlaciona com a intensidade dos sintomas provocados em paradigmas de provocação de sintomas.[22] Parece existir, ainda, correlação entre a atividade do COF com atividade no caudado e no tálamo ipsilateral, que desaparece após tratamento bem-sucedido com farmacoterapia ou terapia comportamental.[38,49] Esses estudos documentam o envolvimento dessas áreas cerebrais no TOC, sugerindo que a comunicação anormal entre tais estruturas está relacionada com a fisiopatologia do transtorno. De fato, o possível envolvimento do tálamo nessa doença tem sido muito documentado. Foi proposto, inclusive, que pacientes com TOC apresentam assimetrias inter-hemisféricas em termos de excitabilidade cortical e que são essas assimetrias as responsáveis pela sintomatologia do transtorno.[50-52] Nomeadamente, a sintomatologia presente no TOC poderá derivar de uma filtragem inadequada de *inputs* corticais por parte dos gânglios da base, resultando em uma desregulação na filtragem nos ritmos tálamo-corticais (*thalamic gating*).[50,51] Desse modo, nosso grupo sugeriu que a normalização desse desequilíbrio inter-hemisférico funcional pode se correlacionar com melhoras clínicas nesses doentes.[52] Apesar de se tratar de uma hipótese, um estudo recente que utilizou estimulação magnética transcraniana repetitiva (EMTr) demonstrou que a melhora sintomática estava associada com o restabelecimento da assimetria inter-hemisférica sobre as áreas motoras.[53] No entanto, essa disfunção corticobasal não é exclusiva do TOC. Por exemplo, foi demonstrada semelhante diminuição da inibição intracortical no TOC e nos transtornos de tiques, o que coloca possivelmente as duas patologias em um único espectro patológico.[41]

Apesar de toda essa heterogeneidade no perfil do transtorno, no tratamento do TOC recorre-se essencialmente ao uso de fármacos, combinados ou não com alguma forma de psicoterapia – sobretudo as terapias cognitivo-comportamentais, que parecem ter maiores níveis de eficácia nessa população.[54] Contudo, conforme já mencionado, uma porcentagem significativa desses doentes não responde a tais tratamentos de primeira linha.

A estimulação cerebral não invasiva tem emergido nos últimos anos com técnicas de estimulação promissoras em diversos transtornos. A EMTr foi uma das primeiras terapias não invasivas a ser testada no TOC, e, mais recentemente, estão surgindo estudos com a estimulação transcraniana por corrente contínua (ETCC). Neste capítulo, serão apresentados os principais achados no uso dessas duas técnicas com pacientes com TOC, discutindo-se o racional metodológico para cada tipo de estimulação, os resultados obtidos e as projeções futuras para o uso de cada terapia no transtorno.

PRINCÍPIOS E PRÁTICAS DO USO DA NEUROMODULAÇÃO NÃO INVASIVA EM PSIQUIATRIA ◀ **231**

▶ ASPECTOS TÉCNICOS DO USO DA EMTr E DA ETCC NO TOC

Os avanços no conhecimento acerca dos circuitos cerebrais envolvidos no TOC tem possibilitado o estudo dos efeitos da EMTr e da ETCC em diversas áreas corticais. O racional para as primeiras pesquisas realizadas com EMTr no TOC baseou-se em estudos de neuroimagem que apontavam para anomalias em diversos circuitos envolvendo o COF, especialmente o giro frontal inferior e o núcleo do caudado medial.[20] Dessa forma, hipotetiza-se que é possível interferir nesses circuitos manipulando diferentes áreas corticais de fácil acesso à EMTr: 1) estimulando/inibindo o CPFDL (Tab. 15.1), 2) inibindo o COF (Tab. 15.2) ou inibindo a área motora suplementar (AMS) (Tab. 15.3). É de se ressaltar que a AMS tem sido escolhida como uma área preferencial para a neuromodulação no TOC, dadas as suas conexões extensivas com regiões específicas envolvidas em processos cognitivos e de controle motor, por exemplo, muito pelas suas ligações privilegiadas ao tálamo.

TABELA 15.1 **ENSAIOS CLÍNICOS ABERTOS E CONTROLADOS COM ESTIMULAÇÃO MAGNÉTICA TRANSCRANIANA REPETITIVA (EMTr) SOBRE O CÓRTEX PRÉ-FRONTAL DORSOLATERAL (CPFDL) PARA O TRATAMENTO DO TOC**

AUTORES	ANO	NÚMERO DE PACIENTES	ALVO	PARÂMETROS	TEMPO	DIMINUIÇÃO MÉDIA NOS ESCORES DA Y-BOCS (%)
Greenberg e colaboradores[65]	1997	12	Intervenção: córtex pré-frontal lateral esquerdo e córtex pré-frontal lateral direito	20 Hz, 80% do limiar motor, 800 pulsos por sessão	1 sessão por 20 minutos; avaliação após 8 horas	Diminuição das compulsões até cerca de 8 horas após EMTr sobre o CPFDL (não quantificado) Modesta diminuição por cerca de 30 minutos das compulsões após EMTr sobre o CPFDL esquerdo
		12	Controle: córtex occipital medial	20 Hz, 80% do limiar motor, 800 pulsos por sessão	1 sessão por 20 minutos; avaliação após 8 horas	Aumento não significativo das compulsões

▶

TABELA 15.1 ENSAIOS CLÍNICOS ABERTOS E CONTROLADOS COM ESTIMULAÇÃO MAGNÉTICA TRANSCRANIANA REPETITIVA (EMTr) SOBRE O CÓRTEX PRÉ-FRONTAL DORSOLATERAL (CPFDL) PARA O TRATAMENTO DO TOC

AUTORES	ANO	NÚMERO DE PACIENTES	ALVO	PARÂMETROS	TEMPO	DIMINUIÇÃO MÉDIA NOS ESCORES DA Y-BOCS (%)
Sachdev e colaboradores[66]	2001	6	Intervenção: córtex pré-frontal direito	10 Hz a 110% do limiar motor	10 sessões de 2,5 minutos em 2 semanas; avaliação em 4 semanas após término da última sessão de EMTr	15,2 (56)
		6	Controle: córtex pré-frontal esquerdo	10 Hz a 110% do limiar motor	10 sessões de 2,5 minutos em 2 semanas; avaliação em 4 semanas após término da última sessão de EMTr	6 (27)
Alonso e colaboradores[67]	2001	10	Intervenção: CPFDL direito	1 Hz a 110% do limiar motor, 1.200 pulsos por sessão	18 sessões (3 sessões por semana, por 6 semanas) a 20 minutos durante a sessão; avaliação após 10 semanas	3,4 (14)
		8	Controle: CPFDL direito	Condição *sham* (bobina posicionada de forma perpendicular à área cerebral, 1 Hz a 20% do limiar motor)	18 sessões a 20 minutos durante 6 semanas; avaliação após 10 semanas	0,3 (1)

TABELA 15.1 ENSAIOS CLÍNICOS ABERTOS E CONTROLADOS COM ESTIMULAÇÃO MAGNÉTICA TRANSCRANIANA REPETITIVA (EMTr) SOBRE O CÓRTEX PRÉ-FRONTAL DORSOLATERAL (CPFDL) PARA O TRATAMENTO DO TOC

AUTORES	ANO	NÚMERO DE PACIENTES	ALVO	PARÂMETROS	TEMPO	DIMINUIÇÃO MÉDIA NOS ESCORES DA Y-BOCS (%)
Prasko e colaboradores[68]	2006	15	Intervenção: CPFDL esquerdo	1 Hz a 110% do limiar motor, 1.800 pulsos por sessão	10 sessões de 30 minutos em 2 semanas; avaliação em 2 semanas após última sessão	8,4 (28)
		15	Controle: CPFDL esquerdo	Condição *sham*	10 sessões de 30 minutos em 2 semanas; avaliação em 2 semanas após última sessão	6,5 (28)
Sachdev e colaboradores[69]	2007	10	Intervenção: CPFDL esquerdo	10 Hz, a 110% do limiar motor	10 sessões de 2,5 minutos por 2 semanas; avaliação na última sessão	5,8 (22)
		8	Controle: CPFDL esquerdo	Condição *sham* (bobina inativa e bobina ativa 1 m afastada da área com os mesmos parâmetros)	10 sessões de 2,5 minutos por 2 semanas; avaliação na última sessão	4,9 (21)
Bishnoi e colaboradores[70]	2010	1	Intervenção: CPFDL	10 Hz a 110% do limiar motor	15 sessões de 10 minutos em 3 semanas; avaliações 12 semanas após a última sessão	27 (84)

TABELA 15.1 ENSAIOS CLÍNICOS ABERTOS E CONTROLADOS COM ESTIMULAÇÃO MAGNÉTICA TRANSCRANIANA REPETITIVA (EMTr) SOBRE O CÓRTEX PRÉ-FRONTAL DORSOLATERAL (CPFDL) PARA O TRATAMENTO DO TOC

AUTORES	ANO	NÚMERO DE PACIENTES	ALVO	PARÂMETROS	TEMPO	DIMINUIÇÃO MÉDIA NOS ESCORES DA Y-BOCS (%)
Sarkhel e colaboradores[71]	2010	21	Intervenção: CPFDL direito	10 HZ a 110% do limiar motor	10 sessões em 2 semanas; avaliações em 2 semanas após última sessão	5 (19)
		21	Controle: CPFDL direito	Condição *sham* (bobina a um ângulo de 45° sobre a cabeça, 10 Hz, a 110% do limiar motor)	10 sessões em 2 semanas; avaliações em 2 semanas após última sessão	4,19 (17)
Mansur e colaboradores[72]	2011	13	Intervenção: CPFDL direito	10 Hz a 110% do limiar motor	30 sessões em 6 semanas; avaliações em 5 semanas após última sessão	5 (17)
		14	Controle: CPFDL direito	Condição *sham* (bobina na mesma posição, mas desativada)	30 sessões em 6 semanas; avaliações em 5 semanas após última sessão	2,9 (10)
		9	Controle: área motora pré--suplementar	Bobina *sham*	30 sessões em 6 semanas; avaliações em 5 semanas após última sessão	12 (26,7)

PRINCÍPIOS E PRÁTICAS DO USO DA NEUROMODULAÇÃO NÃO INVASIVA EM PSIQUIATRIA ◄ 235

TABELA 15.1 ENSAIOS CLÍNICOS ABERTOS E CONTROLADOS COM ESTIMULAÇÃO MAGNÉTICA TRANSCRANIANA REPETITIVA (EMTr) SOBRE O CÓRTEX PRÉ-FRONTAL DORSOLATERAL (CPFDL) PARA O TRATAMENTO DO TOC

AUTORES	ANO	NÚMERO DE PACIENTES	ALVO	PARÂMETROS	TEMPO	DIMINUIÇÃO MÉDIA NOS ESCORES DA Y-BOCS (%)
Ma e colaboradores[73]	2014	25	Intervenção: CPFDL bilateral (bobina circular de 9 cm)	Alpha individual a 80% do limiar motor	10 sessões, cada sessão variou entres 648 e 872 pulsos.	8,2 (32)
		21	Controle: CPFDL bilateral	Bobina circular desligada sobre a área cerebral e outra bobina com o som acústico na sala	10 sessões, cada sessão variou entre os 648 e 872 pulsos	4,29 (18)

Y-BOCS, The Yale-Brown Obsessive-Compulsive Scale.

TABELA 15.2 ENSAIOS CLÍNICOS ABERTOS E CONTROLADOS COM ESTIMULAÇÃO MAGNÉTICA TRANSCRANIANA (EMT) SOBRE O CÓRTEX ORBITOFRONTAL (COF) PARA O TRATAMENTO DO TOC

AUTORES	ANO	NÚMERO DE PACIENTES	ALVO	PARÂMETROS	TEMPO	DIMINUIÇÃO MÉDIA NOS ESCORES DA Y-BOCS (%)
Ruffini e colaboradores[55]	2009	16	Intervenção: córtex orbitofrontal esquerdo	1 Hz a 80% do limiar motor, 600 pulsos por sessão	15 sessões de 10 minutos em 3 semanas; avaliações 12 semanas após a última sessão	4,8 (15)
		7	Controle: córtex orbitofrontal esquerdo	Condição *sham*: bobina posicionada de forma perpendicular à cabeça	10 sessões de 2,5 minutos por 2 semanas; avaliação na última sessão	1,8 (6)

TABELA 15.2 ENSAIOS CLÍNICOS ABERTOS E CONTROLADOS COM ESTIMULAÇÃO MAGNÉTICA TRANSCRANIANA (EMT) SOBRE O CÓRTEX ORBITOFRONTAL (COF) PARA O TRATAMENTO DO TOC

AUTORES	ANO	NÚMERO DE PACIENTES	ALVO	PARÂMETROS	TEMPO	DIMINUIÇÃO MÉDIA NOS ESCORES DA Y-BOCS (%)
Nauczyciel e colaboradores[56]	2014	19 *Cross-over design*	Intervenção: córtex orbitofrontal direito	1 Hz a 120% do limiar motor, 1.200 pulsos por sessão	5 sessões de EMT ativa e 5 sessões de EMTr *sham* separadas por um mês de intervalo	6 (29)
		19 *Cross-over design*	Controle: córtex orbitofrontal direito	Bobina *sham* que reproduz o som e a sensação da EMT ativa	5 sessões de EMT ativa e 5 sessões de EMTr *sham* separadas por um mês de intervalo	2 (20)

Y-BOCS, The Yale-Brown Obsessive-Compulsive Scale.

TABELA 15.3 ENSAIOS CLÍNICOS ABERTOS E CONTROLADOS COM ESTIMULAÇÃO MAGNÉTICA TRANSCRANIANA (EMT) SOBRE A ÁREA MOTORA SUPLEMENTAR (AMS) PARA O TRATAMENTO DO TOC

AUTORES	ANO	NÚMERO DE PACIENTES	ALVO	PARÂMETROS	TEMPO	DIMINUIÇÃO MÉDIA NOS ESCORES DA Y-BOCS (%)
Mantovani e colaboradores[75]	2006	7	Intervenção: AMS	1 Hz a 100% do limiar motor, 1.200 pulsos por sessão	10 sessões de 20 minutos por 2 semanas; avaliações em 2 semanas após a última sessão	10,4 (29)
Kang e colaboradores[74]	2009	10	Intervenção: CPFDL/AMS	CPFDL direito: 1 Hz a 100% do limiar motor AMS: 1 Hz a 100% do limiar motor, 600 pulsos por sessão	10 sessões de 10 minutos durante 2 semanas; avaliações em 2 semanas após a última sessão	2,9 (11)

PRINCÍPIOS E PRÁTICAS DO USO DA NEUROMODULAÇÃO NÃO INVASIVA EM PSIQUIATRIA ◄ **237**

TABELA 15.3 ENSAIOS CLÍNICOS ABERTOS E CONTROLADOS COM ESTIMULAÇÃO MAGNÉTICA TRANSCRANIANA (EMT) SOBRE A ÁREA MOTORA SUPLEMENTAR (AMS) PARA O TRATAMENTO DO TOC

AUTORES	ANO	NÚMERO DE PACIENTES	ALVO	PARÂMETROS	TEMPO	DIMINUIÇÃO MÉDIA NOS ESCORES DA Y-BOCS (%)
		10	Controle: CPFDL/AMS	Condição *sham*: bobina posicionada a um ângulo de 45° da cabeça	10 sessões de 10 minutos durante 2 semanas; avaliações em 2 semanas após a última sessão	3,4 (13)
Mantovani e colaboradores[76]	2010	9	Intervenção: AMS	1 Hz a 100% do limiar motor, 1.200 pulsos por sessão	20 sessões de 20 minutos durante 4 semanas; avaliações na última sessão	6,6 (25)
		9	Controle: AMS	Bobina *sham*	20 sessões de 20 minutos durante 4 semanas; avaliações na última sessão	3,2 (12)
Mantovani e colaboradores[77]	2010	2	Intervenção: área motora pré--suplementar	1 Hz a 100% do limiar motor, 1.800 pulsos por dia	10 sessões de 30 minutos em 2 semanas; avaliações após primeira e segunda semanas de intervenção	11,5 (41)
Gomes e colaboradores[78]	2012	12	Intervenção: AMS	1 HZ a 100% do limiar motor, 1.200 pulsos por sessão	10 sessões de 20 minutos durante 2 semanas; avaliações após 12 semanas	12,7 (35)

►

238 ▶ TRANSTORNO OBSESSIVO-COMPULSIVO: TRATAMENTO COM NEUROMODULAÇÃO

TABELA 15.3 ENSAIOS CLÍNICOS ABERTOS E CONTROLADOS COM ESTIMULAÇÃO MAGNÉTICA TRANSCRANIANA (EMT) SOBRE A ÁREA MOTORA SUPLEMENTAR (AMS) PARA O TRATAMENTO DO TOC

AUTORES	ANO	NÚMERO DE PACIENTES	ALVO	PARÂMETROS	TEMPO	DIMINUIÇÃO MÉDIA NOS ESCORES DA Y-BOCS (%)
		10	Controle: AMS	Bobina *sham*	10 sessões de 20 minutos durante 2 semanas; avaliações após 12 semanas	2,4 (6)

Y-BOCS, The Yale-Brown Obsessive-Compulsive Scale; CPFDL, córtex pré-frontal dorsolateral.

O mecanismo de ação essencial proposto é o da redução da hiperexcitabilidade em termos frontossubcorticais, portanto predominantemente com utilização da neuromodulação inibitória. No entanto, e uma vez que se assumem processos compensatórios em outras regiões cerebrais, o aumento ou a diminuição de excitabilidade nesses locais apresenta-se também como uma hipótese a se considerar, o que tem levado a certa variabilidade nos alvos e nos parâmetros de estimulação. Dois estudos utilizaram o COF como o alvo de intervenção para a EMTr (Tab. 15.2),[55,56] e outros dois estudos de caso utilizaram ETCC.[57,58] Ademais, há a hipótese de que o uso de EMTr de alta frequência sobre o CPFDL poderá normalizar a hiperatividade encontrada no COF em pacientes com TOC, via conexões diretas entre o CPFDL e o COF ou ativação dos circuitos inibitórios indiretos. De fato, alguns estudos observaram que EMTr de alta frequência sobre o CPFDL esquerdo em sujeitos saudáveis modela a liberação de dopamina no COF ipsilateral e no núcleo caudado dorsal.[59] Aliás, um *abstract* recentemente publicado, que utilizou EMTr profunda (*deep brain rTMS*) combinada com provocação de sintomas, demonstrou que a EMTr de alta frequência (20 Hz) induziu uma melhora significativamente maior do que a de baixa frequência (1 Hz) (redução de 28 vs. 6%) quando os alvos eram o córtex cingulado anterior e a região medial pré-frontal.[60] Por sua vez, a EMTr de baixa frequência sobre a mesma região cerebral reduz o fluxo sanguíneo regional sobre o COF.[61]

O pressuposto subjacente para a utilização da EMTr de baixa frequência é o de que a diminuição da atividade anormalmente elevada do COF no TOC poderá aliviar os sintomas, como já foi previamente demonstrado por estudos com utilização de fármacos.[24] No entanto, com as atuais bobinas de estimulação, e considerando a localização anatômica do COF (ventromedial e lateral), este é potencialmente de difícil acesso para a EMTr. Apesar disso, poderá ser uma estrutura de maior facilidade de acesso para a ETCC, dado que esta utiliza eletrodos relativamente pequenos.

Os estudos iniciais usaram o córtex pré-frontal dorsolateral como área primordial de estimulação. O racional de uso é pouco claro, mas enfatiza claramente a hiperatividade frontossubcortical, bem como os déficits em tomada de decisão comumente reportados nesses pacientes.[62,63] Dessa forma, foi utilizada a EMTr de baixa e alta frequências para tentar a redução sintomática.

Outro racional usado no TOC é a inibição do COF, cuja diminuição de atividade tem sido associada com melhora sintomática do transtorno.[24]

Mais recentemente, a abordagem tem sido usar estimulação sobre áreas motoras, como a área motora suplementar, ou a AMS, como forma de reduzir a assimetria em termos de excitabilidade cortical entre os dois hemisférios.[53] O racional subjacente visa à diminuição da atividade aumentada nas áreas motoras, que tem sido documentada no TOC como associada às compulsões desses pacientes.

O raciocínio para o uso de ETCC no TOC é semelhante ao usado com a EMTr. Nesse sentido, os estudos têm procurado neuromodular a atividade no córtex frontal, especificamente no córtex orbitofrontal e na AMS.

Desse modo, um dos grandes desafios para a utilização da EMTr e da ETCC tem sido encontrar o alvo mais eficaz para a modulação da rede neural disfuncional. A complexidade dos circuitos envolvidos no TOC urge o desenvolvimento de modelos computorizados para neuromodulação de redes neuronais de larga escala, que permitam prever com exatidão os efeitos da neuromodulação em um nível macro/sistêmico. De fato, em um estudo recente de Senço e colaboradores,[64] no qual são apresentadas evidências emergentes acerca do uso da ETCC no TOC, os autores apresentam um estudo computacional usado para testar diversos tipos de montagens de ETCC e os possíveis efeitos nos circuitos neuronais envolvidos na fisiopatologia do TOC. Os autores testaram diversas montagens cefálicas (i.e., com todos os elétrodos posicionados na cabeça) e uma extracefálica (com o cátodo posicionado na área motora suplementar, e o ânodo fora da cabeça) e estimaram os efeitos dessas configurações de eletrodos diferentes nos circuitos neuronais. De todas as montagens testadas, os autores observaram que a montagem extracefálica parece ativar a maioria das áreas neuronais afetadas no TOC.

Por sua vez, o desenvolvimento de sistemas de neuronavegação e o advento de bases de dados normativas de neuroimagem permitirão o aumento da precisão em termos da estimulação.

Por fim, a quantidade ótima de estimulação continua ainda por ser definida. Nos estudos com EMTr, o número de pulsos tem sido definido com base na frequência, mas sem qualquer consideração sobre a dosimetria mínima para induzir melhoras nos sintomas obsessivo-compulsivos. Em contrapartida, nos estudos com ETCC, parece existir uma maior definição da quantidade de estimulação; todos os estudos têm utilizado intensidade de corrente na ordem dos 2 mA (0,57 A/m^2) durante 20 minutos, em sessões diárias ou bidiárias, em um total que varia entre 10 e 20 sessões. No entanto, tal como a definição da região a estimular, a definição dos parâmetros de estimulação (baixa/alta) ou do posicionamento do ânodo e do cátodo constitui o principal desafio para aumentar a eficácia da EMTr e da ETCC na melhora dos sintomas em pacientes com TOC.

► EVIDÊNCIA CLÍNICA

ESTIMULAÇÃO MAGNÉTICA TRANSCRANIANA REPETITIVA

ESTUDOS ABERTOS

O primeiro estudo com EMTr no TOC[65] recorreu a um desenho aberto de sessão única em três locais distintos de estimulação: parieto-occipital e lateral pré-frontal direito e esquerdo (Tab. 15.2). Os pacientes foram submetidos aleatoriamente a uma sessão de EMTr de alta frequência (20 Hz durante 2 s, uma vez por minuto, durante 20 minutos – 800 pulsos no total) em um dos três locais de estimulação. Após 48 horas, realizaram outra sessão em um dos outros locais, até todos os locais terem sido alvo de estimulação. Os pacientes reportavam melhoras na sintomatologia compulsiva, que duravam até 8 horas após o término da sessão, quando o local de estimulação era o córtex pré-frontal lateral direito. Ademais, reportavam também melhoras de humor que se prolongavam até 30 minutos após o término da estimulação, mesmo não se encontrando clinicamente deprimidos.

Em um estudo posterior,[66] 12 pacientes com TOC foram submetidos, diariamente, durante duas semanas, a EMTr sobre o lateral pré-frontal direito ou esquerdo. Independentemente do local de estimulação, os indivíduos reportaram melhora sintomática das obsessões e compulsões, com um escore geral na The Yale-Brown Obsessive-Compulsive Scale (Y-BOCS); essa melhora prolongou-se até um mês após o término da estimulação. No entanto, a grande limitação desses estudos foi a falta de um comparador, como estimulação *sham*, que é essencial para avaliar os efeitos da intervenção, especialmente em transtornos psiquiátricos.

O TOC tem outro alvo bastante óbvio para a neuromodulação: o COF. Em estudo de Ruffini e colaboradores (Tab. 15.2),[55] foi aplicada EMTr de baixa frequência sobre o COF esquerdo. Dos 16 pacientes submetidos à estimulação ativa, 15 apresentaram melhoras que se prolongaram até 10 semanas após o término da intervenção, contra apenas sete pacientes no grupo-placebo. Esse estudo claramente apresenta resultados superiores a todos os outros; no entanto, a replicação de tais resultados é importante, uma vez que a neuromodulação por EMTr do COF apresenta vários desafios. Importa relembrar que o campo magnético induzido pela bobina diminui na proporção do quadrado da distância, e, apesar de alguns estudos recorrerem ao COF, a aplicabilidade de EMTr sobre esse alvo ainda não é consensual. Ademais, o uso desse recurso sobre tal região produz um desconforto significativo nos pacientes. Dessa forma, a maioria dos estudos com EMTr tem utilizado áreas corticais com mais facilidade de acesso, tais como o CPFDL e áreas motoras.

ENSAIOS CLÍNICOS CONTROLADOS

No primeiro ensaio clínico randomizado e controlado por placebo, foi administrada EMTr de baixa frequência sobre o córtex pré-frontal direito em um total de 18 pacientes.[67] Apenas dois indivíduos do grupo de estimulação ativa (2 em 10) e um do grupo placebo (1 em 8) responderam à aplicação, sendo que não foram encontradas diferenças estatisticamente significativas entre os grupos no que diz respeito à melhora dos sintomas. No entanto, do ponto de vista metodológico, esse estudo é também único. Foi utilizada uma bonina com formato *teardrop*. Esse formato de bobina por si só dificulta a comparação com outros estudos, uma vez que, nesse caso, a distribuição do campo magnético não se encontra tão bem estudada como para as bobinas circulares ou em figura de 8.

Estudos posteriores, também randomizados e controlados por placebo, utilizando EMTr de alta frequência sobre o CPFDL esquerdo, não encontraram melhoras clínicas decorrentes da aplicação quando os dados eram controlados para melhora de sintomas depressivos.[69] Desse modo, foram desenvolvidas outras abordagens, com estimulação em múltiplas localizações, nomeadamente aplicação sequencial de estimulação no córtex pré-frontal direito, seguida de aplicação na AMS, sem, no entanto, demonstrar grandes efeitos clínicos.[74]

Uma abordagem diferente parte do pressuposto de que a redução da hiperexcitabilidade no córtex motor (descrita anteriormente) estaria relacionada com a melhora em termos de sintomatologia. Partindo desse pressuposto, Mantovani e colaboradores[75] aplicaram bilateralmente, sobre a AMS, EMTr de baixa frequência (i.e., 1 Hz), ao longo de 10 sessões diárias, em um total de 1.200 pulsos por sessão (Tab. 15.3). Para além das melhoras na sintomatologia clínica, estava associada uma normalização da excitabilidade cortical, com diminuição da excitabilidade no hemisfério direito.[53] Em outro estudo com EMTr sobre a AMS,[76] desta vez duplo-cego, 32% dos pacientes com TOC na estimulação ativa apresentaram melhoras após quatro semanas de aplicações diárias, contra 11% no grupo da estimulação placebo. Na oitava semana, essa porcentagem de melhora após EMTr ativa aumentou para 42%. Considerando que a resposta ao tratamento enquanto variação de 25% no escore da Y-BOCS às quatro semanas, 67% dos pacientes com TOC no braço ativo responderam ao tratamento, contra apenas 11% na estimulação placebo. Um estudo posterior[53] relacionou essa melhora sintomática com a normalização da excitabilidade inter-hemisférica preconizada por Gonçalves e colaboradores.[52]

O estudo[73] com a maior amostra até o momento (n = 46) optou por uma abordagem diferente. A frequência de EMTr utilizada foi baseada no ritmo cerebral alfa (8-12 Hz) predominante de cada paciente (Tab. 15.2). Nesse estudo,[73] uma bobina circular foi aplicada bilateralmente sobre o CPFDL, e foram administrados entre 648 e 872 pulsos por sessão, ao longo de 10 sessões. O número de pulsos variava de acordo com a frequência alfa individual do paciente. Na pesquisa, foi considerado que um escore na Y-BOCS inferior a 16 representaria remissão de sintomas, e, nesse caso, na estimulação ativa, 13 pacientes apresentaram remissão, contra apenas 7 no grupo de estimulação placebo, apesar de a diferença entre os grupos não ter sido estatisticamente significativa.

Em outro estudo-piloto,[56] randomizado, *crossover* e controlado por placebo, os autores avaliaram a eficácia de EMTr de baixa frequência sobre o COF direito, utilizando uma bobina de duplo-cone em um total de 19 pacientes com TOC. Nesse estudo, os indivíduos recebiam uma semana de EMTr ativa e outra de placebo, separadas por um mês de intervalo. Os autores avaliaram, ainda, um subgrupo de pacientes com a utilização de PET logo após cada semana de intervenção. Observaram que, após sete dias de aplicação, existia uma diminuição significativa nos escores da Y-BOCS em comparação à *baseline*, tanto no grupo ativo como no grupo-placebo; contudo, essa diminuição foi maior após a estimulação ativa em comparação ao placebo (6 [29,0] vs. 2 [20,4] pontos na Y-BOCS). Os autores verificaram, ainda, diferenças entre as duas condições de estimulação nos contrastes da PET, sendo que a EMTr ativa estava relacionada com uma diminuição bilateral no metabolismo do COF. Dessa forma, os autores concluíram que o COF deve ser definitivamente considerado uma estrutura-chave de neuromodulação para pacientes com TOC; é possível que, assim, seja mais fácil atuar no estriado e nos núcleos subtalâmicos – áreas em geral utilizadas nos tratamentos neurocirúrgicos para tais pacientes.

ESTIMULAÇÃO TRANSCRANIANA POR CORRENTE CONTÍNUA

O uso de ETTC no TOC é bem recente, sendo que os primeiros estudos publicados datam de 2015. Foram publicados três estudos de caso e um estudo aberto com 12 pacientes. Desse modo, no momento, as informações ainda são insuficientes para a recomendação da ETCC para o uso em pacientes com TOC. Os dados desses estudos encontram-se resumidos na Tabela 15.4.

ESTUDOS ABERTOS

Em um estudo aberto, Bation e colaboradores[57] testaram os efeitos de 10 sessões (sessões bidiárias) de 2 mA de ETCC em oito pacientes com TOC resistentes aos tratamentos convencionais. Nessa pesquisa, o cátodo foi colocado sobre o COF esquerdo, e o ânodo, sobre o cerebelo direito. As melhoras clínicas nos sintomas do TOC foram avaliadas por meio de duas escalas – a Y-BOCS e uma escala visual analógica – em quatro momentos distintos: antes, imediatamente após e no seguimento a um e três meses. Os autores encontraram uma redução significativa de 26,4% ($\pm$ 15,8) na Y-BOCS, que se manteve até os três meses de seguimento. Especificamente, cinco de oito pacientes apresentaram diminuição da severidade dos sintomas do TOC $\geq$ 25%, e os restantes, diminuição $\geq$ 35%. Essa intervenção não surtiu, contudo, qualquer efeito significativo nos sintomas depressivos avaliados pela Montgomery-Åsberg Depression Rating Scale (MADRS) (Tab. 15.4). Apesar de se tratar de um estudo aberto, com amostra reduzida, e ainda necessitar de confirmação por ensaios clínicos controlados e randomizados, esse trabalho apresenta dados promissores para o uso de ETCC em pacientes com TOC, nomeadamente com o cátodo colocado sobre o COF esquerdo e o ânodo sobre o cerebelo direito.

Existem, ainda, quatro estudos de caso reportados na literatura, com resultados contraditórios no que diz respeito à eficácia do uso da ETCC no TOC. Em dois estudos, foram reportados os potenciais efeitos terapêuticos do uso da técnica nesses pacientes. Por exemplo, a aplicação de 20 sessões de ETCC com o ânodo sobre a área motora suplementar e o cátodo sobre a área supraorbital direita (1 mA, 20 minutos), em um adulto com TOC, levou a melhora clinicamente significativa refletida pela redução dos sintomas obsessivo-compulsivos.[79] Em outro estudo de caso, os autores testaram os efeitos da aplicação de 10 sessões de ETCC (2 sessões por dia, em 5 dias), com o ânodo sobre a região cerebelo-occipital e o cátodo sobre o COF (2 mA, 20 minutos). Encontram uma melhora significativa nos sintomas obsessivo-compulsivos.[58]

TABELA 15.4 ESTUDOS ABERTOS COM ESTIMULAÇÃO MAGNÉTICA POR CORRENTE CONTÍNUA (ETCC) NO TOC

AUTOR/ANO	Nº DE PACIENTES	POSIÇÃO DO ÂNODO E DO CÁTODO	INTENSIDADE	DURAÇÃO E NÚMERO DE SESSÕES	RESULTADOS
Volpato e colaboradores[80]	1	Cátodo: CPFDL esquerdo Ânodo: pescoço	2 mA	20 minutos, 10 sessões	Os escores na HDRS diminuíram 34%, e os escores na ansiedade, 17%. Sem efeitos nos sintomas obsessivo--compulsivos.
Narayanaswamy e colaboradores[79]	1	Ânodo: área motora suplementar esquerda Cátodo: área supraorbital direita	2 mA	20 minutos, 20 sessões (2x/dia, em um total de 10 dias)	Os escores na Y-BOCS diminuíram cerca de 40%.
Mondino e colaboradores[58]	1	Cátodo: córtex orbitofrontal esquerdo Ânodo: área cerebelo--occipital direita	2 mA	20 minutos, 10 sessões (2x/dia, em 5 dias)	Os escores na Y-BOCS diminuíram 26%.
Bation e colaboradores[57]	8	Ânodo: cerebelo direito Cátodo: córtex orbitofrontal esquerdo	2 mA	20 minutos, 10 sessões (2x/dia)	Redução significativa de 26,4% (+/- 15,8) na Y-BOCS, que se manteve até três meses de seguimento. Sem efeitos significativos nos sintomas depressivos.

CPFDL, córtex pré-frontal dorsolateral; Y-BOCS, The Yale-Brown Obsessive-Compulsive Scale; HDRS, Hamilton Depression Rating Scale.

Em um terceiro estudo de caso,[80] a ETCC for aplicada ao longo de 10 dias, com o cátodo sobre o CPFDL esquerdo e o ânodo sobre o pescoço (2 mA, 20 minutos). Após o término das sessões, o paciente demonstrou melhoras nos escores de depressão e ansiedade, mas nenhuma melhora nas obsessões e compulsões.[80]

Por fim, no estudo de caso realizado por D´Urso e colaboradores,[81] em que foram testados os efeitos de 20 sessões consecutivas de ETCC (2 mA, 20 minutos) em uma paciente com TOC resistente aos tratamentos convencionais, os resultados foram surpreendentes. Os autores realizaram as 10 primeiras sessões com o ânodo posicionado na área motora suplementar e o cátodo no músculo deltoide direito; contudo, verificaram que a paciente não mostrou melhoras dos sintomas. Pelo contrário, apresentou, ainda, alguns sinais de agravamento do transtorno, tal como avaliado pelos escores na Y-BOCS. Dessa forma, nas restantes 10 sessões, o cátodo foi posicionado na área motora suplementar, e o ânodo, no músculo deltoide direito. Ao término dessas 10 sessões, os autores verificaram que a paciente apresentara uma melhora significativa, com diminuição nos escores da Y-BOCS que rondava os 30%. Concluíram que a neuromodulação da área motora suplementar com o cátodo deve ser explorada futuramente por estudos controlados, dado que essa área se encontra, em geral, ativada em pacientes com TOC. Assim, o efeito inibitório da estimulação catódica poderá ser uma opção para esses indivíduos.

De forma geral, esses estudos preliminares mostram resultados mistos acerca da eficácia da ETCC no TOC. A maioria dos trabalhos publicados se trata de estudos de caso ou de estudos abertos com amostras reduzidas. Os parâmetros de aplicação da ETCC são diversos, não havendo uma uniformização acerca do número de sessões e das áreas cerebrais a neuromodular (regiões para localização dos eletrodos).

No entanto, algumas similaridades podem ser encontradas nesses trabalhos: 1) a maioria deles usa 2 mA em sessões de 20 minutos; 2) o posicionamento do cátodo sobre a área motora suplementar ou sobre o COF apresenta dados promissores na melhora sintomática de pacientes com TOC; 3) à semelhança do que tem sido encontrado com o uso da EMTr no TOC, a neuromodulação no CPFDL parece surtir essencialmente efeitos na depressão, com menor expressão nos sintomas obsessivo-compulsivos. No entanto, estudos randomizados, controlados por placebo, com amostras maiores, são essenciais para testar os efeitos específicos da ETCC nesse transtorno. Ademais, uma otimização dos parâmetros de estimulação, assim como das montagens a utilizar e do número de sessões, será essencial para a avaliação dos efeitos da aplicação clínica da ETCC no TOC.

▶ METANÁLISES

Uma metanálise realizada por Berlim e colaboradores,[82] com um total 282 pacientes com TOC em 10 ensaios clínicos, sugere que a EMTr tem um efeito significativo e moderado no alívio de sintomas quando comparada ao placebo. A taxa de resposta dos pacientes com TOC à EMTr ativa é da ordem dos 35%, comparada a 13% no placebo. Mais interessante ainda é a confirmação de que a estimulação sobre o CPFDL não é tão eficaz no alívio sintomático como aquela sobre o COF ou a AMS. Não existem, ainda, metanálises acerca da eficácia da ETCC no TOC, o que não é de se estranhar, uma vez que existem apenas estudos de caso.

▶ DISCUSSÃO

O TOC é um dos transtornos psiquiátricos em que mais se sabe acerca dos correlatos neuronais. Diversos estudos de neuroimagem têm convergido no sentido de identificar um conjunto de áreas corticossubcorticais envolvidas nesse transtorno. Ademais, diversos estudos têm observado que a normalização da atividade nessas regiões cerebrais se correlaciona positivamente com a diminuição significativa de sintomas obsessivo-compulsivos.

A vantagem de se utilizar técnicas de neuromodulação como a EMTr ou a ETCC é que elas permitem planejar um tratamento orientado para circuitos neuronais específicos. A identificação de redes neuronais disfuncionais centrais, assim como do nódulo central (ou área-chave) neuromodular dentro do circuito, é essencial para otimizar o tratamento do TOC, bem como de qualquer outro transtorno psiquiátrico.

A maioria dos estudos aponta dois circuitos essenciais no TOC – o circuito frontoestriatal e o orbitofrontal. Déficits nesses circuitos foram associados a alterações na conectividade e na excitabilidade cortical em pacientes obsessivo-compulsivos quando comparados a controles saudáveis. Assim, muitos estudos têm-se focado em neuromodular a atividade nesses circuitos, utilizando três áreas centrais como pontos de estimulação – CPFDL, COF e AMS. De forma geral, os estudos com EMTr apontam maior nível de evidência para o uso de baixa frequência sobre a AMS; contudo, ainda existe pouca convergência entre os estudos quanto aos parâmetros de estimulação (assim como quanto ao número total de sessões necessárias), bem como quanto aos efeitos de longo prazo da intervenção.

Os efeitos da ETCC no TOC foram menos estudados até o momento, sendo que a maioria da evidência advém de estudos de caso. Contudo, os resultados mais promissores parecem apontar para a utilização de estimulação catódica sobre o COF, ou sobre a área motora suplementar. O único estudo que testou a estimulação sobre o CPFDL demonstrou que, naquele paciente, não existiu melhora de sintomas obsessivo-compulsivos pós-estimulação.

▶ CONSIDERAÇÕES FINAIS

A maioria dos estudos publicados com maior controle experimental (ensaios clínicos controlados) no TOC tem utilizado a EMTr. Apenas recentemente têm surgido trabalhos que começaram a testar os efeitos da ETCC no TOC – estes, no entanto, são essencialmente estudos abertos ou de caso.

De forma geral, as pesquisas com EMTr apontam que alta frequência sobre circuitos frontoestriatais parece reduzir os sintomas obsessivo-compulsivos nos pacientes com TOC refratários. Entretanto, não existe, ainda, evidência suficiente para a recomendação da EMTr ou da ETCC no transtorno. Apesar disso, de modo geral, tanto a EMTr como a ETCC apresentam-se como técnicas promissoras para o tratamento de pacientes com TOC refratários aos tratamentos convencionais. São necessários, porém, mais estudos randomizados e controlados por placebo, de modo a otimizar os protocolos de estimulação atuais. São igualmente necessários mais estudos que avaliem os efeitos da intervenção não apenas na sintomatologia, mas também na atividade neuronal, em uma perspectiva de curto e longo prazos.

A possibilidade de combinar essas metodologias com outras intervenções, como, por exemplo, as terapias cognitivo-comportamentais, é algo que deve ser explorado em estudos futuros, de forma a focalizar e, assim, potenciar os efeitos tanto da ETCC como da EMTr.

▶ REFERÊNCIAS

1. Kessler RC, Chiu WT, Demler O, Merikangas KR, Walters EE. Prevalence, severity, and comorbidity of 12-month DSM-IV disorders in the National Comorbidity Survey Replication. Arch Gen Psychiatry. 2005;62(6):617-27.

2. Weissman MM, Bland RC, Canino GJ, Greenwald S, Hwu HG, Lee CK, et al. The cross national epidemiology of obsessive compulsive disorder. The Cross National Collaborative Group. J Clin Psychiatry. 1994;55 Suppl:5-10.

3. Stein DJ. Obsessive-compulsive disorder. Lancet. 2002;360(9330):397-405.

4. Ruscio AM, Stein DJ, Chiu WT, Kessler RC. The epidemiology of obsessive-compulsive disorder in the National Comorbidity Survey Replication. Mol Psychiatry. 2010;15(1):53-63.

5. Pallanti S, Hollander E, Bienstock C, Koran L, Leckman J, Marazziti D, et al. Treatment non-response in OCD: methodological issues and operational definitions. Int J Neuropsychopharmacol. 2002;5(2):181-91.

6. American Psychiatric Association. Manual diagnóstico e estatístico de transtornos mentais: DSM-5. 5. ed. Porto alegre: Artmed; 2014.

7. Reed GF. Some formal qualities of obsessional thinking. Psychiatr Clin (Basel). 1968;1(6):382-92.

8. da Rocha FF, Correa H, Teixeira AL. Obsessive–compulsive disorder and immunology: a review. Prog Neuropsychopharmacol Biol Psychiatry. 2008;32(5):1139-46.

9. Fluitman S, Denys D, Vulink N, Schutters S, Heijnen C, Westenberg H. Lipopolysaccharide-induced cytokine production in obsessive–compulsive disorder and generalized social anxiety disorder. Psychiatry Res. 2010;178(2):313-6.

10. Fluitman SB, Denys DA, Heijnen CJ, Westenberg HG. Disgust affects TNF-□, IL-6 and noradrenalin levels in patients with obsessive–compulsive disorder. Psychoneuroendocrinology. 2010;35(6):906-11.

11. Hesse S, Müller U, Lincke T, Barthel H, Villmann T, Angermeyer MC, et al. Serotonin and dopamine transporter imaging in patients with obsessive–compulsive disorder. Psychiatry Res Neuroimaging. 2005;140(1):63-72.

12. Chakrabarty K, Bhattacharyya S, Christopher R, Khanna S. Glutamatergic dysfunction in OCD. Neuropsychopharmacology. 2005;30(9):1735-40.

13. Soriano-Mas C, Pujol J, Alonso P, Cardoner N, Menchón JM, Harrison BJ, et al. Identifying patients with obsessive–compulsive disorder using whole-brain anatomy. Neuroimage. 2007;35(3):1028-37.

14. Pujol J, Soriano-Mas C, Alonso P, Cardoner N, Menchón JM, Deus J, et al. Mapping structural brain alterations in obsessive-compulsive disorder. Arch Gen Psychiatry. 2004;61(7):720.

15. Menzies L, Williams G, Chamberlain S, Ooi C, Fineberg N, Suckling J, et al. White matter abnormalities in patients with obsessive-compulsive disorder and their first-degree relatives. Am J Psychiatry. 2008;165(10):1308-15.

16. Shah DB, Pesiridou A, Baltuch GH, Malone DA, O'Reardon JP. Functional neurosurgery in the treatment of severe obsessive compulsive disorder and major depression: overview of disease circuits and therapeutic targeting for the clinician. Psychiatry (Edgmont). 2008;5(9):24-33.

17. Pauls DL, Abramovitch A, Rauch SL, Geller DA. Obsessive-compulsive disorder: an integrative genetic and neurobiological perspective. Nat Rev Neurosci. 2014;15(6):410-24.

18. Rapoport J. Basal ganglia dusfunction as a proposed cause of obsessive-compulsive disorder. In: Carroll BJ, Barret JE, editors. Psychopathology and the brain. New York: Raven; 1991. p. 77-95.

19. Chamberlain SR, Blackwell AD, Fineberg NA, Robbins TW, Sahakian BJ. The neuropsychology of obsessive compulsive disorder: the importance of failures in cognitive and behavioural inhibition as candidate endophenotypic markers. Neurosci Biobehav Rev. 2005;29(3):399-419.

20. Baxter LR, Jr., Phelps ME, Mazziotta JC, Guze BH, Schwartz JM, Selin CE. Local cerebral glucose metabolic rates in obsessive-compulsive disorder. A comparison with rates in unipolar depression and in normal controls. Arch Gen Psychiatry. 1987;44(3):211-8.

21. Baxter LR, Jr., Schwartz JM, Mazziotta JC, Phelps ME, Pahl JJ, Guze BH, et al. Cerebral glucose metabolic rates in nondepressed patients with obsessive-compulsive disorder. Am J Psychiatry. 1988;145(12):1560-3.

22. McGuire PK, Bench CJ, Frith CD, Marks IM, Frackowiak RS, Dolan RJ. Functional anatomy of obsessive-compulsive phenomena. Br J Psychiatry. 1994;164(4):459-68.

23. Adler CM, McDonough-Ryan P, Sax KW, Holland SK, Arndt S, Strakowski SM. fMRI of neuronal activation with symptom provocation in unmedicated patients with obsessive compulsive disorder. J Psychiatr Res. 2000;34(4-5):317-24.

24. Swedo SE, Pietrini P, Leonard HL, Schapiro MB, Rettew DC, Goldberger EL, et al. Cerebral glucose metabolism in childhood-onset obsessive-compulsive disorder. Revisualization during pharmacotherapy. Arch Gen Psychiatry. 1992;49(9):690-4.

25. Kringelbach ML, Rolls ET. The functional neuroanatomy of the human orbitofrontal cortex: evidence from neuroimaging and neuropsychology. Prog Neurobiol. 2004;72(5):341-72.

26. Milad MR, Rauch SL. The role of the orbitofrontal cortex in anxiety disorders. Ann N Y Acad Sci. 2007;1121:546-61.

27. Milad MR, Rauch SL. Obsessive-compulsive disorder: beyond segregated corticosstriatal pathways. Trends Cogn Sci. 2012;16(1):43-51.

28. Goncalves OF, Soares JM, Carvalho S, Leite J, Ganho A, Fernandes-Goncalves A, et al. Brain activation of the defensive and appetitive survival systems in obsessive compulsive disorder. Brain Imaging Behav. 2015;9(2):255-63.

29. Bourne SK, Eckhardt CA, Sheth SA, Eskandar EN. Mechanisms of deep brain stimulation for obsessive compulsive disorder: effects upon cells and circuits. Front Integr Neurosci. 2012;6:29.

30. Del Casale A, Kotzalidis GD, Rapinesi C, Serata D, Ambrosi E, Simonetti A, et al. Functional neuroimaging in obsessive-compulsive disorder. Neuropsychobiology. 2011;64(2):61-85.

31. Perani D, Colombo C, Bressi S, Bonfanti A, Grassi F, Scarone S, et al. [18F]FDG PET study in obsessive-compulsive disorder. A clinical/metabolic correlation study after treatment. Br J Psychiatry. 1995;166(2):244-50.

32. Goncalves OF, Sousa S, Maia L, Carvalho S, Leite J, Ganho A, et al. Inferior frontal gyrus white matter abnormalities in obsessive-compulsive disorder. Neuroreport. 2015;26(9):495-500.

33. Robinson D, Wu H, Munne RA, Ashtari M, Alvir JM, Lerner G, et al. Reduced caudate nucleus volume in obsessive-compulsive disorder. Arch Gen Psychiatry. 1995;52(5):393-8.

34. Scarone S, Colombo C, Livian S, Abbruzzese M, Ronchi P, Locatelli M, et al. Increased right caudate nucleus size in obsessive-compulsive disorder: detection with magnetic resonance imaging. Psychiatry Res. 1992;45(2):115-21.

35. Bartha R, Stein MB, Williamson PC, Drost DJ, Neufeld RW, Carr TJ, et al. A short echo 1H spectroscopy and volumetric MRI study of the corpus striatum in patients with obsessive-compulsive disorder and comparison subjects. Am J Psychiatry. 1998;155(11):1584-91.

36. Simon D, Kaufmann C, Musch K, Kischkel E, Kathmann N. Fronto-striato-limbic hyperactivation in obsessive-compulsive disorder during individually tailored symptom provocation. Psychophysiology. 2010;47(4):728-38.

37. Benkelfat C, Nordahl TE, Semple WE, King AC, Murphy DL, Cohen RM. Local cerebral glucose metabolic rates in obsessive-compulsive disorder. Patients treated with clomipramine. Arch Gen Psychiatry. 1990;47(9):840-8.

38. Baxter LR, Jr., Schwartz JM, Bergman KS, Szuba MP, Guze BH, Mazziotta JC, et al. Caudate glucose metabolic rate changes with both drug and behavior therapy for obsessive-compulsive disorder. Arch Gen Psychiatry. 1992;49(9):681-9.

39. Saxena S, Brody AL, Schwartz JM, Baxter LR. Neuroimaging and frontal-subcortical circuitry in obsessive-compulsive disorder. Br J Psychiatry Suppl. 1998(35):26-37.

40. Graybiel AM, Rauch SL. Toward a neurobiology of obsessive-compulsive disorder. Neuron. 2000;28(2):343-7.

41. Greenberg BD, Ziemann U, Cora-Locatelli G, Harmon A, Murphy DL, Keel JC, et al. Altered cortical excitability in obsessive-compulsive disorder. Neurology. 2000;54(1):142-7.

42. Russo M, Naro A, Mastroeni C, Morgante F, Terranova C, Muscatello MR, et al. Obsessive-compulsive disorder: a "sensory-motor" problem? Int J Psychophysiol. 2014;92(2):74-8.

43. Greenberg BD, Rauch SL, Haber SN. Invasive circuitry-based neurotherapeutics: stereotactic ablation and deep brain stimulation for OCD. Neuropsychopharmacology. 2010;35(1):317-36.

44. Nuttin B, Cosyns P, Demeulemeester H, Gybels J, Meyerson B. Electrical stimulation in anterior limbs of internal capsules in patients with obsessive-compulsive disorder. Lancet. 1999;354(9189):1526.

45. Greenberg BD, Malone DA, Friehs GM, Rezai AR, Kubu CS, Malloy PF, et al. Three-year outcomes in deep brain stimulation for highly resistant obsessive-compulsive disorder. Neuropsychopharmacology. 2006;31(11):2384-93.

46. Aouizerate B, Cuny E, Martin-Guehl C, Guehl D, Amieva H, Benazzouz A, et al. Deep brain stimulation of the ventral caudate nucleus in the treatment of obsessive-compulsive disorder and major depression. Case report. J Neurosurg. 2004;101(4):682-6.

47. Rauch SL, Dougherty DD, Malone D, Rezai A, Friehs G, Fischman AJ, et al. A functional neuroimaging investigation of deep brain stimulation in patients with obsessive-compulsive disorder. J Neurosurg. 2006;104(4):558-65.

48. Abelson JL, Curtis GC, Sagher O, Albucher RC, Harrigan M, Taylor SF, et al. Deep brain stimulation for refractory obsessive-compulsive disorder. Biol Psychiatry. 2005;57(5):510-6.

49. Schwartz JM, Stoessel PW, Baxter LR, Jr., Martin KM, Phelps ME. Systematic changes in cerebral glucose metabolic rate after successful behavior modification treatment of obsessive-compulsive disorder. Arch Gen Psychiatry. 1996;53(2):109-13.

50. Saxena S, Gorbis E, O'Neill J, Baker SK, Mandelkern MA, Maidment KM, et al. Rapid effects of brief intensive cognitive-behavioral therapy on brain glucose metabolism in obsessive-compulsive disorder. Mol Psychiatry. 2009;14(2):197-205.

51. Rossi S, Bartalini S, Ulivelli M, Mantovani A, Di Muro A, Goracci A, et al. Hypofunctioning of sensory gating mechanisms in patients with obsessive-compulsive disorder. Biol Psychiatry. 2005;57(1):16-20.

52. Gonçalves OF, Carvalho S, Leite J, Pocinho F, Relvas J, Fregni F. Obsessive Compulsive Disorder as a functional interhemispheric imbalance at the thalamic level. Med Hypotheses. 2011;77(3):445-7.

53. Mantovani A, Rossi S, Bassi BD, Simpson HB, Fallon BA, Lisanby SH. Modulation of motor cortex excitability in obsessive-compulsive disorder: an exploratory study on the relations of neurophysiology measures with clinical outcome. Psychiatry Res. 2013;210(3):1026-32.

54. McKay D, Sookman D, Neziroglu F, Wilhelm S, Stein DJ, Kyrios M, et al. Efficacy of cognitive--behavioral therapy for obsessive-compulsive disorder. Psychiatry Res. 2015;227(1):104-13.

55. Ruffini C, Locatelli M, Lucca A, Benedetti F, Insacco C, Smeraldi E. Augmentation effect of repetitive transcranial magnetic stimulation over the orbitofrontal cortex in drug-resistant obsessive--compulsive disorder patients: a controlled investigation. Prim Care Companion J Clin Psychiatry. 2009;11(5):226-30.

56. Nauczyciel C, Le Jeune F, Naudet F, Douabin S, Esquevin A, Verin M, et al. Repetitive transcranial magnetic stimulation over the orbitofrontal cortex for obsessive-compulsive disorder: a double-blind, crossover study. Transl Psychiatry. 2014;4:e436.

57. Bation R, Poulet E, Haesebaert F, Saoud M, Brunelin J. Transcranial direct current stimulation in treatment-resistant obsessive-compulsive disorder: an open-label pilot study. Prog Neuropsychopharmacol Biol Psychiatry. 2016;65:153-7.

58. Mondino M, Haesebaert F, Poulet E, Saoud M, Brunelin J. Efficacy of cathodal transcranial direct current stimulation over the left orbitofrontal cortex in a patient with treatment-resistant obsessive-compulsive disorder. J ECT. 2015;31(4):271-2.

59. Cho SS, Strafella AP. rTMS of the left dorsolateral prefrontal cortex modulates dopamine release in the ipsilateral anterior cingulate cortex and orbitofrontal cortex. PLoS One. 2009;4(8):e6725.

60. Carmi L, Dar R, Zohar J, Zangen A. Deep Transcranial Magnetic Stimulation (Tms) in Obsessive Compulsive Disorder (Ocd) Patients. Eur Psychiatry. 2015;30:794.

61. Knoch D, Treyer V, Regard M, Muri RM, Buck A, Weber B. Lateralized and frequency-dependent effects of prefrontal rTMS on regional cerebral blood flow. Neuroimage. 2006;31(2):641-8.

62. Maia TV, Cooney RE, Peterson BS. The neural bases of obsessive-compulsive disorder in children and adults. Dev Psychopathol. 2008;20(4):1251-83.

63. Pushkarskaya H, Tolin D, Ruderman L, Kirshenbaum A, Kelly JM, Pittenger C, et al. Decision--making under uncertainty in obsessive-compulsive disorder. J Psychiatr Res. 2015;69:166-73.

64. Senço NM, Huang Y, D'Urso G, Parra LC, Bikson M, Mantovani A, et al. Transcranial direct current stimulation in obsessive-compulsive disorder: emerging clinical evidence and considerations for optimal montage of electrodes. Expert Rev Med Devices. 2015;12(4):381-91.

65. Greenberg BD, George MS, Martin JD, Benjamin J, Schlaepfer TE, Altemus M, et al. Effect of prefrontal repetitive transcranial magnetic stimulation in obsessive-compulsive disorder: a preliminary study. Am J Psychiatry. 1997;154(6):867-9.

66. Sachdev PS, McBride R, Loo CK, Mitchell PB, Malhi GS, Croker VM. Right versus left prefrontal transcranial magnetic stimulation for obsessive-compulsive disorder: a preliminary investigation. J Clin Psychiatry. 2001;62(12):981-4.

67. Alonso P, Pujol J, Cardoner N, Benlloch L, Deus J, Menchon JM, et al. Right prefrontal repetitive transcranial magnetic stimulation in obsessive-compulsive disorder: a double-blind, placebo-controlled study. Am J Psychiatry. 2001;158(7):1143-5.

68. Prasko J, Paskova B, Zalesky R, Novak T, Kopecek M, Bares M, et al. The effect of repetitive transcranial magnetic stimulation (rTMS) on symptoms in obsessive compulsive disorder. A randomized, double blind, sham controlled study. Neuro Endocrinol Lett. 2006;27(3):327-32.

69. Sachdev PS, Loo CK, Mitchell PB, McFarquhar TF, Malhi GS. Repetitive transcranial magnetic stimulation for the treatment of obsessive compulsive disorder: a double-blind controlled investigation. Psychol Med. 2007;37(11):1645-9.

70. Bishnoi RJ, Jhanwar VG. Extended trial of transcranial magnetic stimulation in a case of treatment-resistant obsessive-compulsive disorder. Asian J Psychiatr. 2011;4(2):152.

71. Sarkhel S, Sinha VK, Praharaj SK. Adjunctive high-frequency right prefrontal repetitive transcranial magnetic stimulation (rTMS) was not effective in obsessive-compulsive disorder but improved secondary depression. J Anxiety Disord. 2010;24(5):535-9.

72. Mansur CG, Myczkowki ML, de Barros Cabral S, Sartorelli Mdo C, Bellini BB, Dias AM, et al. Placebo effect after prefrontal magnetic stimulation in the treatment of resistant obsessive-compulsive disorder: a randomized controlled trial. Int J Neuropsychopharmacol. 2011;14(10):1389-97.

73. Ma X, Huang Y, Liao L, Jin Y. A randomized double-blinded sham-controlled trial of alpha electroencephalogram-guided transcranial magnetic stimulation for obsessive-compulsive disorder. Chin Med J (Engl). 2014;127(4):601-6.

74. Kang JI, Kim CH, Namkoong K, Lee CI, Kim SJ. A randomized controlled study of sequentially applied repetitive transcranial magnetic stimulation in obsessive-compulsive disorder. J Clin Psychiatry. 2009;70(12):1645-51.

75. Mantovani A, Lisanby SH, Pieraccini F, Ulivelli M, Castrogiovanni P, Rossi S. Repetitive transcranial magnetic stimulation (rTMS) in the treatment of obsessive-compulsive disorder (OCD) and Tourette's syndrome (TS). Int J Neuropsychopharmacol. 2006;9(1):95-100.

76. Mantovani A, Simpson HB, Fallon BA, Rossi S, Lisanby SH. Randomized sham-controlled trial of repetitive transcranial magnetic stimulation in treatment-resistant obsessive-compulsive disorder. Int J Neuropsychopharmacol. 2010;13(2):217-27.

77. Mantovani A, Westin G, Hirsch J, Lisanby SH. Functional magnetic resonance imaging guided transcranial magnetic stimulation in obsessive-compulsive disorder. Biol Psychiatry. 2010;67(7):e39-40.

78. Gomes PV, Brasil-Neto JP, Allam N, Rodrigues de Souza E. A randomized, double-blind trial of repetitive transcranial magnetic stimulation in obsessive-compulsive disorder with three-month follow-up. J Neuropsychiatry Clin Neurosci. 2012;24(4):437-43.

79. Narayanaswamy JC, Jose D, Chhabra H, Agarwal SM, Shrinivasa B, Hegde A, et al. Successful application of add-on transcranial direct current stimulation (tDCS) for treatment of SSRI resistant OCD. Brain Stimul. 2015;8(3):655-7.

80. Volpato C, Piccione F, Cavinato M, Duzzi D, Schiff S, Foscolo L, et al. Modulation of affective symptoms and resting state activity by brain stimulation in a treatment-resistant case of obsessive-compulsive disorder. Neurocase. 2013;19(4):360-70.

81. D'Urso G, Brunoni AR, Anastasia A, Micillo M, de Bartolomeis A, Mantovani A. Polarity-dependent effects of transcranial direct current stimulation in obsessive-compulsive disorder. Neurocase. 2016;22(1):60-4.

82. Berlim MT, Neufeld NH, Van den Eynde F. Repetitive transcranial magnetic stimulation (rTMS) for obsessive-compulsive disorder (OCD): an exploratory meta-analysis of randomized and sham-controlled trials. J Psychiatr Res. 2013;47(8):999-1006.

16

TRANSTORNOS DE ANSIEDADE E TRANSTORNOS RELACIONADOS A TRAUMA E A ESTRESSORES

LETICIA BALTIERI D'ANGELO, ROSA MARIA RIOS SILVA

▶ TRANSTORNOS DE ANSIEDADE

A ansiedade tem a função biológica de adaptar os indivíduos ao estresse. Contudo, pode tomar proporções indesejáveis, a ponto de trazer prejuízos à funcionalidade do ser humano, tornando-se patológica.[1-3]

Os transtornos de ansiedade compreendem uma série de condições nas quais existe ansiedade e/ou medos excessivos e desproporcionais às situações. Entre eles estão o transtorno de ansiedade generalizada (TAG), o transtorno de pânico, a agorafobia e o transtorno de ansiedade social.[4,5]

A prevalência dos transtornos de ansiedade pode chegar a 29% ao longo da vida,[6] porém apenas metade dos indivíduos diagnosticados é tratada, e um terço deles recebe tratamento medicamentoso.[7]

Entre as opções de tratamento mais indicadas para esses transtornos estão os psicofármacos, principalmente os antidepressivos e os benzodiazepínicos, e a psicoterapia, sobretudo a terapia cognitivo-comportamental (TCC).[8] Contudo, cerca de 25% dos pacientes não são responsivos às opções terapêuticas.[9] Aos indivíduos que tiveram resposta satisfatória, há a necessidade de se manter os fármacos por um período após a remissão dos sintomas, a fim de se evitar recidivas. Todavia, em muitos casos, a exposição prolongada a esses medicamentos é indesejada por conta dos seus efeitos adversos.[10]

Os transtornos de ansiedade frequentemente vêm acompanhados por sintomas depressivos,[9] que devem ser levados em conta para um tratamento eficaz do paciente.

ASPECTOS TÉCNICOS

Diante da necessidade de encontrar alternativas eficazes para o tratamento dos transtornos de ansiedade e dos transtornos relacionados a trauma e a estressores, as técnicas de neuromodulação vêm ganhando seu espaço.

Na estimulação magnética transcraniana repetitiva (EMTr), a estimulação é feita por pulsos eletromagnéticos aplicados por uma bobina. As aplicações com altas frequências (maiores que 1 Hz) tendem a facilitar a excitação cortical; já as de baixas frequências (menores que 1 Hz) costumam suprimir a excitação do córtex.[2]

Outra técnica que vem sendo estudada para o tratamento de transtornos de ansiedade é a estimulação transcraniana por corrente contínua (ETCC). Nela, a estimulação anódica induz o aumento da excitabilidade cortical, enquanto a catódica provoca sua diminuição.[11,12]

Também tem sido usada a estimulação do nervo trigêmeo, uma técnica não invasiva em que há aplicação de corrente elétrica de baixa intensidade para estimular vias do referido nervo, com propagação do estímulo a outras áreas cerebrais relacionadas aos sintomas de ansiedade e de humor.[13] Supõe-se que, nessa técnica, a propagação do estímulo elétrico seja aferente em direção ao tronco cerebral e a estruturas centrais, como o núcleo do trato solitário. A partir daí, o estímulo atingiria regiões centrais relacionadas aos transtornos de ansiedade e do humor (hipocampo e amígdala) e o neocórtex.[14,15]

Outra técnica mencionada na literatura é a estimulação por eletroterapia craniana (CES), que aplica uma microcorrente (< 1.000 μA) transcutânea, pulsátil e alternada que atinge o cérebro via eletrodos posicionados no pavilhão auditivo, no processo mastoide, nos arcos zigomáticos e na junção maxilo-occipital. Acredita-se que a CES estimule estruturas subcorticais responsáveis pela regulação das emoções, como o sistema reticular ativado, o tálamo, o hipotálamo e o sistema límbico.[16,17]

Também há estudos que utilizaram o *radioelectric asymmetric conveyer* (REAC), que emite frequências de rádio em um campo de microondas de baixa força capaz de induzir sinais autógenos, levando à produção de respostas biológicas. Nessa técnica, há uma ativação do sistema nervoso central que otimizaria funções neuropsicomotoras e reduziria as modificações adaptativas disfuncionais do sistema nervoso induzidas por estresse.[18]

BASES FISIOPATOLÓGICAS DOS TRANSTORNOS DE ANSIEDADE

Acredita-se que a fisiopatologia dos transtornos de ansiedade esteja relacionada a um desequilíbrio inter-hemisférico ou a um déficit no controle córtico-límbico.[19]

Para explicar a ansiedade, foi proposto um modelo chamado de "hipótese de valência", no qual as emoções relacionadas a "afastamento", como a ansiedade, estariam localizadas no hemisfério direito do cérebro, enquanto as emoções relacionadas a "aproximação", como a felicidade e a alegria, estariam no hemisfério esquerdo.[1,20]

Quando os indivíduos com transtorno de ansiedade são expostos a condições aversivas, há um desequilíbrio na atividade entre os dois hemisférios, com aumento da atividade na região frontal do hemisfério direito.[1,2,5,9,21]

Nessas pessoas, a amígdala, responsável por processar as informações ligadas ao medo,[22] também estaria hiperativada devido a um déficit no controle inibitório exercido pelo córtex pré-frontal, fazendo esses indivíduos terem uma habilidade insuficiente de suprimir informações emocionais relacionadas ao medo.[23,24]

EVIDÊNCIAS CLÍNICAS EM NEUROMODULAÇÃO PARA O TRATAMENTO DOS TRANSTORNOS DE ANSIEDADE

Em um estudo que utilizou estimulação magnética transcraniana (EMT) em animais, foi demonstrado que a intensidade da estimulação é um parâmetro importante para se atingir os efeitos ansiolíticos.

Foi observado, também, que, em ratos, a aplicação de EMTr por mais de três dias (vs. apenas um dia) nas áreas frontais teve efeitos ansiolíticos mais significativos, concluindo-se que aplicações por tempo prolongado seriam mais efetivas.[25]

As primeiras evidências de ação ansiolítica da EMTr em humanos vieram de estudos com voluntários saudáveis e basearam-se na "hipótese de valência". Foi feita a aplicação de EMTr a 1 Hz no córtex pré-frontal à direita com efeito ansiolítico.[5]

Com base nisso, começou a surgir uma série de experimentos em indivíduos saudáveis que mostrou que a EMTr supralimiar a baixas frequências no córtex pré-frontal dorsolateral (CPFDL) direito diminuiria o comportamento ansioso em relação ao grupo-placebo.[26]

Diante desses estudos, sugere-se que a ação ansiolítica da EMTr a baixas frequências aplicadas ao CPFDL direito poderia estar relacionada com a redução da atividade pré-frontal direita, normalizando o desbalanço inter-hemisférico encontrado nos transtornos de ansiedade, segundo a "hipótese de valência".

Contudo, é questionável transferir resultados encontrados em indivíduos saudáveis a pacientes com transtornos de ansiedade, uma vez que pode haver diferenças na excitabilidade cortical em ambas as populações.[5]

Dois estudos[27,28] investigaram em ratos os efeitos da EMTr a 15 Hz, 150% do limiar motor, por 10 dias, em comportamentos relacionados à ansiedade. Os autores observaram que esses parâmetros levavam a aumento no comportamento ansioso, o que se alinha com a maioria dos estudos com animais, que não confirmam a ação ansiolítica da EMTr em altas frequências.

Na literatura, há um estudo controlado por placebo que cita a CES como opção para tratamento de ansiedade. Nele, foi verificada redução da ansiedade em pacientes que receberam a estimulação e que estavam sendo submetidos a procedimentos dentais.[29]

Outra técnica mencionada na literatura é o REAC. Um estudo controlado por placebo realizou 18 sessões em quatro semanas, e 74% dos pacientes com sintomas ansiosos e depressivos tiveram melhora após as aplicações.[18]

Com a finalidade de ressaltar o que há de mais relevante sobre a neuromodulação nos principais transtornos de ansiedade, os aspectos de cada um deles serão particularizados a seguir.

▶ TRANSTORNO DE ANSIEDADE GENERALIZADA

O TAG é um dos mais comuns entre os transtornos mentais e o mais frequente transtorno de ansiedade na população, com prevalência que vai de 4 a 8%.[6] Entretanto, sua identificação ainda é pequena, o que leva a um número reduzido de indivíduos tratados.[30]

Nele, há preocupações exageradas e persistentes com diversos eventos. Tem duração de no mínimo seis meses, e pode haver presença de inquietação, irritabilidade, distúrbios do sono, dificuldade de concentração, sudorese, boca seca, náuseas, diarreia e tensão muscular.[1,2,31]

No tratamento, são utilizados psicofármacos, como os antidepressivos, e psicoterapia, sendo a TCC aquela com mais evidências na literatura.[30]

Contudo, muitas vezes, o tratamento não atinge os resultados almejados, dada a refratariedade de alguns quadros e a baixa adesão dos pacientes diante dos efeitos colaterais das medicações. Assim, surge a necessidade de diferentes alternativas para o tratamento do TAG.[11]

Também é comum a associação desse transtorno com depressão.[32]

ASPECTOS NEUROFISIOLÓGICOS

A circuitaria do TAG ainda não foi bem esclarecida, mas já foi observado que regiões límbicas e frontais estariam mais ativadas em pacientes com alto grau de ansiedade quando expostos a situações ansiogênicas[33] e que haveria, também, ativação da amígdala, do córtex insular e de áreas estriatais.[4]

EVIDÊNCIAS CLÍNICAS

Até o momento, não existem estudos controlados de EMT em indivíduos com TAG, apenas um estudo aberto no qual foram aplicadas seis sessões de EMTr (2 dias por semana, por 3 semanas) em 10 pacientes com o transtorno. A aplicação foi realizada no CPFDL direito, com frequência de 1 Hz a 90% do limiar motor e duração de 15 minutos, totalizando 900 pulsos/dia. Foi observada significativa redução dos sintomas ansiosos nesses indivíduos.[1,2,34]

Em um relato de caso, a ETCC foi usada em uma paciente com TAG que apresentava sintomatologia grave e falha com outras intervenções terapêuticas. Foram realizadas 15 sessões consecutivas, uma por dia (exceto fins de semana), com o posicionamento do cátodo no CPFDL direito e do ânodo no músculo deltoide contralateral. Foi feita aplicação de corrente de 2,0 mA por 30 minutos, e observou-se discreta melhora nos escores para depressão e funções cognitivas. Os sintomas ansiosos alcançaram melhora significativa ao longo de 15 dias de tratamento. Um mês após as sessões, a paciente estava assintomática, referindo ganhos significativos.

Acredita-se que a estimulação catódica no CPFDL direito reduziria a atividade neuronal nessa área e, secundariamente, modularia outras estruturas corticais e subcorticais envolvidas no TAG, como o córtex pré-frontal medial, a amígdala e a ínsula.[11]

Em 2008, Bystritsky e colaboradores[35] realizaram um estudo aberto utilizando CES em 12 pacientes com TAG por seis semanas e observaram redução da ansiedade.

Em um relato de caso, foi feita estimulação do nervo trigêmeo de uma paciente com esse transtorno. Foram realizadas 10 sessões diárias consecutivas, com estimulação elétrica a 120 Hz e duração da onda de pulso de 250 ms por 30 minutos, e obteve-se remissão dos sintomas da doença, que se sustentou até um mês após as aplicações.[14]

Na literatura, há um relato da utilização de REAC no tratamento de pacientes com TAG e depressão maior. Nesse estudo, após o tratamento, os indivíduos tiveram redução significativa dos sintomas de ansiedade e depressão.[30]

▶ TRANSTORNO DE PÂNICO E AGORAFOBIA

No transtorno de pânico, há episódios inesperados de medo intenso que duram em torno de 10 a 15 minutos, durante os quais o paciente pode apresentar taquicardia, hiperventilação, sudorese, dor torácica e tremores, entre outros sinais. Quando os sintomas cessam, pode haver preocupação intensa com o surgimento de outro ataque de pânico por parte do indivíduo.[1,2,31]

A prevalência populacional para o transtorno de pânico é de 5,1%,[36] e o tratamento é baseado em abordagens farmacológicas e psicoterapêuticas. Contudo, alguns pacientes não obtêm êxito na terapia por conta de resposta insuficiente, efeitos colaterais das medicações, baixa adesão e refratariedade do quadro.[13]

A agorafobia é uma condição muitas vezes associada ao transtorno de pânico. Nela, o indivíduo apresenta sintomas ansiosos incapacitantes relacionados a situações que poderiam induzir-lhe crise de pânico ou das quais não poderia ser resgatado em caso de ataque de pânico. Por conta disso, esses indivíduos costumam evitar sair de casa desacompanhados ou se expor a locais com aglomerações de pessoas.

Acredita-se que a agorafobia acometa de 0,6 a 6% da população em geral, sendo mais prevalente em mulheres. O transtorno costuma ser refratário ao tratamento farmacológico, e há controvérsias sobre a eficácia da TCC em seu manejo.[37]

ASPECTOS NEUROFISIOLÓGICOS

Estudos de neuroimagem observaram que o CPFDL e a amígdala estariam envolvidos na circuitaria do transtorno de pânico.[38]

Durante um ataque de pânico, foram observados aumento na atividade amigdaliana para-hipocampal e ativação do *locus ceruleus*.

Anormalidades nas conexões entre o córtex pré-frontal e o sistema límbico poderiam prejudicar o controle inibitório exercido pelo córtex pré-frontal, levando à desinibição de circuitos da amígdala em situações propícias ao pânico.[39]

No transtorno de pânico, é possível o indivíduo apresentar episódios de despersonalização e desrealização relacionados a uma falta de sincronização dos lobos temporais.[37]

EVIDÊNCIAS CLÍNICAS

Garcia-Toro e colaboradores[40] relataram três pacientes com transtorno de pânico que, inicialmente, foram submetidos a 10 sessões de EMTr a 1 Hz (1.800 pulsos/sessão), 110% do limiar motor, no CPFDL direito, com melhora discreta dos sintomas. Dois desses indivíduos receberam a mesma aplicação anterior alternada a aplicações de 20 Hz (1.200 pulsos/sessão) no córtex pré-frontal esquerdo, sem, contudo, apresentar melhora adicional.

Prasko e colaboradores[41] administraram 10 sessões (5 dias por semana por 2 semanas) de EMTr a 15 pacientes com transtorno de pânico (7 no grupo ativo e 8 no grupo-placebo). Aplicaram EMTr com 1 Hz a 110% do limiar motor por 30 minutos (1.800 pulsos/dia) na região do CPFDL direito. Todos os participantes tiveram redução dos sintomas ansiosos, mas não houve diferenças significativas nos sintomas do transtorno de pânico entre os grupos ativo e placebo.[41,42]

Mantovani e colaboradores[43] investigaram, em um estudo aberto, seis pacientes com transtorno de pânico e depressão maior usando EMTr a 1 Hz diariamente, por duas semanas, no CPFDL direito. Houve melhora considerável nos sintomas de pânico e de depressão, que perdurou até seis meses após o término das sessões.[43]

Em um relato de caso de um paciente com transtorno de pânico refratário, foi administrada EMTr a 1 Hz, a 120% do limiar motor, na região do CPFDL direito por 15 minutos e a 10 Hz na mesma região à esquerda durante a mesma sessão. Foram feitas 12 sessões em um período de quatro semanas. Houve melhora considerável de sintomas depressivos e ansiosos após duas semanas de tratamento, e os sintomas de pânico apresentaram melhora um mês após o término das sessões.[39]

Mantovani e colaboradores[44] observaram melhora significativa dos sintomas de pânico, mas não de sintomas depressivos, em um estudo controlado por placebo com 25 indivíduos que receberam EMTr a 1 Hz no CPFDL direito.

Há um estudo[13] que tratou sintomas de transtorno de pânico com estimulação do nervo trigêmeo. Foram feitas 10 sessões (uma por dia) com neuroestimulador externo com corrente transcutânea em pulsos, com frequência de 120 Hz e duração de 250 µs por 30 minutos por dia. Dos sete pacientes que participaram do estudo, seis referiram melhora nos sintomas de pânico e de ansiedade, que foi sustentada até um mês após o término do tratamento.[13]

Há menção de um estudo que compara o tratamento do transtorno de pânico feito com escitalopram e com REAC. Os pacientes tratados com REAC apresentaram melhora dos sintomas de pânico após três semanas de tratamento e obtiveram resultados superiores em comparação àqueles que receberam escitalopram, segundo os autores.[45]

Há um trabalho que utilizou REAC para indivíduos com agorafobia não associada ao transtorno de pânico, os quais foram submetidos a dois ciclos de 18 sessões de REAC cada, com intervalo de seis meses entre eles. Cerca de um mês após o fim do primeiro ciclo, houve discreta redução na ansiedade, porém grande redução da esquiva. Após um mês do fim do último ciclo, tanto a ansiedade quanto a esquiva apresentaram quedas significativas.[37]

▶ TRANSTORNO DE ANSIEDADE SOCIAL (FOBIA SOCIAL)

O transtorno de ansiedade social – ou fobia social – é o terceiro transtorno psiquiátrico mais frequente.[46] Acredita-se que cerca de 5% da população em geral seja acometida por essa doença.[47]

Nessa condição, os pacientes vivenciam medo ou ansiedade intensos ao se expor a situações em que podem ser avaliados pelos outros. Esses indivíduos temem que suas atitudes os levem a sofrer humilhação por parte dos outros ou que sua ansiedade seja percebida publicamente.[9]

O transtorno costuma ser acompanhado de sintomas como agitação, tremores, sudorese, rubor e tende a ser crônico e limitante.[46]

ASPECTOS NEUROFISIOLÓGICOS

O transtorno de ansiedade social estaria relacionado a anomalias nas circuitarias córtico-límbicas e possivelmente nas corticoestriatais.[46]

Nos casos de ansiedade social, a estrutura mais ativada é o córtex pré-frontal medial. Entretanto, outras regiões também estão associadas, como a amígdala e os córtices insular e cingulado.

A modulação comprometida das conexões entre a amígdala e as áreas pré--frontais cerebrais levaria a um déficit na modulação dos processos executivos, associativos, atencionais e interpretativos. Além disso, o comprometimento da função inibitória exercida pelas áreas pré-frontais levaria a aumento da responsividade da amígdala, amplificando a resposta de medo.[9]

Em indivíduos com transtorno de ansiedade social, foi encontrado aumento da ativação do córtex cingulado anterior durante procedimento de reconhecimento de expressões faciais.[48]

Também foi observado que, nesses pacientes, haveria diminuição da função dopaminérgica central com disfunção no sistema de dopamina estriatal, o que levaria aos sintomas motores apresentados por esses indivíduos.[49]

EVIDÊNCIA CLÍNICA

Há, na literatura, alguns relatos de caso de tratamento de transtorno de ansiedade social com EMTr. Em um deles, um paciente, que tinha dificuldades para escrever em público e era refratário ao tratamento com inibidores seletivos da recaptação de serotonina (ISRSs) e TCC, foi submetido a uma sessão de EMTr a 1 Hz, 120% do limiar motor, com aplicação na região do córtex pré-frontal ventromedial direito, por 25 minutos, totalizando 1.500 pulsos. Após uma semana, houve redução significativa dos sintomas de ansiedade e melhora leve das habilidades sociais. A melhora foi sustentada e esses efeitos permaneceram até a avaliação realizada após dois meses.[50]

Em outro estudo, dois pacientes resistentes ao tratamento com antidepressivos e TCC receberam EMTr a 1Hz e 120% do limiar motor por 25 minutos (1.500 pulsos/sessão). As sessões ocorreram três vezes por semana durante quatro semanas e foram aplicadas na região do córtex pré-frontal ventromedial direito. Foi observada redução significativa nos sintomas depressivos e de ansiedade social até dois meses após o tratamento.[9]

Há um estudo[47] que mostra a utilização do REAC para o manejo do transtorno de ansiedade social. Na pesquisa, 23 pacientes que recusaram o tratamento medicamentoso receberam dois ciclos, com intervalo de três meses, de 18 sessões de REAC. Os indivíduos foram pareados a 20 pacientes em uso de sertralina. Um mês após o término das sessões, 69,6% dos sujeitos tratados com REAC observaram melhora contra 50% daqueles que receberam sertralina.[47]

▶ TRANSTORNOS RELACIONADOS A TRAUMA E A ESTRESSORES

Entre os transtornos relacionados a trauma e a estressores, o transtorno de estresse pós-traumático (TEPT) é o que conta com maior número de estudos utilizando técnicas de neuromodulação.

O TEPT acomete indivíduos que foram expostos a situações traumáticas, com potencial ameaça de morte, lesão corporal ou violência sexual.[31] O paciente pode apresentar pensamentos intrusivos relacionados ao evento traumático, *flashbacks*, pesadelos, esquiva persistente aos estímulos associados ao trauma, hipervigilância, resposta exagerada aos estímulos do ambiente, explosões de raiva, distúrbios do sono e disfuncionalidade social.[1,2,4]

Alguns indivíduos estariam mais propensos a exibir características de supermodulação emocional, com sintomas dissociativos e elevada atividade cortical, enquanto outros estariam mais propensos a baixa modulação emocional, com hipervigilância e atividade cortical reduzida.[51,52]

Para realizar o diagnóstico de TEPT, os sintomas devem estar presentes por, pelo menos, um mês – e, em alguns indivíduos, podem persistir por décadas.[53]

A prevalência é bastante variável ao redor do mundo. Em países europeus, verificou-se prevalência de, aproximadamente, 2%, enquanto, nos Estados Unidos, está em torno de 7%.[52]

O tratamento do TEPT consiste em abordagens psicoterápicas focadas no trauma e no uso de antidepressivos,[54] porém, vale salientar que cerca de metade dos indivíduos não tem uma resposta satisfatória às intervenções terapêuticas.

É relativamente frequente a comorbidade do TEPT com depressão e abuso de substâncias.[53]

ASPECTOS NEUROFISIOLÓGICOS

Foram destacadas várias regiões que estariam envolvidas nos circuitos do TEPT, como o córtex pré-frontal medial, o CPFDL, o córtex orbitofrontal, o córtex insular, o hipocampo, a amígdala, o cingulado anterior, o tálamo e algumas regiões límbicas.[52,55]

Indivíduos com a doença apresentam fluxo sanguíneo reduzido no córtex pré-frontal e no córtex cingulado anterior rostral, sinalizando uma hipoativação dessas regiões. A baixa atividade dessas áreas contribui para a falta de inibição da resposta da amígdala a estímulos relacionados ao trauma, gerando, assim, hiperativação dessa estrutura, com consequente aumento do fluxo sanguíneo.[56] Os sintomas de *flashbacks* e pensamentos intrusivos poderiam ser explicados pela transmissão hiperativa de informações relacionadas ao medo à amígdala.

Entretanto, vários outros estudos não confirmam a atividade exagerada da amígdala no TEPT,[57] sendo, ainda, que alguns trabalhos verificam diminuição da resposta amigdaliana.[58] Em contrapartida, em outros estudos de neuroimagem, observou-se que, nos pacientes com o transtorno, havia uma hiperatividade frontal à direita.

Foi verificada hiperatividade do córtex insular relacionada à gravidade dos sintomas nos indivíduos com TEPT.[59] Além disso, também foi observada redução nos volumes de hipocampo nesses pacientes,[60] mas ainda não se consegue determinar se o volume estaria relacionado à redução da ativação hipocampal.[61] Em contrapartida, outros estudos notaram aumento da atividade hipocampal no transtorno.[62]

Essas diferenças podem estar relacionadas às modulações emocionais distintas envolvidas no TEPT.[51]

Em um estudo de excitabilidade cortical em pacientes sem tratamento medicamentoso prévio, observou-se redução bilateral na inibição intracortical de curta latência e na inibição aferente de curta latência, além de aumento da facilitação intracortical à direita.[63]

EVIDÊNCIA CLÍNICA

Os primeiros resultados do uso de EMT no TEPT surgiram em 1998, com Grisaru e colaboradores[64] e McCann e colaboradores.[65]

Em um estudo aberto, foi aplicada sessão única de EMTr a 0,3 Hz, 100% do limiar motor, em um total de 450 pulsos bilateralmente, e observou-se redução significativa de sintomas de TEPT, como esquiva, ansiedade e somatização.[64]

Em outro experimento, foi observada melhora dos sintomas da doença em pacientes que receberam sessões de EMTr com frequência de 1 Hz a 80% do limiar motor, aplicadas no CPFDL direito, com o intuito de reduzir a hiperatividade dessa região.[65,66]

Doze indivíduos com TEPT e depressão maior, que não tinham boa resposta ao tratamento farmacológico, foram alvo de um trabalho que estimulou o CPFDL esquerdo com 10 sessões de EMTr ao longo de duas semanas. Metade dos pacientes recebeu aplicação de 1 Hz, e o restante, de 5 Hz, a 90% do limiar motor, em um total de 600 pulsos diários. Foi observada melhora importante dos sintomas depressivos, mas pouca melhora dos sintomas de TEPT.[67]

Em 2004, Cohen e Colaboradores[68] fizeram um estudo controlado de 24 pacientes com TEPT aplicando 10 sessões de EMTr (uma por dia), durante duas semanas, na região do CPFDL direito, a 80% do limiar motor. Foram utilizadas frequências de 1 Hz em um grupo (100 pulsos/dia) e de 10 Hz em outro (400 pulsos/dia); além disso, havia um grupo-placebo. Concluiu-se que o grupo estimulado a 10 Hz teve melhor resposta em sintomas ansiosos e sintomas de TEPT (esquiva, reexperienciação) se comparado aos outros dois.[68]

Em um estudo duplo-cego controlado por placebo com 30 pacientes, Boggio e colaboradores[56] estimularam um grupo com 10 sessões de EMTr, a 80% do limiar motor, com frequência de 20 Hz, na região do CPFDL direito; e outro grupo com frequência de 20 Hz, na região do CPFDL esquerdo (1.600 pulsos/dia em ambos). Nesse estudo, observou-se que os dois grupos ativos tiveram boa resposta para sintomas de TEPT (hipervigilância, pensamentos intrusivos, afastamento, restrição emocional), mas, nas aplicações feitas à direita, os resultados para esses sintomas se mostraram mais eficazes, e os pacientes apresentaram maior redução dos sintomas ansiosos. A melhora continuou significativa até três meses após o tratamento. Foi observado, também, que a estimulação à esquerda proporcionou melhora mais significativa dos sintomas depressivos.[52,56]

Com base na hipótese de promover a diminuição da atividade de circuitos frontossubcorticais por aumento da atividade nas vias indiretas, Pallanti e Bernardi[4] estimularam o CPFDL esquerdo com EMTr de alta frequência, e foi observado que a aplicação acima de 5 Hz nessa região reduziria sintomas de ansiedade em indivíduos com TEPT e transtorno de pânico.

Em um estudo controlado por placebo,[53] 10 pacientes com TEPT receberam EMTr a 1 Hz na região do CPFDL direito, a 90% do limiar motor, por 20 minutos; e 10 receberam estimulação placebo na mesma região. Observou-se que o grupo ativo apresentou melhores resultados na redução dos sintomas de TEPT e depressivos.

Em outro trabalho,[69] com características semelhantes, sete pacientes foram submetidos a 15 sessões de 20 minutos de EMTr a 1 Hz, a 100% do limiar motor, aplicadas no córtex pré-frontal à direita; e nove fizeram parte do grupo-placebo. Houve melhora significativa dos sintomas de TEPT, como a reexperienciação, mas não de sintomas como hipervigilância e esquiva.

Apenas um estudo controlado usou a EMTr profunda, com bobina em "H", para realizar 12 sessões a uma frequência de 20 Hz, atingindo uma área maior da região pré-frontal de pacientes com TEPT. Houve redução significativa dos sintomas do transtorno medidos nas escalas de avaliação.[54,70]

A estimulação do nervo trigêmeo melhorou significativamente sintomas de TEPT e de depressão em oito semanas de tratamento em um estudo aberto com 12 pacientes.[71]

A eletroconvulsoterapia (ECT) é considerada uma técnica de neuromodulação minimamente invasiva. Apesar de não ser o foco desta obra, vale citar que existem alguns estudos que utilizaram a ECT com resultados satisfatórios para tratamento do TEPT.[72-74]

EFEITOS COLATERAIS

Os tratamentos dos transtornos de ansiedade e daqueles relacionados a trauma e a estressores com o uso de neuromodulação costumam ser bem tolerados.

Na EMT superficial, os efeitos colaterais, quando presentes, foram de pequena magnitude, como cefaleia leve, dor no pescoço, sonolência e tontura.[56]

No tratamento com EMT profunda, além de cefaleia leve, reportada nos primeiros dias de aplicação, houve queixa de aumento da ansiedade e inquietação, bem como um relato de convulsão tônico-clônica generalizada autolimitada e de curta duração.[54]

No tratamento de transtornos de pânico com estimulação do nervo trigêmeo, houve casos de cefaleia, e todos os pacientes referiram leve parestesia abaixo dos eletrodos durante a estimulação.[13]

Os efeitos colaterais relatados nos estudos com CES foram leves e pouco frequentes, consistindo em náusea, cefaleia, vertigem e irritação da pele pelos eletrodos.[16,35]

▶ DISCUSSÃO

Nas duas últimas décadas, a neuromodulação não invasiva vem progressivamente atraindo a atenção do meio científico com a disseminação de diferentes técnicas e a possibilidade de aplicação em diversas patologias.

No campo dos transtornos de ansiedade e dos transtornos relacionados a trauma e a estressores, há vários estudos sendo produzidos. Todavia, há muitas limitações na condução desses trabalhos.[70] A maior parte dos estudos conta com uma amostra pequena de indivíduos, o que pode enviesar os resultados encontrados. Outros pontos a serem ressaltados são a definição pouco clara dos critérios de inclusão e exclusão, bem como a dificuldade de controle das medicações usadas concomitantemente pelos pacientes.

A comparação entre os estudos fica prejudicada devido à falta de padronização dos parâmetros de estimulação e das medidas de avaliação. Além disso, os trabalhos contam com poucos dados de seguimento pós-tratamento, o que deixa dúvidas a respeito da sustentação dos resultados ao longo do tempo.

Um ponto bastante desafiador é o fato de a fisiopatologia dos transtornos de ansiedade e dos transtornos relacionados a trauma e a estressores ainda não estar bem estabelecida.

Há muitos achados conflitantes na literatura, o que dificulta a eleição de alvos mais precisos para a elaboração dos protocolos de estimulação.

O avanço das pesquisas em excitabilidade cortical pode contribuir para a escolha de melhores estratégias de neuromodulação, uma vez que ajuda a oferecer substratos anatômico-funcionais a partir da alteração do padrão da excitabilidade do córtex.[63]

Por sua vez, as técnicas de neuromodulação atuais não permitem a estimulação de estruturas mais profundas ao córtex, deixando de atingir regiões possivelmente envolvidas nos transtornos de ansiedade, como a amígdala, o hipocampo e o estriado, bem como influenciando na eficácia dos tratamentos.[1]

Entre as técnicas mencionadas nos estudos, algumas têm surgimento bastante recente e, por conseguinte, apresentam poucas evidências de eficácia. No REAC, por exemplo, haveria necessidade de aprimoramento da metodologia dos estudos e replicação dos resultados para que a técnica fosse recomendada. A estimulação do nervo trigêmeo já vem sendo utilizada no tratamento de várias patologias há alguns anos, mas apenas recentemente passou a ser usada no tratamento de transtornos psiquiátricos. Logo, ainda há pouca evidência científica para essa técnica. Há estudos da década de 1980 que utilizaram a CES para o tratamento de condições psiquiátricas. Entretanto, para os transtornos de ansiedade, essa modalidade ainda carece de estudos controlados que comprovem sua eficácia.

A técnica com mais experimentos para os transtornos de ansiedade e transtornos relacionados a trauma e a estressores é a EMTr.

Até o momento, não há elementos suficientes para definir quais as melhores estratégias para o tratamento do TAG com neuromodulação, mas tem-se apostado na inibição do CPFDL direito, com o intuito de reduzir a atividade neuronal nessa área e, por conseguinte, modular outras estruturas envolvidas no transtorno.

Para o transtorno de pânico, verificou-se que a maioria dos estudos de EMTr com resultados satisfatórios estimulou o CPFDL direito com baixa frequência, mas ainda há a necessidade de mais evidências para considerar as técnicas de neuromodulação uma alternativa para o tratamento dessa doença.

No tratamento de sintomas do transtorno de ansiedade social, baixas frequências têm sido aplicadas na região do córtex pré-frontal ventromedial direito. Entretanto, como as evidências são baseadas em relatos de casos, há uma grande limitação para se generalizar os resultados obtidos.

Os estudos de EMTr para TEPT mostraram resultados satisfatórios no controle dos sintomas, mas os protocolos desses trabalhos são bastante divergentes. Possíveis explicações para tais achados podem estar ligadas ao número e à periodicidade das sessões realizadas, às intensidades de estimulação, à quantidade de pulsos realizados e ao tempo após o término do estudo em que os pacientes foram avaliados.[69]

Nos estudos de neuromodulação em transtornos de ansiedade e transtornos relacionados a trauma e a estressores, é frequente encontrar respostas semelhantes em grupos ativo e placebo, o que complica a interpretação dos resultados e dificulta a determinação dos parâmetros mais adequados para o tratamento.

Não se pode deixar de observar que grande parte dos indivíduos com transtornos de ansiedade e TEPT apresenta sintomas depressivos. Vários estudos de neuromodulação mostram melhora de sintomas depressivos concomitante à melhora dos sintomas de ansiedade e de TEPT. Desse modo, existe a possibilidade de que as melhoras nos transtornos de ansiedade e no TEPT ocorram pela redução dos sintomas depressivos, e não exatamente pela redução dos sintomas ansiosos.[75] Contudo, não há elementos suficientes que suportem essa tese.

Espera-se que os atuais resultados encontrados para neuromodulação nos transtornos de ansiedade e nos transtornos relacionados a trauma e a estressores sirvam como ponto de partida para a expansão científica no tema, com a multiplicação de estudos randomizados controlados.

▶ CONSIDERAÇÕES FINAIS

A escassez de estudos controlados, bem como o número pequeno das amostras dos trabalhos, tornam o atual nível de evidência insuficiente para atestar a segurança, a tolerabilidade e a eficácia dos tratamentos com neuromodulação para os transtornos de ansiedade e os transtornos relacionados a trauma e a estressores. Assim, até o momento, ainda não se pode recomendar o uso das técnicas de neuromodulação não invasivas no tratamento desses transtornos.

Espera-se que os avanços técnicos, bem como o aumento nas pesquisas nessa área, possam favorecer resultados mais consistentes e protocolos mais sistematizados em um futuro próximo.

▶ REFERÊNCIAS

1. Machado S, Paes F, Velasques B, Teixeira S, Piedade R, Ribeiro P, et al. Is rTMS an effective therapeutic strategy that can be used to treat anxiety disorders? Neuropharmacology. 2012;62(1):125-34.

2. Paes F, Machado S, Arias-Carrión O, Velasques B, Teixeira S, Budde H, et al. The value of repetitive transcranial magnetic stimulation (rTMS) for the treatment of anxiety disorders: an integrative review. CNS Neurol Disord Drug Targets. 2011;10(5):610-20.

3. Coutinho FC, Dias GP, Bevilaqua MCN, Gardino PF, Range BP, Nardi AE. Current concept of anxiety: implications from Darwin to the DSM-V for the diagnosis of generalized anxiety disorder. Expert Rev Neurother. 2010;10(8):1307-20.

4. Pallanti S, Bernardi S. Neurobiology of repeated transcranial magnetic stimulation in the treatment of anxiety: a critical review. Int Clin Psychopharmacol. 2009;24(4):163-73.

5. Zwanzger P, Fallgatter AJ, Zavorotnyy M, Padberg F.Anxiolytic effects of transcranial magnetic stimulation-an alternative treatment option in anxiety disorders? J Neural Transm (Vienna). 2009;116(6):767-75.

6. Kessler RC, Chiu WT, Demler O, Merikangas KR, Walters EE. Prevalence, severity, and comorbidity of 12-month DSM-IV disorders in the national comorbidity survey replication. Arch Gen Psychiatry. 2005;62(6):617-27.

7. Bandelow B, Michaelis S. Epidemiology of anxiety disorders in the 21st century. Dialogues Clin Neurosci. 2015;17(3):327-35.

8. Bandelow B, Zohar J, Hollander E, Kasper S, Moller HJ. World Federation of Societies of Biological Psychiatry (WFSBP) guidelines for the pharmacological treatment of anxiety, obsessive-compulsive and posttraumatic stress disorders. World J Biol Psychiatry. 2002;3(4):171-99.

9. Paes F, Baczynski T, Novaes F, Marinho T, Arias-Carrión O, Budde H, et al. Repetitive transcranial magnetic stimulation (rTMS) to treat social anxiety disorder: case reports and a review of the literature. Clin Pract Epidemiol Ment Health. 2013;9:180-8.

10. Shiryaev OY Rogozina MA, Dilina AM, Kharkina DN. Transcranial magnetotherapy of non-psychotic anxiety disorders in psychiatric practice. Neurosci Behav Physiol. 2010;40(5):537-9.

11. Shiozawa P, Leiva AP, Castro CD, da Silva ME, Cordeiro Q, Fregni F, et al. Transcranial direct current stimulation for generalized anxiety disorder: a case study. Biol Psychiatry. 2014;75(11):17-8.

12. Brunoni AR, Nitsche MA, Bolognini N, Bikson M, Wagner T, Merabet L, et al. Clinical research with transcranial direct current stimulation (tDCS): Challenges and future directions. Brain Stimul. 2012;5(3):175-95.

13. Trevizol AP, Shiozawa P, Sato IA, Calfat EL, Alberto RL, Cook IA, et al. Trigeminal nerve stimulation (TNS) for generalized anxiety disorder: a case study. Brain Stimul. 2015;8(3):659-60.

14. Trevizol AP, Sato IA, Cook IA, Lowenthal R, Barros MD, Cordeiro Q, et al. Trigeminal nerve stimulation (TNS) for panic disorder: an open label proof-of-concept trial. Brain Stimul. 2016;9(1):161-2.

15. George MS, Aston-Jones G. Noninvasive techniques for probing neurocircuitry and treating illness: vagus nerve stimulation (VNS), transcranial magnetic stimulation (TMS) and transcranial direct current stimulation (tDCS). Neuropsychopharmacology. 2010;35(1):301–16.

16. Kirsch DL, Nichols F. Cranial electrotherapy stimulation for treatment of anxiety, depression, and insomnia. Psychiatr Clin North Am. 2013;36(1):169-76.

17. Feusner JD, Madsen S, Moody TD, Bohon C, Hembacher E, Bookheimer SY, et al. Effects of cranial electrotherapy stimulation on resting state brain activity. Brain Behav. 2012;2(3):211-20.

18. Rinaldi S, Fontani V, Moretti E, Rosettani B, Aravagli L, Saragò G, et al. A new approach on stress-related depression & anxiety: Neuro-Psycho- Physical-Optimization with Radio Electric Asymmetric-Conveyer. Indian J Med Res. 2010;132:189-94.

19. Resseler KJ, Mayberg HS. Targeting abnormal neural circuits in mood and anxiety disorders: from the laboratory to the clinic. Nat Neurosci. 2007;10(9):1116-24.

20. Heller W, Nitschke JB, Etienne MA, Miller GA. Patterns of regional brain activity differentiate types of anxiety. J Abnorm Psychol. 1997;106(3):376-85.

21. Heller W, Nitschke JB. The puzzle of regional brain activity in depression and anxiety: the importance of subtypes and comorbidity. Cogn Emot. 1998 12:421-47.

22. Gorman JM, Kent JM, Sullivan GM, Coplan JD. Neuroanatomical hypothesis of panic disorder, revised. Am J Psychiatry. 2000;157(4):493-505.

23. Hariri AR, Mattay VS, Tessitore A, Fera F, Weinberger DR. Neocortical modulation of the amygdala response to fearful stimuli. Biol Psychiatry. 2003;53(6):494-501.

24. Bishop S, Duncan J, Brett M, Lawrence AD. Prefrontal cortical function and anxiety: controlling attention to threat-related stimuli. Nat Neurosci. 2004;7(2):184-8.

25. Kanno M, Matsumoto M, Togashi H, Yoshioka M, Mano Y. Effects of repetitive transcranial magnetic stimulation on behavioral and neurochemical changes in rats during an elevated plus-maze test. J Neurol Sci. 2003;211(1-2):5-14.

26. Schutter DJ, van Honk J, d'Alfonso AA, Postma A, de Haan EH. Effects of slow rTMS at the right dorsolateral prefrontal cortex on EEG asymmetry and mood. Neuroreport. 2001;12(3):445-7.

27. Isogawa K, Fujiki M, Akiyoshi J, Tsutsumi T, Horinouchi Y, Kodama K, et al. Anxiety induced by repetitive transcranial magnetic stimulation is suppressed by chronic treatment of Paroxetine in rats. Pharmacopsychiatry. 2003;36(1):7-11.

28. Isogawa K, Fujiki M, Akiyoshi J, Tsutsumi T, Kodama K, Matsushita H, et al. Anxiolytic suppression of repetitive transcranial magnetic stimulation-induced anxiety in the rats. Prog Neuropsychopharmacol Biol Psychiatry. 2005;29(5):664-8.

29. Winick RL. Cranial electrotherapy stimulation (CES): a safe and effective low cost means of anxiety control in a dental practice. Gen Dent. 1999;47(1):50-5.

30. Olivieri EB, Vecchiato C, Ignaccolo N, Mannu P, Castagna A, Aravagli L, et al. Radioelectric brain stimulation in the treatment of generalized anxiety disorder with comorbid major depression in a psychiatric hospital: a pilot study. Neuropsychiatr Dis Treat. 2011;7:449-55.

31. American Psychiatric Association. Manual diagnóstico e estatístico de transtornos mentais: DSM-5. 5. ed. Porto Alegre: Artmed; 2014.

32. Gorman JM. Comorbid depression and anxiety spectrum disorders. Depress Anxiety. 1996-1997;4(4):160-8.

33. Krain AL, Gotimer K, Hefton S, Ernst M, Castellanos FX, Pine DS, et al. A functional magnetic resonance imaging investigation ofuncertainty in adolescents with anxiety disorders. Biol Psychiatry. 2008;63(6):563-8

34. Bystritsky A, Kerwin LE, Feusner JD. A preliminary study of fMRI-guidedrTMS in the treatment of generalized anxiety disorder: 6-month follow-up. J Clin Psychiatry. 2009;70(3):431-2.

35. Bystritsky A, Kerwin L, Feusner J. A pilot study of cranial electrotherapy stimulation for generalized anxiety disorder. J Clin Psychiatry. 2008;69(3):412-7.

36. Kessler RC, Ruscio AM, Shear K, Wittchen HU. Epidemiology of anxiety disorders. Curr Top Behav Neurosci. 2010;2:21-35.

37. Mannu P, Rinaldi S, Fontani V, Castagna A, Margotti ML. Noninvasive brain stimulation by radioelectric asymmetric conveyor in the treatment of agoraphobia: open-label, naturalistic study. Patient Prefer Adherence. 2011;5:575-80.

38. van den Heuvel OA, Veltman DJ, Groenewegen HJ, Witter MP, Merkelbach J, Cath DC, et al. Disorder-specific neuroanatomical correlates of attentional bias in obsessive-compulsive disorder, panic disorder, and hypochondriasis. Arch Gen Psychiatry. 2005;62(8):922-33.

39. Machado S, Santos V, Paes F, Arias-Carrión O, Carta MG, Silva AC, et al. Repetitive transcranial magnetic stimulation (rTMS) to treat refractory panic disorder patient: a case report. CNS Neurol Disord Drug Targets. 2014;13(6):1075-8.

40. Garcia-Toro M, Salva CJ, Crespi FM, Andres TJ, Aguirre OI, Bosch CC. Panic disorder and transcranial magnetic stimulation. Actas Esp Psiquiatr. 2002;30(4):221-4.

41. Prasko J, Zalesky R, Bares M, Horacek J, Kopecek M, Novak T, et al. The effect of repetitive transcranial magnetic stimulation (rTMS) add on serotonin reuptake inhibitors in patients with panic disorder: a randomized, double blind sham controlled study. Neuro Endocrinol Lett. 2007;28(1):33-8.

42. Machado S, Arias-Carrión O, Paes F, Vieira RT, Caixeta L, Novaes F, et al. Repetitive transcranial magnetic stimulation for clinical applications in neurological and psychiatric disorders: an overview. Eurasian J Med. 2013;45(3):191-206.

43. Mantovani A, Lisanby SH, Pieraccini F, Ulivelli M, Castrogiovanni P, Rossi S. Repetitive transcranial magnetic stimulation (rTMS) in the treatment of panic disorder (PD) with comorbid major depression. J Affect Disord. 2007;102(1-3):277-80.

44. Mantovani A, Aly M, Dagan Y, Allart A, Lisanby SH. Randomized sham controlled trial of repetitive transcranial magnetic stimulation to the dorsolateral prefrontal cortex for the treatment of panic disorder with comorbid major depression. J Affect Disord. 2013;144(1-2):153-9.

45. Mannu P, Rinaldi S, Fontani V, Castagna A, Margotti ML. Radio electric treatment vs. Es-Citalopram in the treatment of panic disorders associated with major depression: an open-label, naturalistic study. Acupunct Electrother Res. 2009;34(3-4):135-49.

46. Pallanti S, Borgheresi A, Pampaloni I, Giovannelli F, Bernardi S, Cantisani A, et al. Motor cortex excitability correlates with novelty seeking in social anxiety: a transcranial magnetic stimulation investigation. J Neurol. 2010;257(8):1362-8.

47. Fontani V, Mannu P, Castagna A, Rinaldi S. Social anxiety disorder: radio electric asymmetric conveyor brain stimulation versus sertraline. Patient Prefer Adherence. 2011;5:581-6.

48. Amir N, Beard C, Przeworski A. Resolving ambiguity: the effect of experience on interpretation of ambiguous events in generalized social phobia. J Abnorm Psychol. 2005 114(3):402-8.

49. Schneier FR, Liebowitz MR, Abi-Dargham A, Zea-Ponce Y, Lin SH, Laruelle M. Low dopamine D2 receptor binding potential in social phobia. Am J Psychiatry. 2000;157(3):457-9.

50. Paes F, Machado S, Arias-Carrión O, Silva AC, Nardi AE. rTMS to treat social anxiety disorder: a case report. Rev Bras Psiquiatr. 2013;35(1):99-100.

51. Lanius RA, Vermetten E, Loewenstein RJ, Brand B, Schmahl C, Bremner JD, et al. Emotion modulation in PTSD: Clinical and neurobiological evidence for a dissociative subtype. Am J Psychiatry. 2010;167(6): 640-7.

52. Novakovic V, Sher L, Lapidus KA, Mindes J, A Golier J, Yehuda R. Brain stimulation in posttraumatic stress disorder. Eur J Psychotraumatol. 2011;2.

53. Watts BV, Landon B, Groft A, Young-Xu Y. A sham controlled study of repetitive transcranial magnetic stimulation for posttraumatic stress disorder. Brain Stimul. 2012;5(1):38-43.

54. Isserles M, Shalev AY, Roth Y, Peri T, Kutz I, Zlotnick E, et al. Effectiveness of deep transcranial magnetic stimulation combined with a brief exposure procedure in post-traumatic stress disorder: a pilot study. Brain Stimul. 2013;6(3):377-83.

55. Cohen H, Kaplan Z, Kotler M, Kouperman I, Moisa R, Grisaru N. Repetitive transcranial magnetic stimulation of the right dorsolateral prefrontal cortex in posttraumatic stress disorder: a double-blind, placebo-controlled study. Am J Psychiatry. 2004;161(3):515-24.

56. Boggio PS, Rocha M, Oliveira MO, Fecteau S, Cohen RB, Campanhã C, et al. Noninvasive brain stimulation with high-frequency and low-intensity repetitive transcranial magnetic stimulation treatment for posttraumatic stress disorder. J Clin Psychiatry. 2010;71(8):992-9.

57. Lanius RA, Williamson PC, Densmore M, Boksman K, Gupta MA, Neufeld RW, et al. Neural correlates of traumatic memories in posttraumatic stress disorder: A functional MRI investigation. Am J Psychiatry. 2001;158(11):1920-2.

58. Phan KL, Britton JC, Taylor SF, Fig L M, Liberzon I. Corticolimbic blood flow during nontraumatic emotional processing in posttraumatic stress disorder. Arch Gen Psychiatry. 2006;63(2):184-92.

59. Carrion VG, Garrett A, Menon V, Weems CF, Reiss AL. Posttraumatic stress symptoms and brain function during a response-inhibition task: an fMRI study in youth. Depress Anxiety. 2008;25(6):514-26.

60. Bossini L, Tavanti M, Calossi S, Lombardelli A, Polizzotto NR, Galli R., et al. Magnetic resonance imaging volumes of the hippocampus in drug-naive patients with posttraumatic stress disorder without comorbidity conditions. J Psychiatr Res. 2008;42(9):752-62.

61. Bremner JD, Narayan M, Staib LH, Southwick SM, McGlashan T, Charney DS. Neural correlates of memories of childhood sexual abuse in women with and without posttraumatic stress disorder. Am J Psychiatry. 1999;156(11):1787-95.

62. Thomaes K, Dorrepaal E, Draijer NP, de Ruiter MB, Elzinga BM, Van Balkom AJ, et al. Increased activation of the left hippocampus region in Complex PTSD during encoding and recognition of emotional words: a pilot study. Psychiatry Res. 2009;171(1):44-53.

63. Rossi S, De Capua A, Tavanti M, Calossi S, Polizzotto NR, Mantovani A, et al. Dysfunctions of cortical excitability in drug-naïve posttraumatic stress disorder patients. Biol Psychiatry. 2009;66(1):54-61.

64. Grisaru N, Amir M, Cohen H, Kaplan Z. Effect of transcranial magnetic stimulation in posttraumatic stress disorder: a preliminary study. Biol Psychiatry. 1998;44(1):52-5.

65. McCann UD, Kimbrell TA, Morgan CM, Anderson T, Geraci M, Benson BE, et al. Repetitive transcranial magnetic stimulation for posttraumatic stress disorder. Arch Gen Psychiatry. 1998;55(3):276-9.

66. Wassermann EM, Zimmermann T. Transcranial magnetic brain stimulation: therapeutic promises and scientific gaps. Pharmacol Ther. 2012;133(1):98-107.

67. Rosenberg PB, Mehndiratta RB, Mehndiratta YP, Wamer A, Rosse RB, Balish M. Repetitive transcranial magnetic stimulation treatment of comorbid posttraumatic stress disorder and major depression. J Neuropsychiatry Clin Neurosci. 2002;14(3):270-6.

68. Cohen H, Kaplan Z, Kotler M, Kouperman I, Moisa R, Grisaru N. Repetitive transcranial magnetic stimulation of the right dorsolateral prefrontal cortex in posttraumatic stress disorder: a doubleblind, placebo-controlled study. Am J Psychiatry. 2004;161(3):515-24.

69. Nam DH, Pae CU, Chae JH. Low-frequency, repetitive transcranial magnetic stimulation for the treatment of patients with posttraumatic stress disorder: a double-blind, sham-controlled study. Clin Psychopharmacol Neurosci. 2013;11(2):96-102.

70. Lefaucheur JP, André-Obadia N, Antal A, Ayache SS, Baeken C, Benninger DH, et al. Evidence-based guidelines on the therapeutic use of repetitive transcranial magnetic stimulation (rTMS). Clin Neurophysiol. 2014;125(11):2150-206.

71. Cook IA, Abrams M, Leuchter AF. Trigeminal nerve stimulation for comorbid posttraumatic stress disorder and major depressive disorder. Neuromodulation. No prelo 2016.

72. Helsley S, Sheikh T, Kim KY, Park SK. ECT therapy in PTSD. Am J Psychiatry. 1999;156(3):494-5.

73. Margoob MA, Ali Z, Andrade C. Efficacy of ECT in chronic, severe, antidepressant- and CBT-refractory PTSD: an open, prospective study. Brain Stimulation. 2010;3(1):28-35.

74. Ahmadi N, Moss L, Simon E, Nemeroff CB, Atre-Vaidya N. Efficacy and long-term clinical outcome of comorbid posttraumatic stress disorder and major depressive disorder after electroconvulsive therapy. Depress Anxiety. No prelo 2015.

75. Hedges DW, Higginbotham BJ, Salyer DL, Lund TD. Transcranial magnetic stimulation effects on one-trial learning and response to anxiogenic stimuli in adult male rats. J ECT. 2005;21(1):25-30.

17

CRIANÇAS E ADOLESCENTES

PAULO BELMONTE-DE-ABREU, ALEXEI GIL

Apesar de já contarem com farta documentação de eficácia e segurança no tratamento de diferentes transtornos mentais de adultos e de idosos, as novas técnicas de neuromodulação têm sido pouco utilizadas em crianças e adolescentes, não só como uma forma de investigação dos processos fisiopatológicos envolvidos na doença mental e dos efeitos da neuromodulação sobre eles, mas também como alternativa terapêutica aos tratamentos atuais. Além disso, essas novas técnicas permanecem tendo baixo índice de publicações. Por esse motivo, seu uso ainda segue restrito, ocorrendo, principalmente, em clínicas privadas e em forma experimental. Dessa maneira, requer maiores cuidados, concordância dos pais e responsáveis, bem como assinatura de Termo de Consentimento Livre e Esclarecido. Apesar já estar sendo utilizada no tratamento de transtorno mentais em crianças e adolescentes, a neuromodulação nessa população segue suscitando uma série de dúvidas e inseguranças com relação a sua eficácia e segurança, sobretudo em decorrência da falta de conhecimento robusto a respeito do efeito da estimulação cerebral em pessoas cujo cérebro ainda está em desenvolvimento.

Já se sabe, além disso, que alguns quadros específicos envolvem diferentes condições relacionadas a alterações do neurodesenvolvimento, sendo que o avanço no entendimento dessas alterações pode vir a definir qual a técnica de neuromodulação mais indicada e quais ajustes de parâmetros já definidos para adultos devem ser feitos. Um bom exemplo é o transtorno de déficit de atenção/hiperatividade (TDAH). A hiperatividade é um dos sintomas cardinais dessa doença, cuja fisiopatologia seria o desequilíbrio entre processos excitatórios e inibitórios no córtex motor.[1] A redução da função inibitória do cérebro devida à ineficiência do controle das funções executivas (*top down regulation*) parece ter um papel importante no TDAH[2] e pode ser a chave para uma maior compreensão desse transtorno e seu tratamento. A partir dessas evidências, a neuromodulação de crianças e adolescentes com TDAH deve ter parâmetros mais estudados, tais como frequência e intensidade dos estímulos, para maior efetividade do método nesse grupo populacional e garantia de segurança de procedimentos conhecidos no cérebro de adultos estendida a cérebros vulneráveis em desenvolvimento.

Este capítulo se propõe a realizar uma revisão e uma síntese do que se conhece em neuromodulação de crianças e adolescentes, descrevendo as técnicas mais utilizadas, os parâmetros com maior efetividade, as indicações clínicas mais bem estabelecidas e a segurança desses métodos nessa população.

Além disso, serão abordadas as semelhanças e diferenças em relação à neuromodulação de adultos e idosos, com destaque para as principais lacunas de conhecimento na área. Para isso, foi feita uma busca de artigos com os termos *"neuromodulation psychiatry"* e depois *"rTMS"* e *"tDCS"* com os limites: AND *"infant"* AND *"adolescent"* (Tab. 17.1).

Os 12 estudos de neuromodulação em crianças e adolescentes foram de Baruth e colaboradores,[3] de Bruckman e colaboradores,[4] de Croarkin e colaboradores,[5] de Helfritch e colaboradores,[6] de Gillik e colaboradores,[7] de Kwon e colaboradores,[8] de Le e colaboradores,[9] de Misra e colaboradores[10], de Nielson e colaboradores,[11] de McGough e colaboradores,[12] de Sokhadze e colaboradores[13-15] e de Sun e colaboradores.[16] As patologias estudadas foram autismo e transtornos do espectro autista (TEA), depressão resistente, TDAH, síndrome de Tourette, enxaqueca e epilepsia.

Dos relatos selecionados, um estudo investigou a segurança como desfecho primário com estimulação magnética transcraniana (EMT) de baixa frequência (1 Hz). O estudo excluiu casos com história de convulsões e de uso de medicações passíveis de redução de limiar de convulsão, bem como casos com implantes metálicos.[11]

Os demais estudos que analisaram desfechos clínicos com neuromodulação em crianças e adolescentes selecionaram pacientes com sete tipos de diagnósticos (autismo e TEA, TDAH, depressão resistente, síndrome de Tourette, epilepsia, enxaqueca refratária e hemiparesia congênita).

1. AUTISMO E TEA: Foram listados dois estudos de neuromodulação feitos pelo mesmo grupo.[13,15] A pesquisa de 2010 utilizou estimulação magnética transcra-

TABELA 17.1 **RESULTADOS DA REVISÃO MEDLINE**		
TERMOS *MESH*	**ENSAIOS CLÍNICOS**	**METANÁLISES**
Neuromodulation psychiatry (NP)	412	12
NP AND infant OR child OR adolescent	10	0
rTMS treatment	2.592	62
rTMS treatment AND infant OR adolescent	89	0
tDCS treatment	1.657	25
tDCS limites infant OR child OR adolescent	60	0

niana repetitiva (EMTr) em 13 crianças e adolescentes de 9 a 27 anos com TEA, definido pelo *Manual diagnóstico e estatístico de transtornos mentais* (DSM-IV--TR)[17] e pelo *Autism Diagnostic Interview-Revised* (ADI-R),[18] em um estudo com delineamento de ensaio clínico aberto. Todos os sujeitos tinham quociente de inteligência (QI) acima de 80, determinado pela Escala Wechsler de Inteligência para crianças (WISC-IV)[19] ou pela Escala Wechsler Abreviada de Inteligência para adultos (WASI).[20] A EMTr foi aplicada duas vezes por semana durante três semanas, no total de seis tratamentos, com frequência de 0,5 Hz, no córtex pré-frontal dorsolateral esquerdo (CPFDLE) posicionado a 5 cm anterior à linha média, com bobina de figura de 8, a 90% do limiar motor, com 150 pulsos/dia (15 séries de 10 s com intervalo de 20-30 segundos). A idade média foi de 15,6 anos (desvio-padrão de 5,8 anos e variação de 8-27 anos), em 12 homens e 1 mulher, com QI médio de 94,3 (desvio-padrão de 16,6).

Foi observada diminuição do comportamento repetitivo-ritualístico (medido pela Repetitive Behavior Scale) do escore basal de 25,0 (desvio-padrão de 6,2) para o final de 18,0 (desvio-padrão de 8,6) qui-quadrado de 2,66, p = 0,02. A mudança foi principalmente devida à redução de comportamentos obsessivo-compulsivos relatados por cuidadores. Não houve mudança na percepção social, na irritabilidade ou na hiperatividade.

O segundo estudo, de 2014, envolveu 54 adolescentes com autismo (44 homens e 10 mulheres). Os pacientes tinham idade média de 14,5 anos (desvio-padrão de 2,9 anos), sendo que em 27 deles foi aplicado estímulo de 1,0 Hz por semana e, nos outros 27, aplicou-se um estímulo-placebo semanal, durante 18 semanas. As idades eram semelhantes: sujeitos com estímulo ativo com idade média de 14,8 anos, intervalo de confiança de 3,2, e os controles com idade média de 14,1 anos (desvio-padrão de 2,6). O protocolo seguia mudança de posicionamento da bobina (na primeira semana, no CPFDLE; na segunda, no córtex pré-frontal dorsolateral direito [CPFDLD]; nas demais semanas, bilateralmente, de forma alternada). A bobina foi posicionada a 5 cm para a frente da linha média, na frequência de 1,0 Hz, a 90% do limiar motor, com 180 pulsos/dia, em nove séries de 20 pulsos cada, e intervalo interpulsos de 20 a 30 segundos.

O estudo mostrou mudança significativa em diversos índices de desempenho cognitivo (melhora na atenção a alvos, redução da hiper-reatividade a não alvos e de erros em estímulos-alvo, bem como aumento de potenciais de resposta reflexos de monitoração de erros e de sua correção). Além disso, foi observada redução significativa de movimentos repetitivos e estereotipados, de comportamentos repetitivos e de hiperatividade e irritabilidade, de acordo com avaliação social e clínica.

2. TDAH: Foram identificados três estudos, de Bruckman e colaboradores,[4] Helfrtich e colaboradores[6] e McGough e colaboradores.[12] O primeiro, de Bruckman,[4] estudou o efeito de estimulação magnética única sobre potenciais evocados em 20 adolescentes com TDAH, comparados a 19 controles. A idade média foi de 11,4 anos (pacientes) e 12,2 anos (controles), variando de 8,8 a 14 anos nos casos e de 8,2 a 14,8 anos nos controles. Entre os casos, 18 eram do sexo masculino e dois do sexo feminino, enquanto, entre os controles, havia 17 meninos e duas meninas. Tanto os escores de dominância manual (EHI) quanto os de inteligência foram semelhantes: EHI de 91 nos casos (desvio-padrão de 11) e de 87 nos controles (desvio-padrão de 16) e QI total de 106,9 nos casos (desvio-padrão de 0,6) e de 116,6 nos controles (desvio-padrão de 10,4), com variação de 81 a 130 nos casos e de 97 a 132 nos controles. Não houve relato de efeitos adversos.

O segundo estudo, de Helfritch,[6] investigou a EMTr em 25 pacientes entre 8 e 14 anos (média de 11,06 anos, desvio-padrão de 1,7, variação de 8,4 a 13,9 anos), sendo 23 do sexo masculino e dois do sexo feminino, com QI total, de acordo com o CFT-20, de 96,66 (desvio-padrão de 12,2). Foram aplicados estímulos de 1 Hz no córtex motor primário (M1) esquerdo por 15 minutos, no total de 900 estímulos por sessão, de forma contínua, sem intervalo, na intensidade de 80% do limiar motor, ou, no caso de ausência de resposta, a 100% do limiar motor.

Por fim, o terceiro estudo, de McGough,[12] utilizou estimulação elétrica (TENS) em crianças e adolescentes de 7 a 14 anos com TDAH, em um ensaio clínico aberto de oito semanas de duração (EMS7500 Stimulator, TENS Products, Inc.), gerando frequência de 120 Hz, pulso de 250 milissegundos, ciclos de 30 segundos alternados com intervalos iguais (*on-off*). Foram utilizados eletrodos autoadesivos de gel (NeuroSigma, Inc., Los Angeles, CA), colocados bilateralmente nos ramos V1 do nervo trigêmeo por 7 e 9 horas cada noite, com 2 a 4 mA, baseados no nível abaixo do limiar de desconforto na primeira aplicação, utilizando fonte de energia de 9-V (Eveready Energizer L522, Energizer), recarregáveis e recolocados a cada noite.

De forma geral, o tratamento de TENS foi bem tolerado, sem abandono devido a efeitos adversos ou outros efeitos colaterais. Os efeitos adversos ao longo de oito semanas foram o piscar de olho e cefaleia. Apenas o primeiro foi considerado ligado ao tratamento e desapareceu com mudança do local dos eletrodos. Em dois casos, foi relatada ocorrência de cefaleia, que respondeu espontaneamente. Os efeitos colaterais moderados ou severos, observados em mais de 5% dos casos, foram dificuldade para dormir (29%), pesadelos (21%), sonolência (21%), nervosismo (58%), cansaço ou fadiga (21%), irritabilidade (42%), memória pobre (46%), baixa concentração (92%), sensação de estranheza e irrealidade (8%), cefaleia (13%), nariz entupido (24%), hipersalivação (85%), contração muscular (8%), problemas de ficar parado (71%), problema de concentração (71%), fala arrastada (8%), desconforto no estômago (8%), sudorese excessiva (8%), ganho de peso (8%), diminuição de acuidade mental (13%), dificuldade para encontrar palavras (8%), apatia e indiferença emocional (13%).

3. EPILEPSIA: Sun[16] aplicou EMTr de baixa frequência em pacientes com epilepsia, com idade variando de 14 a 42 anos, em um estudo randomizado, simples-cego controlado por placebo, com estímulo de 90% do limiar motor (LM) no grupo de tratamento ativo e 20% do LM no grupo-controle. Os efeitos adversos foram cefaleia (2 casos) e zumbido (4 casos, 12,9%). Foram aplicados 500 estímulos de 0,5 Hz, com intervalo de 600 segundos, em duas semanas, três sessões diárias de 500 pulsos de 0,5 Hz. O estudo observou diminuição de 79,8% na frequência de convulsões (qui-quadrado de 2,3% comparado ao placebo), com efeito de duração de seis meses (o estudo não separou efeito por idade ou grupo adulto-adolescente).

4. DEPRESSÃO RESISTENTE: Foi identificado um estudo, de Croarkin e colaboradores,[5] que aplicou EMTr em oito adolescentes, com frequência de 10 Hz, a 120% do limiar motor, no CPFDLE, *trains* de 4 segundos com intervalos de 26 segundos, no total de 75 *trains* e 3.000 estímulos por sessão. Foi observada diminuição do limiar motor na quinta semana, com redução do risco de suicídio e boa tolerabilidade.

5. HEMIPARESIA CONGÊNITA: Foi identificado um estudo, de Gillick e colaboradores,[21] que aplicou EMTr em 19 pacientes com hemiparesia congênita, utilizando estímulos repetidos de 6 Hz alternados com 1 Hz no hemisfério contralesional, em cinco sessões com 600 pulsos (6 Hz intermitente e 1 Hz contínuo), a 90% do limiar motor, no córtex motor primário (M1) contralesional, em associação com fisioterapia de reabilitação. Cefaleia e irritação de pele foram os efeitos adversos mais frequentes, sem diferença significativa entre o grupo-placebo e o experimental. Não foram observadas convulsões, e a pressão arterial e a frequência cardíaca retornaram ao normal depois dos estímulos.

6. SÍNDROME DE TOURETTE: Foram encontrados dois estudos, um de Kwon e colaboradores[8] e outro de Le e colaboradores.[9] Kwon e colaboradores[8] estudaram EMTr em 10 pacientes com idade média de 11,2 anos diagnosticados com síndrome de Tourette e TDAH, ao longo de 12 semanas, com estímulo em área motora suplementar com frequência de 1 Hz, a 100% do limiar motor, com 1.200 estímulos/dia. Não foram relatados efeitos colaterais nem piora de TDAH, depressão, ansiedade ou tiques por 12 semanas.

O segundo estudo, de Le e colaboradores[9], relatou 25 sujeitos de 7 a 16 anos (média 10,61 anos, desvio-padrão de 2,18 anos) que receberam EMTr também na área motora suplementar, com estímulos de 1 Hz, a 110% do limiar motor, em séries de 60 pulsos com intervalo de 1 segundo, repetidos 20 vezes, no total de 1.200 estímulos/dia, com 20 minutos/dia. Foi observada melhora em 68% dos casos, sem efeitos adversos de convulsões ou memória, apenas de sonolência no primeiro dia.

7. ENXAQUECA REFRATÁRIA: Foi identificado um estudo, de Misra e colaboradores,[10] que aplicou EMTr em 51 sujeitos com idades entre 16 e 61 anos, com estímulos de 10 Hz no córtex frontal esquerdo, com 600 pulsos em 10 séries, sendo observada redução progressiva de crises, perto de 80% na primeira semana, mais 50% na segunda semana, e um pouco mais de 80% na quarta semana.

▶ DISCUSSÃO

Apesar de poucos estudos, e um número pequeno de casos tanto em crianças quanto em adolescentes, observa-se, de forma geral, que os três métodos (EMT, ETCC e TENS) se mostraram seguros, tanto em protocolos de alta quanto de baixa frequência e intensidade de estímulo. Entretanto, o efeito clínico sobre os diferentes transtornos variou de nulo a modesto. Os protocolos mais conservadores, privilegiando mais inibição cortical do que excitação, com intervalos inter e intraestímulo maiores do que os utilizados em adultos, relatam efeitos significativos e duradouros em crianças e adolescentes com síndrome de Tourette, depressão resistente, TEA, além de outras condições na fronteira da neuropsiquiatria, como epilepsia, dor, paresias e hemiparesias. Com o que se dispõe de evidências, já é possível recomendar essas técnicas para essa população de pacientes, em especial nos casos mais resistentes a outras intervenções, sempre com os devidos cuidados médico-legais de anexar documentação pertinente. Esses cuidados podem permitir e estimular o aumento de estudos de neuromodulação em crianças e adolescentes, não só para estudos de segurança e tolerabilidade, mas para teste de novos alvos e protocolos de localização e dosagem de estímulo (frequência, intensidade, duração, intervalos, etc.).

▶ REFERÊNCIAS

1. Gilbert DL, Isaacs KM, Augusta M, Macneil LK, Mostofsky SH. Motor cortex inhibition: a marker of ADHD behavior and motor development in children. Neurology. 2011;76(7):615-21.

2. Sergeant J. The cognitive-energetic model: an empirical approach to attention-deficit hyperactivity disorder. Neurosci Biobehav Rev. 2000;24(1):7-12.

3. Baruth JM, Casanova MF, El-Baz A, Horrell T, Mathai G, Sears L, et al. Low-frequency repetitive Transcranial Magnetic Stimulation (rTMS) modulates evoked-gamma frequency oscillations in Autism Spectrum Disorder (ASD). J Neurother. 2010;14(3):179-194.

4. Bruckmann S, Hauk D, Roessner V, Resch F, Freitag CM, Kammer T, et al.Cortical inhibition in attention deficit hyperactivity disorder: new insights from the electroencephalographic response to transcranial magnetic stimulation. Brain. 2012;135(Pt 7):2215-30.

5. Croarkin PE, Wall CA, Nakonezny PA, Buyukdura JS, Husain MM, Sampson SM, et al. Increased cortical excitability with prefrontal high-frequency repetitive transcranial magnetic stimulation in adolescents with treatment-resistant major depressive disorder. J Child Adolesc Psychopharmacol. 2012;22(1):56-64.

6. Helfrich C, Pierau SS, Freitag CM, Roeper J, Ziemann U, Bender S. Monitoring cortical excitability during repetitive transcranial magnetic stimulation in children with ADHD: a single-blind, sham-controlled TMS-EEG study. PLoS One. 2012;7(11):e50073.

7. Gillick BT, Feyma T, Menk J, Usset M, Vaith A, Wood TJ, et al. Safety and feasibility of transcranial direct current stimulation in pediatric hemiparesis: randomized controlled preliminary study. Phys Ther. 2015;95(3):337-49.

8. Kwon HJ, Lim WS, Lim MH, Lee SJ, Hyun JK, Chae JH, et al. 1-Hz low frequency repetitive transcranial magnetic stimulation in children with Tourette's syndrome. Neurosci Lett. 2011;492(1):1-4.

9. Le K, Liu L, Sun M, Hu L, Xiao N.Transcranial magnetic stimulation at 1 Hertz improves clinical symptoms in children with Tourette syndrome for at least 6 months. J Clin Neurosci. 2013;20(2):257-62.

10. Misra UK, Kalita J, Bhoi SK. High frequency repetitive transcranial magnetic stimulation (rTMS) is effective in migraine prophylaxis: an open labeled study. Neurol Res. 2012;34(6):547-51.

11. Nielson DM, McKnight CA, Patel RN, Kalnin AJ, Mysiw WJ. Preliminary guidelines for safe and effective use of repetitive transcranial magnetic stimulation in moderate to severe traumatic brain injury. Arch Phys Med Rehabil. 2015;96(4 Suppl):S138-44.

12. McGough JJ, Loo SK, Sturm A, Cowen J, Leuchter AF, Cook IA. An eight-week, open-trial, pilot feasibility study of trigeminal nerve stimulation in youth with attention-deficit/hyperactivity disorder. Brain Stimul. 2015;8(2):299-304.

13. Sokhadze E, Baruth J, Tasman A, Mansoor M, Ramaswamy R, Sears L, et al. Low-frequency repetitive transcranial magnetic stimulation (rTMS) affects event-related potential measures of novelty processing in autism. Appl Psychophysiol Biofeedback. 2010;35(2):147-61.

14. Sokhadze EM, Baruth JM, Sears L, Sokhadze GE, El-Baz AS, Casanova MF. Prefrontal neuromodulation using rTMS improves error monitoring and correction function in autism. Appl Psychophysiol Biofeedback. 2012;37(2):91-102.

15. Sokhadze EM, El-Baz AS, Tasman A, Sears LL, Wang Y, Lamina EV, et al. Neuromodulation integrating rTMS and neurofeedback for the treatment of autism spectrum disorder: an exploratory study. Appl Psychophysiol Biofeedback. 2014;39(3-4):237-57.

16. Sun W, Mao W, Meng X, Wang D, Qiao L, Tao W, et al. Low-frequency repetitive transcranial magnetic stimulation for the treatment of refractory partial epilepsy: a controlled clinical study. Epilepsia. 2012;53(10):1782-9.

17. American Psychiatric Association. Diagnostic and statistical manual of mental disorders: DSM-IV-TR. 4th ed. rev. Washington: APA; 2000.

18. Le Couteur A, Lord C, Rutter M. The autism diagnostic interview-revised (ADI-R). Torrance: WPS; 2003

19. Wechsler D. Wechsler intelligence scale for children(WISC-IV). 4th ed. San Antonio: Harcourt Assessment; 2003.

20. Wechsler D. Wechsler abbreviated scale of intelligence (WASI). San Antonio: Harcourt Assessment; 1999.

21. Gillick BT, Krach LE, Feyma T, Rich TL, Moberg K, Menk J, et al. Safety of primed repetitive transcranial magnetic stimulation and modified constraint-induced movement therapy in a randomized controlled trial in pediatric hemiparesis. Arch Phys Med Rehabil. 2015;96(4 Suppl):S104-13.

▶ LEITURAS SUGERIDAS

Duarte NA, Grecco LA, Galli M, Fregni F, Oliveira CS. Effect of transcranial direct-current stimulation combined with treadmill training on balance and functional performance in children with cerebral palsy: a double-blind randomized controlled trial. PLoS One. 2014;9(8):e105777.

Gillick BT, Krach LE, Feyma T, Rich TL, Moberg K, Thomas W, Cassidy JM, Menk J, Carey JR. Primed low-frequency repetitive transcranial magnetic stimulation and constraint-induced movement therapy in pediatric hemiparesis: a randomized controlled trial. Dev Med Child Neurol. 2014;56(1):44-52.

Hesse S, Waldner A, Mehrholz J, Tomelleri C, Pohl M, Werner C. Combined transcranial direct current stimulation and robot-assisted arm training in subacute stroke patients: an exploratory, randomized multicenter trial. Neurorehabil Neural Repair. 2011;25(9):838-46.

Kirton A, Chen R, Friefeld S, Gunraj C, Pontigon AM, Deveber G. Contralesional repetitive transcranial magnetic stimulation for chronic hemiparesis in subcortical paediatric stroke: a randomised trial. Lancet Neurol. 2008;7(6):507-13.

Le Couteur A, Haden G, Hammal D, McConachie H. Diagnosing autism spectrum disorders in pre-school children using two standardised assessment instruments: the ADI-R and the ADOS. J Autism Dev Disord. 2008;38(2):362-72.

Loo C, McFarquhar T, Walter G. Transcranial magnetic stimulation in adolescent depression. Australas Psychiatry. 2006;14(1):81-5.

Misra UK, Kalita J, Bhoi SK. High-rate repetitive transcranial magnetic stimulation in migraine prophylaxis: a randomized, placebo-controlled study. J Neurol. 2013;260(11):2793-801.

Sun W, Fu W, Mao W, Wang D, Wang Y. Low-frequency repetitive transcranial magnetic stimulation for the treatment of refractory partial epilepsy. Clin EEG Neurosci. 2011;42(1):40-4.

Wall CA, Croarkin PE, Sim LA, Husain MM, Janicak PG, Kozel FA, et al. Adjunctive use of repetitive transcranial magnetic stimulation in depressed adolescents: a prospective, open pilot study. J Clin Psychiatry. 2011;72(9):1263-9.

Young SJ, Bertucco M, Sanger TD. Cathodal transcranial direct current stimulation in children with dystonia: a sham-controlled study. J Child Neurol.2014;29(2):232.

18

NEUROMODULAÇÃO EM PSICOGERIATRIA

EFREM AUGUSTO RIBEIRO MARTINS, BRENO S. DINIZ

Os tratamentos farmacológicos em idosos muitas vezes têm resultados limitados e são acompanhados de efeitos colaterais. Idosos são propensos a apresentar várias outras comorbidades clínicas e a fazer uso de polifarmácia. Muitos idosos também são frágeis. Assim, faz-se necessário o uso de estratégicas terapêuticas não farmacológicas.

Neste capítulo, serão abordadas as evidências para o uso de técnicas de neuromodulação no tratamento da depressão no idoso, da doença de Alzheimer e da demência vascular.

▶ DEPRESSÃO NO IDOSO

A depressão geriátrica é um grupo heterogêneo e complexo com múltiplas etiologias e apresentações clínicas. Ela pode ser crônica ou recorrente ou pode apresentar-se pela primeira vez na terceira idade. Inclui depressão melancólica, depressão psicótica, depressão agitada, depressão bipolar, depressão vascular, distimia, depressão de início tardio (quando o primeiro episódio de depressão ocorre após 60-65 anos), depressão pós-AVC e depressão relacionada às doenças clínicas (condições neurológicas e neurodegenerativas). Pode também se apresentar como um pródromo ou um sintoma de declínio cognitivo ou demência.

A depressão no idoso tem uma prevalência que varia entre 5,5 e 12,5% e está associada com níveis mais elevados de morbidade clínica, declínio cognitivo e mortalidade, por suicídio e outras doenças. Seu curso e seu prognóstico são, muitas vezes, mais complicados, com um tempo mais longo para a recuperação, sintomas residuais frequentes (taxas de cronicidade de até 50%) e recorrências. Há, ainda, a dificuldade em tolerar antidepressivos e a presença de comorbidades clínicas que possam limitar a prescrição, a dosagem e a combinação de psicofármacos. Entre 30 e 50% dos pacientes idosos deprimidos não respondem a um ensaio com um antidepressivo em dose e duração adequadas (embora as taxas de resistência ao tratamento não sejam claras nessa população, já que as evidências são escassas).

Tais resultados relativamente pobres e as limitações farmacológicas tornam evidente a necessidade de outras abordagens terapêuticas e de opções de tratamento seguras e eficazes para os idosos deprimidos.

▶ ESTIMULAÇÃO MAGNÉTICA TRANSCRANIANA REPETITIVA

A estimulação magnética transcraniana repetitiva (EMTr) é um tratamento reconhecido, seguro e eficaz para a depressão em adultos. Entretanto, são poucos os estudos específicos na população idosa, e não se sabe exatamente os efeitos da idade nos resultados dessa terapia. Alguns estudos mostram uma relação inversa entre idade e efeito antidepressivo, enquanto outros não encontraram nenhuma relação. Talvez a diferença de resultados esteja na metodologia utilizada e nos parâmetros de estimulação empregados nas pesquisas.

Um pequeno número de estudos abertos estudou a EMTr especificamente em idosos, apresentando índices de resposta entre 20 e 50%. Hizli Sayaer e colaboradores,[1] em estudo com 65 pacientes geriátricos (60-83 anos) resistentes ao tratamento (falha ≥ 2 antidepressivos), encontraram reduções importantes em escores de depressão, com 58,46% da amostra apresentando resposta e 19 indivíduos satisfazendo critérios de remissão. Jorge e colaboradores[2] encontraram resultados promissores em pacientes com depressão vascular (idade ≥ 50 anos). Nesse estudo, os pacientes com mais de 65 anos também apresentarem melhores resultados que os maios jovens quando o número de sessões foi aumentado.

Também se devem considerar outros fatores para a eficácia da EMTr. Alterações cerebrais estruturais específicas de idosos, como atrofia cortical difusa e atrofia pré-frontal, podem explicar as menores taxas de resposta; uma maior distância entre o crânio e o córtex diminuiria a possibilidade de uma estimulação eficaz, uma vez que a força do campo magnético diminui exponencialmente com a distância. Tendo isso em vista, pode ser necessário o uso de doses maiores para que o estímulo chegue ao córtex do idoso. Já a presença de hiperintensidades em substância branca parece não interferir nos resultados da estimulação.

Vários estudos realizados com idosos e com amostras de idades variadas mostraram que um aumento do número de sessões de estimulação gera um melhor resultado. No caso dos idosos, aumentar o número de sessões seria uma forma de compensar a menor eficácia de cada sessão.

Diversos estudos não encontraram efeitos negativos sobre a cognição global, tampouco sobre domínios específicos, incluindo memória, função executiva, linguagem e habilidade visuoespacial. Em um desses estudos, houve melhora da flexibilidade atencional. A melhora do desempenho cognitivo não foi associada a melhora do humor.

Não há estudos específicos sobre a segurança da EMTr na depressão geriátrica, embora ela pareça ser bem tolerada e segura. Investigações sobre a eficácia incluindo especificamente pacientes idosos relataram boa tolerância. Em estudos com depressão vascular e depressão pós-AVC, os índices de efeitos adversos no grupo ativo foram semelhantes aos do grupo *sham*.

▶ ESTIMULAÇÃO TRANSCRANIANA POR CORRENTE CONTÍNUA

A estimulação transcraniana por corrente contínua (ETCC) é uma técnica de neuromodulação não invasiva e experimental que usa uma corrente elétrica de baixa intensidade, aplicada através de dois eletrodos, para alterar a excitabilidade cerebral. Normalmente, o ânodo (ou eletrodo excitatório) é posicionado para estimular o córtex pré-frontal dorsolateral esquerdo, apresentando resultados animadores no tratamento da depressão. Uma metanálise recente mostrou que a ETCC ativa é mais eficaz que o *sham* em reduzir a gravidade da depressão. Ainda não há estudos controlados e randomizados do uso da ETCC em idosos. Loo e colaboradores[3] realizaram um estudo controlado e randomizado com pacientes de diversas idades e com a maior amostra de idosos até o momento (15 idosos). Após seis semanas de tratamento, os autores encontraram uma melhora média de 48% dos sintomas depressivos no grupo de idosos.

Também no caso da ETCC, parece que pacientes idosos demandam doses mais altas (2 mA) e maior número de sessões para que apresentem melhores resultados.

A ETCC pode ter efeitos positivos sobre a cognição independentemente de seus efeitos sobre o humor. Brunoni e colaboradores[4] sugerem que adultos com mais de 50 anos podem responder bem à combinação dessa estimulação e treinamento cognitivo. No momento, não há dados adicionais sobre os efeitos da ETCC na cognição de idosos.

A ETCC parece ser segura e bem tolerada em idosos, haja vista que em nenhum dos estudos avaliados houve relatos de efeitos colaterais importantes.

▶ OUTRAS TÉCNICAS DE NEUROMODULAÇÃO

Outras técnicas podem ser eficazes na população idosa, mas, até o momento, não há estudos específicos.

A estimulação vagal foi aprovada como tratamento adjuvante para depressão resistente ao tratamento nos Estados Unidos. Não há dados específicos sobre os idosos deprimidos. Também não há consenso, ainda, sobre os parâmetros ótimos de estimulação em amostras mistas (de diversas idades).

A estimulação cerebral profunda ainda é uma técnica experimental para o tratamento da depressão. Estudos abertos apresentam resultados promissores. Em idosos, as informações estão restritas a relatos de caso.

A terapia magnética convulsiva também é uma técnica experimental em que uma convulsão é induzida por meio de um campo magnético. Estudos com amostras mistas mostram resultados semelhantes aos da eletroconvulsoterapia (ETC) unilateral direita de pulso breve, mas com menores prejuízos cognitivos. Ainda faltam estudos duplos-cegos, randomizados e controlados.

▶ DOENÇA DE ALZHEIMER

A doença de Alzheimer (DA) é uma doença neurodegenerativa progressiva que apresenta redução da atividade da acetilcolina, resultando em alterações cognitivas em domínios como funções executivas, linguagem e memória. Além disso, sintomas neuropsiquiátricos, como agitação psicomotora, sintomas psicóticos e apatia, são comuns durante a progressão da doença, levando a declínio funcional, institucionalização e desgaste do cuidador.

A DA é o tipo mais comum de demência, correspondendo a cerca de 60 a 80% dos casos. Estima-se que, em 2010, havia 35,6 milhões de pessoas no mundo todo com algum tipo de demência, e é esperado que o número de casos duplique a cada 20 anos.

Seu tratamento farmacológico é limitado, o que torna a busca por alternativas não farmacológicas algo bastante interessante.

ESTIMULAÇÃO MAGNÉTICA TRANSCRANIANA REPETITIVA

No momento, a EMTr não tem aplicação terapêutica na DA. Diversos estudos já foram conduzidos a fim de investigar a fisiopatologia da doença, assim como possíveis aplicações terapêuticas.

A EMTr foi utilizada para avaliar as alterações neuroplásticas na DA, confirmando achados de que a fisiologia cortical é alterada devido ao processo neurodegenerativo subjacente. Muitos estudos forneceram evidências de anormalidades na excitabilidade, na conectividade e na plasticidade corticais nesses pacientes. Também já foi demonstrado que a EMTr é capaz de modular a excitabilidade cortical e induzir alterações neuroplásticas duradouras.

Apesar de não haver estudos controlados e com um número significativo de pacientes, estudos preliminares sugerem o potencial da EMTr para melhorar o desempenho em diversas funções cognitivas alteradas pela DA; entretanto, seus benefícios seriam bastante específicos (p. ex., um estudo mostrou melhora em uma tarefa de nomeação de ações, mas não em uma tarefa de nomeação de objetos). Seria interessante que estudos futuros, assim como possíveis protocolos de tratamento, especificassem os sintomas-alvo visados.

Alguns fatores também devem ser considerados no emprego da EMTr. A gravidade da demência parece influenciar na resposta, sendo que, em um estudo, pacientes com casos de moderado a grave apresentaram respostas em mais tarefas se comparados àqueles com quadros leves. O posicionamento da bobina e a localização do estímulo também determinarão o resultado alcançado. A distância entre o couro cabeludo e a superfície cortical (e, no caso das doenças neurodegenerativas, a atrofia cortical) é determinante na densidade da corrente cortical. A distribuição e a quantidade do liquor interferem no fluxo da corrente; o liquor tem uma condutividade maior do que os tecidos cerebrais, sendo um fator de especial importância em pacientes com atrofia cerebral e dilatação dos ventrículos.

ESTIMULAÇÃO TRANSCRANIANA POR CORRENTE CONTÍNUA

Assim como a EMTr, a ETCC ainda não tem aplicações terapêuticas na DA. Entretanto, a ideia de se utilizar uma terapia que modula a atividade cortical em uma doença na qual a atividade da acetilcolina está reduzida é muito interessante.

A estimulação anódica sobre o córtex temporal esquerdo e sobre o córtex pré-frontal dorsolateral esquerdo mostrou melhora da memória de reconhecimento visual. A estimulação anódica sobre áreas temporoparietais também ocasionou melhora da memória de reconhecimento de palavras. Em contrapartida, a estimulação catódica da mesma região levou a piora da memória de reconhecimento de palavras.

Especulam-se quais seriam os mecanismos de ação da ETCC no tratamento da DA. O aumento da excitabilidade cortical causado pela estimulação anódica, assim como a redução causada pela estimulação catódica, poderiam contrapor as alterações de despolarização da membrana neuronal causadas pela deposição do peptídeo beta-amiloide. Tais alterações foram encontradas em modelo com células neuronais humanas. A ETCC também produz efeitos prolongados semelhantes aos da potenciação de longa duração, prejudicada na DA devido a alterações causadas pelo peptídeo beta-amiloide nos receptores NMDA. A ETCC pode, ainda, regular a atividade glutamatérgica, também alterada pelo acúmulo de beta-amiloide. A estimulação anódica também modula a atividade dos neurônios de associação GABAérgicos, podendo reduzir o desequilíbrio em os sistemas excitatório e inibitório. Além disso, a ETCC modifica o fluxo sanguíneo cerebral, para mais (estimulação anódica) e para menos (estimulação catódica). Outros mecanismos de efeitos terapêuticos seriam a capacidade de a ETCC alterar e modular atividades de redes neuronais, sincronização cerebral e sistemas de neurotransmissão.

A aplicação é segura, e os efeitos adversos comumente relatos são desconforto, queimação e irritação da pele no local de contato com os eletrodos e cefaleia. Também não há indicativos de efeitos neurotóxicos nem de dano neuronal. No entanto, os efeitos em longo prazo são desconhecidos, assim como o potencial de interação com fármacos.

ESTIMULAÇÃO CEREBRAL PROFUNDA

A estimulação cerebral profunda como terapia potencial para transtornos relacionados à memória está sendo investigada em ensaios clínicos, em especial a estimulação do fórnice e dos núcleos basais de Meynert. A estimulação do fórnice pode melhorar a memória episódica recente. Já a estimulação dos núcleos de Meynert pode modular as apraxias e a atenção/vigilância.

Ainda é necessário avaliar segurança, efeitos adversos e custo-benefício, bem como determinar em qual fase da DA o emprego da estimulação cerebral profunda oferece os melhores resultados.

▶ DEMÊNCIA VASCULAR

A demência vascular é considerada a segunda forma mais comum entre as demências, muitas vezes coexistindo com a DA. É uma síndrome clínica que envolve uma grande variedade de alterações cognitivas causadas por doença cerebrovascular. A forma isquêmica subcortical está associada a um comprometimento cognitivo progressivo, determina declínio funcional, prediz a ocorrência de sintomas depressivos e está associada com alterações de equilíbrio e marcha.

As alterações cognitivas na demência vascular seriam consequência de alterações nos circuitos frontossubcorticais que medeiam o comportamento social, a cognição e as funções executivas. O funcionamento de tais circuitos é mediado por diversos sistemas de neurotransmissão.

No momento, a EMTr tem sido utilizada para um maior entendimento da fisiopatologia dessa condição. Por meio dela, soube-se que, na demência vascular, a excitabilidade cortical está aumentada, assim como na DA. Isso poderia ser devido a um desequilíbrio entre circuitos excitatórios e inibitórios, provavelmente decorrente das alterações de integridade da substância branca, com um papel importante do sistema glutamatérgico e, possivelmente, GABérgico e colinérgico. É possível que, no futuro, a EMTr seja utilizada em conjunto com outras técnicas (neuroimagem, biomarcadores) para identificar indivíduos em risco de desenvolver um quadro demencial e para prever a progressão da doença.

Até o momento, os estudos sobre a aplicação terapêutica na demência vascular são escassos e com poucos pacientes. Seu emprego não está definido, assim como sua segurança.

▶ REFERÊNCIAS

1. Hizli Sayar G, Ozten E, Tan O, Tarhan N. Transcranial magnetic stimulation for treating depression in elderly patients. Neuropsychiatr Dis Treat. 2013;9:501-4.

2. Jorge R, Robinson R. Treatment of late-life depression: a role of non-invasive brain stimulation techniques. Int Rev Psychiatry. 2011;23(5):437-44.

3. Loo C, Alonzo A, Martin D, Mitchell P, Galvez V, Sachdev P. Transcranial direct current stimulation for depression: 3-week, randomised, sham-controlled trial. Br J Psychiatry. 2012;200(1):52-9.

4. Brunoni A, Boggio P, Raedt R, Benseñor I, Lotufo P, Namur V, et al. Cognitive control therapy and transcranial direct current stimulation for depression: a randomized, double-blinded, controlled trial. J Affect Disorders. 2014;162:43-9.

▶ LEITURAS SUGERIDAS

Aaronson ST, Carpenter LL, Conway CR, Reimherr FW, Lisanby SH, Schwartz TL, et al. Vagus nerve stimulation therapy randomized to different amounts of electrical charge for treatment-resistant depression: acute and chronic effects. Brain Stimul. 2013;6(4):631-40.

Beauchet O, Annweiler C, Callisaya ML, De Cock A-MM, Helbostad JL, Kressig RW, et al. Poor gait performance and prediction of dementia: results from a meta-analysis. J Am Med Dir Assoc. No prelo 2016.

Beekman AT, Geerlings SW, Deeg DJ, Smit JH, Schoevers RS, de Beurs E, et al. The natural history of late-life depression: a 6-year prospective study in the community. Arch Gen Psychiatry. 2002;59(7):605-11.

Berlim MT, van den Eynde F, Tovar-Perdomo S, Daskalakis ZJ. Response, remission and drop-out rates following high-frequency repetitive transcranial magnetic stimulation (rTMS) for treating major depression: a systematic review and meta-analysis of randomized, double-blind and sham-controlled trials. Psychol Med.;44(2):225-39.

Boggio P, Valasek C, Campanhã C, Giglio A, Baptista N, Lapenta O, et al. Non-invasive brain stimulation to assess and modulate neuroplasticity in Alzheimer's disease. Neuropsychol Rehabil. 2011;21(5):703-16.

Cooper C, Katona C, Lyketsos K, Blazer D, Brodaty H, Rabins P, et al. A systematic review of treatments for refractory depression in older people. Am J Psychiatry. 2011;168(7):681-8.

Diniz B, Butters M, Albert S, Dew M, Reynolds C. Late-life depression and risk of vascular dementia and Alzheimer's disease: systematic review and meta-analysis of community-based cohort studies. Br J Psychiatry. 2013;202(5):329-35.

Elder G, Taylor JP. Transcranial magnetic stimulation and transcranial direct current stimulation: treatments for cognitive and neuropsychiatric symptoms in the neurodegenerative dementias? Alzheimers Res Ther. 2014;6(9):74.

Fitzgerald PB, Daskalakis ZJ. The use of repetitive transcranial magnetic stimulation and vagal nerve stimulation in the treatment of depression. Curr Opin Psychiatry. 2008;21(1):25-9.

Fratiglioni L, Launer LJ, Andersen K, Breteler MM, Copeland JR, Dartigues JF, et al. Incidence of dementia and major subtypes in Europe: A collaborative study of population-based cohorts. Neurologic Diseases in the Elderly Research Group. Neurology. 2000;54(11 Suppl 5):S10-5.

Fregni F, Boggio PS, Nitsche MA, Rigonatti SP, Pascual-Leone A. Cognitive effects of repeated sessions of transcranial direct current stimulation in patients with depression. Depress Anxiety. 2006;23(8):482-4.

Fregni F, Marcolin MA, Myczkowski M, Amiaz R, Hasey G, Rumi DO, et al. Predictors of antidepressant response in clinical trials of transcranial magnetic stimulation. Int J Neuropsychopharmacol. 2006;9(6):641-54.

Freitas C, Mondragón-Llorca H, Pascual-Leone A. Noninvasive brain stimulation in Alzheimer's disease: Systematic review and perspectives for the future. Exp Gerontol. 2011;46(8):611-27.

Gálvez V, Ho KA, Alonzo A, Martin D, George D, Loo C. Neuromodulation therapies for geriatric depression. Curr Psychiatry Rep. 2015;17(7):59.

Gottfries CG, Blennow K, Karlsson I, Wallin A. The neurochemistry of vascular dementia. Dementia. 1994;5(3-4):163-7.

Groves WC, Brandt J, Steinberg M, Warren A, Rosenblatt A, Baker A, et al. Vascular dementia and Alzheimer's disease: is there a difference? A comparison of symptoms by disease duration. J Neuropsychiatry Clin Neurosci. 2000;12(3):305-15.

Hansen N. Action mechanisms of transcranial direct current stimulation in alzheimer's disease and memory loss. Front Psychiatry. 2012;3:48.

Hescham S, Lim L, Jahanshahi A, Blokland A, Temel Y. Deep brain stimulation in dementia-related disorders. Neurosci Biobehav Rev. 2013;37(10 Pt 2):2666-75.

Holtzheimer P. Treatment refractory depression in the elderly: a possible role for repetitive transcranial magnetic stimulation. Curr Psychiatry Rep. 2006;4(2):74-8.

Inzitari D, Pracucci G, Poggesi A, Carlucci G, Barkhof F, Chabriat H, et al. Changes in white matter as determinant of global functional decline in older independent outpatients: three year follow-up of LADIS (leukoaraiosis and disability) study cohort. BMJ. 2009;339:b2477.

Kalaria RN, Akinyemi R, Ihara M. Stroke injury, cognitive impairment and vascular dementia. Biochim Biophys Acta. No prelo 2016.

Kalaria R. Similarities between Alzheimer's disease and vascular dementia. J Neurol Sci. 2002;203-204:29-34.

Katon WJ, Lin E, Russo J, Unutzer J. Increased medical costs of a population-based sample of depressed elderly patients. Arch Gen Psychiatry. 2003;60(9):897-903.

Katona CL. Psychotropics and drug interactions in the elderly patient. Int J Geriatr Psychiatry. 2001;16 Suppl 1:S86-90.

Kuhn, Hardenacke, Lenartz, Gruendler, Ullsperger, Bartsch, et al. Deep brain stimulation of the nucleus basalis of Meynert in Alzheimer's dementia. Mol Psychiatry. 2015;20(3):353-60.

Lobo A, Launer LJ, Fratiglioni L, Andersen K, Di Carlo A, Breteler MM, et al. Prevalence of dementia and major subtypes in Europe: a collaborative study of population-based cohorts. Neurologic Diseases in the Elderly Research Group. Neurology. 2000;54(11 Suppl 5):S4-9.

Manepalli J, Sapkota N. Neuromodulation therapies in the elderly depressed patient. Curr Geriatr Rep. 2014;3(4):229-36.

Morishita T, Fayad SM, Higuchi MA, Nestor KA, Foote KD. Deep brain stimulation for treatment-resistant depression: systematic review of clinical outcomes. Neurotherapeutics. 2014;11(3):475-84.

Mulsant BH, Houck PR, Gildengers AG, Andreescu C, Dew MA, Pollock BG, et al. What is the optimal duration of a short-term antidepressant trial when treating geriatric depression? J Clin Psychopharmacol. 2006;26(2):113-20.

Murphy MP, Corriveau RA, Wilcock DM. Vascular contributions to cognitive impairment and dementia (VCID): Forward. Biochim Biophys Acta. No prelo 2016.

Nardone R, Bergmann J, Christova M, Caleri F, Tezzon F, Ladurner G, et al. Effect of transcranial brain stimulation for the treatment of Alzheimer disease: a review. Int J Alzheimers Dis. 2012;2012:687909.

Nardone R, Höller Y, Tezzon F, Christova M, Schwenker K, Golaszewski S, et al. Neurostimulation in Alzheimer's disease: from basic research to clinical applications. Neurol Sci. 2015;36(5):689-700.

Pallanti S, Cantisani A, Grassi G, Antonini S, Cecchelli C, Burian J, et al. rTMS age-dependent response in treatment-resistant depressed subjects: a mini-review. CNS Spectr. 2012;17(1):24-30.

Pennisi G, Ferri, Cantone, Lanza, Pennisi, Vinciguerra, et al. A Review of Transcranial Magnetic Stimulation in Vascular Dementia. Dement Geriatr Cogn. 2011;31(1):71-80.

Shiozawa P, Fregni F, Benseñor IM, Lotufo PA, Berlim MT, Daskalakis JZ, et al. Transcranial direct current stimulation for major depression: an updated systematic review and meta-analysis. Int J Neuropsychopharmacol. 2014;17(9):1443-52.

Reynolds CF, Frank E, Kupfer DJ, Thase ME, Perel JM, Mazumdar S, et al. Treatment outcome in recurrent major depression: a post hoc comparison of elderly ("young old") and midlife patients. Am J Psychiatry. 1996;153(10):1288-92.

Riva-Posse P, Hermida A, McDonald W. The role of electroconvulsive and neuromodulation therapies in the treatment of geriatric depression. Psychiatr Clin North Am. 2013;36(4):607-30.

Sabesan P, Lankappa S, Khalifa N, Krishnan V, Gandhi R, Palaniyappan L. Transcranial magnetic stimulation for geriatric depression: promises and pitfalls. World J Psychiatry. 2015;5(2):170-81.

19

NEUROMODULAÇÃO NAS DEPENDÊNCIAS QUÍMICAS

ESTER MIYUKI NAKAMURA-PALACIOS, MARCELO DI MARCELLO VALLADÃO LUGON

▶ ADIÇÃO E/OU DEPENDÊNCIA QUÍMICA

A dependência de drogas, ou dependência química, é uma doença crônica e complexa associada a graves consequências médicas, psiquiátricas, psicológicas, econômicas, jurídicas, familiares e sociais, constituindo-se em uma carga bastante pesada para as pessoas afetadas, suas famílias e a sociedade.[1,2]

Além disso, a dependência de álcool e/ou outras drogas, notadamente do *crack*/cocaína, é um importante fator de risco para o desenvolvimento de outras doenças e deficiências física, cognitiva e mental.[2-5] O *crack*, de modo mais específico, é uma forma altamente aditiva da cocaína, caracterizada pela ação de início imediato e de curta duração,[6] de uso mais frequente nas Américas.[5] Essa forma da cocaína estabelece uma dependência muito mais rápida e ainda mais grave, induzindo fortes manifestações de abstinência e de prognóstico muito pior quando comparado ao sal da cocaína.[7,8] Além dessas características, tem-se observado que o produto da pirólise da cocaína, a metilecgonidina ou anidroecgonina metil éster (AEME), além de ser ainda mais neurotóxica[9,10] se comparada à própria substância, parece agravar o estabelecimento da dependência induzida pela cocaína *per se*.[10]

A dependência é uma condição que se estabelece em uma proporção pequena (em torno de até 10%) – mas numericamente expressiva, considerando a gravidade das consequências já mencionadas – daqueles que experimentam uma droga de abuso pela primeira vez.[11] Nesses indivíduos suscetíveis, o consumo repetido da substância pode induzir um padrão de uso compulsivo subsequente à perda do controle do uso e ao desejo incontrolável e imperativo (fissura, ou, como mais frequentemente referido na literatura internacional, *craving*) de uso da substância. Com isso, estabelece-se e mantém-se um padrão aditivo, impulsivo e compulsivo de uso, que leva a um risco bastante elevado para recaídas ao consumo da substância (Fig. 19.1). Paralelamente, uma série de mudanças ocorre no organismo sob exposição repetida à droga, promovendo o desenvolvimento da

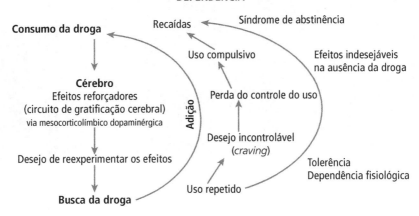

▲ **FIGURA 19.1**
"Ciclo" da dependência destacando o desenvolvimento da adição e a evolução paralela da tolerância e dependência fisiológica, bem como a subsequente síndrome de abstinência e o envolvimento do circuito de gratificação cerebral, mediado pela dopamina (ver ilustração na Fig. 19.2).

tolerância e dependência fisiológica, bem como os subsequentes sinais e sintomas, em geral bastante desagradáveis, da abstinência (síndrome de abstinência) da substância quando da sua ausência.

▶ DISFUNÇÕES EXECUTIVAS NA DEPENDÊNCIA QUÍMICA

Há evidências que sugerem que a dependência é uma condição que se estabelece em consequência de neuroadaptações progressivas, começando por uma ação impulsiva inicial, mas se tornando compulsiva, crônica e recidivante em alguns usuários.[12,13] Evidentemente, isso depende da vulnerabilidade genética e de fatores ambientais e de desenvolvimento, cuja reprogramação dinâmica e complexa dos circuitos neuronais pode determinar o curso e a gravidade da dependência.[12]

Entre as diversas consequências da dependência, o comprometimento das funções frontais tem sido bastante mencionado na literatura. Estudos de imagem mostram que dependentes examinados durante a desintoxicação tardia apresentam evidências de disfunções do córtex pré-frontal dorsolateral (CPFDL), do giro do cíngulo (GC) e do córtex orbitofrontal (COF).[12] (Fig. 19.2). De fato, verifica-se redução do volume do córtex pré-frontal (CPF) em usuários de *crack*/cocaína[14] que parece associada ao empobrecimento das funções executivas nessa condição.[14-17] As disfunções executivas associadas a uma grande perda estrutural nos lobos frontais também já foram consistentemente evidenciadas no alcoolismo.[16,18] De fato, a disfunção frontal é evidente em uma parcela importante dos alcoolistas, inclusive naqueles que não apresentam prejuízos intelectuais evidentes.[19] As disfunções executivas podem, inclusive, ser previstas por mudanças volumétricas da substância cinzenta do giro frontal rostral médio esquerdo, que inclui em grande parte o CPFDL, juntamente com o córtex cerebelar esquerdo.[20]

Essas disfunções executivas frontais, caracterizadas pela deficiência em direcionar o comportamento em torno de um objetivo; planejar ações futuras; resolver problemas e tomar decisões; inibir respostas inadequadas e modificar um comportamento em curso diante de novas demandas (flexibilidade comportamental); e, por fim, processar a memória operacional (ou de trabalho), têm sido associadas à baixa resolutividade dos tratamentos da dependência química.[16,21] Isso acontece porque o prejuízo do controle cognitivo e, por conseguinte, do comportamento inibitório compromete o controle do desejo de uso da droga, resultando no consumo compulsivo. O prejuízo na reatividade ao estresse também constitui um importante deflagrador do consumo da substância; a mudança no valor motivacional da droga modifica o condicionamento e o hábito em relação ao uso; a interocepção e a autoconsciência alteradas interferem no reconhecimento de que o uso da substância é uma doença e precisa de tratamento.[12,13] Por fim, todas essas mudanças comprometem profundamente a função social,[13] agravando a dependência em um círculo vicioso.

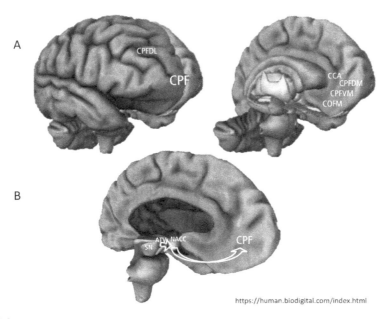

▲ **FIGURA 19.2**
Ilustração do cérebro em sua porção ântero-lateral e ântero-medial. A. Córtex pré-frontal (CPF) e destaques de algumas subregiões: córtex pré-frontal dorsolateral (CPFDL), córtex cingulado anterior (CCA), córtex pré-frontal dorsomedial (CPFDM), córtex pré-frontal ventrolateral (CPFVM), córtex orbitofrontal medial (COFM); B. circuito de gratificação (ou de recompensa) cerebral: via dopaminérgica mesolimbocortical, tendo origem na área tegmentar ventral (ATV) e projetando-se para o *nucleus accumbens* (NACC) e o CPF. A substância negra (SN) é apresentada para possibilitar a localização da ATV.
Fonte: Com base em Goldstein e Volkow,[21] Volkow e colaboradores,[22] Nestler[23] e Steketee.[24]

O CPFDL é uma das regiões pré-frontais que provê o controle executivo de alta complexidade envolvido na regulação "de cima para baixo" (*top-down*) de processos atencionais,[25,26] bem como o controle cognitivo de condições envolvidas, por exemplo, na habilidade de controlar o comportamento de consumo da droga.[15] A anormalidade funcional da conectividade entre o CPFDL e o estriado pode predizer a magnitude da dependência do álcool.[27] Dessa forma, o tratamento que objetiva melhorar o controle cognitivo pela modulação do CPFDL pode ser relevante para o manejo clínico da dependência química.

▶ ESTIMULAÇÃO TRANSCRANIANA POR CORRENTE CONTÍNUA E ESTIMULAÇÃO MAGNÉTICA TRANSCRANIANA NA DEPENDÊNCIA QUÍMICA

A recaída ao uso das drogas constitui um grande desafio para o sucesso da manutenção da abstinência no tratamento da dependência. As abordagens biopsicossociais e os tratamentos farmacológicos são importantes,[28,29] porém são majoritariamente centrados no manejo da abstinência aguda[28] e, de modo muito raro, ou quase nunca, investem no controle da urgência, do desejo incontrolável (*craving*) pelo uso da substância[30,31] e/ou sobre a recaída (aqui definida como o restabelecimento do consumo pesado ou do padrão de uso prévio daquela pessoa),[32,33] condições que aparecem com mais frequência no período tardio da abstinência. Infelizmente, apesar de fundamentais, essas abordagens têm-se mostrado de eficácia modesta.[5,34,35] Assim, o desenvolvimento de alternativas que possam auxiliar no controle do uso das drogas no tratamento da dependência ainda é bastante necessário.

É nesse contexto que a estimulação transcraniana por corrente contínua (ETCC) (Fig. 19.3) e outras técnicas de estimulação cerebral não invasiva, como a estimulação magnética transcraniana (EMT), e invasivas, como a estimulação cerebral profunda, emergem como estratégias que poderiam prover modulação da excitabilidade cortical, com a expectativa de auxiliar no tratamento da dependência química.

Um estudo de metanálise, conduzido por Jansen e colaboradores,[36] examinou as evidências disponíveis com relação aos efeitos da neuroestimulação não invasiva, incluindo a EMT e a ETCC, sobre o CPFDL no controle tanto do *craving* na dependência química como daquele por alimentos altamente palatáveis. Os autores verificaram um tamanho de efeito padronizado médio (0,476, com IC entre 0,316 e 0,636), agrupando-se os resultados de 17 estudos, a favor da estimulação ativa se comparada à estimulação simulada em relação à redução do *craving*. Eles não encontraram diferenças entre os efeitos da EMT e da ETCC, nem entre as diferentes substâncias de abuso e entre as substâncias de abuso e alimentos, tampouco entre as estimulações dos lados esquerdo e direto do CPFDL. Os autores concluem que esse estudo de metanálise provê evidências claras de que a neuroestimulação do CPFDL reduz os níveis do *craving* na dependência química.

A ETCC e a EMT apresentam efeitos variáveis sobre a dependência química. Entretanto, hoje, há evidências que sugerem que seus efeitos sejam favoráveis ao tratamento dessa condição, reduzindo o *craving* e/ou as recaídas ao uso das

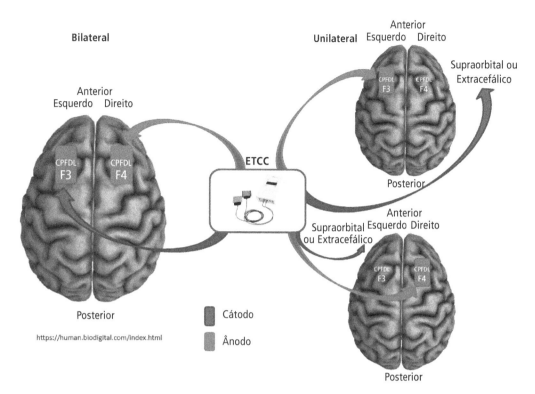

▲ **FIGURA 19.3**
Exemplos de posicionamento dos eletrodos cátodo e ânodo para a ETCC bilateral ou unilateral sobre o córtex pré-frontal dorsolateral (CPFDL). F3 e F4 correspondem aos posicionamentos sobre o CPFDL esquerdo e direito, respectivamente, de acordo com o sistema internacional de posicionamento manual de eletrodos no escalpo para eletrencefalografia (EEG).
Fonte: Com base em Garcia e colaboradores,[10] Sanchis-Segura e Spanagel,[11] Koob e Volkow,[12] Volkow e colaboradores,[13] Fein e colaboradores,[14] Duka e colaboradores,[15] Moselhy e colaboradores,[16] Di Sclafani e colaboradores,[17] Sullivan e colaboradores,[18] Zago-Gomes e colaboradores[19] e Nakamura-Palacios e colaboradores.[20]

drogas e produzindo mudanças na ativação de redes neurais pré-frontais. Neste capítulo, será dado maior enfoque aos estudos que investigam os efeitos da ETCC e da EMT nas dependências de álcool, metanfetamina e cocaína, incluindo *crack*/cocaína (Tabs. 19.1 e 19.2).

▶ ETCC E DEPENDÊNCIA QUÍMICA

ETCC E ÁLCOOL

A primeira evidência dos efeitos da ETCC em pacientes dependentes de álcool em um estudo duplo-cego, randomizado, com grupo-controle (*sham*, ou simulação da estimulação), foi publicada por Boggio e colaboradores.[37] Nesse estudo,

TABELA 19.1 EFEITOS DA ETCC NA DEPENDÊNCIA DE ÁLCOOL OU PSICOESTIMULANTES

ARTIGOS	POPULAÇÃO-ALVO	NÚMERO DE SUJEITOS (MÉDIA DE IDADE ± DP) GÊNERO	DESENHO DO ESTUDO	POLARIDADE/ ALVO CEREBRAL	CONDIÇÃO-CONTROLE	PARÂMETROS DA ETCC	NÚMERO DE SESSÕES	RESULTADOS
Boggio e colaboradores[37]	Alcoolistas – todos os tipos	13 (41,3 anos ± 5,7), 11 masculinos	ECR, paralelo, duplo-cego, cruzado	– Anódico esquerdo/ catódico direito CPFDL ou – Catódico esquerdo/ anódico direito CPFDL	Placebo (*sham*)-ETCC	2 mA, 35 cm², 20 min	1 de cada (intervalo entre sessões de 48 h)	– Redução do *craving* (Alcohol Urge Questionnaire) independente da polaridade
de Uyl e colaboradores[38]	Jovens com padrão de uso pesado de álcool	41 (21,7 anos ± 3,2), 15 masculinos	ECR, paralelo	– Anódico CPFDL esquerdo (catódico sobre supraorbital direito) ou – Anódico GFI esquerdo	Placebo (*sham*)-ETCC	1 mA, 35 cm², 10 min	1	– Redução do *craving* (Alcohol Approach and Avoidance Questionnaire) somente para a ETCC sobre CPFDL esquerdo
Nakamura-Palacios e colaboradores[39]	Alcoolistas – todos os tipos	49 (48,8 anos ± 8,9), 45 masculinos	Desenho antes vs. depois em alcoolistas classificados	– Anódico CPFDL esquerdo (catódico	–	1 mA, 35 cm², 10 min	1	– Aumento da amplitude média de P3 associada a sons relacionados ao uso de álcool;

ARTIGOS	POPULAÇÃO--ALVO	NÚMERO DE SUJEITOS (MÉDIA DE IDADE ± DP) GÊNERO	DESENHO DO ESTUDO	POLARIDADE/ ALVO CEREBRAL	CONDIÇÃO--CONTROLE	PARÂMETROS DA ETCC	NÚMERO DE SESSÕES	RESULTADOS
			de acordo com a tipologia de Lesch	sobre a região supradeltóidea direita)				– Melhora discreta da função frontal (Frontal Assessment Battery) somente em alcoolistas Lesch IV
da Silva e colaboradores[40]	Alcoolistas – Lesch IV	13 (47,6 anos ± 7,2), todos masculinos	ECR, paralelo, duplo-cego	– Anódico CPFDL esquerdo (catódico sobre a região supradeltóidea direita)	Placebo (*sham*)-ETCC	2 mA, 35 cm², 20 min	5 (1 por semana por 5 semanas consecutivas)	– Tendência a aumento de recaídas ao uso de álcool; – Redução do *craving* (Obsessive Compulsive Drinking Scale-5 items); – Redução de sintomas depressivos (Hamilton-D)
Klauss e colaboradores[41]	Alcoolistas – todos os tipos	33 (44,8 anos ± 8,3), 32 masculinos	ECR, paralelo, duplo-cego	– Catódico esquerdo/ anódico direito CPFDL	Placebo (*sham*)-ETCC	2 mA, 35 cm², duas aplicações	5 (uma vez ao dia, 5 dias consecutivos)	– Redução das recaídas ao longo de 6 meses de seguimento (50 vs. 11,8% de abstinência no grupo *sham*-ETCC; – Maior percepção de melhor qualidade de vida

TABELA 19.1 EFEITOS DA ETCC NA DEPENDÊNCIA DE ÁLCOOL OU PSICOESTIMULANTES

ARTIGOS	POPULAÇÃO--ALVO	NÚMERO DE SUJEITOS (MÉDIA DE IDADE ± DP) GÊNERO	DESENHO DO ESTUDO	POLARIDADE/ ALVO CEREBRAL	CONDIÇÃO--CONTROLE	PARÂMETROS DA ETCC	NÚMERO DE SESSÕES	RESULTADOS
Shahbabaie e colaboradores[42]	Usuários de metanfetamina	30 (29,9 anos ± 5,7), todos masculinos	Paralelo, duplo-cego, cruzado	– Anódico CPFDL direito (catódico sobre a região supradeltóidea esquerda)	Placebo (*sham*)-ETCC	2 mA, 35 cm², 20 min	1 de cada (intervalo entre sessões de 72 h)	– Redução do *craving* imediato (Visual Analog Scale) em repouso, e aumento do *craving* sob a exposição de pistas relacionadas à droga
Gorini e colaboradores[43]	Usuários de cocaína	18 (38,4 anos ± 8,2), 10 masculinos	Paralelo, duplo-cego	– Anódico esquerdo/ catódico direito CPFDL, ou – Catódico esquerdo/ anódico direito CPFDL	Não usuários e placebo (*sham*)-ETCC	1,5 mA, 32 cm², 20 min	1 de cada (intervalo mínimo de 48 h entre sessões)	– Aumento do comportamento seguro após ETCC anódica sobre o CPFDL direito em usuários e não usuários; – Aumento do comportamento de risco após ETCC anódica sobre o CPFDL esquerdo somente em usuários
Conti & Nakamura--Palacios[45]	Usuários de *crack*-cocaína	13 (30 anos ± 7), todos masculinos	ECR, paralelo, duplo-cego	– Catódico esquerdo/ anódico direito CPFDL	Placebo (*sham*)-ETCC	2 mA, 35 cm², 20 min	1	– Diminuição da densidade de corrente de N2 no CCA após ETCC, e aumento após *sham*-ETCC

TABELA 19.1 EFEITOS DA ETCC NA DEPENDÊNCIA DE ÁLCOOL OU PSICOESTIMULANTES

ARTIGOS	POPULAÇÃO-ALVO	NÚMERO DE SUJEITOS (MÉDIA DE IDADE ± DP) GÊNERO	DESENHO DO ESTUDO	POLARIDADE/ ALVO CEREBRAL	CONDIÇÃO-CONTROLE	PARÂMETROS DA ETCC	NÚMERO DE SESSÕES	RESULTADOS
Conti e colaboradores[46]	Usuários de *crack*-cocaína	13 (30 anos ± 7), todos masculinos	ECR, paralelo, duplo-cego	– Catódico esquerdo/ anódico direito CPFDL	Placebo (*sham*)-ETCC	2 mA, 35 cm², 20 min	5 (1 vez ao dia, a cada 2 dias)	– Aumento da densidade de corrente de P3 no CPFDL e em outras áreas pré-frontais, sobretudo no CPFVM
Batista e colaboradores[44]	Usuários de *crack*-cocaína	36 (30,4 anos ± 9), todos masculinos	ECR, paralelo, duplo-cego	– Catódico esquerdo/ anódico direito CPFDL	Placebo (*sham*)-ETCC	2 mA, 35 cm², 20 min	5 (1 vez ao dia, a cada 2 dias)	– Diminuição do *craving* (Obsessive Compulsive Cocaine Scale-5 items) para o uso do *crack*-cocaína, diminuição da ansiedade e maior percepção de melhor qualidade e vida e de saúde

CPFDL, Córtex pré-frontal dorsolateral; GFI, Giro frontal inferior; CCA, Córtex cingulado anterior; CPFVM, Córtex pré-frontal ventromedial; ECR, Ensaio clínico randomizado.

TABELA 19.2 **EFEITOS DA EMT NA DEPENDÊNCIA DE ÁLCOOL OU PSICOESTIMULANTES**

ARTIGOS	POPULAÇÃO--ALVO	NÚMERO DE SUJEITOS (MÉDIA DE IDADE ± DP) GÊNERO	DESENHO DO ESTUDO	ALVO CEREBRAL	FREQUÊNCIA	NÚMERO DE SESSÕES	EFEITO DO *CRAVING*
Mishra e colaboradores[62]	Alcoolistas	45 (39,3 ± 8,9 e 38,2 ± 6,8 anos), 100% masculinos	30 sujeitos receberam a EMTr Simples-cego, controlado por *sham*, pesquisa com grupo paralelo (sem randomização)	– CPFDL direito	10 Hz	10	– Sim, redução
Hoppner e colaboradores[63]	Alcoolistas	19 (43,1 ± 9,5 e 48,0 ± 10,7 anos), 100% femininos	10 sujeitos receberam a EMTr Estudo randomizado, controlado por *sham*	– CPFDL esquerdo	20 Hz	10	– Não
De Ridder e colaboradores[64]	Alcoolistas	1 feminino	O sujeito recebeu a EMTr	– CCA	1-35 Hz	25	– Sim, redução
Herremans e colaboradores[59]	Alcoolistas	36 (49,00 ± 9,96 anos), 67,7% masculinos	15 sujeitos receberam a EMTr Estudo cruzado controlado por *sham*, randomizado, simples-cego	– CPFDL direito	20 Hz	1	– Não
Herremans e colaboradores[60]	Alcoolistas	29 (48,15 ± 9,32 anos), 65,51% masculinos	29 pacientes receberam a EMTr em apenas 1 sessão, simples-cego e controlada por *sham*	– CPFDL direito	20 Hz	2	– Não
Li e colaboradores[55]	Usuários de metanfetamina	17 (34,7 ± 10,6 e 32,5 ± 12,6 anos), 50% masculinos	10 sujeitos receberam a EMTr Estudo cruzado controlado por *sham*, randomizado, simples-cego, também controlado por sujeitos saudáveis	– CPFDL direito	1 Hz	1	– Sim, aumento

TABELA 19.2 **EFEITOS DA EMT NA DEPENDÊNCIA DE ÁLCOOL OU PSICOESTIMULANTES**

ARTIGOS	POPULAÇÃO--ALVO	NÚMERO DE SUJEITOS (MÉDIA DE IDADE ± DP) GÊNERO	DESENHO DO ESTUDO	ALVO CEREBRAL	FREQUÊNCIA	NÚMERO DE SESSÕES	EFEITO DO *CRAVING*
Camprodon e colaboradores[56]	Usuários de cocaína	6 (19-23 anos), 100% masculinos	Os 6 sujeitos receberam a EMTr em ambos os lados. Estudo cruzado randomizado	– CPFDL direito – CPFDL esquerdo	10 Hz 10Hz	1 1	– Sim, redução – Não
Politi e colaboradores[57]	Usuários de cocaína	36, 86,1% masculino	36 sujeitos receberam a EMTr Estudo não controlado	– CPFDL esquerdo	15 Hz	10	– Sim, redução
Hanlon e colaboradores[52]	Usuários de cocaína	11 (39,0 ± 8,6 anos), 81,82% masculinos	Todos os sujeitos receberam a EMTr Simples-cego, controlado por *sham*	– CPFM esquerdo	Estimulação contínua *theta burst*	1	– Sim, redução

CPFDL, Córtex pré-frontal dorsolateral; CCA, Córtex cingulado anterior; CPFM, Córtex pré-frontal medial.

os pesquisadores demonstraram que a exposição única à ETCC sobre o CPFDL bilateralmente (cátodo à esquerda e ânodo à direita ou o contrário) diminuiu a pontuação do *craving* obtida por meio da aplicação de uma escala visual analógica (Alcohol Urge Questionnaire), em 13 alcoolistas.

Ainda considerando uma única exposição à ETCC sobre o beber pesado em jovens, den Uyl e colaboradores[38] conduziram um estudo em estudantes (média de idade de 21,7 anos ± 3,2 DP) considerados bebedores pesados (Alcohol Use Disorder Identification Test [AUDIT] acima de 8 pontos), comparando uma única exposição da ETCC anódica sobre o CPFDL esquerdo em 14 desses jovens à aplicação da ETCC anódica sobre o giro frontal inferior (GFI) esquerdo em outros 15 estudantes, tendo como referência o eletrodo cátodo colocado sobre a região supraorbital direita. Esses dois grupos foram comparados a um grupo-controle constituído de 12 jovens submetidos a estimulação simulada (*sham*-ETCC). Os pesquisadores encontraram diminuição significativa das pontuações do *craving*, mensurado por meio da aplicação de um questionário que avalia essa resposta (Alcohol Approach and Avoidance Questionnaire – AAAQ), apenas no grupo que recebeu a ETCC anódica sobre o CPFDL esquerdo, em comparação ao grupo *sham*-ETCC. Nenhum efeito foi observado no grupo exposto à ETCC sobre o GFI esquerdo. Esses autores sugerem que a ETCC sobre o CPFDL esquerdo pode influenciar o *craving* sutil em bebedores pesados, resultado este em consonância com o que já havia sido demonstrado por estudos prévios, que apontaram redução de formas mais graves do *craving* em pacientes dependentes de álcool.

Ainda sob uma única exposição à ETCC anódica sobre o CPFDL esquerdo, com o eletrodo de referência colocado sobre a região deltóidea direita (extracefálica), Nakamura-Palacios e colaboradores[39] demonstraram que 12 alcoolistas classificados como do tipo Lesch IV (média de idade de 46,8 anos ± 9,4 DP), um tipo mais grave de alcoolismo na tipologia de Lesch, apresentaram uma melhora discreta, porém estatisticamente significativa, da função frontal, mensurada por uma bateria de avaliação frontal breve (Frontal Assessment Battery – FAB). Os pesquisadores observaram, ainda, aumento na amplitude do componente P3 (ou P300), também conhecido como potencial cognitivo em estudos de potenciais relacionados a eventos (PREs), no caso associado à audição de estímulos sonoros relacionados ao uso de bebidas alcoólicas.

Entretanto, quando a ETCC anódica sobre o CPFDL esquerdo foi aplicada de forma repetida (uma vez por semana por cinco semanas consecutivas) em alcoolistas Lesch IV, em um estudo duplo-cego, randozimado, comparado a controles *sham*-ETCC, os primeiros seis alcoolistas (média de idade de 47,8 anos ± 4,5 DP) submetidos ao tratamento de ETCC tenderam a apresentar recaídas mais frequentes quando comparados a sete alcoolistas que compunham o grupo *sham*-ETCC (média de idade de 47,4 anos ± 9,3 DP), ainda que tivessem apresentado uma redução significativa das pontuações do *craving*, mensurado pela aplicação da escala de beber obsessivo-compulsivo de 5 itens.[40]

Ao mudar a polaridade para uma estimulação catódica sobre o CPFDL esquerdo e colocar o eletrodo ânodo sobre o CPFDL direito – o que configura, portanto, uma ETCC de aplicação bilateral sobre o CPFDL –, repetindo essa estimulação por 20 minutos diários durante cinco dias consecutivos, Klauss e colaboradores[41] demonstraram que a ETCC reduziu as recaídas ao uso do álcool no seguimento de seis meses do tratamento. Após esse período, 2 (11,8%) dos 17 alcoolistas (média de idade de 45,5 anos ± 8,9 DP) do grupo *sham*-ETCC (estimulação simulada), *versus* 8 (50%) dos 16 alcoolistas (média de idade de 44 anos ± 7,8 DP) do grupo ETCC (estimulados de fato), estavam abstinentes. Além disso, os pacientes do grupo ETCC relataram maior percepção de melhor qualidade de vida em comparação àqueles do grupo *sham*-ETCC. Não houve, entretanto, diferenças entre os grupos com relação às mudanças na pontuação do *craving*, das funções executivas e cognitivas e dos sintomas depressivos e ansiosos.

ETCC E METANFETAMINA

Um único estudo, conduzido por Shahbabaie e colaboradores,[42] verificou os efeitos da ETCC sobre o *craving* pela metanfetamina. Nesse estudo duplo-cego, cruzado e com controle na condição *sham*-ETCC, que envolveu 30 usuários em abstinência, os autores encontraram um efeito dependente do estado. Uma única aplicação da ETCC anódica ou da condição *sham*-ETCC sobre o CPFDL direito foi realizada em uma sequência aleatória enquanto os sujeitos desempenhavam uma tarefa computadorizada de indução do *craving*, a qual era iniciada após 10 minutos da estimulação. O resultado foi referido como dependente do estado porque a ETCC reduziu o *craving* imediato, mensurado por uma escala visual analógica, quando os sujeitos estavam em repouso, mas aumentou essa condição quando eles eram expostos às pistas relacionadas ao uso de metanfetamina. Assim, os autores sugeriram que o CPF tem um papel importante na avaliação da saliência da pista e também na urgência pelo consumo da droga.

ETCC E COCAÍNA OU *CRACK*/COCAÍNA

Os efeitos da modulação da excitabilidade cortical esquerda e direita sobre tarefas de risco em usuários de cocaína foram comparados aos de não usuários em um estudo conduzido por Gorini e colaboradores.[43] Nesse estudo, 18 usuários e 18 não usuários controles pareados receberam uma única aplicação de ETCC anódica esquerda/catódica direita, anódica direita/catódica esquerda ou *sham*-ETCC (placebo) sobre o CPFDL, com um intervalo de pelo menos 48 horas entre as sessões. Os pesquisadores observaram que os usuários de cocaína e os controles apresentavam aumento do comportamento seguro após a ETCC anódica sobre o CPFDL direito; contudo, houve aumento do comportamento de risco após a ETCC anódica sobre o CPFDL esquerdo apenas nos usuários. Os autores sugerem que dependentes dessa droga apresentam anormalidades funcionais nas redes neurais pré-frontais envolvidas nas tomadas de decisão e nos comportamentos de risco. De forma interessante, eles avaliam que a propensão excessiva ao comportamento de risco nos dependentes de cocaína seria devida a uma hipoativação do CPFDL direito e a um desequilíbrio na interação inter-hemisférica.[43]

Batista e colaboradores,[44] recentemente, conduziram um estudo com dependentes de *crack*/cocaína internados em uma clínica para tratamento da dependência. Esse estudo duplo-cego, randomizado, foi concluído com a inclusão de 17 sujeitos (média de idade de 30,4 anos ± 9,8 DP) no grupo ETCC (2 mA, 35 cm², durante 20 minutos, uma sessão a cada dois dias, em um total de cinco sessões) e 19 sujeitos no grupo *sham*-ETCC (controle-placebo) (média de idade de 30,3 anos ± 8,4 DP). Os escores do *craving* foram significativamente reduzidos no grupo ETCC durante e após o tratamento quando comparados aos do grupo *sham*-ETCC e aos valores basais, obtidos antes do tratamento. As pontuações de ansiedade aumentaram no grupo sham-ETCC e diminuíram no grupo ETCC, assim como a percepção global de melhor qualidade de vida e de saúde aumentou no grupo ETCC e diminuiu no *sham*-ETCC.

Também em usuários de *crack*/cocaína, foi observado, em um estudo anterior com dependentes atendidos em ambulatórios públicos, publicado por Conti e Nakamura-Palacios,[45] que, após uma única sessão de ETCC bilateral sobre o CPFDL (catódica esquerda/anódica direita), houve uma mudança significativa da reatividade cortical às pistas relacionadas à droga em dependentes de *crack*/cocaína. Uma análise que empregou imagens de tomografia eletromagnética de baixa resolução (*Low-resolution brain electromagnetic tomography analysis* – LORETA), obtidas a partir de dados de registros eletrofisiológicos realizados sob o paradigma de PREs – sendo os eventos constituídos de imagens relacionadas ao uso da droga (no caso, *crack*/cocaína) ou de imagens neutras apresentadas em ordem aleatória –, mostrou que a atividade no CCA diminuiu em sete usuários (média de idade de 32 anos ± 8 DP) submetidos à ETCC e aumentou em seis usuários (média de idade de 27,5 anos ± 5,3 DP) submetidos à estimulação placebo (*sham*-ETCC), considerando a janela de tempo do componente N2 (200-350 ms) após visualização de imagens relacionadas ao uso da droga. Resultados similares foram observados no CPFDL, sobretudo do hemisfério esquerdo, quando o componente P3 (janela de tempo entre 350-600 ms) foi considerado.[46]

Entretanto, praticamente o oposto ocorreu após cinco aplicações da ETCC bilateral, visto que a densidade da corrente aumentava de modo significativo no CPFDL e em outras áreas pré-frontais, tais como o CCA, o COF e o córtex frontopolar, quando os dependentes de *crack*/cocaína visualizavam pistas relacionadas à droga.[46]

▶ ENVOLVIMENTO DO CÓRTEX PRÉ-FRONTAL VENTROMEDIAL NA DEPENDÊNCIA

Curiosamente, as análises da ativação cortical no segmento P3 (300-500 ms) sob a visualização de imagens relacionadas ao uso de drogas (álcool ou *crack*/cocaína), empregando-se o método de LORETA em alcoolistas que se mantiveram abstinentes até seis meses após o tratamento com a ETCC bilateral repetitiva sobre o CPFDL comparados aos alcoolistas que foram submetidos ao tratamento placebo (*sham*-ETCC) do estudo de Klauss e colaboradores,[41] e os usuários de *crack*/cocaína que se mantiveram abstinentes por pelo menos três meses após o tratamento com a ETCC bilateral repetitiva sobre o CPFDL comparados com os usuários do grupo-placebo (*sham*-ETCC) do estudo de Conti e colaboradores,[46] mostraram, em ambas as dependências, que o córtex pré-frontal ventromedial (CPFVM) foi a área cerebral com a maior mudança. Nesse caso, a mudança foi de aumento e de ativação durante e após a aplicação repetitiva da ETCC bilateral. Por sua vez, outras regiões cerebrais, de forma diversificada, apresentaram discretas mudanças nos grupos de pacientes, tanto de alcoolistas quanto de dependentes de *crack*/cocaína, que foram submetidos ao tratamento-placebo e também naqueles (especificamente alcoolistas) que não se mantiveram em abstinência após o tratamento com a ETCC (dados submetidos para publicação).

Ainda, em imagens obtidas pelo método de difusão de tensores em exames de ressonância magnética em usuários de *crack*/cocaína que tiveram redução do *craving* após o tratamento com a ETCC bilateral repetitiva do estudo de Batista e colaboradores,[44] foi evidenciado aumento da conectividade entre o CPFVM e o NACC, sobretudo do hemisfério esquerdo. Além disso, o aumento dos parâmetros da tractografia nessa conexão entre as referidas estruturas correlacionou-se significativamente com a redução do *craving* após o tratamento com a ETCC nesses pacientes, sugerindo que a ativação do CPFVM e, subsequentemente, de sua projeção para o NACC estaria relacionada à redução do *craving* produzido pela ETCC. Isso levou à formulação da hipótese de que o CPFVM se apresenta como uma estrutura-chave no processo de estabelecimento da dependência química, tornando-se, por conseguinte, uma estrutura-alvo no tratamento dessa condição.

O CPFVM tem-se mostrado hipofuncionante em estudos de neuroimagem com dependentes de cocaína[47] e alcoolistas[48] quando expostos a estímulos relacionados ao uso de cocaína e álcool, respectivamente. De forma curiosa, essa hipofunção do CPFVM também está relacionada ao jogo patológico,[49] um transtorno mental que se caracteriza pela impulsividade e compulsão ao jogo.

Ghazizadeh e Ambroggi[50] apresentaram evidências de que o CPFVM e o NACC são elementos críticos em circuitos cerebrais relevantes para a supressão de ações inadequadas, provavelmente por promoverem e sustentarem a extinção de ações não reforçadas. De acordo com os autores, a extinção é um processo de aprendizagem que melhora a eficiência do desempenho pela inibição de ações irrelevantes, e o CPFVM é crucial para essa função.

Assim, disfunções nesse controle inibitório mediado pelo CPFVM em usuários de drogas podem resultar em uma busca incontrolável pela droga. Dessa maneira, o aumento da ativação dessa estrutura, bem como da conectividade da projeção CPFVM-NACC, observado nos estudos mencionados poderia representar uma possível recuperação da disfunção do CPFVM e de sua conectividade em dependentes de álcool e *crack*/cocaína (Fig. 19.4).

▶ EMT E DEPENDÊNCIA QUÍMICA

A EMT tem sido estudada como uma ferramenta promissora na tentativa de atenuação do *craving* nas populações dependentes de vários tipos de substâncias. Quando essa estimulação é aplicada em pulsos múltiplos e consecutivos, passa a ser denominada de "repetitiva", ou EMTr.[51] Em geral, em baixa frequência (≤ 1 Hz), a EMTr reduz a atividade neuronal e a excitabilidade cortical, já em alta frequência (5-20 Hz), aumenta a atividade neuronal, a excitabilidade cortical e o fluxo sanguíneo na região cerebral estimulada, embora existam numerosas exceções, particularmente no hemisfério contralateral ao local de aplicação. Assim, a EMTr de baixa ou alta frequência, aplicada no mesmo local do cérebro, pode ter efeitos muito diferentes sobre os circuitos cerebrais.[51,52]

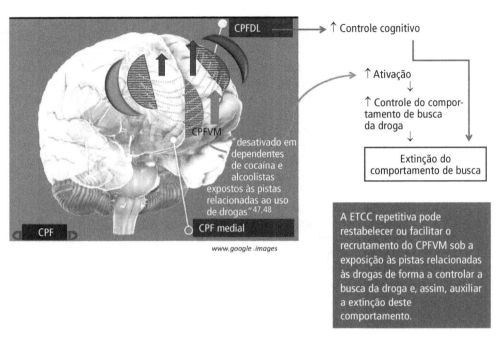

▲ **FIGURA 19.4**
Esquema representando o possível envolvimento do córtex pré-frontal ventromedial (CPFVM) na dependência química, condição na qual essa região pré-frontal encontra-se hipofuncionante. A ETCC bilateral (catódica à esquerda e anódica à direita) repetitiva sobre o córtex pré-frontal dorsolateral (CPFDL) aumentou a ativação do próprio CPFDL, possivelmente conferindo maior controle cognitivo. Porém, a estrutura que apresentou a maior ativação após a ETCC foi o CPFVM, ligeiramente à esquerda, correspondendo tal região ao provável pico máximo da corrente no trajeto entre os eletrodos. Essa ativação do CPFVM pode resultar em um restabelecimento ou facilitação do controle de busca da droga.

O mecanismo de ação da EMTr na dependência ainda não está bem estabelecido, mas pode ser compreendido em termos de modulação tanto da atividade neurotransmissora (principalmente dopamina e glutamato) em regiões do cérebro (Fig. 19.5) que medeiam a dependência como também dos circuitos cerebrais que medeiam processos psicológicos importantes na dependência, tais como o *craving* (perda de controle sobre o consumo da droga), a saliência e a reatividade a estímulos/pistas associados à droga, a tomada de decisão risco-recompensa ou a inibição de respostas prepotentes.[51,53]

Vários estudos com animais e humanos sugerem que a EMTr de alta frequência aumenta a atividade da dopamina nas regiões cerebrais do córtex, do estriado e límbica. A EMTr de alta frequência aplicada no CPFDL esquerdo induz a liberação de dopamina no córtex cingulado anterior ipsilateral, no COF e no estriado.[53] Estudos com ratos mostraram que a EMTr de alta frequência (20 ou

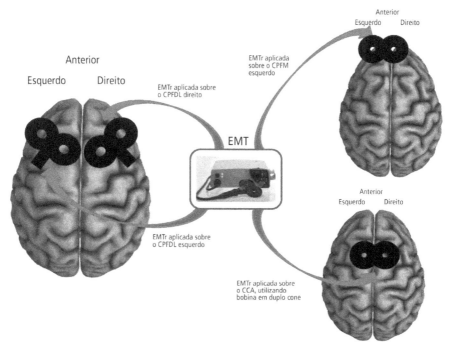

▲ **FIGURA 19.5**
Exemplos de posicionamento da bobina para a estimulação magnética transcraniana repetitiva (EMTr) sobre o córtex pré-frontal dorsolateral (CPFDL) esquerdo e direito, o córtex pré-frontal medial esquerdo (CPFM), e o córtex cingulado anterior (CCA), de acordo com as áreas de Brodmann no córtex cerebral.

25 Hz) aplicada sobre o córtex frontal libera dopamina ao longo dos circuitos mesolímbico e mesoestriatal, e esse efeito é aumentado nos animais submetidos à retirada da droga. Por conseguinte, o benefício terapêutico observado em ensaios clínicos com EMTr de alta frequência aplicada no CPFDL poderia estar relacionado com o aumento da atividade da dopamina nessas regiões do cérebro.[51]

Em ratos, a EMTr de alta frequência (20 Hz), mas não a de baixa (1 Hz), levou a aumento de longa duração de receptores de glutamato do tipo AMPA (α-amino-3-hidróxi-metil-5-metil-4-isoxazol propiônico) no hipocampo, mas não no córtex pré-límbico ou no estriado. Em contrapartida, a estimulação elétrica intracraniana de alta frequência (20 Hz) no CPF, em um padrão imitando EMTr, aumentou a quantidade de receptores de glutamato do tipo AMPA no *nucleus accumbens* e reduziu o comportamento de busca pela cocaína. Esses resultados sugerem que os benefícios terapêuticos da EMTr de alta frequência também poderiam estar relacionados aos seus efeitos sobre o glutamato no cérebro.[51]

Em termos cognitivos, a EMTr de alta frequência aplicada no CPFDL de voluntários saudáveis ou de pacientes com transtornos do humor, ou mesmo naqueles com esquizofrenia, melhora a função executiva, a inibição da resposta e a atenção seletiva, todas as funções cognitivas que tendem a ser prejudicadas em indivíduos com dependência. A EMTr de alta frequência aplicada no CPFDL também pode reduzir o desejo pelas drogas, ao ativar circuitos cerebrais pré--frontais que medeiam a inibição da resposta e o controle do comportamento impulsivo e/ou ao ativar regiões subcorticais que inibem o *craving*, de forma análoga ao mecanismo pelo qual a EMTr aplicada na região pré-frontal diminui a dor ou aumenta sua tolerância. A EMTr de baixa frequência aplicada no CPFDL pode também reduzir o *craving*, minimizando a atividade aumentada do CPFDL associada com a reatividade a pistas ligadas às drogas e o *craving* induzido por essas pistas.[51-54]

EMT E METANFETAMINA OU COCAÍNA

Dois estudos experimentais que utilizaram a EMTr aplicada no CPFDL mostraram resultados diferentes sobre a dependência de substâncias estimulantes. No estudo de Li e colaboradores,[55] a EMTr de baixa frequência (1 Hz) aplicada sobre o CPFDL esquerdo aumentou o *craving* da metanfetamina induzido por pistas. Já Camprodon e colaboradores[56] mostraram que a EMTr de alta frequência (10 Hz) aplicada nesse mesmo alvo não apresentou efeito no *craving* espontâneo da cocaína. Esses autores mostraram, ainda, que, em contraste, a EMTr de alta frequência reduziu o *craving* espontâneo da cocaína quando aplicada sobre o CPFDL direito.[55,56] Ainda não está claro até que ponto essas diferenças são relacionadas à frequência ou à lateralidade da aplicação.[51,53] Em estudo recente, Hanlon e colaboradores[52] mostraram que a EMTr, com estimulação em trem de pulso (*theta burst*) sobre o córtex pré-frontal medial (CPFm) esquerdo, reduziu o *craving* em 6 (5 relataram não nenhuma alteração) de 11 sujeitos estudados, os quais receberam uma estimulação *sham* e uma estimulação real, utilizando uma escala de *craving* viso-analógica como parâmetro.

Politi e colaboradores,[57] em um estudo aberto de duas semanas com um paciente internado, e Ribeiro e colaboradores,[58] em um estudo clínico ambulatorial, duplo-cego, de quatro semanas, controlado por *sham*, mostraram que a EMTr de alta frequência (10 ou 20 Hz, respectivamente), aplicada sobre o CPFDL esquerdo, diminuiu significativamente o *craving* espontâneo da cocaína. Ribeiro e colaboradores[58] também mostraram decréscimo do uso da substância, verificado por testes de detecção da droga na urina. Portanto, existe evidência promissora de que pelo menos uma semana de EMTr de alta frequência sobre o CPFDL esquerdo reduz o *craving* da cocaína e seu uso.

EMT E ÁLCOOL

Herremans e colaboradores,[59,60] em dois estudos experimentais, não observaram nenhum efeito quando a EMTr de alta frequência (20 Hz) foi aplicada sobre o CPFDL direito durante o *craving* em alcoolistas. Em estudo recente,[61] os mesmos pesquisadores mostraram que a EMTr acelerada e de alta frequência (20 Hz), aplicada no CPFDL direito, não teve efeito sobre o *craving* em alcoolistas submetidos a desintoxicação, mas foi observado impacto sobre a atenção. Dois estudos que utilizaram EMTr de alta frequência (10 ou 20 Hz) no CPFDL, por duas semanas (10 sessões), em pacientes hospitalizados que tiveram completa desintoxicação aguda mostraram efeitos diferentes: Mishra e colaboradores,[62] em estudo com 45 alcoolistas, mostraram que o tratamento com estimulação no lado direito reduziu o *craving* espontâneo por álcool, enquanto Hoppner e colaboradores[63] mostraram que a estimulação no lado esquerdo não produziu nenhum efeito.

Em contrapartida, em um único caso, relatado por De Ridder e colaboradores,[64] utilizando EMTr de baixa frequência (1 Hz) aplicada sobre o córtex cingulado anterior dorsal, houve redução do *craving* após várias sessões. Rapinesi e colaboradores,[65] em estudo com três pacientes em abstinência de pelo menos um mês do álcool, também observaram redução do *craving*. Nesse estudo, os pesquisadores utilizaram EMT profunda de alta frequência (20 Hz) aplicada sobre o CPFDL bilateralmente com uma bobina de duplo-cone. Em geral, as evidências sobre a eficácia da EMTr no tratamento da dependência de álcool são limitadas.[65]

▶ CONSIDERAÇÕES FINAIS

É imperioso lembrar que os estudos mencionados ainda são iniciais, havendo muitas limitações a serem consideradas. O tamanho das amostras envolvidas é ainda muito pequeno, sendo necessário replicá-los com amostras maiores e diversificadas, por exemplo, em estudos multicêntricos, para que os efeitos da ETCC e da EMT se tornem clinicamente relevantes. Os métodos de avaliação clínica e as mensurações secundárias precisam ser aprimorados e pormenorizados e, se possível, bastante melhorados em sua resolução, para que as técnicas de estimulação cerebral não invasiva, que se mostram potencialmente favoráveis, possam se tornar aplicáveis do ponto de vista clínico no tratamento da dependência química.

▶ REFERÊNCIAS

1. Daley DC. Family and social aspects of substance use disorders and treatment. J Food Drug Anal. 2013;21(4):S73-S76.

2. Healey A, Knapp M, Astin J, Gossop M, Marsden J, Stewart D, et al. Economic burden of drug dependency. Social costs incurred by drug users at intake to the National Treatment Outcome Research Study. Br J Psychiatry. 1998 Aug;173:160-5.

3. Navarro HJ, Doran CM, Shakeshaft AP. Measuring costs of alcohol harm to others: a review of the literature. Drug Alcohol Depend. 2011;114(2-3):87-99.

4. Proescholdt MG, Walter M, Wiesbeck GA. Alcohol and violence: a current review. Fortschr Neurol Psychiatr. 2012;80(8):441-9.

5. Fischer B, Blanken P, Da Silveira D, Gallassi A, Goldner EM, Rehm J, et al. Effectiveness of secondary prevention and treatment interventions for crack-cocaine abuse: a comprehensive narrative overview of English-language studies. Int J Drug Policy. 2015;26(4):352-63.

6. McClelland GT. The effects and management of crack cocaine dependence. Nurs Times. 2005;101(29):26-7.

7. Moura HF, Benzano D, Pechansky F, Kessler FH. Crack/cocaine users show more family problems than other substance users. Clinics (Sao Paulo). 2014;69(7):497-9.

8. Hatsukami DK, Fischman MW. Crack cocaine and cocaine hydrochloride. Are the differences myth or reality? JAMA. 1996;276(19):1580-8.

9. Garcia RC, Dati LM, Fukuda S, Torres LH, Moura S, de Carvalho ND, et al. Neurotoxicity of anhydroecgonine methyl ester, a crack cocaine pyrolysis product. Toxicol Sci. 2012;128(1):223-34.

10. Garcia RC, Dati LM, Torres LH, da Silva MA, Udo MS, Abdalla FM, et al. M1 and M3 muscarinic receptors may play a role in the neurotoxicity of anhydroecgonine methyl ester, a cocaine pyrolysis product. Sci Rep. 2015;5:17555.

11. Sanchis-Segura C, Spanagel R. Behavioural assessment of drug reinforcement and addictive features in rodents: an overview. Addict Biol. 2006;11(1):2-38.

12. Koob GF, Volkow ND. Neurocircuitry of addiction. Neuropsychopharmacology. 2010;35(1):217-38.

13. Volkow ND, Wang GJ, Fowler JS, Tomasi D. Addiction circuitry in the human brain. Annu Rev Pharmacol Toxicol. 2012;52:321-36.

14. Fein G, Di Sclafani V, Meyerhoff DJ. Prefrontal cortical volume reduction associated with frontal cortex function deficit in 6-week abstinent crack-cocaine dependent men. Drug Alcohol Depend. 2002;68(1):87-93.

15. Duka T, Trick L, Nikolaou K, Gray MA, Kempton MJ, Williams H, et al. Unique brain areas associated with abstinence control are damaged in multiply detoxified alcoholics. Biol Psychiatry. 2011;70(6):545-52.

16. Moselhy HF, Georgiou G, Kahn A. Frontal lobe changes in alcoholism: a review of the literature. Alcohol Alcohol. 2001;36(5):357-68.

17. Di Sclafani V, Tolou-Shams M, Price LJ, Fein G. Neuropsychological performance of individuals dependent on crack-cocaine, or crack-cocaine and alcohol, at 6 weeks and 6 months of abstinence. Drug Alcohol Depend. 2002;66(2):161-71.

18. Sullivan EV, Harding AJ, Pentney R, Dlugos C, Martin PR, Parks MH, et al. Disruption of fronto-cerebellar circuitry and function in alcoholism. Alcohol Clin Exp Res. 2003;27(2):301-9.

19. Zago-Gomes MP, Nakamura-Palacios EM. Cognitive components of frontal lobe function in alcoholics classified according to Lesch's typology. Alcohol Alcohol. 2009;44(5):449-57.

20. Nakamura-Palacios EM, Souza RS, Zago-Gomes MP, de Melo AM, Braga FS, Kubo TT, et al. Gray matter volume in left rostral middle frontal and left cerebellar cortices predicts frontal executive performance in alcoholic subjects. Alcohol Clin Exp Res. 2014;38(4):1126-33.

21. Goldstein RZ, Volkow ND. Drug addiction and its underlying neurobiological basis: neuroimaging evidence for the involvement of the frontal cortex. Am J Psychiatry. 2002;159(10):1642-52.

22. Volkow ND, Fowler JS, Wang GJ, Swanson JM. Dopamine in drug abuse and addiction: results from imaging studies and treatment implications. Mol Psychiatry. 2004;9(6):557-69.

23. Nestler EJ. Molecular mechanisms of drug addiction. Neuropharmacology. 2004;47 Suppl 1:24-32.

24. Steketee JD. Neurotransmitter systems of the medial prefrontal cortex: potential role in sensitization to psychostimulants. Brain Res Brain Res Rev. 2003;41(2-3):203-28.

25. Arnsten AF, Rubia K. Neurobiological circuits regulating attention, cognitive control, motivation, and emotion: disruptions in neurodevelopmental psychiatric disorders. J Am Acad Child Adolesc Psychiatry. 2012;51(4):356-67.

26. Cummings JL. Frontal-subcortical circuits and human behavior. Arch Neurol. 1993;50(8):873-80.

27. Park SQ, Kahnt T, Beck A, Cohen MX, Dolan RJ, Wrase J, et al. Prefrontal cortex fails to learn from reward prediction errors in alcohol dependence. J Neurosci. 2010;30(22):7749-53.

28. Siegal HA, Li L, Rapp RC. Abstinence trajectories among treated crack cocaine users. Addict Behav. 2002;27(3):437-49.

29. McKay JR, Foltz C, Stephens RC, Leahy PJ, Crowley EM, Kissin W. Predictors of alcohol and crack cocaine use outcomes over a 3-year follow-up in treatment seekers. J Subst Abuse Treat. 2005;28 Suppl 1:S73-82.

30. Robinson TE, Berridge KC. The neural basis of drug craving: an incentive-sensitization theory of addiction. Brain Res Brain Res Rev. 1993;18(3):247-91.

31. Hormes JM, Coffey SF, Drobes DJ, Saladin ME. The obsessive compulsive cocaine use scale: development and initial validation of a self-rated instrument for the quantification of thoughts about cocaine use. Drug Alcohol Depend. 2012;120(1-3):250-4.

32. Wesson DR, Havassy BE, Smith DE. Theories of relapse and recovery and their implications for drug abuse treatment. NIDA Res Monogr. 1986;72:5-19.

33. Iruzubieta P, Crespo J, Fabrega E. Long-term survival after liver transplantation for alcoholic liver disease. World J Gastroenterol. 2013;19(48):9198-208.

34. Assanangkornchai S, Srisurapanont M. The treatment of alcohol dependence. Curr Opin Psychiatry. 2007;20(3):222-7.

35. Miller PM, Book SW, Stewart SH. Medical treatment of alcohol dependence: a systematic review. Int J Psychiatry Med. 2011;42(3):227-66.

36. Jansen JM, Daams JG, Koeter MW, Veltman DJ, van den Brink W, Goudriaan AE. Effects of non-invasive neurostimulation on craving: a meta-analysis. Neurosci Biobehav Rev. 2013;37(10 Pt 2):2472-80.

37. Boggio PS, Sultani N, Fecteau S, Merabet L, Mecca T, Pascual-Leone A, et al. Prefrontal cortex modulation using transcranial DC stimulation reduces alcohol craving: a double-blind, sham-controlled study. Drug Alcohol Depend. 2008;92(1-3):55-60.

38. den Uyl TE, Gladwin TE, Wiers RW. Transcranial direct current stimulation, implicit alcohol associations and craving. Biol Psychol. 2014;105:37-42.

39. Nakamura-Palacios EM, de Almeida Benevides MC, da Penha Zago-Gomes M, de Oliveira RW, de Vasconcellos VF, de Castro LN, et al. Auditory event-related potentials (P3) and cognitive changes induced by frontal direct current stimulation in alcoholics according to Lesch alcoholism typology. Int J Neuropsychopharmacol. 2012;15(5):601-16.

40. da Silva MC, Conti CL, Klauss J, Alves LG, do Nascimento Cavalcante HM, Fregni F, et al. Behavioral effects of transcranial direct current stimulation (tDCS) induced dorsolateral prefrontal cortex plasticity in alcohol dependence. J Physiol Paris. 2013;107(6):493-502.

41. Klauss J, Penido Pinheiro LC, Silva Merlo BL, Correia Santos GA, Fregni F, Nitsche MA, et al. A randomized controlled trial of targeted prefrontal cortex modulation with tDCS in patients with alcohol dependence. Int J Neuropsychopharmacol. 2014;17(11):1793-803.

42. Shahbabaie A, Golesorkhi M, Zamanian B, Ebrahimpoor M, Keshvari F, Nejati V, et al. State dependent effect of transcranial direct current stimulation (tDCS) on methamphetamine craving. Int J Neuropsychopharmacol. 2014;17(10):1591-8.

43. Gorini A, Lucchiari C, Russell-Edu W, Pravettoni G. Modulation of risky choices in recently abstinent dependent cocaine users: a transcranial direct-current stimulation study. Front Hum Neurosci. 2014;8:661.

44. Batista EK, Klauss J, Fregni F, Nitsche MA, Nakamura-Palacios EM. A Randomized Placebo-Controlled Trial of Targeted Prefrontal Cortex Modulation with Bilateral tDCS in Patients with Crack-Cocaine Dependence. Int J Neuropsychopharmacol. 2015;18(12).

45. Conti CL, Nakamura-Palacios EM. Bilateral transcranial direct current stimulation over dorsolateral prefrontal cortex changes the drug-cued reactivity in the anterior cingulate cortex of crack-cocaine addicts. Brain Stimul. 2014;7(1):130-2.

46. Conti CL, Moscon JA, Fregni F, Nitsche MA, Nakamura-Palacios EM. Cognitive related electrophysiological changes induced by non-invasive cortical electrical stimulation in crack-cocaine addiction. Int J Neuropsychopharmacol. 2014;17(9):1465-75.

47. Bonson KR, Grant SJ, Contoreggi CS, Links JM, Metcalfe J, Weyl HL, et al. Neural systems and cue-induced cocaine craving. Neuropsychopharmacology. 2002;26(3):376-86.

48. Seo D, Lacadie CM, Tuit K, Hong KI, Constable RT, Sinha R. Disrupted ventromedial prefrontal function, alcohol craving, and subsequent relapse risk. JAMA Psychiatry. 2013;70(7):727-39.

49. George O, Koob GF. Control of craving by the prefrontal cortex. Proc Natl Acad Sci USA. 2013;110(11):4165-6.

50. Ghazizadeh A, Ambroggi F, Odean N, Fields HL. Prefrontal cortex mediates extinction of responding by two distinct neural mechanisms in accumbens shell. J Neurosci. 2012;32(2):726-37.

51. Gorelick, DA, Zangen A, George MS. Transcranial magnetic stimulation in the treatment of substance addiction. Ann NY Acad Sci. 2014;1327:79–93.

52. Hanlon CA, Dowdle LT, Austelle CW, DeVries W, Mithoefer O, Badran BW, George MS. What goes up, can come down: novel brain stimulation paradigms may attenuate craving and craving-related neural circuitry in substance dependent individuals. Brain Res. 2015;1628(Pt A):199-209.

53. Grall-Bronnec M, Sauvaget A. The use of repetitive transcranial magnetic stimulation for modulating craving and addictive behaviours: a crtitical literature review of efficacy, technical and methodological considerations. Neurosci Biobeh Rev. 2014;47:592-613.

54. Bellamoli E, Manganotti P, Schwartz RP, Rimondo C, Gomma M, Serpelloni G. rTMS in the treatment of drug addiction: an update about human studies. Behav Neurol. 2014;2014:815215.

55. Li X, Malcolm RJ, Huebner K, Hanlon CA, Taylor JJ, Brady KT, et al. Low frequency repetitive transcranial magnetic stimulation of the left dorsolateral prefrontal cortex transiently increases cue-induced craving for methamphetamine: a preliminary study. Drug Alcohol Depend. 2013;133(2):641-6.

56. Camprodon JA, Martinez-Raga J, Alonso-Alonso M, Shih MC, Pascual-Leone A. One session of high frequency repetitive transcranial magnetic stimulation (rTMS) to the right prefrontal cortex transiently reduces cocaine craving. Drug Alcohol Depend. 2007;86(1):91–94.

57. Politi E, Fauci E, Santoro A, Smeraldi E. Daily sessions of transcranial magnetic stimulation to the left prefrontal cortex gradually reduce cocaine craving. Am J Addict. 2008;17(4):345-6.

58. Ribeiro PLAD, Mincovicks ML, Marra HD,Belline BB, Baltieri DA, Marcolin MA. Controlled clinical trial of rTMS for treatment of cocaine addiction. In: 11. World Congress of Biological Psychiatry; 2013 Jun 23-27; Kyoto, Japan; 2013.

59. Herremans SC, Baeken C, Vanderbruggen N, Vanderhasselt MA, Zeeuws D, Santermans L, et al. No influence of one right-sided prefrontal HF-rTMS session on alcohol craving in recently detoxified alcohol-dependent patients: results of a naturalistic study. Drug Alcohol Depend. 2012;120(1-3):209-13.

60. Herremans SC, Vanderhasselt MA, De Raedt R, Baeken C. Reduced intra-individual reaction time variability during a Go-NoGo task in detoxified alcohol-dependent patients after one right-sided dorsolateral prefrontal HF-rTMS session. Alcohol Alcohol. 2013;48(5):552-7.

61. Herremans SC, Van Schuerbeek P, De Raedt R, Matthys F, Buyl R, De Mey J, Baeken C. The impact of accelerated right prefrontal high-frequency repetitive transcranial magnetic stimulation (rTMS) on cue-reactivity: an fMRI study on craving in recently detoxified alcohol-dependent patients. PLoS One. 2015;10(8):e0136182.

62. Mishra BR, Nizamie SH, Das B, Praharaj SK. Efficacy of repetitive transcranial magnetic stimulation in alcohol dependence: a sham-controlled study. Addiction. 2010;105(1):49-55.

63. Hoppner J, Broese T, Wendler L, Berger C, Thome J. Repetitive transcranial magnetic stimulation (rTMS) for treatment of alcohol dependence. World J Biol Psychiatry. 2011;12 Suppl 1:57-62.

64. De Ridder D, Vanneste S, Kovacs S, Sunaert S, Dom G. Transient alcohol craving suppression by rTMS of dorsal anterior cingulate: an fMRI and LORETA EEG study. Neurosci Lett. 2011;496(1):5-10.

65. Rapinesi C, Kotzalidis GD, Serata D, Del Casale A, Bersani FS, Solfanelli A, et al. Efficacy of add-on deep transcranial magnetic stimulation in comorbid alcohol dependence and dysthymic disorder: three case reports. Prim Care Companion CNS Disord. 2013;15(1). pii:PCC.12m01438.

20

NEUROMODULAÇÃO EM PACIENTES CLÍNICOS COM TRANSTORNOS MENTAIS

LEANDRO DA COSTA LANE VALIENGO, VALÉRIA RICHINHO

Pacientes com doenças clínicas frequentemente apresentam queixas psicológicas.[1] As causas da associação entre sintomas clínicos e psicológicos variam desde reações psicológicas agudas (p. ex., ansiedade, negação, vulnerabilidade emocional relacionada à doença) até sintomas psiquiátricos francos causados por uma condição clínica (como a chamada "psicose lúpica"). Muitas vezes, entretanto, a condição psiquiátrica se desenvolve depois e em paralelo com um agravo clínico. Nesses casos, ambas as condições devem ser tratadas.

Considerando o envelhecimento populacional e o desenvolvimento de tratamentos e intervenções que aumentaram as taxas de sobrevivência de determinadas condições (p. ex., infarto agudo do miocárdio, câncer, síndrome da imunodeficiência adquirida [aids]), trata-se de um cenário propício para a interconsulta psiquiátrica na atualidade.[2]

Nesse contexto, a "depressão secundária" é o transtorno psiquiátrico mais prevalente devido a uma condição clínica, sendo diagnosticada em pacientes com doenças neurológicas, oncológicas, autoimunes, infecciosas e síndromes dolorosas.[3] Em muitos casos, o tratamento é similar ao do transtorno depressivo maior, com melhora significativa dos sintomas depressivos.[4] Porém, também é sabido que, para esses pacientes, os antidepressivos apresentam interação com o tratamento clínico, aumentando o risco de efeitos adversos ou provocando efeitos colaterais que se sobrepõem aos sintomas da própria doença clínica.[5] Algumas classes de antidepressivos são contraindicadas em certos contextos devido à alta probabilidade de interação com o tratamento clínico.

Como resultado, a depressão associada a agravos clínicos, quando comparada à depressão primária, é uma condição que ainda permanece subtratada, na qual a eficácia do tratamento antidepressivo é afetada por múltiplas causas, como maior chance de efeitos colaterais e restrições para uso de certas classes de antidepressivos ou aumento da dose.

Nesse contexto, intervenções não farmacológicas tornam-se muito úteis. Diversas formas de psicoterapia, como interpessoal, cognitivo-comportamental ou breve, têm efetividade comprovada para tratamento da depressão, mas requerem disponibilidade de profissionais da saúde treinados e engajamento ativo dos pacientes, que muitas vezes se encontram em condições médicas incompatíveis com a terapia. Outra intervenção não farmacológica que vem ganhando atenção recentemente é a neuroestimulação cerebral, representada por duas técnicas principais, a estimulação magnética transcraniana (EMT) e a estimulação transcraniana por corrente contínua (ETCC).

▶ USO DA NEUROESTIMULAÇÃO CEREBRAL EM CONDIÇÕES CLÍNICAS ESPECÍFICAS

CARDIOLOGIA

INFARTO AGUDO DO MIOCÁRDIO

O infarto agudo do miocárdio apresenta alta taxa de depressão pós-evento, com 20 a 30% dos pacientes apresentando depressão maior.[6] A depressão pós-infarto está associada com aumento de quatro vezes no risco de mortalidade até 18 meses após o evento.[6]

Apenas 10% dos casos de depressão pós-infarto são adequadamente diagnosticados e tratados.[7] O uso de antidepressivos, nessa situação, apresenta limitações relevantes. Antidepressivos tricíclicos e inibidores da monoaminoxidase (IMAOs) apresentam efeitos que podem impactar o tratamento do infarto, como arritmias, hipotensão postural e taquicardia. Inibidores seletivos da recaptação de serotonina (ISRSs), inibidores seletivos da recaptação de serotonina e noradrenalina (ISRSNs), mirtazapina e bupropiona não apresentam esses efeitos. Entretanto, ISRSs interagem com o citocromo P450, o que pode limitar seu uso, visto que pacientes cardiopatas utilizam diversos medicamentos.[8]

Na literatura, foram encontrados apenas dois relatos de caso. Um deles usou EMT no córtex pré-frontal dorsolateral (CPFDL) esquerdo para depressão pós-infarto em um paciente de 55 anos com depressão e transtorno de pânico seis meses após o evento.[9] Após duas sessões diárias por três semanas, houve melhora de 50% segundo a Escala de Avaliação de Depressão de Hamilton (HAM-D). No outro relato de caso, com um paciente com síndrome de Brugada, foram feitas 31 sessões de EMT no CPFDL esquerdo, porque o indivíduo não tolerava antidepressivos. O paciente apresentou melhora significativa do quadro depressivo com a EMT.[10]

INSUFICIÊNCIA CARDÍACA

Nos casos de insuficiência cardíaca, a prevalência de depressão varia de 13 a 77% e, como no infarto, também está associada a aumento na mortalidade.[11] A depressão na insuficiência cardíaca é com frequência subdiagnosticada, possivelmente devido à superposição de sintomas de ambas as condições, como fadiga e perda de energia, perda de memória, alterações de peso e de sono.[12]

O tratamento farmacológico da depressão na insuficiência cardíaca tem as mesmas restrições que o do infarto do miocárdio. Nos dias atuais, o tratamento para depressão associada a insuficiência cardíaca está basicamente limitado aos ISRSs, com alguns estudos controlados mostrando evidência para uso de sertralina, paroxetina e fluoxetina.[12]

DOENÇAS RESPIRATÓRIAS

DOENÇA PULMONAR OBSTRUTIVA CRÔNICA

A prevalência de depressão na doença pulmonar obstrutiva crônica (DPOC) gira em torno de 10 a 40% e é 2,5 vezes maior em pacientes com DPOC grave.[13] Pacientes com ambas as condições apresentam maior taxa de exacerbações, admissão hospitalar e mortalidade, o que pode ser explicado pela baixa adesão dos indivíduos deprimidos às recomendações médicas.[14]

Da mesma forma que em outras doenças crônicas, apenas 44% dos pacientes com DPOC têm a depressão diagnosticada de forma correta,[15] possivelmente devido à superposição de sintomas como perda de energia, distúrbios do sono e perda de peso. Deve-se considerar, para a prescrição de antidepressivos, que medicações sedativas (p. ex., antidepressivos tricíclicos e mirtazapina) podem piorar os sintomas da DPOC, pois elas podem diminuir a atividade do centro respiratório durante o sono.[16]

NEUROLOGIA

ACIDENTE VASCULAR CEREBRAL

É descrito que o acidente vascular cerebral (AVC) está associado a depressão em 5 a 72% dos casos.[17] A presença da depressão leva ao aumento da morbidade e mortalidade nesses pacientes, e o tratamento da depressão pós-AVC aumenta a probabilidade de sobrevivência em seis anos.[18] Alguns estudos mostraram resultados positivos com tratamento com alguns antidepressivos,[19] mas com efeitos adversos frequentes. Em ensaios clínicos randomizados com pacientes pós-AVC, Kim e colaboradores[20] e Jorge e colaboradores[21] estudaram 18 e 20 pacientes, respectivamente, recebendo EMT sobre o CPFDL esquerdo. Ambos os grupos de autores observaram melhora dos sintomas depressivos. Bueno e colaboradores[22] relataram um paciente com depressão pós-AVC com melhora expressiva dos sintomas depressivos após um curso de 10 dias de ETCC. Houve um estudo com quatro casos de pacientes com depressão pós-AVC e afasia que obtiveram melhora após 10 sessões de ETCC com ânodo no CPFDL esquerdo e cátodo na mesma região contralateral.[23]

EPILEPSIA

Depressão é o transtorno psiquiátrico mais frequentemente associado a epilepsia, estando presente em cerca de metade dos pacientes epilépticos.[24] As taxas de suicídio em indivíduos com epilepsia e depressão são 4 a 5 vezes maiores do que na população em geral.[25] Controle inadequado das crises, crises parciais complexas e epilepsia do lobo temporal são fatores de risco para depressão.[25] Apesar da alta prevalência, o transtorno depressivo maior é subdiagnosticado e subtratado em pacientes com epilepsia.[24] Uma questão que envolve o tratamento farmacológico desses pacientes é a importante interação entre anticonvulsivantes e antidepressivos. Alguns antidepressivos (bupropiona, clomipramina) podem diminuir o limiar de crises e aumentar o risco de convulsões.[26] Os antidepressivos mais usados nesse grupo de pacientes são os ISRSs. Apenas um ensaio clínico randomizado duplo-cego avaliou a segurança e a eficácia da ETCC no tratamento da depressão associada a epilepsia, em 37 pacientes com epilepsia do lobo temporal. Não houve piora das crises, e houve melhora apenas no grupo ativo.[27]

DOENÇA DE PARKINSON

Com prevalência em torno de 50%, a depressão na doença de Parkinson (DP) é de difícil diagnóstico devido à sobreposição de sintomas das duas doenças, como retardo psicomotor, déficit cognitivo, fadiga, perda de energia, mudanças de apetite e queixas físicas.[2]

O tratamento farmacológico da DP envolve o uso de agentes dopaminérgicos, entre eles o pramipexol, que já foi bastante estudado quanto a seu efeito benéfico para depressão, inclusive com uma metanálise mostrando resultados positivos.[2] A evidência para o uso de antidepressivos é insuficiente, com duas revisões sistemáticas obtendo resultado inconclusivo.[28] Os antidepressivos mais usados incluem IMAOs, tricíclicos, trazodona, ISRSs, ISRSNs e mirtazapina.[2] Efeitos colaterais devem ser levados em consideração devido à probabilidade de interação com outras drogas, particularmente aquelas metabolizadas pelo citocromo P450. Antidepressivos tricíclicos podem melhorar o sono e alguns sintomas da DP em razão da ação anticolinérgica, mas pacientes idosos têm maior risco de apresentar efeitos colaterais, como *delirium*, hipotensão, obstipação e retenção urinária.[2]

Existem vários estudos com o uso de EMT para o tratamento da depressão associada à DP. Foi realizada, inclusive, uma metanálise recente, a qual demonstrou melhora importante da depressão nesses pacientes em relação ao grupo *sham* e resultados de melhora iguais ao uso de antidepressivos, havendo, algumas vezes, melhora de alguns sintomas da própria DP.[29]

DOENÇAS INFECCIOSAS

AIDS

A prevalência de depressão em pacientes com infecção pelo HIV é de 36%.[30] Parece haver uma associação entre depressão e alterações do sistema imune,[31] estando descrita uma correlação direta entre carga viral e depressão em mulheres e uma correlação inversa entre número de células *natural killer* (NK) e depressão.[32] Como já foi discutido, grande parte dos antidepressivos é metabolizada pelo citocromo P450, assim como diversas drogas antirretrovirais (p. ex., ritonavir, indinavir, inibidores de protease) inibem seu metabolismo.[33] Esses fatores tornam o tratamento da depressão nesse grupo de pacientes um desafio, visto que mesmo baixas doses de antidepressivos podem levar a efeitos colaterais importantes.[2]

Knotkova e colaboradores[34] estudaram o uso de ETCC em pacientes com HIV e depressão. Foram administradas 10 sessões de 20 minutos a 2 mA em cada visita, com eletrodos colocados sobre o CPFDL na posição F3 para estimulação pelo ânodo e estimulação da região supraorbital contralateral para estimulação pelo cátodo. Os autores encontraram melhora substancial da depressão.

DEPRESSÃO PUERPERAL E PÓS-PARTO

Depressão perinatal é uma condição comum, com prevalência de 15 a 22%.[35] Alguns sintomas depressivos, como perda de apetite, pensamentos pessimistas e autocuidado insuficiente, podem ser particularmente danosos durante a gestação, afetando tanto mãe como feto. O tratamento da depressão puerperal é desafiador, visto que alguns antidepressivos estão associados com malformações fetais (p. ex., paroxetina, sertralina, citalopram e fluoxetina).[36] Além disso, diversas drogas antidepressivas não são recomendadas para depressão pós-parto, entre elas ISRSs, venlafaxina e lítio.[36]

Quatro estudos[37-40] que utilizaram EMT em depressão puerperal foram realizados até o momento. Em ensaio aberto de Kim e colaboradores,[37] 10 mulheres foram tratadas com EMT baixa frequência sobre o CPFDL direito e apresentaram taxa de resposta de 70%. Os demais estudos foram relatos de caso, todos com efeito antidepressivo com uso de EMT de alta frequência sobre o CPFDL esquerdo.[38-40] Um estudo de Garcia e colaboradores[41] descreveu o uso de EMT de 10 Hz sobre o CPFDL esquerdo para tratamento de depressão pós-parto em nove mulheres, mostrando redução significativa dos sintomas depressivos ao término da segunda semana de tratamento.

PACIENTES SEM ACESSO ENTERAL

Pacientes internados podem apresentar condições médicas que, temporária ou permanentemente, impeçam a ingesta oral de medicamentos. Tais condições incluem doenças do trato gastrintestinal alto, da faringe, tumores de cabeça e pescoço, sequela de acidentes traumáticos e condições neurológicas. Nesses casos, a prevalência de depressão pode ser ainda maior do que na população em geral, e o tratamento apropriado fica impossibilitado pela falta de uma via de administração oral para antidepressivos.

Um estudo com ETCC foi realizado para aliviar a dor e a ansiedade em pacientes internados por queimadura. Foi usada estimulação catódica no córtex sensorial contra um grupo *sham*. Tanto a dor como a ansiedade tiveram diminuição importante no grupo ativo.[42]

▶ DISCUSSÃO

Foram revisadas as condições clínicas particularmente associadas com depressão. Na maioria delas, o uso de antidepressivos para o tratamento da depressão tem restrições relevantes relacionadas a dois aspectos principais das drogas antidepressivas: metabolização pelo citocromo P450 (levando a interação com outras drogas) e efeitos adversos que podem exacerbar sintomas de doenças físicas, aumentando a taxa de descontinuação do tratamento.

Todos os estudos descritos com uso de neuroestimulação cerebral melhoraram a depressão, com poucos efeitos adversos reportados. A técnica de neuromodulação mais utilizada foi a EMT. Quase todos utilizaram o CPFDL como alvo da neuromodulação, com todos os estudos estimulando essa área à esquerda, exceto um, que a estimulou à direita.

A vantagem dos métodos não invasivos de estimulação para o tratamento de depressão associada a doenças físicas é que eles ultrapassam as dificuldades provenientes das interações farmacocinéticas, podem ser associados a ISRSs para melhora do resultado e permitem o tratamento de pacientes sem via de administração enteral de medicamentos.

Os efeitos adversos associados a EMT e ETCC são mínimos e de curta duração. Efeitos colaterais da EMT consistem em cefaleia transitória, alterações auditivas e, raramente, convulsões. Pacientes neurológicos com cefaleia crônica podem, entretanto, apresentar maior preocupação, porém estudos não mostraram aumento da dor nesses indivíduos, pois a cefaleia é geralmente autolimitada.

Portanto, com poucos e autolimitados efeitos adversos, EMT e ETCC podem ser alternativas de uso em condições clínicas associadas a depressão.

É importante salientar que a eficácia da EMT em depressão foi confirmada em ensaios clínicos randomizados e corroborada por metanálises, com eficácia maior em favor da EMT se comparada à ETCC. Para a ETCC, duas metanálises e um grande ensaio clínico obtiveram resultados positivos, demonstrando ser uma intervenção terapêutica promissora para o futuro.

Como conclusão, EMT e ETCC têm características únicas que as colocam como alternativas interessantes para o tratamento de transtornos mentais associados a agravos orgânicos, como menores efeitos adversos com eficácia antidepressiva similar em magnitude à das drogas antidepressivas. Algumas condições se beneficiam do uso de EMT e ETCC. A neuromodulação cerebral não invasiva pode ser uma opção para pacientes com dificuldade de adesão ao tratamento, particularmente aqueles com múltiplas comorbidades, idosos e indivíduos em uso de múltiplas drogas. Estudos controlados randomizados são necessários para avaliar o papel da EMT e da ETCC no tratamento da depressão e de outras condições psiquiátricas associadas a essas condições clínicas.

▶ CONSIDERAÇÕES FINAIS

A ETCC e a EMT podem apresentar um papel muito importante para o tratamento de transtornos mentais em pacientes com doenças clínicas. Essas técnicas apresentam poucos efeitos colaterais, os quais geralmente são autolimitados e não graves; além disso, tais estimulações não interagirem com farmacocinética ou farmacodinâmica das medicações clínicas. Contudo, existem poucos estudos do uso dessas técnicas de neuromodulação não invasivas no tratamento de transtornos mentais associados a doenças clínicas, o que torna necessário novos estudos na área.

▶ REFERÊNCIAS

1. Christodoulou C, Fineti K, Douzenis A, Moussas G, Michopoulos I, Lykouras L. Transfers to psychiatry through the consultation-liaison psychiatry service: 11 years of experience. Ann Gen Psychiatry. 2008;7:10.

2. Stern TA, Fricchione GL, Cassem NH, Jellinek MS, Rosenbaum JF, editors. Massachusetts General Hospital handbook of general hospital psychiatry. 6th ed. Philadelphia: Saunders Elsevier; 2010.

3. Clayton PJ, Lewis CE. The significance of secondary depression. J Affect Disord. 1981;3(1):25-35.

4. Taylor D, Meader N, Bird V, Pilling S, Creed F, Goldberg D. Pharmacological interventions for people with depression and chronic physical health problems: systematic review and meta-analyses of safety and efficacy. Br J Psychiatry. 2011;198(3):179-88.

5. Hoppe C, Elger CE. Depression in epilepsy: a critical review from a clinical perspective. Nat Rev Neurol. 2011;7(8):462-72.

6. Frasure-Smith N, Lesperance F. Depression and other psychological risks following myocardial infarction. Arch Gen Psychiatry. 2003;60(6):627-36.

7. Freedland KE, Lustman PJ, Carney RM, Hong BA. Underdiagnosis of depression in patients with coronary artery disease: the role of nonspecific symptoms. Int J Psychiatry Med. 1992;22(3):221-9.

8. Manolopoulos VG, Ragia G, Alevizopoulos G. Pharmacokinetic interactions of selective serotonin reuptake inhibitors with other commonly prescribed drugs in the era of pharmacogenomics. Drug Metabol Drug Interact. 2012;27(1):19-31.

9. Sakkas P, Psarros C, Papadimitriou GN, Theleritis CG, Soldatos CR. Repetitive transcranial magnetic stimulation (rTMS) in a patient suffering from comorbid depression and panic disorder following a myocardial infarction. Prog Neuropsychopharmacol Biol Psychiatry. 2006;30(5):960-2.

10. Alampay MM, Haigney MC, Flanagan MC, Perito RM, Love KM, Grammer GG. Transcranial magnetic stimulation as an antidepressant alternative in a patient with Brugada syndrome and recurrent syncope. Mayo Clin Proc. 2014;89(11):1584-7.

11. Faris R, Purcell H, Henein MY, Coats AJ. Clinical depression is common and significantly associated with reduced survival in patients with non-ischaemic heart failure. Eur J Heart Fail. 2002;4(4):541-51.

12. Norra C, Skobel EC, Arndt M, Schauerte P. High impact of depression in heart failure: early diagnosis and treatment options. Int J Cardiol. 2008;125(2):220-31.

13. van Manen JG, Bindels PJ, Dekker FW, CJ IJ, van der Zee JS, Schade E. Risk of depression in patients with chronic obstructive pulmonary disease and its determinants. Thorax. 2002;57(5):412-6.

14. Yohannes AM, Willgoss TG, Baldwin RC, Connolly MJ. Depression and anxiety in chronic heart failure and chronic obstructive pulmonary disease: prevalence, relevance, clinical implications and management principles. Int J Geriatr Psychiatry. 2010;25(12):1209-21.

15. Smith J, Albert P, Bertella E, Lester J, Jack S, Calverley P. Qualitative aspects of breathlessness in health and disease. Thorax. 2009;64(8):713-8.

16. Cafarella PA, Effing TW, Usmani ZA, Frith PA. Treatments for anxiety and depression in patients with chronic obstructive pulmonary disease: a literature review. Respirology. 2012;17(4):627-38.

17. Kouwenhoven SE, Kirkevold M, Engedal K, Kim HS. Depression in acute stroke: prevalence, dominant symptoms and associated factors. A systematic literature review. Disabil Rehabil. 2011;33(7):539-56.

18. Robinson RG, Schultz SK, Castillo C, Kopel T, Kosier JT, Newman RM, et al. Nortriptyline versus fluoxetine in the treatment of depression and in short-term recovery after stroke: a placebo-controlled, double-blind study. Am J Psychiatry. 2000;157(3):351-9.

19. Andersen G, Vestergaard K, Riis J, Lauritzen L. Incidence of post-stroke depression during the first year in a large unselected stroke population determined using a valid standardized rating scale. Acta Psychiatr Scand. 1994;90(3):190-5.

20. Kim BR, Kim DY, Chun MH, Yi JH, Kwon JS. Effect of repetitive transcranial magnetic stimulation on cognition and mood in stroke patients: a double-blind, sham-controlled trial. Am J Phys Med Rehabil. 2010;89(5):362-8.

21. Jorge RE, Moser DJ, Acion L, Robinson RG. Treatment of vascular depression using repetitive transcranial magnetic stimulation. Arch Gen Psychiatry. 2008;65(3):268-76.

22. Bueno VF, Brunoni AR, Boggio PS, Bensenor IM, Fregni F. Mood and cognitive effects of transcranial direct current stimulation in post-stroke depression. Neurocase. 2011;17(4):318-22.

23. Valiengo L, Casati R, Bolognini N, Lotufo PA, Benseñor IM, Goulart AC, et al. Transcranial direct current stimulation for the treatment of post-stroke depression in aphasic patients: a case series. Neurocase. 2016;22(2):225-8.

24. Kanner AM, Soto A, Gross-Kanner H. Prevalence and clinical characteristics of postictal psychiatric symptoms in partial epilepsy. Neurology. 2004;62(5):708-13.

25. Barraclough BM. The suicide rate of epilepsy. Acta Psychiatr Scand. 1987;76(4):339-45.

26. Rosenstein DL, Nelson JC, Jacobs SC. Seizures associated with antidepressants: a review. J Clin Psychiatry. 1993;54(8):289-99.

27. Liu A, Bryant A, Jefferson A, Friedman D, Minhas P, Barnard S, et al. Exploring the efficacy of a 5-day course of transcranial direct current stimulation (TDCS) on depression and memory function in patients with well-controlled temporal lobe epilepsy. Epilepsy Behav. 2015;55:11-20.

28. Weintraub D, Stern MB. Psychiatric complications in Parkinson disease. Am J Geriatr Psychiatry. 2005;13(10):844-51.

29. Xie CL, Chen J, Wang XD, Pan JL, Zhou Y, Lin SY, et al. Repetitive transcranial magnetic stimulation (rTMS) for the treatment of depression in Parkinson disease: a meta-analysis of randomized controlled clinical trials. Neurol Sci. 2015;36(10):1751-61.

30. Bing EG, Burnam MA, Longshore D, Fleishman JA, Sherbourne CD, London AS, et al. Psychiatric disorders and drug use among human immunodeficiency virus-infected adults in the United States. Arch Gen Psychiatry. 2001;58(8):721-8.

31. Irwin MR, Miller AH. Depressive disorders and immunity: 20 years of progress and discovery. Brain Behav Immun. 2007;21(4):374-83.

32. Evans DL, Ten Have TR, Douglas SD, Gettes DR, Morrison M, Chiappini MS, et al. Association of depression with viral load, CD8 T lymphocytes, and natural killer cells in women with HIV infection. Am J Psychiatry. 2002;159(10):1752-9.

33. Deeks SG, Volberding PA. HIV-1 protease inhibitors. AIDS Clin Rev. 1997:145-85.

34. Knotkova H, Rosedale M, Strauss SM, Horne J, Soto E, Cruciani RA, et al. Using transcranial direct current stimulation to treat depression in hiv-infected persons: the outcomes of a feasibility study. Front Psychiatry. 2012;3:59.

35. Campagne DM. The obstetrician and depression during pregnancy. Eur J Obstet Gynecol Reprod Biol. 2004;116(2):125-30.

36. Oyebode F, Rastogi A, Berrisford G, Coccia F. Psychotropics in pregnancy: safety and other considerations. Pharmacol Ther. 2012;135(1):71-7.

37. Kim DR, Epperson N, Paré E, Gonzalez JM, Parry S, Thase ME, et al. An open label pilot study of transcranial magnetic stimulation for pregnant women with major depressive disorder. J Womens Health (Larchmt). 2011;20(2):255-61.

38. Zhang D, Hu Z. RTMS may be a good choice for pregnant women with depression. Arch Womens Ment Health. 2009;12(3):189-90.

39. Tan O, Tarhan N, Coban A, Baripoglu SK, Guducu F, Izgi HB, et al. Antidepressant Effect of 58 Sessions of rTMS in a Pregnant Woman With Recurrent Major Depressive Disorder: A Case Report. Prim Care Companion J Clin Psychiatry. 2008;10(1):69-71.

40. Nahas Z, Bohning DE, Molloy MA, Oustz JA, Risch SC, George MS. Safety and feasibility of repetitive transcranial magnetic stimulation in the treatment of anxious depression in pregnancy: a case report. J Clin Psychiatry. 1999;60(1):50-2.

41. Garcia KS, Flynn P, Pierce KJ, Caudle M. Repetitive transcranial magnetic stimulation treats postpartum depression. Brain Stimul. 2010;3(1):36-41.

42. Amiri MH, Tavousi SH, Mazlom SR, Manzari ZS. Effect of transcranial direct current stimulation on pain and anxiety during burn wound care. Burns. No prelo 2016.

21

DESAFIOS, LIMITES E PERSPECTIVAS DA NEUROMODULAÇÃO NÃO INVASIVA

CELESTE R. S. CAMARGO, CAMILA BONIN PINTO, FELIPE FREGNI

A quantidade de pesquisas realizadas com técnicas de estimulação cerebral não invasiva (ECNI) tem aumentado nos últimos anos, bem como o número de ensaios clínicos em diversas doenças neuropsiquiátricas, como doença de Parkinson, demência, epilepsia, esquizofrenia, dor neuropática e depressão. No Brasil, a ECNI se tornou uma realidade após aprovação, pelo Conselho Federal de Medicina (CFM), no ano de 2012, do uso da estimulação magnética transcraniana (EMT) para o tratamento da depressão e de alucinações auditivas de esquizofrenias e para o mapeamento cerebral cirúrgico.

Nesse contexto, entre as técnicas de ECNI mais estudas, destacam-se a EMT e a estimulação transcraniana por corrente contínua (ETCC). Ambas são capazes de modular a atividade cerebral, aumentando ou diminuindo a excitabilidade cortical. Apesar de a EMT e a ETCC serem aplicadas em pontos específicos do crânio, seus efeitos podem se estender para outras regiões cerebrais, uma vez que existem conexões do córtex cerebral com inúmeras outras áreas, incluindo regiões subcorticais. Assim, tanto a ETCC quanto a estimulação magnética transcraniana repetitiva (EMTr) são capazes de modular redes e vias neurais e promover a plasticidade. Por essa razão, nas últimas décadas, essas técnicas têm sido muito exploradas no contexto da neuropsiquiatria, uma vez que apresentam poucos efeitos colaterais, principalmente quando comparadas a tratamentos farmacológicos disponíveis. Além disso, o avanço do conhecimento das bases fisiopatológicas e da assinatura neural dos transtornos neuropsiquiátricos permitiu o aumento das pesquisas e indicações de uso das técnicas de ECNI, com resultados promissores nos sintomas decorrentes de tais doenças.

Contudo, como qualquer outra técnica experimental ou medicamento utilizado no tratamento das mesmas condições, existem diversas limitações e desafios a serem discutidos a fim de aperfeiçoar estudos clínicos. Este capítulo tem como objetivo discutir essas limitações e desafios, bem como apresentar perspectivas futuras do uso da ECNI em doenças neuropsiquiátricas em geral.[1]

▶ ASPECTOS GERAIS DA NEUROMODULAÇÃO EM PSIQUIATRIA

Durante os últimos anos, o aumento do conhecimento sobre o sistema nervoso central, a neurofisiologia e a neuroplasticidade tornou possível entender melhor as bases patológicas de doenças neuropsiquiátricas, que, por sua vez, estão intrinsecamente relacionas com alterações plásticas mal-adaptativas. Assim, a modulação da plasticidade é uma abordagem recorrente no tratamento de doenças neuropsiquiátricas.[2] Diferentes técnicas de estimulação têm sido utilizadas para esse fim, como a eletroconvulsoterapia, a estimulação do nervo vago, a estimulação cerebral profunda, a EMT e a ETCC.[3-6]

A indução da plasticidade por meio dessas técnicas vem mostrando efeitos funcionais promissores para o tratamento de doenças neuropsiquiátricas. As técnicas não invasivas, como a EMT e a ETCC, apresentam vantagens em relação às demais, uma vez que promovem efeitos duradouros e resultam em menos efeitos colaterais, além de serem mais seguras.[7-10] Entretanto, alguns aspectos relacionados à aplicação dessas técnicas merecem atenção especial e serão discutidos ao longo deste capítulo. Serão abordadas limitações, desafios e perspectivas relacionados aos dois principais tipos de ECNI: EMT e EMTr e ETCC.

CEGAMENTO

Uma das limitações importantes de qualquer estudo clínico randomizado é o cegamento, ou mascaramento, da amostra, uma vez que essa característica minimiza os vieses experimentais e acrescenta credibilidade aos resultados do estudo. Entretanto, o cegamento em estudos não farmacológicos é mais desafiador, especialmente naqueles que envolvem ECNI.[11-12] Produzir, na estimulação placebo, a mesma sensação da estimulação ativa é um grande desafio nesses estudos, representando uma das críticas mais comuns às pesquisas, sobretudo na utilização da EMTr. Entretanto, há grandes diferenças entre a ETCC e a EMTr em relação ao cegamento, razão pela qual serão discutidas em separado.

O aparelho utilizado para a EMTr é geralmente maior e produz um ruído característico ao ser utilizado. Além disso, a aplicação da EMTr pode gerar contrações musculares ou dor na região da estimulação que perdura até o fim da sessão. Dessa forma, é quase impossível realizar um cegamento apropriado. Entretanto, opções criativas têm surgido tentando mascarar melhor os grupos simulados.[13] Alguns aparelhos mais atuais apresentam uma bobina simulada/falsa com tamanho e aspecto idênticos aos da bobina verdadeira, podendo, assim, produzir um barulho muito semelhante, mas sem provocar as contrações musculares.[14] Como alternativa, alguns equipamentos apresentam uma opção extra: dois eletrodos são utilizados na região frontal da cabeça, liberando uma pequena corrente elétrica que simula a contração muscular decorrente da estimulação ativa. Nos dias de hoje, estratégias como utilizar a bobina real em uma inclinação diferente (não em 45 graus) são cada vez menos usadas, pois esse cenário permite uma estimulação cortical ativa.[15] Dessa forma, esse aspecto demanda maior atenção e cuidado ao se planejar um estudo clínico com EMTr.

No caso da ETCC, essa tarefa é relativamente mais fácil, uma vez que a técnica utiliza um aparelho silencioso que provoca uma sensação transitória de formigamento no local da estimulação. No entanto, o participante se acostuma com essa sensação, que muitas vezes desaparece após o primeiro minuto da estimulação (por habituação das terminações nervosas).[5]

Em ensaios clínicos que utilizam ETCC na condição simulada (*sham*), o mais comum é que o protocolo de estimulação comece com a ETCC ativa apenas por alguns instantes, em geral 15 a 30 segundos. Tanto no modo ativo quanto no simulado, a corrente elétrica é elevada gradativamente (100 uA/s) até alcançar a intensidade final. Na estimulação ativa, quando a intensidade desejada é atingida, o estimulador a mantém até o fim da sessão. Na simulada, o estimulador se desliga após esses primeiros 15 a 30 segundos. Dessa maneira, o participante da pesquisa tem a sensação de formigamento inicial, mas sem receber a estimulação ativa, garantindo-se, assim, um melhor cegamento para o estudo. Apesar de a ETCC ter menos limitações de cegamento em comparação à EMTr, como perspectiva, ainda se pode buscar aperfeiçoamentos dessa técnica.[5,16]

Todavia, tanto na ETCC quanto na EMTr, a parte mais desafiadora é cegar o pesquisador responsável por aplicar a estimulação. Assim, na maioria dos protocolos, os testes, questionários e entrevistas em relação aos desfechos são aplicados por um terceiro pesquisador, que permanece cego durante todo o estudo. Nos dias atuais, existem, no mercado, alguns aparelhos que permitem estimulação de forma duplo-cego, ou seja, nem o paciente nem o pesquisador que realiza a estimulação sabem se o procedimento é ativo ou simulado.

EFEITO-PLACEBO

Uma questão importante a ser discutida nos estudos de ECNI é o efeito-placebo, fenômeno que pode ocorrer em todo procedimento "falso" ou "simulado". Trata-se de um efeito terapêutico decorrente apenas da ação de estar recebendo uma intervenção simulada, sem o conhecimento de sua alocação. Por exemplo, dois pacientes com cefaleia recebem um tratamento farmacológico; entretanto, para um, administra-se um comprimido de aspirina, e, para outro, um comprimido "falso". Caso esse segundo paciente apresente melhora de seu quadro, trata-se de um efeito-placebo.[17]

As técnicas de neuromodulação são especialmente vulneráveis a tal efeito. Isso ocorre provavelmente por se tratar de um procedimento moderno, não tão comum (como a farmacoterapia) e muito elaborado; assim, pacientes têm expectativas maiores quanto aos resultados e podem atribuir à neuroestimulação qualquer melhora, mesmo que não seja relacionada à técnica.[13,15]

Do ponto de vista da pesquisa, isso pode ser prejudicial, já que compromete os resultados: diminui-se o tamanho do efeito. Entretanto, do ponto de vista clínico e do paciente, pode ser benéfico, pois, mesmo não recebendo medicação ou estimulação real, o indivíduo ainda apresenta melhora do quadro.[13,15,16]

PARÂMETROS DA ESTIMULAÇÃO

A definição dos parâmetros ideais de aplicação da estimulação também é um fator crucial para as técnicas de ECNI.

322 ▶ DESAFIOS, LIMITES E PERSPECTIVAS DA NEUROMODULAÇÃO NÃO INVASIVA

A forma da estimulação e seus efeitos fisiológicos podem ser ajustados de acordo com diferentes parâmetros de estimulação, que incluem: 1) a região a ser estimulada (motor córtex, cerebelo); 2) o posicionamento da bobina (EMTr) ou dos eletrodos (ETCC); 3) a frequência da estimulação, no caso da EMTr (alta ou baixa), ou polaridade (ânodo ou catodo) e intensidade (1 ou 2 mA) da corrente elétrica aplicada, no caso da ETCC; 4) duração da sessão de estimulação; e, por fim, 5) número total de sessões e intervalo entre elas.[4-6] Para determinar a eficácia do tratamento, bem como qual tipo de paciente se beneficiará mais, é essencial definir os parâmetros de estimulação mais adequados.

Em alguns casos, tanto a estimulação que visa aumentar a excitabilidade cortical – a ETCC anódica ou a EMTr de alta frequência – quanto aquela que visa diminuí-la – a ETCC catódica ou a EMTr de baixa frequência – demonstraram resultados semelhantes no tratamento de transtornos neuropsiquiátricos. As recomendações de uso podem variar, e mais estudos são necessários a fim de esclarecer melhor as bases fisiológicas responsáveis pelos efeitos comportamentais decorrentes das técnicas de ECNI.[6,18]

No caso da EMTr, as recomendações de uso foram revisadas e resumidas em uma diretriz clínica publicada em 2014 por Leufaucher e colaboradores.[6] Nessa diretriz, as recomendações do uso terapêutico da EMTr em diversas doenças psiquiátricas foram avaliadas de acordo com as evidências acumuladas em estudos clínicos. Por fim, foram classificadas de acordo com o nível de evidência: nível A corresponde a eficácia definitiva; nível B, eficácia provável; e nível C, eficácia possível. Nesse trabalho, o tratamento da depressão com EMTr de alta frequência no córtex pré-frontal dorsolateral (CPFDL) esquerdo foi considerado nível A. Já a EMTr de baixa frequência no CPFDL direito, nível B. No caso da ETCC, a maioria dos estudos usa o ânodo no CPFDL esquerdo, mas a posição do cátodo é variável, podendo ser colocado no CPFDL direito,[19] na área supraorbital ou até mesmo em local extracefálico, no braço direito.[20,21] Além disso, alguns autores sugerem que uma estratégia para aumentar a eficácia do tratamento antidepressivo poderia explorar outros alvos anatômicos além do CPFDL, como o córtex pré-frontal dorsomedial, o córtex frontopolar e o córtex pré-frontal ventromedial, entre outros.[22]

Nesse contexto, fica evidente que mais estudos são necessários. As técnicas de ECNI têm um potencial imenso para o tratamento de diversas condições, e o fato de ainda não haver uma universalização dos parâmetros é ao mesmo tempo uma limitação da técnica e um incentivo para pesquisa.

EFEITOS ADVERSOS E SEGURANÇA

Em relação à segurança e aos efeitos adversos, as técnicas de ETCC e EMTr apresentam riscos mínimos ao paciente. No caso da EMT, a maior preocupação é a ocorrência de síncope e, mais raramente, convulsões; entretanto, essa é uma complicação incomum, que se tornou ainda mais rara após as publicações das diretrizes de segurança. O risco do desencadeamento de atividades epileptiformes é aumentado quando a estimulação é realizada em altas frequências (20-35 Hz), que não são usadas na prática clínica.[23,24] De acordo com as diretrizes de segurança, a EMTr deve ser evitada em indivíduos que apresentam epilepsia ou que sejam suscetíveis a crises epilépticas. Além disso, é considerado contraindicação absoluta aplicar a EMTr em locais próximos a implantes de aparelhos metálicos, como o coclear e o gerador de pulso interno, já que a corrente elétrica da estimulação pode interferir no funcionamento do dispositivo. Sabe-se que a EMTr tem riscos aumentados quando comparada à EMT de pulso único ou pareado usada com propósito diagnóstico ou em estudos clínicos para avaliar a excitabilidade cortical. Outros possíveis eventos adversos da EMTr são desconforto ou dor, indução de hipomania, alterações cognitivas, alteração da memória e perda auditiva, sendo todas essas alterações de natureza transitória.[25]

A ETCC também é uma terapia considerada segura que apresenta efeitos adversos mínimos para aplicação em humanos quando os procedimentos corretos e os parâmetros de segurança são adotados. A fim de avaliar a segurança e os efeitos adversos da ETCC, Brunoni e colaboradores[26] realizaram uma revisão sistemática dos estudos que utilizaram essa técnica. Nessa pesquisa,[26] foram analisados 209 ensaios clínicos (172 artigos) que utilizaram a ETCC; entretanto, a maioria dos estudos não avaliou esses efeitos de maneira sistemática, e apenas 56% apresentaram dados sobre os efeitos adversos. Destes, 63% relataram pelo menos um efeito adverso (35% do total de estudos analisados). Apesar de nenhum evento grave ter sido reportado com o uso da ETCC, alguns dos efeitos transitórios mais comuns com o uso dessa técnica são: sensação de formigamento, vermelhidão, cefaleia, sensação de queimação e sonolência.[26]

De acordo com a literatura atual, a ETCC também é uma técnica segura, e, assim como outras técnicas de ECNI, seus efeitos colaterais podem ser evitados com a aplicação dos procedimentos padrões e a utilização correta com supervisão.

Todavia, a segurança e os prováveis efeitos adversos de ambas as técnicas ainda não foram suficientemente explorados e investigados em alguns grupos de indivíduos, como pacientes com alguma deformação craniana, crianças e adolescentes,[1,5,11] ou outra população de risco, como gestantes. Mais estudos são necessários a fim de entender os riscos e benefícios do uso de ECNI nessas populações.[27]

RECRUTAMENTO E ELEGIBILIDADE

Recrutar pacientes para estudos que utilizam ECNI é uma tarefa desafiadora e pode comprometer o desenvolvimento de um estudo clínico por diferentes motivos.

Primeiramente, a natureza inovadora do tratamento pode causar estranhamento em muitos pacientes e médicos. Por isso, é essencial que o indivíduo entenda o protocolo de pesquisa e seus racionais e que a técnica usada seja muito bem explicada. Uma alternativa é utilizar imagens e vídeos explicativos.[28]

Diferentemente das técnicas de ECNI, a terapêutica medicamentosa é muito mais conhecida e aceita pela população em geral, que tem mais ciência tanto dos efeitos benéficos quanto dos efeitos adversos desse tratamento. Isso ocorre porque o advento da indústria farmacêutica ocorreu muito antes do da neuromodulação, permitindo maiores descobertas, pesquisas e divulgação do conhecimento. A neuromodulação é usada há muito mais tempo na neurologia do que na psiquiatria e, consequentemente, é menos familiar aos pacientes com transtornos psiquiátricos, seus familiares e mesmo aos profissionais do ramo. Entretanto, percebe-se que a resistência à adesão por parte dos participantes de pesquisas ainda é devida ao estigma de efeitos colaterais da eletroconvulsoterapia, tais como déficits cognitivos transitórios e déficit de memória.[29]

O segundo motivo pelo qual é desafiador recrutar pacientes para estudos que utilizam ECNI está relacionado aos critérios de inclusão e exclusão dos protocolos que utilizam essas técnicas. Eles podem ser, muitas vezes, mais restritivos em comparação com estudos que utilizam fármacos ou outros procedimentos. A exclusão de pacientes que apresentam atividade epiléptica ou algum metal na região da cabeça ou do pescoço pode reduzir o número de participantes elegíveis, e o mesmo vale para o uso concomitante de medicação.

O terceiro motivo é que, em geral, os protocolos com ECNI são prologados e podem exigir entre 10 e 30 sessões, o que pode influenciar negativamente o recrutamento. Esse aspecto também afeta a adesão ao protocolo de estudo e será discutido com mais detalhes no próximo tópico deste capítulo.

Além disso, outros fatores podem afetar a elegibilidade dos pacientes, como diagnósticos incorretos ou incompletos da doença neuropsiquiátrica, bem como sua severidade e refratariedade.[5,11]

Assim, o pesquisador deve utilizar diferentes estratégias de recrutamento para garantir o sucesso do protocolo de pesquisa, como utilizar vídeos e panfletos educativos, fazer visitas regulares a centros de pesquisa, ambulatórios e centros de apoio que desenvolvem estudos com neuromodulação, apresentá-la para a população e para a comunidade médica, além de facilitar o transporte do participante.[5,11]

ADESÃO AOS ESTUDOS

A adesão dos participantes é um fator importante a ser considerado quando se realiza um estudo clínico com ECNI. Como já discutido, a maioria dos protocolos de pesquisa exige que a neuromodulação seja realizada diariamente, por sessões consecutivas – em torno de 10 sessões nos protocolos de EMTr para o tratamento de depressão[19,30,31] ou duas sessões diárias de ETCC por cinco dias consecutivos no tratamento de alucinações auditivas em pacientes com esquizofrenia.[32] As sessões de estimulação devem ser realizadas em um local/ clínica especializado, e não em ambiente doméstico. Assim, o participante da pesquisa precisa se deslocar diariamente ao centro de pesquisa em um horário predeterminado, respeitando restrições de horários comerciais, o que pode ser uma dificuldade para aqueles que trabalham e têm seus próprios compromissos. Comparecer ao hospital para repetidas sessões de tratamento é algo que requer comprometimento por parte de qualquer participante e que pode ser ainda mais desafiador quando se trata de pessoas com doenças psiquiátricas. Em alguns casos, esses indivíduos requerem a presença de um acompanhante, o que acaba por dificultar ainda mais a logística da neuromodulação.

Além disso, a maioria dos equipamentos de ECNI não é portátil e exige um pesquisador treinado para aplicar a neuromodulação. Como perspectiva, seria interessante se o pesquisador pudesse levar o equipamento para a casa do voluntário de pesquisa durante o período da intervenção.[1,5,11] Como alternativa, seria ainda melhor a utilização de um aparelho portátil sem a obrigatoriedade da presença de um pesquisador no local. Nesse caso, haveria a necessidade do acompanhamento virtual da sessão de estimulação pela equipe de pesquisa. Atualmente, essa alternativa tem sido mais bem explorada nos estudos que utilizam ETCC, uma vez que o aparelho usado na estimulação é portátil e de fabricação mais simples, além de mais acessível financeiramente (R$ 300 a R$ 1.000,00, principalmente devido ao custo da máquina [cerca de R$ 200 mil], segundo o Prof. Brunoni em entrevista "Conheça um novo tratamento para depressão quase sem efeitos colaterais").

Por sua vez, a ECNI pode apresentar benefícios extras em relação aos tratamentos farmacológicos, como menor tempo de tratamento, efeitos duradouros após o término da terapia (devido à neuroplasticidade) e menos efeitos colaterais, o que pode aumentar a adesão aos protocolos.[1,5,11]

MÉTODOS PARA AUMENTAR A ADESÃO

Os problemas com adesão nos estudos com ECNI podem ser minimizados de diferentes maneiras. Uma opção usada em diversos países, inclusive nos Estados Unidos, mas proibida no Brasil, é a recompensa financeira dos participantes de pesquisa.[33] Uma prática alternativa e que pode ser usada em nosso país é proporcionar outros tipos de recompensa, como fornecer alimentação e custear o transporte. Outra opção é oferecer horários flexíveis e tentar alocar a visita do paciente de acordo com seus compromissos. Além disso, o uso de uma fase *run in* a fim de identificar participantes com pouca adesão é uma alternativa. Essa fase consiste em um pequeno ensaio clínico para avaliar a adesão dos sujeitos.[34] Dessa forma, seria possível pré-selecionar voluntários que estariam mais dispostos e comprometidos como o estudo e que, teoricamente, teriam menos chances de abandonar o estudo. Outras ideias devem ser exploradas a fim de aumentar a adesão de pacientes aos protocolos de estimulação, como, por exemplo, tentar diminuir o número de sessões de neuromodulação ou concentrar as sessões em períodos nos quais o indivíduo esteja sob cuidados intensivos em um centro de reabilitação sem comprometer a qualidade do tratamento.[35]

COMBINAÇÃO DE NEUROMODULAÇÃO COM FARMACOTERAPIA

A farmacoterapia e a neuromodulação não são mutuamente excludentes. Vários estudos têm explorado os efeitos dessa combinação, e muitos mostram que o resultado é o aumento da eficácia do tratamento. Brunoni e colaboradores[19] realizaram um estudo fatorial com 120 pacientes com transtorno depressivo maior usando a combinação de ETCC (2 mA; 20 min) com sertralina (20 mg). Durante seis semanas, os participantes receberam ETCC ativa ou simulada combinada com sertralina ou placebo. Para a avaliação dos pacientes depois da intervenção, utilizou-se a Escala de Depressão Montgomery-Asberg, e, em comparação aos demais, o grupo que recebeu ambas as intervenções ativas teve significativo aumento dos valores: 8,5 pontos a mais em relação ao grupo tratado apenas com sertralina; 5,9 pontos a mais do que o tratado apenas com ETCC; e 11,5 pontos a mais do que o grupo que recebeu ETCC e medicação placebo. Dessa forma, observou-se que a terapia combinada é mais eficaz quando comparada às intervenções isoladas.

ESTIMULAÇÃO EM CRIANÇAS

Não existem muitos estudos sobre neuromodulação em crianças, uma vez que, além dos desafios desse tipo pesquisa, a pesquisa envolvendo sujeito vulneráveis apresenta alguns desafios extras. Entre esses desafios, estão a maior dificuldade em aprovação de comitê de ética, dificuldade na obtenção de consentimento e assentimento, além da resistência advinda dos responsáveis. Há uma grande demanda por pesquisa de neuromodulação para essa faixa etária. Muitos desses pacientes acometidos por transtornos psiquiátricos, cujo tratamento em adultos já foi comprovado, se beneficiariam de tais estudos. A criança tem anatomia e organismo diferentes dos do adulto, e, dessa forma, não se podem utilizar medidas, intensidades e doses proporcionais. Além disso, pacientes dessa faixa etária podem apresentar efeitos adversos à neuromodulação próprios da idade. Logo, fazem-se necessárias mais pesquisas dedicadas exclusivamente a essa população.[27]

▶ CONSIDERAÇÕES FINAIS

Neste capítulo, foi apresentada uma revisão dos limites, desafios e perspectivas das técnicas de neuromodulação não invasiva, bem como uma visão geral sobre caminhos futuros a serem explorados (Fig. 21.1).

Em resumo, as técnicas de neuromodulação não invasiva apresentam resultados promissores no tratamento de doenças neuropsiquiátricas. Essas técnicas são extremamente versáteis e podem modular redes neurais, resultando no

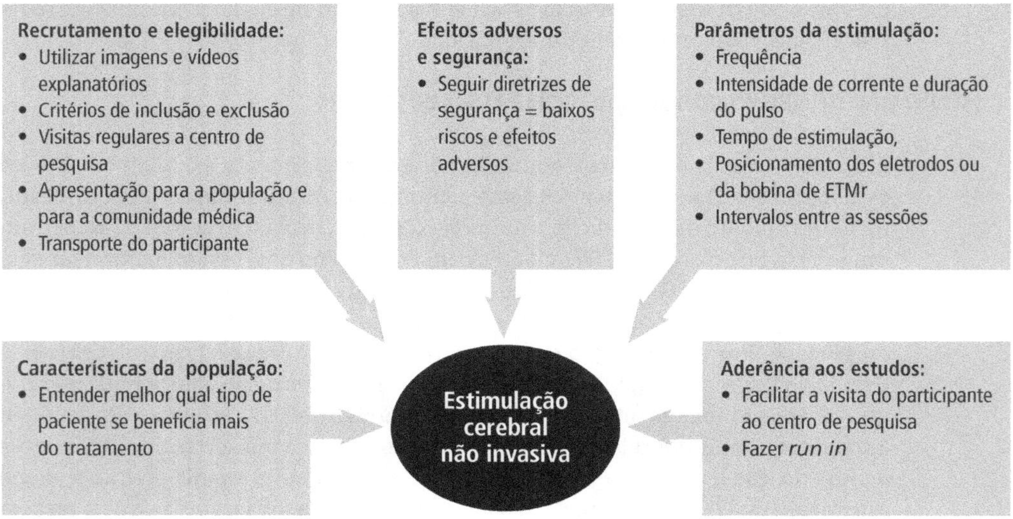

Recrutamento e elegibilidade:
- Utilizar imagens e vídeos explanatórios
- Critérios de inclusão e exclusão
- Visitas regulares a centro de pesquisa
- Apresentação para a população e para a comunidade médica
- Transporte do participante

Efeitos adversos e segurança:
- Seguir diretrizes de segurança = baixos riscos e efeitos adversos

Parâmetros da estimulação:
- Frequência
- Intensidade de corrente e duração do pulso
- Tempo de estimulação,
- Posicionamento dos eletrodos ou da bobina de ETMr
- Intervalos entre as sessões

Características da população:
- Entender melhor qual tipo de paciente se beneficia mais do tratamento

Estimulação cerebral não invasiva

Aderência aos estudos:
- Facilitar a visita do participante ao centro de pesquisa
- Fazer *run in*

▲ **FIGURA 21.1**
Resumo dos principais limites e perspectivas da estimulação craniana não invasiva.

aumento ou na diminuição da excitabilidade e, portanto, da atividade cerebral. Neste capítulo, foram discutidos aspectos importantes que podem alterar a eficácia do tratamento e que devem ser cuidadosamente discutidos, considerando a assinatura neural de cada transtorno neuropsiquiátrico, como, por exemplo, os parâmetros de estimulação (frequência, intensidade, tipo e local da estimulação, intervalos e duração da estimulação), as características de cada indivíduo, bem como aspectos relacionados à segurança. Além disso, aumentar o conhecimento a respeito do transtorno neuropsiquiátrico é fundamental para o racional de uso da técnica, bem como para o entendimento acerca do paciente para o qual ela é mais bem indicada.

▶ REFERÊNCIAS

1. Brunoni AR, Nitsche MA, Bolognini N, Bikson M, Wagner T, Merabet L, et al. Clinical Research with Transcranial Direct Current Stimulation (tDCS): Challenges and Future Directions. Brain Stimul. 2013;5(3):175-95.

2. Lefaucheur J-P, André-Obadia N, Antal A, Ayache SS, Baeken C, Benninger DH, et al. Evidence-based guidelines on the therapeutic use of repetitive transcranial magnetic stimulation (rTMS). Clin Neurophysiol. 2014;125(11):2150-206

3. Araújo HA, Iglesio RF, Camargo GS De, Fernandes DTRM, Galhardoni R, Marcolin MA, et al. Estimulação magnética transcraniana e aplicabilidade clínica: perspectivas na conduta terapêutica neuropsiquiátrica Rev Med (São Paulo). 2011;90(1):3-14.

4. Bolognini N, Ro T. Transcranial magnetic stimulation: disrupting neural activity to alter and assess brain function. J Neurosci. 2010;30(29):9647–50.

5. Brunoni AR, Boggio PS, Ferrucci R, Priori A, Fregni F. Transcranial direct current stimulation: Challenges, opportunities, and impact on psychiatry and neurorehabilitation. Front Psychiatry. 2013;4:19

6. Lefaucheur JP, André-Obadia N, Antal A, Ayache SS, Baeken C, Benninger DH, et al. Evidence-based guidelines on the therapeutic use of repetitive transcranial magnetic stimulation (rTMS). Clin Neurophysiol. 2014;125(11):2150-206.

7. Campanac E, Debanne D. Plasticity of neuronal excitability: Hebbian rules beyond the synapse. Arch Ital Biol. 2007;145(3-4):277-87.

8. Cecatto RB, Chadi G. Functional electrical stimulation (FES) and neuronal plasticity: a historical review. Acta Fisiátrica.2012;19(4):246-57.

9. Ridding MC, Ziemann U. Determinants of the induction of cortical plasticity by non-invasive brain stimulation in healthy subjects. J Physiol. 2010;588(Pt 13):2291–304.

10. Monte-Silva K, Kuo M-F, Hessenthaler S, Fresnoza S, Liebetanz D, Paulus W, et al. Induction of late LTP-like plasticity in the human motor cortex by repeated non-invasive brain stimulation. Brain Stimul. 2013;6(3):424-32.

11. Brunoni AR, Fregni F. Clinical trial design in non-invasive brain stimulation psychiatric research. Int J Methods Psychiatr Res. 2011;20(2):e19-30.

12. Malavolta EA, Demange MK, Gobbi RG, Imamura M, Fregni F. Randomized controlled clinical trials in orthopedics. Rev Bras Ortop. 2011;46(4):452-9

13. Duecker F, Sack AT. Rethinking the role of sham TMS. Front Psychol. 2015 26;6:210.

14. O'Reardon JP, Solvason HB, Janicak PG, Sampson S, Isenberg KE, Nahas Z, et al. Efficacy and safety of transcranial magnetic stimulation in the acute treatment of major depression: a multisite randomized controlled trial. Biol Psychiatry. 2007;62(11):1208-16.

15. Brunoni AR, Lopes M, Kaptchuk TJ, Fregni F. Placebo response of non-pharmacological and pharmacological trials in major depression: a systematic review and meta-analysis. PLoS One. 2009;4(3):e4824.

16. Gandiga PC, Hummel FC, Cohen LG. Transcranial DC stimulation (tDCS): a tool for double-blind sham-controlled clinical studies in brain stimulation. Clin Neurophysiol. 2006;117(4):845-50.

17. Balez R, Couturaud F, Touffet L. Effet placebo, des convictions personnelles aux représentations collectives : relecture psychosociale d'un phénomène pharmacodynamique. Ann Pharm Françaises. 2015;73(6):411-21.

18. Woods AJ, Antal A, Bikson M, Boggio PS, Brunoni AR, Celnik P, et al. A technical guide to tDCS, and related non-invasive brain stimulation tools. Clin Neurophysiol. 2016;127(2):1031-48.

19. Brunoni AR, Valiengo L, Baccaro A, Zanão TA, de Oliveira JF, Goulart A, et al. The Sertraline vs Electrical Current Therapy for Treating Depression Clinical Study. JAMA Psychiatry. 2013;70(4):383-91.

20. Horvath JC, Forte JD, Carter O. Evidence that transcranial direct current stimulation (tDCS) generates little-to-no reliable neurophysiologic effect beyond MEP amplitude modulation in healthy human subjects: a systematic review. Neuropsychologia. 2015;66:213-36.

21. Romero Lauro LJ, Rosanova M, Mattavelli G, Convento S, Pisoni A, Opitz A, et al. TDCS increases cortical excitability: direct evidence from TMS-EEG. Cortex. 2014;58:99-111.

22. Downar J, Daskalakis ZJ. New targets for rTMS in depression: a review of convergent evidence. Brain Stimul. 2013;6(3):231-40.

23. Wassermann EM. Risk and safety of repetitive transcranial magnetic stimulation. Electroencephalogr Clin Neurophysiol. 1998;108(1):1-16.

24. Wassermann EM, Lisanby SH. Therapeutic application of repetitive transcranial magnetic stimulation: a review. Clin Neurophysiol. 2001;112(8):1367-77.

25. Rossi S, Hallett M, Rossini PM, Pascual-Leone A, Avanzini G, Bestmann S, et al. Safety, ethical considerations, and application guidelines for the use of transcranial magnetic stimulation in clinical practice and research. Clin Neurophysiol. 2009;120(12):2008–39.

26. Brunoni AR, Amadera J, Berbel B, Volz MS, Rizzerio BG, Fregni F. A systematic review on reporting and assessment of adverse effects associated with transcranial direct current stimulation. Int J Neuropsychopharmacol. 2011;14(8):1133-45.

27. Vicario CM, Nitsche MA. Non-invasive brain stimulation for the treatment of brain diseases in childhood and adolescence: state of the art, current limits and future challenges. Front Syst Neurosci. 2013;7:94.

28. Zaghi S, Acar M, Hultgren B, Boggio PS, Fregni F. Noninvasive brain stimulation with low-intensity electrical currents: putative mechanisms of action for direct and alternating current stimulation. Neurosci. 2010;16 (3):285-307.

29. Wassermann EM. Side effects of repetitive transcranial magnetic stimulation. Depress Anxiety. 2000;12(3):124-9.

30. Valiengo L, Benseñor IM, Goulart AC, de Oliveira JF, Zanao TA, Boggio PS, et al. The sertraline versus electrical current therapy for treating depression clinical study (select-TDCS): results of the crossover and follow-up phases. Depress Anxiety. 2013;30(7):646-53.

31. Boggio PS, Fregni F, Rigonatti SP, Marcolin MA, Araujo Silva MT. Estimulação magnética transcraniana na neuropsicologia: novos horizontes em pesquisa sobre o cérebro. Rev Bras Psiquiatr. 2006. 28(1):44–9.

32. Brunelin J, Mondino M, Gassab L, Haesebaert F, Gaha L, Suaud-Chagny M-F, et al. Examining transcranial direct-current stimulation (tDCS) as a treatment for hallucinations in schizophrenia. Am J Psychiatry. 2012;169(7):719-24.

33. Fregni F, Nitsche MA, Loo CK, Brunoni AR, Marangolo P, Leite J, et al. Regulatory considerations for the clinical and research use of transcranial direct current stimulation (tDCS): review and recommendations from an expert panel. Clin Res Regul Aff. 2015;32(1):22-35.

34. Cipriani A, Geddes JR. What is a run-in phase? Epidemiol Psichiatr Soc. 2010;19(1):21-2.

35. Schmidt S, Cichy RM, Kraft A, Brocke J, Irlbacher K, Brandt SA. An initial transient-state and reliable measures of corticospinal excitability in TMS studies. Clin Neurophysiol. 2009;120(5):987-93.

APÊNDICE I

APARELHOS DE EMT DISPONÍVEIS NO BRASIL

ADRIANO H. DE MATOS MOFFA

No momento em que este capítulo estava sendo escrito (fevereiro de 2016), ainda não havia opção de aparelho de estimulação magnética transcraniana (EMT) produzido nacionalmente. Esses equipamentos têm de ser adquiridos via importação, por meio de representantes comerciais ou distribuidoras sediadas no País.

O Conselho Federal de Medicina, segundo Resolução nº 1.986, de 22 de março de 2012,[1] publicada no Diário Oficial da União, reconheceu a EMT superficial como "[...] ato médico privativo e cientificamente válido para utilização na prática médica nacional, com indicação para depressões uni e bipolar, alucinações auditivas nas esquizofrenias e planejamento de neurocirurgia".

Atualmente, os únicos aparelhos de EMT superficial com autorização junto à Agência Nacional de Vigilância Sanitária (Anvisa) são o Neuro-MS,[2] da Neurosoft (Voronin, Ivanovo, Rússia), e o MagPro R20,[3] da Magventure (Lucernemarken, Farum, Dinamarca). Em processo de renovação de autorização (já estiveram autorizados no passado) estão os modelos MagPro R30 e X100,[4] da Magventure. Em fase final de aprovação estão o Magstim 200[5] e a família Rapid (Rapid, Super-Rapid e Super-Rapid Plus),[6] da Magstim (Spring Gardens, Whitland, Reino Unido).

A estimulação magnética pode ser usada tanto com objetivo terapêutico (estimulação repetitiva de baixa e alta frequência, por exemplo) quanto diagnóstico (tempo de condução motora com uso de pulso único, medidas de excitabilidade cortical por meio de pulso pareado, etc.).[7] Cada situação exige do equipamento funcionalidades e características de *performance* e desempenho diferentes. Os aparelhos de estimulação magnética são usados em conjunto com bobinas, que consistem em fios enrolados e compõem a parte "responsável" pela indução do campo magnético. Essas bobinas podem diferir em forma, tamanho e tipo de refrigeração, propiciando características distintas ao campo magnético induzido e limitando tanto o tempo como o número máximo de pulsos em uma sessão (vide "Tipos de bobina para estimulação magnética").

Com base nos manuais técnicos dos respectivos equipamentos e nos *sites* oficiais de cada fabricante, serão comentadas as funcionalidades e características mais relevantes dos principais modelos já autorizados ou em processo de autorização junto à Anvisa. Esta seção tem função meramente didática, não substituindo as informações oferecidas no Manual Técnico de cada aparelho.

▶ FABRICANTE: NEUROSOFT LTD. (NEUROSOFT.COM.BR)

Representante no Brasil: Neurosoft do Brasil (neurosoft.com.br)
Contato: willian@neurosoft.com.br

MODELO: NEURO-MS

Status **junto à Anvisa:** autorizado (registro: 80342230003)

Esse estimulador pode ser usado tanto no modo de pulso único quanto no de estimulação repetitiva. Para permitir a execução de protocolos de medida de excitabilidade cortical que requerem pulsos em par, é necessária a aquisição, em separado, de um módulo de pulso pareado. A unidade principal possibilita, via entrada USB e conector dedicado, sincronização com unidades externas de controle, eletromiógrafos, entre outros equipamentos.

Quando usado com 100% de sua potência, a intensidade do campo magnético do Neuro-MS^2 pode atingir o máximo de 4 Tesla (variando a partir de 1,1 Tesla dependendo do formato e da dimensão da bobina utilizada) com um consumo de energia de não mais que 1.000 W. Sua faixa de frequência de estimulação varia entre 0,1 e 30 Hz, sendo que, com o uso de potência máxima, essa frequência é de até 5 Hz. A duração de uma série de estímulos pode ser regulada entre 0,5 e 10 segundos em incrementos de 0,5 segundo; o intervalo entre as séries vai de 0,5 a 30 segundos; e o tempo de sessão é de até 30 minutos. Caso seja necessária a aplicação de protocolos de alta frequência, é preciso a aquisição de uma unidade auxiliar de recarga rápida, que permite atingir 20 Hz a 100% da potência e 30 Hz quando se utilizam 79% da potência máxima do equipamento. Também é possível aplicar trens de estímulos mais prolongados (com até 100 segundos) nessas frequências.

Com uso de potência máxima e frequência de estimulação de 1 Hz, o número máximo de estímulos das bobinas não refrigeradas antes de sobreaquecimento (a partir de uma temperatura inicial de 25º C) varia entre 185 (bobina circular de diâmetro menor) e 500 (bobina circular de diâmetro maior). Para situações e protocolos que demandem um grande número de impulsos e sessões por dia, o fabricante sugere a aquisição de uma bobina refrigerada em conjunto com um módulo extra de refrigeração. Evita-se, com essa configuração, a necessidade de interromper as sessões para substituição da bobina sobreaquecida.

▶ FABRICANTE: MAGVENTURE A/S (MAGVENTURE.COM)

Representante no Brasil: Delta Medical (deltamedical.com.br)
Contato: lucas@deltamedical.com.br

MODELO: MAGPRO R20

Status **junto à Anvisa:** autorizado (registro: 80117580341)

É possível operar o MagPro R20[3] em modo "manual", o que lhe permite emitir um só estímulo em qualquer intensidade pretendida (pulso único), ou em modo repetitivo. A taxa máxima de repetição do impulso varia entre 0,1 e 20 pulsos por segundo (pps), e, por questões de segurança, esse é um parâmetro dependente da potência utilizada. Com 100% de potência, essa taxa é de até 5 pps; já para a taxa máxima de 20 pps, a potência suportada pelo equipamento (*output*) é de até 35%. A intensidade de pico do campo magnético varia entre 1 e 4 Tesla, com um gradiente magnético de 40 a 60 kTesla/s, dependendo da bobina de estimulação utilizada. O consumo máximo do equipamento é de 800 VA.

As bobinas compatíveis com MagPro R20[3] têm refrigeração estática e não usam refrigerador externo; por isso, devido a questões de aquecimento, esse modelo permite um número limitado de pulsos/sessões por dia (até 5.500 pulsos antes de sobreaquecer). A temperatura da bobina é monitorada automaticamente, e, caso exceda 43° C, o estimulador é desativado, e uma segunda bobina deve ser conectada até que a temperatura da primeira diminua.

Oferece recurso de controle e comunicação via Wi-Fi (opcional) e linguagem de interface com opção em português.

MODELOS: MAGPRO R30 E MAGPRO X100

Status **junto à Anvisa:** em processo de renovação de autorização

Esses estimuladores são mais adequados para uso em situações e protocolos que demandem maior número de impulsos consecutivos em um mesmo dia, já que são compatíveis com as versões refrigeradas das bobinas do fabricante. Quando utilizados em conjunto com essas bobinas, esses estimuladores suportam sessões com até 20.000 pulsos seguidos. As bobinas podem ter arrefecimento a ar, fluido estático ou fluido dinâmico, sendo que nesta última é também necessária uma unidade de refrigeração externa auxiliar.

A taxa de repetição do modelo R30 é de 30 pps, e do X100, de até 100 pps.[4] A frequência e a potência máxima de uso de cada equipamento dependerão do modelo de bobina utilizada, da temperatura ambiente real e da duração da estimulação.

Com o módulo auxiliar MagOption, é possível adicionar capacidades e funcionalidades aos modelos padrão, tais como aumento de potência e maior taxa de repetição dos impulsos e de formatos de onda. Por exemplo, a taxa de repetição no modelo R30 pode subir de 30 pps para 60 pps, ficando possível a aplicação de estimulação tipo *Theta Burst* em ambas as versões. A largura e a amplitude de saída dos impulsos podem ser prolongadas em cerca de 40% relativamente ao modelo padrão. Além disso, é possível, com o uso desse módulo, a aplicação de pulsos pareados para avaliações diagnósticas de excitabilidade cortical.

▶ FABRICANTE: MAGSTIM CO. LTD (MAGSTIM.COM)

Representante no Brasil: Proibras Ltda. (proibras.com.br)
Contato: info@proibras.com.br

MODELO: MAGSTIM 200, MAGSTIM BISTIM

***Status* junto à Anvisa:** em processo final de aprovação, prevista para o primeiro semestre de 2016

Esse modelo de estimulador é adequado a protocolos de diagnóstico do tipo excitabilidade cortical. É compatível com vários tipos de bobina e permite estimulação periférica e da região cortical através de pulso único, trabalhando com pulsos monofásicos.

Para utilização do equipamento em protocolos que exijam pulso pareado (inibição e facilitação intracortical, por exemplo), é necessário o uso de dois estimuladores Magstim 200[5] em conjunto, conectados por meio do módulo Magstim BiStim.[8] Essa montagem permite o ajuste independente de intensidade dos pulsos condicionante e teste, bem como do intervalo de tempo entre eles. Quando usado em pulso simples, esse conjunto oferece aumento de potência (*output*) de 13% em comparação à potência máxima de um único estimulador em separado.

MODELOS: RAPID, SUPER-RAPID E SUPER-RAPID PLUS

***Status* junto à Anvisa:** em processo final de aprovação, prevista para o primeiro semestre de 2016

Essa linha da família Rapid é adequada para a aplicação da estimulação magnética transcraniana repetitiva, trabalhando com pulsos bifásicos. Dependendo da potência utilizada e da configuração do sistema, possibilita sequências de pulsos em frequências de até 50 Hz (Rapid), ou até 100 Hz (Super-Rapid e Super-Rapid Plus).[6] Tais frequências são importantes para se poder trabalhar com estimulação do tipo *Theta Burst*. As funcionalidades dos três modelos são semelhantes (compatibilidade com eletromiógrafos e tipos de bobinas), sendo que a principal diferença do Super-Rapid e do Super-Rapid Plus[6] é a capacidade de trabalhar com potências (*outputs*) maiores, em frequências mais altas.

▶ TIPOS DE BOBINAS PARA ESTIMULAÇÃO MAGNÉTICA

Existem bobinas de diferentes formas e tamanhos. Os dois formatos mais comumente utilizados para estimulação magnética superficial são a circular, ou em anel (Fig. I.1), e a em "figura de 8", ou borboleta (Fig. I.2). Também existe a bobina em "duplo-cone", que é uma bobina tipo borboleta com angulação em forma de cone[2] (Fig. I.3).

Cada tipo de desenho e tamanho de bobina propicia características diferentes ao campo magnético induzido, tanto em relação à profundidade alcançada quanto

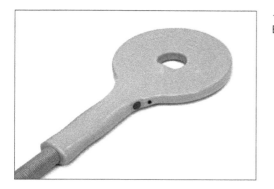

◄ FIGURA I.1
Bobina circular (RC 150, NEUROSOFT).

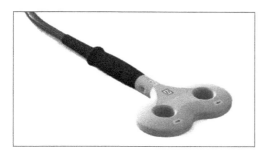

◄ FIGURA I.2
Bobina "borboleta" (D70MM ALPHA, MAGSTIM).

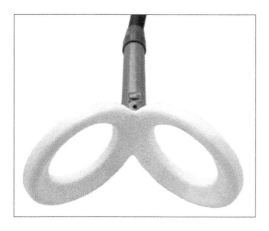

◄ FIGURA I.3
Bobina "duplo-cone" (AFEC 02125-NEUROSOFT).

à sua focalidade. Comparadas às bobinas circulares, as do tipo borboleta tendem a ser mais focais e atingir regiões mais profundas,[9] e aquelas em "duplo-cone" possibilitam atingir profundidades ainda maiores.[10] Além disso, bobinas de mesmo formato, mas de tamanhos diferentes, propiciam penetrações distintas: quanto maior for a bobina, mais profunda e menos focada será a penetração.[10] Nas bobinas com formato em anel, a região de maior intensidade de campo magnético se localiza ao longo da margem interna do círculo; já naquelas em formato de "8", a máxima densidade está na intersecção entre os dois anéis.[11]

As bobinas de estimulação magnética tendem a aquecer durante sua utilização. Para evitar sobreaquecimento rápido, foram desenvolvidas bobinas com diferentes tipos de arrefecimento (ar, fluido estático ou fluido dinâmico com unidade externa auxiliar). Nesses modelos, o fluido absorve parcialmente o calor gerado no interior da bobina, permitindo que ela seja utilizada na execução de um maior número de estímulos.

É possível consultar, nas páginas dos fabricantes e dos representantes na internet, os modelos de bobina oferecidos pelas marcas e sua compatibilidade com cada modelo de estimulador.

BOBINAS PARA ESTIMULAÇÃO MAGNÉTICA PROFUNDA

A fabricante Brainsway Ltd. (Hartum, Jerusalém, Israel)[12] oferece uma tecnologia de bobina que permite estimulações mais profundas em comparação às bobinas citadas até agora. São três tipos de bobinas autorizados pela Anvisa (registro: 80149360018).

MODELOS: H1-A, H5-A E H6-C
Fabricante: Brainsway Ltd. (brainsway.com)
Representante no Brasil: UCB Biopharma S.A. (ucb.com)
Contato: guilherme_cecconi@ucb.com

Cada tipo de bobina é feito de fios de cobre isolados colocados internamente em um capacete de posicionamento que pode girar ao redor dos três eixos. Segundo o manual técnico, as bobinas apresentam as seguintes características principais:

BOBINA H1-A
Direção principal do campo magnético induzido: eixo anterior-posterior nas regiões pré-frontais laterais e eixo lateral-medial nas regiões frontais mediais (Fig. I.4).

Foi projetada para ativação das estruturas pré-frontais e orbitofrontais corticais e subcorticais, tanto no córtex pré-frontal medial como no lateral, com preferência pelo hemisfério esquerdo.

Indicações: depressão, sintomas de bipolaridade, esquizofrenia e transtorno de estresse pós-traumático.

BOBINA H5-A
Direção principal do campo magnético induzido: eixo anterior-posterior nas regiões pré-frontais laterais e eixo lateral-medial nas regiões frontais mediais (Fig. I.5).

Foi projetada para ativação de estruturas neuronais orbitofrontais e pré-frontais (subcortical e cortical) e, em uma posição diferente, estruturas no córtex motor. A bobina é simétrica com respeito aos hemisférios direito e esquerdo.

Indicação: doença de Parkinson.

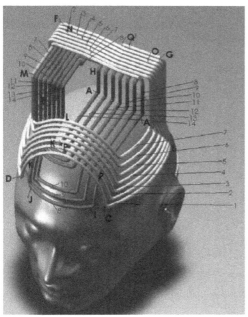

▲ FIGURA I.4
Representação esquemática da bobina h1-a posicionada acima do córtex pré-frontal.

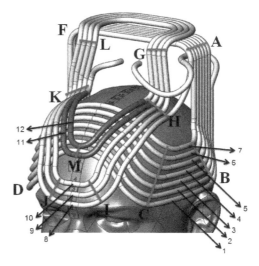

▲ FIGURA I.5
Representação esquemática da bobina h5-a posicionada para ativação de estruturas do córtex pré-frontal e orbitofrontais.

BOBINA H6-C

Direção principal do campo magnético induzido: eixo anterior-posterior na região frontal medial (Fig. I.6).

Foi projetada para ativação de estruturas neuronais frontais (subcortical e cortical), incluindo o córtex cingulado anterior, com simetria em relação ao lado direito e esquerdo.

Indicação: dor crônica.

Esses três modelos de bobina trabalham em conjunto com um neuroestimulador (Rapid, Magstim) e sistema de resfriamento dinâmico a ar. Apresentam parâmetros operacionais máximos iguais e oferecem intensidade máxima de campo magnético de 3,2 Tesla, bem como intensidade máxima de campo elétrico de 200 V/m a 0,5 cm da bobina.

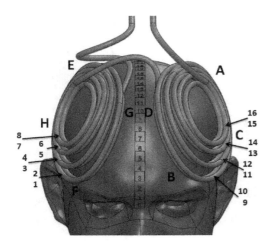

◄ **FIGURA I.6**
Representação esquemática da bobina h6-c posicionada para ativação de estrutura nos córtices pré-frontal e orbitofrontal medial, incluindo o cingulado anterior.

▶ REFERÊNCIAS

1. Conselho Federal de Medicina. Resolução CFM nº 1.986, de 22 de março de 2012 [Internet]. Brasília: CFM; 2012 [capturado em 30 mar. 2016]. Disponível em: http://old.cremerj.org.br/legislacao/detalhes.php?id=704&item=1.

2. Neurosoft. Manual técnico do estimulador magnético Neuro-MS [Internet]. São Paulo: Neurosoft do Brasil; c2014 [capturado em 30 mar. 2016]. Disponível em: http://www.neurosoft.com.br/2014/suporte.php?cat_id=3#manuais.

3. MagVenture. MagPro R20 [Internet]. Alpharetta: MagVenture Inc;c2016 [capturado em 30 mar. 2016]. Disponível em: http://www.magventure.com/en-gb/Products/MagPro-magnetic-stimulators/MagPro-R20.

4. MagVenture. MagOption for MagPro R30 and X100 [Internet]. Alpharetta: MagVenture Inc;c2016 [capturado em 30 mar. 2016]. Disponível em: http://www.magventure.com/en-gb/Products/MagPro--magnetic-stimulators/MagOption.

5. Magstim. Magstim 200 [Internet]. Carmarthenshire: Magstim; c2016 [capturado em 30 mar. 2016]. Disponível em: http://www.magstim.com/product/18/magstim-2002.

6. Magstim. Magstim Super Rapid 2 Plus 1 [Internet]. Carmarthenshire: Magstim; c2016 [capturado em 30 mar. 2016]. Disponível em: http://www.magstim.com/product/19/magstim-super-rapid-2-plus-1.

7. Groppa S, Oliviero A, Eisen A, Quartarone A, Cohen LG, Mall V et al. A practical guide to diagnostic transcranial magnetic stimulation: report of an IFCN committee. Clin Neurophysiol. 2012;123(5):858-82.

8. Magstim. Magstim BiStim [Internet]. Carmarthenshire: Magstim; c2016 [capturado em 30 mar. 2016]. Disponível em: http://www.magstim.com/product/20/magstim-bistim2.

9. Hallet M. Transcranial magnetic stimulation: a primer. Neuron. 2007;55(2):187-99.

10. Cohen LG, Roth BJ, Nilsson J, Dang N, Panizza M, Bandinelli S, et al. Effects of coil design on delivery of focal magnetic stimulation. Technical considerations. Electroencephalogr Clin Neurophysiol. 1990;75(4):350-7.

11. Deng Z-D, Lisanby SH, Peterchev AV. Electric field depth-focality tradeoff in transcranial magnetic stimulation: simulation comparison of 50 coil designs. Brain stimulation. 2013;6(1):1-13.

12. Brainsway. Deep TMS system [Internet]. Jerusalem: Bransway Ltd.; c2014 [capturado em 30 mar. 2016]. Disponível em: http://www.brainsway.com/about-brainsway-deep-tms-therapy-researchers-europe.

▶ LEITURA SUGERIDA

Rossi S, Hallett M, Rossini PM, Pascual-Leone A. Safety, ethical considerations, and application guidelines for the use of transcranial magnetic stimulation in clinical practice and research. Clin Neurophysiol. 2009;120(12):2008-39.

APÊNDICE II

APARELHOS DE ETCC DISPONÍVEIS NO BRASIL

ADRIANO H. DE MATOS MOFFA

No momento em que este livro estava sendo escrito (fevereiro de 2016), ainda não havia nenhuma opção de aparelho de estimulação transcraniana por corrente contínua (ETCC) produzido nacionalmente. Nos dias atuais, os únicos aparelhos com autorização junto à Agência Nacional de Vigilância Sanitária (Anvisa) para uso em pesquisas clínicas são os modelos DC-Stimulator[1] e DC-Stimulator Plus,[2] da NeuroConn GmbH (Albert Einstein-Str, Ilmenau, Alemanha). Esses equipamentos devem ser adquiridos via representante comercial local,* que deve autorizar o uso do Registro de Produto junto à Anvisa (com o respectivo número de série do aparelho).

Com base nos manuais técnicos dos equipamentos, serão comentadas as funcionalidades e características mais relevantes desses dois modelos. Esta seção tem função meramente didática, não substituindo as informações oferecidas no Manual Técnico de cada aparelho.

▶ **FABRICANTE: NEUROCONN GMBH (NEUROCONN.DE/STARTSEITE_EN/)**

Representante no Brasil: Proibras Ltda. (proibras.com.br)
Contato: info@proibras.com.br

MODELO: DC-STIMULATOR E DC-STIMULATOR PLUS
Status **junto à Anvisa:** autorizado (registro: 80797810001)

Além da estimulação por corrente contínua, o DC-Stimulator Plus também disponibiliza os modos de estimulação pulsada, senoidal (incluindo a estimulação transcraniana por corrente alternada – ETCA) e de estimulação transcraniana por ruído randômico – ETRR (tRNS – *Transcranial Random Noise Stimulation*).

---

* Para mais informações, acesse o *site* da Proibras Ltda: www.proibras.com.br.

Nesse modelo, existe a possibilidade de se inverter eletronicamente o sentido da corrente, enquanto, no DC-Stimulator,[1] a corrente flui apenas em um único sentido.

Quanto ao modo de estimulação por corrente contínua, o usuário pode salvar até quatro tipos diferentes de configurações de parâmetros de estimulação, sendo possível ajustar:

Valor de corrente: de 250 até 2.000 μA (2 mA), em incrementos de 250 μA para o DC-Stimulator;[1] e de -4.500 até 4.500 μA (4,5 mA), em incrementos de 25 μA para o DC-Stimulator Plus.[2]

Duração da estimulação: de 30 até 1.800 segundos (30 minutos), em incrementos de 30 segundos para o DC-Stimulator[1] e de 15 segundos para o DC-Stimulator Plus.[2]

Rampa de subida e rampa de descida: para evitar sensação de dor, é recomendável que se ajuste uma rampa de subida gradual de corrente no início da sessão e uma de descida no fim da sessão (de 0 a 120 segundos em incrementos de 1 segundo), que serão somados ao tempo de duração da estimulação.

Antes do início da estimulação, ambos os aparelhos medem, através dos eletrodos em contato com a pele, o nível de impedância. Caso a impedância esteja abaixo do limite mínimo preestabelecido (entre 5 kOhm até 90 kOhm em incrementos de 5 kOhm), ocorre o início da estimulação. No caso de o nível de impedância exceder esse limite (devido a contato insuficiente do eletrodo), uma mensagem é mostrada no visor do aparelho. A checagem de impedância, assim como de outros parâmetros, ocorre durante toda a sessão. Em caso de qualquer condição anormal com os eletrodos ou nível de impedância, a sessão é interrompida automaticamente, e o visor mostra uma mensagem de alerta.

▶ MODO ESTUDO (OPCIONAL)

Esse recurso é fundamental para o uso em estudos do tipo duplo-cego. Mediante 200 códigos de 5 dígitos cada (disponíveis no manual), é possível mudar entre uma estimulação ativa e uma simulada sem prejudicar o "cegamento" da equipe em relação ao tipo de tratamento.

O método simulado de ambos os aparelhos consiste na rampa de subida de corrente, em um curto período inicial de estimulação (até 60 segundos), e na rampa de descida. Essa etapa visa emular as mesmas sensações na pele que o paciente teria com a estimulação ativa, porém sem eliciar efeito terapêutico. No restante de tempo da sessão, ocorrem somente curtos pulsos de corrente (de 110 μA por 15 ms) a cada 550 ms para permitir a checagem de mau contato ou desconexão dos eletrodos.

Ambos os modelos apresentam as mesmas dimensões (largura de 135 mm, profundidade de 225 mm, altura de 55 mm) e pesam 0,8 kg, bem como dispõem de bateria interna lacrada e recarregável, conversor digital/analógico interno de 16 bits e apresentam faixa de consumo de energia entre 0,5 e 1,5 W (dependendo da luminosidade do visor e da intensidade de corrente utilizada na estimulação).

Ambos exibem visor de quatro linhas para exibição das configurações, funcionalidades e parâmetros do aparelho em língua inglesa ou alemã.

O modelo DC-Stimulator Plus[2] apresenta algumas funções adicionais em relação ao DC-Stimulator:[1]

▶ CRONOGRAMA DE ESTIMULAÇÕES (OPCIONAL)

Com esse recurso, é possível utilizar o DC-Stimulator Plus[2] fora do ambiente hospitalar ou do consultório médico. O paciente só poderá operar as estimulações segundo um plano de tratamento predefinido e programado pelo médico. Somente o profissional ou sua equipe podem modificar os parâmetros da estimulação, assim como os horários de início e os intervalos entre sessões, por meio de um código-mestre (modo restrito). Um arquivo de registro interno grava as informações sobre as sessões operadas pelo paciente e permite que a equipe médica as leia ao término do programa de estimulações.

Saídas de sinal do equipamento podem, quando em conjunto com módulos e cabos adquiridos separadamente, possibilitar o envio do formato de onda da estimulação para acompanhamento, análise ou processamento em dispositivos externos, como osciloscópios e sistemas de eletrencefalografia (EEG), desde que esse sistema de EEG possua *hardware* e *software* capazes de remover em tempo real artefatos induzidos pela estimulação. Com a utilização de um sistema adicional (DC-Stimulator Plus MR),[3] também é possível o uso do estimulador em conjunto com equipamentos de ressonância magnética nuclear funcional.

▶ REFERÊNCIAS

1. NeuroComm. DC-stimulator [Internet]. Ilmenau: NeuroComm; c2000-2016 [capturado em 30 mar. 2016]. Disponível em: http://www.neuroconn.de/uploads/brochures/pb_dcstimulator_usa.pdf.

2. NeuroComm. DC-stimulator plus [Internet]. Ilmenau: NeuroComm; c2000-2016 [capturado em 30 mar. 2016]. Disponível em: http://www.neuroconn.de/uploads/brochures/pb_dcstimulator_plus_usa.pdf.

3. NeuroComm. DC-stimulator MR [Internet]. Ilmenau: NeuroComm; c2000-2016 [capturado em 30 mar. 2016]. Disponível em: http://www.neuroconn.de/dc-stimulator_mr_en/.

APÊNDICE III

SERVIÇOS DE NEUROMODULAÇÃO NÃO INVASIVA NO BRASIL

ANDRE RUSSOWSKY BRUNONI

Atualmente, há várias clínicas de neuromodulação não invasiva no Brasil, de forma que seria impossível listar todas neste apêndice. Além disso, objetivo aqui não é apresentar um catálogo completo dos serviços disponíveis no País, mas destacar alguns deles, coordenados por autores deste livro. Todas estas clínicas são dirigidas por profissionais líderes em suas áreas que também atuam como pesquisadores, desempenhando papel importante no cenário brasileiro da neuromodulação.

▶ SÃO PAULO

Clínica/Serviço: Serviço Interdisciplinar de Neuromodulação IPq-HC-FMUSP
Coordenador/Diretor: Dr. Andre Russowsky Brunoni
Endereço: Rua Dr. Ovídio Pires de Campos, 785, 2º andar, Ala Sul, CEP 05403-903, São Paulo (SP)
Contatos: *e-mail*: emt.ipq@hc.fm.usp.br; Telefone (11) 2661-8159; www.sin.org.br

Clínica/Serviço: Instituto de Pesquisas Avançadas em Neuroestimulação (IPAN)
Coordenador/Diretor: Dr. Moacyr Alexandro Rosa
Endereço: Rua Vergueiro, 1855, cj. 46. CEP 04101-000, São Paulo (SP)
Contatos: *e-mail*: ipan@ipan.med.br; Telefone (11) 5083-0342; www.ipan.med.br

Clínica/Serviço: Neuromodulação Aplicada à Reabilitação – Instituto de Medicina Física e Reabilitação – IMREA HC-FMUSP
Coordenador/Diretor: Dr. Marcel Simis
Endereço: Rua Domingo de Soto, 100, CEP 04116-030, São Paulo (SP)
Contatos: Telefone (11) 5180-7800

Clínica/Serviço: Instituto de Neuroestimulação Clínica (INEC)
Coordenador/Diretor: Dr. Andre Russowsky Brunoni
Endereço: Rua Francisco Leitão, 469, sala 1209, São Paulo (SP)
Contatos: *e-mail*: inec@inec.med.br; Tel (11) 3213-1268; www.inec.med.br

▶ PORTO ALEGRE

Clínica: Clínica de Neurologia/Neuromodulação – Hospital Moinhos de Vento
Coordenador: Dr. Pedro Schestatsky
Endereço: Rua Ramiro Barcelos, 910/701, CEP 90035-001, Porto Alegre (RS)
Contatos: *e-mail*: pedro.schestatsky@gmail.com; Telefones (51) 3311-4477/9511-4530; www.sobreneurologia.com.br

Clínica/Serviço: Dr. Roberto Lieberknecht e Dr. Ygor Ferrão
Coordenador/Diretor: Dr. Roberto Lieberknecht e Dr. Ygor Ferrão
Endereço: Rua Padre Chagas, 185/902, Porto Alegre (RS)
Contatos: *e-mail*: ygoraf@gmail.com ou roberto.lieberknecht@gmail.com; Telefone (51) 3346-1077

Clínica/Serviço: Serviço de Dor e Medicina Paliativa do Hospital de Clínicas de Porto Alegre
Coordenador/Diretor: Dr. Wolnei Caumo
Endereço: Rua Ramiro Barcelos, 2350, zona 15, CEP 90035-903, Porto Alegre (RS)
Contatos: *e-mail*: wcaumo@hcpa.edu.br; Telefone (51) 3359-8492; www.dorneuromodulacao.com.br

▶ BELO HORIZONTE

Clínica: *Stimulus* – Clínica de Estimulação Cerebral de Belo Horizonte
Responsável técnica: Dra Mercêdes J. O. Alves
Endereço: Av. do Contorno, 4747, sala 503 – Edifício Lifecenter, CEP 30110 921, Belo Horizonte (MG)
Contatos: *e-mail*: contatostimulus@gmail.com e mercedesalvesmd@gmail.com; Telefones (31) 3284-7747/99981-8517

▶ RECIFE

Clínica/Serviço: Laboratório de Neurociência Aplicada (LANA/UFPE)
Coordenador/Diretor: Profa. Dra. Kátia Monte-Silva
Endereço: Av. Jornalista Aníbal Fernandes, s/n, Cidade Universitária, CEP 50670-901, Recife (PE)
Contatos: *e-mail*: lana.ufpe@gmail.com; Telefone (81) 2126-7576; www.ufpe.br/lana

Clínica/Serviço: Centro Especializado em Neuromodulação – NeuroMod
Coordenador/Diretor: Profa. Dra. Kátia Monte-Silva
Endereço: Rua Desembargador Martins Pereira, 221, sala 1104, Graças, CEP 52050-205, Recife (PE)
Contatos: *e-mail*: neuromodbr@gmail.com; Telefone (81) 3072-6954; www.neuromod.com.br

▶ SALVADOR

Clínica/Serviço: Laboratório de Eletroestimulação Funcional – ICS/UFBA
Coordenador/Diretor: Prof. Dr. Abrahão Fontes Baptista
Endereço: Av. Reitor Miguel Calmon, Instituto de Ciências da Saúde, salas 111/306, Vale do Canela, CEP 40110-902, Salvador (BA)
Contatos: *e-mail*: lef.ufba@gmail.com; Telefone (71) 3283-8906; www.lef.ufba.org

ÍNDICE

A

Adolescentes e crianças *ver* Crianças e adolescentes

Alucinações auditivas, na esquizofrenia, 197-212
  neurobiologia das, 198
  neurocircuitaria das, 200f
  EMT, 201
    aplicação de EMTr, 201f
  ETCC, 204
    colocação dos eletrodos, 205f
  outras técnicas de neuromodulação, 207
    estimulação transcutânea do nervo vago, 207
    infusão intravenosa de nitroprussiato de sódio, 207
    outras modalidades em neuromodulação, 207

Aparelhos de EMT disponíveis no Brasil, 331-339
  Magstim CO. LTD, 334
    Magstim 200, 334
    Magstim Bistim, 334
    Rapid, 334
    Super-Rapid, 334
    Super-Rapid plus, 334
  Magventure A/S, 332
    Magpro R20, 333
    Magpro R30, 333
    Magpro X100, 333
  Neurosoft LTD., 332
    Neuro-MS, 332
  tipos de bobinas para estimulação magnética, 335
    bobina "borboleta", 335f
    bobina "duplo-cone", 335f
    bobina circular, 335f
    bobinas para estimulação magnética profunda, 336
      H1-A, 336, 337f
      H5-A, 336, 337f
      H6-C, 336, 337f

Aparelhos de ETCC disponíveis no Brasil, 341-343

cronograma de estimulações (opcional), 343
modo estudo (opcional), 342
Neuroconn GMBH, 341
  DC-Stimulator, 341
  DC-Stimulator plus, 341

C

Crianças e adolescentes, 269-276
  autismo e TEA, 270
  depressão resistente, 273
  discussão, 273
  enxaqueca refratária, 273
  epilepsia, 272
  hemiparesia congênita, 273
  revisão MEDLINE, resultados da, 270q
  síndrome de Tourette, 273
  TDAH, 271

D

Depressão e transtornos do humor (EMT), 183-196
  efeitos adversos e risco de virada (hipo)maníaca, 192
  transtorno bipolar (TB), 189
    EMTr na depressão bipolar, 191
    EMTr na mania, 190
      ensaios clínicos, 191t
    EMTr no estado misto, 192
    EMTr no TB, 190
    epidemiologia e racional fisiopatológico, 191
  transtorno depressivo maior, 184
    EMTr, 184
      adjuvante aos psicofármacos, 187
      frequência dos pulsos, 186
      métodos para localizar o CPFDL, 186
      número de pulsos e de sessões, 186

resultados gerais e influência do lado estimulado, 185
epidemiologia e racional fisiopatológico, 185
preditores de resposta clínica, 189
tratamento de manutenção, 187
  efeitos após a fase aguda do tratamento, 188t
visão geral, 183

Depressão e transtornos do humor (ETCC), 155-170
  aspectos técnicos do uso no transtorno depressivo maior, 157
  evidência clínica, 159
    ensaios clínicos controlados, 160, 163t
    estudos abertos, 159, 161t
    estudos de acompanhamento, 164
    mania e mania induzida por tratamento, 165
    metanálises, 164, 166t
  mecanismos de ação, 158

E

EET, outras formas de, 139-144
  formas contemporâneas, 140
    ETCA, 141f
    ETCC, 141f
    ETCP, 141f
    ETRR, 141f
  mecanismos propostos, 140
  métodos de aplicação, 142
  perspectivas futuras, 143
  potencial utilização, 143
  segurança e tolerabilidade, 143
EET, técnicas de, 115-152
EMT e neuronavegação, 55-65
  aplicações, 61
    localização do CPMD, 63f
    mapeamento cortical, 62f
    área motora a partir do Bregma, localização da, 57f

350 ▶ ÍNDICE

calibrando o sistema, 59
  antena emitindo sinal
    infravermelho, 60f
    campo de recepção do sinal, 60f
    emissor/refletor em posição fixa
      em relação ao crânio, 60f
    neuronavegação, conferindo
      a, 61f
  junção da sutura escamosa, 57f
  linhas de Haughton, 56f
  linhas de Taylor, 56f
  ponto rolândico superior, 57f
  ponto sagital superior, 57f
  porção posterior do sulco
    temporal superior, localização
    da, 57f
  princípios da neuronavegação, 58
    número de alvos possíveis, 59f
    número de referências, 59f
  sistema 10-20 nas vistas axial, 56f
  sistema 10-20 nas vistas coronal,
    56f
  sistema 10-20 nas vistas sagital,
    56f
  sutura parietomastoidea, 57f
EMT, excitabilidade cortical como
  ferramenta neurofisiológica da,
  103-113
  aplicação de pulso único, 104
  outras medidas, 110
  período cortical silente, 105
    PEM, 106f
  pulso pareado, 106
EMT, mecanismos de ação da, 37-54
  aparelho estimulador magnético,
    esquema simplificado do, 38f
  campo elétrico tecidual, direção
    do, 39f
  efeitos fisiológicos, 38
    alvo (região estimulada), 38
    intensidade, 39
  formas de bobina, 46
    bobina h, 46
    campo induzido, 47f
    circular, 46
    duplo-cone, 46
    em figura de 8, 46
  mecanismos de inibição e
    facilitação, 48
    efeitos em neurotransmissores,
      51
    mecanismos de LTP/LTD,
      modelo dos, 50f
    ondas diretas, 49, 51f
    ondas indiretas, 49, 51f
  parâmetros de uso, 45
    alta frequência, 45
    baixa frequência, 45
    theta burst, 45, 46f
  tipos de pulsos, 41
    pareados, 41, 43f
    repetitivos, 41

ritmos regulares, 44f
  simples, 41
EMT, técnicas de, 35-113
EMTr, segurança no uso da, 67-81
  contraindicações, 76
  efeitos adversos, 70
    inspeção de EEG para
      anormalidades
      epileptiformes, 72t-74t
    potenciais efeitos adversos, 71t
  parâmetros de estimulação, 76
  recomendações de segurança
    para intervalos, 77t
  segurança, 67
    protocolo para sujeitos
      saudáveis, 69t
    sequência de estímulos únicos,
      69t
Esquizofrenia, neuromodulação em
  sintomas negativos da, 213-224
  neurobiologia dos sintomas
    negativos, 214
  revisão da literatura, 214
    EMT, 214
      principais estudos, 217t-218t
    ETCC, 216
      principais estudos, 219t
Estimulação magnética
  transcraniana profunda na
  depressão maior unipolar e
  bipolar, 171-182
  depressão bipolar, 176, 179
  depressão maior unipolar e
    bipolar, 171
  estudos clínicos não revisados, 177
  princípios básicos, 172
  segurança e tolerabilidade, 177
  transtorno depressivo maior,
    173, 178
    episódio depressivo maior
      agudo, 173
    ensaios clínicos abertos, 173
    ensaios clínicos
      randomizados, 174
    revisões sistemáticas e
      metanálises, 175
    estabilidade do efeito
      antidepressivo, 175
    tratamento de continuação/
      manutenção do TDM, 175
ETCC, 117-138
  diretrizes básicas para a
    aplicação, 121
    segurança e ética, 121
  efeitos sobre a cognição, 131
    estudos de modulação de
      funções cognitivas,
      132t-134t
    limitações, 131
  materiais, 123
    eletrodos, 124
    eletroestimulador, 124

solução salina ou creme
    condutivo, 125
  mecanismos de ação, 119
    efeitos agudos sobre a
      excitabilidade cortical, 119
    impacto de fármacos com
      ações no SNC, 122t-123t
    efeitos tardios sobre a
      excitabilidade cortical, 120
    impacto de fármacos com
      ações no SNC, 122t-123t
  parâmetros da estimulação, 125
    intensidade e duração da
      corrente, 126
    número e intervalo das
      sessões, 127
    polaridade da corrente, 127
    tamanho e posicionamento dos
      eletrodos, 126
  procedimentos, 128
    antes da ETCC, 128
    aplicação da ETCC, 130q
    após a ETCC, 129
    durante a ETCC, 129
  visão histórica, 118
ETCC, efeitos adversos e segurança
  da, 145-152
  efeitos adversos, 147
  pacientes especiais, 149
  segurança, 146

N

Neuromodulação em pacientes
  clínicos com transtornos mentais,
  309-317
  uso da neuroestimulação
    cerebral, 310
    cardiologia, 310
      infarto agudo do miocárdio,
      310
      insuficiência cardíaca, 310
    depressão puerperal e pós-
      parto, 313
    doenças infecciosas, 312
      aids, 312
    doenças respiratórias, 311
      doença pulmonar obstrutiva
      crônica, 311
    neurologia, 311
      acidente vascular cerebral,
      311
      doença de Parkinson, 312
      epilepsia, 311
    pacientes sem acesso enteral,
      313
Neuromodulação em psicogeriatria,
  277-284
  demência vascular, 281
  depressão no idoso, 277
  doença de Alzheimer, 279
    EMTr, 280

estimulação cerebral
profunda, 281
ETCC, 279
EMTr, 280
ETCC, 280
outras técnicas, 279
Neuromodulação não invasiva,
introdução e histórico 17-33
contexto histórico, 17
eletricidade com fins
medicinais, uso da, 18f
eletricidade em seres humanos,
uso da, 19f
eletricidade nas extremidades,
uso da, 18f
eletricidade e psiquiatria, 24
experimentos elétricos sobre
expressões faciais, 25f
eletricidade na era iluminista, 22
eletricidade sobre o corpo já
sem vida, demonstração
da 23f
experimentos galvânicos, 23f
tratamento de melancolia, 24f
equipamentos da época, 20
estimulação eletromagnética,
aparelho de, 22f
jarra de Leyden, 21f
máquina de Holtz, 20f, 21f
estimulação magnética, 29
estimulação transcraniana no
século XX, 26
estudos sobre ETCC na fase
pré-contemporânea, 28f
relato de estimulação
transcraniana direta, 27f
ETCC na era moderna, 27
registro simultâneo do EEG +
ETC, 29f
Neuromodulação não invasiva,
aspectos regulatórios da, 83-102
bases regulatórias, 84
institutos regulatórios, 85
Agência Nacional de Saúde
Suplementar (ANS), 87
Agência Nacional de
Vigilância Sanitária
(Anvisa), 86
Conselho Federal de
Medicina, 89
Conselhos Regionais de
Medicina, 89
conselhos profissionais, 88
Food and Drug
Administration (FDA), 87
National Institute for Health
and Care Excellence
(NICE), 87
bioética, 89
considerações gerais, 96
ética, 83
ética médica, 84

neuroética, 89
propaganda, 97
técnicas de neuromodulação, 90
ética, 90
EMTP, 96
EMTr, 94
ETCC, 93
na clínica, 93
na pesquisa, 91
termo de consentimento
livre e esclarecido (TCLE),
92
Neuromodulação não invasiva,
desafios, limites e perspectivas da,
319-329
aspectos gerais em psiquiatria,
320
cegamento, 320
combinação com
farmacoterapia, 325
efeito-placebo, 321
efeitos adversos e segurança,
322
estimulação cerebral não
invasiva, 326f
estimulação em crianças, 326
parâmetros da estimulação, 321
recrutamento e elegibilidade,
323
adesão aos estudos, 324
métodos para aumentar a
adesão, 325
Neuromodulação não invasiva
no Brasil ver Serviços de
neuromodulação não invasiva no
Brasil
Neuromodulação nas dependências
químicas, 285-307
adição e/ou dependência química,
285
"ciclo" da dependência, 286f
CPFVM na dependência, 298
possível envolvimento do
CPFVM na dependência
química, 300f
disfunções executivas, 286
cérebro em sua porção ântero-
lateral, 287f
cérebro em sua porção ântero-
medial, 287f
EMT e dependência química, 299
álcool, 302
bobina para a EMTr sobre o
CCA, 301f
bobina para a EMTr sobre o
CPFDL esquerdo e direito,
301f
bobina para a EMTr sobre o
CPFM esquerdo, 301f
cocaína, 302
metanfetamina, 302
EMT na dependência química, 288

efeitos na dependência de
álcool, 290t-293t
efeitos na dependência
de psicoestimulantes,
290t-293t
ETCC e dependência química, 289
álcool, 289
cocaína, 297
crack/cocaína, 297
metanfetamina, 297
posicionamento dos eletrodos
ânodo, 289f
posicionamento dos eletrodos
cátodo, 289f
ETCC na dependência química,
288
efeitos na dependência de
álcool, 290t-293t
efeitos na dependência
de psicoestimulantes,
290t-293t
Neuromodulação, tratamento com
síndromes psiquiátricas, 153-329
Neuronavegação ver EMT e
neuronavegação

S

Serviços de neuromodulação não
invasiva no Brasil, 345-347
Belo Horizonte, 346
Porto Alegre, 346
Recife, 346
Salvador, 347
São Paulo, 345
Síndromes psiquiátricas
tratamento com neuromodulação,
153-329

T

TOC
aspectos técnicos do uso da EMTr
no TOC, 231
ensaios clínicos abertos com
EMT sobre o COF, 235t-236t
ensaios clínicos abertos com
EMTr sobre o CPFDL,
231t-235t
ensaios clínicos controlados
com EMT sobre o COF,
235t-236t
ensaios clínicos controlados
com EMTr sobre o CPFDL,
231t-235t
aspectos técnicos do uso da ETCC
no TOC, 231
circuito afetivo no TOC, 227f
circuito direto no TOC, 227f
circuito indireto no TOC, 227f
circuitos inibitórios disfuncionais
no TOC, 229f

evidência clínica, 240
EMT, 240
   ensaios clínicos abertos com EMT sobre a AMS, 236t-238t
   ensaios clínicos controlados com EMT sobre a AMS, 236t-238t
   ensaios clínicos controlados, 240
   estudos abertos, 240
ETCC, 242
   estudos abertos, 242, 243t
metanálises, 244

TOC de acordo com o DSM-5, 226q
tratamento com neuromodulação, 225-250
Transtornos de ansiedade, 251-267
   aspectos técnicos, 251
   bases fisiopatológicas, 252
   evidências clínicas em neuromodulação para o tratamento, 253
TAG, 253
   aspectos neurofisiológicos, 254
   evidências clínicas, 254
transtorno de ansiedade social (fobia social), 256

aspectos neurofisiológicos, 257
evidência clínica, 257
transtorno de pânico e agorafobia, 255
   aspectos neurofisiológicos, 255
evidências clínicas, 255
transtornos relacionados a trauma e a estressores, 251-267, 258
   aspectos neurofisiológicos, 258
   efeitos colaterais, 260
   evidência clínica, 259
Tratamento com neuromodulação síndromes psiquiátricas, 153-329